Springer-Lehrbuch

R. B. Dettmeyer
H. F. Schütz
M. A. Verhoff

Rechtsmedizin

2., aktualisierte Auflage 2014

Mit 225 Abbildungen

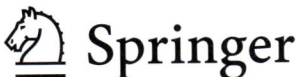 Springer

Prof. Dr. med. Dr. jur. Reinhard B. Dettmeyer
Universitätsklinikum Gießen
Institut für Rechtsmedizin, Gießen

Prof. Dr. rer. nat. Harald F. Schütz
Universitätsklinikum Gießen
Institut für Rechtsmedizin, Gießen

Prof. Dr. med. Marcel A. Verhoff
Universitätsklinikum Frankfurt
Institut für Rechtsmedizin
Frankfurt

ISBN-13 978-3-642-55021-8   ISBN 978-3-642-55022-5 (eBook)
DOI 10.1007/978-3-642-55022-5

Die Deutsche Nationalbibliothek verzeichnet diese Publikation in der Deutschen Nationalbibliografie;
detaillierte bibliografische Daten sind im Internet über http://dnb.d-nb.de abrufbar.

Springer Medizin
© Springer-Verlag Berlin Heidelberg 2011, 2014

Produkthaftung: Für Angaben über Dosierungsanweisungen und Applikationsformen kann vom Verlag keine
Gewähr übernommen werden. Derartige Angaben müssen vom jeweiligen Anwender im Einzelfall anhand
anderer Literaturstellen auf ihre Richtigkeit überprüft werden.

Die Wiedergabe von Gebrauchsnamen, Warenbezeichnungen usw. in diesem Werk berechtigt auch ohne besondere Kennzeichnung nicht zu der Annahme, dass solche Namen im Sinne der Warenzeichen- und Marken-
schutzgesetzgebung als frei zu betrachten wären und daher von jedermann benutzt werden dürfen.

Planung: Christine Ströhla, Heidelberg
Projektmanagement: Axel Treiber, Heidelberg
Lektorat: Martina Kahl-Scholz, Möhnesee
Projektkoordination: Eva Schoeler, Heidelberg
Umschlaggestaltung: deblik Berlin
Fotonachweis Umschlag: (c) fotolia - Zolnai Gergely
Satz und Reproduktion der Abbildungen:
Fotosatz-Service Köhler GmbH – Reinhold Schöberl, Würzburg

Gedruckt auf säurefreiem und chlorfrei gebleichtem Papier

Springer Medizin ist Teil der Fachverlagsgruppe Springer Science+Business Media
www.springer.com

Vorwort zur 2. Auflage

Wenn nach relativ kurzer Zeit bereits die 2. Auflage eines Kurzlehrbuches der Rechtsmedizin erscheinen kann, dann zeugt dies einerseits von großer Akzeptanz des Buches bei den Nutzern, unter
anderem bei den Studierenden der Humanmedizin, und andererseits fassen die Autoren dies als
Hinweis dahingehend auf, dass am didaktischen Konzept keine tiefgreifenden Änderungen erforderlich sind. Insbesondere die inhaltlich komprimierte Darlegung rechtsmedizinischen Wissens in
zahlreichen Tabellen wurde daher ebenso beibehalten wie die Auswahl an Abbildungen mit klassischen Befunden, die eine Orientierung auch dann erleichtern sollen, wenn in der Praxis einmal
weniger typische Befunde und Konstellationen anzutreffen sind. Einige kleinere Schreibfehler und
geringe Ungenauigkeiten konnten nach Hinweisen aus der Leserschaft, die mit Dank aufgenommen wurden, korrigiert werden. Dort, wo es erforderlich schien, erfolgten inhaltliche Aktualisie-
rungen, was für mehrere Absätze in mehreren Kapiteln galt. Auch diesmal möchten die Autoren
den bereits im Vorwort zur 1. Auflage genannten Personen für die fortdauernde Unterstützung mit
kritischen Hinweisen und Verbesserungsvorschlägen, die auch in Zukunft willkommen sein
werden, danken.

Reinhard B. Dettmeyer
Harald F. Schütz
Marcel A. Verhoff
Gießen im Herbst 2014

Inhaltsverzeichnis

Einleitung

R. B. Dettmeyer, H. F. Schütz, M. A. Verhoff

R. Dettmeyer et al., *Rechtsmedizin*,
DOI 10.1007/978-3-642-55022-5_1, © Springer-Verlag Berlin Heidelberg 2014

1

Traditionell werden der Rechtsmedizin vorwiegend plötzliche und unerwartete Todesfälle zugewiesen. Im Vordergrund steht die Klärung der Todesart auf der Basis der festgestellten Todesursache. Neben gewaltsamen und nichtnatürlichen Todesfällen gibt es plötzliche natürliche, aber auch unklare Todesfälle. Die klinische Rechtsmedizin bezieht sich auf die Untersuchung von Gewaltopfern. Dazu zählen Opfer von verschiedenen Formen der Körperverletzung, darunter Sexualdelikte und Fälle von Kindesmisshandlung sowie Verkehrsunfälle. Die Ergebnisse der Untersuchungen (Obduktionsbefunde, Verletzungsmuster, Ergebnisse von Spurenuntersuchungen etc.) müssen von Rechtsmedizinern vorwiegend mündlich in öffentlichen Strafverfahren als Sachverständige vor Gericht referiert und interpretiert werden. Gegenüber allen Beteiligten des Verfahrens (Gericht, Verteidiger, Angeklagter, Staatsanwaltschaft, Nebenkläger, in Zivilverfahren Kläger und Beklagter) muss der rechtsmedizinische Sachverständige Rede und Antwort stehen und eine neutrale, auf die Sache bezogene Position vertreten. Sollte der Untersuchungsauftrag von privater Seite kommen, z. B. von den Angehörigen eines Verstorbenen zur Klärung der Todesursache, so erhält der private Auftraggeber das rechtsmedizinische Gutachten.

Historisch als medizinisch-naturwissenschaftlich begutachtendes Fach gewachsen um letztlich den Polizei- und Justizbehörden sachverständig beratend bei der Wahrheits- und Urteilsfindung zu helfen, ist die »Gerichtliche Medizin« traditionell universitär verankert. Da die Untersuchungs- und Begutachtungstätigkeit jedoch weit über die Zwecke der Strafverfolgung hinaus abgefragt wird, also einen wichtigen Beitrag zur Rechtssicherheit bzw. einem funktionierenden Rechtsstaat leistet, wird heute statt von »Gerichtlicher Medizin« von »Rechtsmedizin« gesprochen.

Rechtsmedizin

Rechtsmedizin bedeutet die wissenschaftliche Erforschung medizinisch-naturwissenschaftlicher Tatsachen und Zusammenhänge sowie deren Darlegung und Interpretation für die Rechtspflege im weitesten Sinne sowie die Befassung mit allen Rechtsfragen, die im Rahmen ärztlicher Tätigkeit der Lehre, Aus-, Fort- und Weiterbildung auftreten.

Innerhalb dieser weitgefassten Definition des rechtsmedizinischen Aufgabenspektrums hat es im Laufe der Jahre erhebliche Verschiebungen gegeben. Die heutige Rechtsmedizin bearbeitet weiterhin alle Formen der Gewalt gegen Menschen, darüber hinaus umfangreicher gewordene verkehrsmedizinische Fragen wie die Beeinträchtigung der Fahrsicherheit durch Krankheiten, Alkohol, Drogen und Medikamente. Die Verkehrsunfalltraumatologie hat in der Nachkriegszeit erhebliche Bedeutung erfahren. Die forensische DNA-Analyse hat die Spurensicherung revolutioniert. International werden Rechtsmediziner bei Katastrophen mit zahlreichen Toten (Krieg, Bürgerkrieg, Naturkatastrophen wie der Tsunami 2004) benötigt. Sie stehen als Sachverständige zur Verfügung für z. B. den Internationalen Gerichtshof in Den Haag oder für die Inspektion staatlicher Gefängnisse zur Untersuchung von Insassen auf Zeichen einer Misshandlung (Folter).

Die »Deutsche Gesellschaft für Gerichtliche Medizin/Rechtsmedizin« (DGRM) wurde 1904 gegründet und gehört zu den älteren medizinisch-wissenschaftlichen Fachgesellschaften in Deutschland. Seit 1956 (in der DDR) bzw. seit 1976 (in der BRD) gibt es den »Facharzt für Rechtsmedizin« mit einer Weiterbildungsordnung, die derzeit 3½ bis 4 Jahre Weiterbildung in einem Institut für Rechtsmedizin, ½ bis 1 Jahr in der Pathologie und ½ Jahr in der Psychiatrie vorsieht. International ist die deutschsprachige Rechtsmedizin vor allem dank der universitären Bindung führend. Bemühungen um die Einführung eines Facharztes für Rechtsmedizin auf europäischer Ebene haben bislang nicht zum Erfolg geführt.

Die ärztliche Begutachtung mit medizinisch-wissenschaftlichen Kenntnissen wird abgefragt von Behörden und Privatpersonen zur Sicherung von Rechten bei zivil-, sozial- und strafrechtlichen Fragestellungen sowie im Verwaltungsrecht. Ansprüche von Patienten, von Gewaltopfern nach Straftaten und Geschädigten nach sonstigen Verletzungen wie Arbeitsunfällen müssen im Einzelfall gutachterlich begründet überprüft werden. Dabei arbeitet die Rechtsmedizin an der Schnittstelle von Medizin und Recht als begutachtendes Fach vorwiegend, aber nicht nur, bei Strafverfahren, wo insbesondere auch Fragen der Rekonstruktion eines Tatgeschehens sowie der Beeinträchtigung Beteiligter durch Alkohol und Drogen von Bedeutung sind. Entsprechend umfangreich ist das Tätigkeitsspektrum der universitären Rechtsmedizin.

Leichenfundortuntersuchung und Durchführung von Obduktionen Rechtsmediziner werden von den Ermittlungsbehörden zu Leichenfundorten gerufen für eine erste orientierende Untersuchung des Leichnams auf Verletzungen und zur Einordnung von Leichenschaubefunden in die Gesamtsituation (Position des Leichnams, Verteilung der Totenflecke, Todeszeitbestimmung, Probleme der Identifikation). Zur Klä-

rung von Todesursache und Todesart kann eine Obduktion (gerichtliche Leichenöffnung) angeordnet
werden. Bei fehlenden Anhaltspunkten für einen natürlichen Tod und fehlenden Krankheitssymptomen
kann im Einzelfall allein der akute Todeseintritt den
Verdacht auf einen nichtnatürlichen Tod begründen.

**Öffentliches Gesundheitswesen: Vornahme von Lei-
chenschauen** Neben der polizeilich veranlassten bzw.
gerichtlichen Leichenschau führen – außer in Bayern
– Amtsärzte der Gesundheitsämter, Rechtsmediziner
oder in speziellen Schulungen ausgebildete Ärzte die
sog. zweite amtsärztliche Leichenschau (Feuerbestat-
tungs- bzw. Kremationsleichenschau) durch. Dabei
wird der Leichnam erneut untersucht und die Angaben zu Todesursache und Todesart in der Todesbescheinigung bzw. im Leichenschauschein werden auf
Plausibilität kontrolliert. Dies dient der Rechtssicherheit, da im Einzelfall immer wieder nichtnatürliche
und vom ersten Leichenschauarzt fälschlicherweise als
natürlich deklarierte Todesfälle entdeckt werden.

Chemisch-toxikologische Untersuchungen Die universitären rechtsmedizinischen Institute können bei
Intoxikationsverdacht einerseits anlässlich der Obduktion gewonnene Asservate (z. B. Herzblut, Femoralvenenblut, Hirngewebe, Nierengewebe, Lebergewebe,
Mageninhalt, Galle, Liquor, Knochen, Haare, Finger-
und Zehennägel usw.) analysieren, andererseits werden Proben von Patienten zur Untersuchung einge-
sandt (klinische Toxikologie). Für die Hirntoddiagnostik bei vorgesehener Organexplantation müssen zum
Ausschluss einer zentralnervösen Beeinträchtigung
ebenfalls chemisch-toxikologische Analysen vorgenommen werden. Ein Großteil der Untersuchungen
sind umfangreiche Analysen von Blut- und Urinproben auffälliger Verkehrsteilnehmer auf Drogen und
Medikamente (Heroin, Kokain, Amfetamine, Psychopharmaka etc.). Aber auch bei Gewaltopfern sind Blut-
und Urinproben zu untersuchen, z. B. zum Nachweis
sog. K.-o.-Tropfen im Zusammenhang mit Sexualdelikten.

DNA-Analyse und Spurenkunde Die DNA-Labore
rechtsmedizinischer Institute nehmen individualisierende molekulargenetische Untersuchungen vor.
Hierbei hat sich die Untersuchung der Short Tandem
Repeats (STR) durchgesetzt. Die DNA wird an den verschiedensten asservierten biologischen Spuren gewonnen. Neben dem kriminalistischen Einsatz ist die
Methode zur Vaterschaftsbestimmung (Paternitätsdiagnostik) geeignet. Von Tatverdächtigen oder von
Beteiligten einer Paternitätsbegutachtung (Mutter,

Kind, Putativvater) werden für Vergleichsuntersu-
chungen sog. Speichelproben entnommen. Das an
Spurenmaterial gewonnene STR-Profil kann mit dem
der verdächtigen Personen verglichen werden. Außerdem kann ein Abgleich mit der DNA-Analyse-Datei
des Bundeskriminalamtes (BKA) erfolgen. Ständige
Verbesserungen der Methodik erlauben die Analyse
minimaler DNA-Spuren, an früher schwierigen Spuren wie Einzelzellen und an telogenen Haaren.

Blutalkoholbestimmungen Quantitativ spielt der
Trinkalkohol (Ethylalkohol, Äthanol) als die psychophysische Fahrsicherheit beeinträchtigende Noxe die
größte Rolle. Die Beurteilung der Wirkungen des Alkohols und die Validierung von Untersuchungsverfah-
ren auch für Begleitalkohole (sog. Fuselalkohole) sind
seit Jahrzehnten fester Bestandteil in der rechtsmedizinischen Alkoholanalytik. Rechtsmedizinische For-
schungsergebnisse haben Gesetzgebung und Rechtsprechung zu Grenzwerten und zur alkoholbedingten
Fahrunsicherheit geprägt, sowohl im Straf- als auch im
Ordnungswidrigkeitenrecht. Trinkmengenbehaup-
tungen und Getränkearten können durch die Begleitstoffanalyse überprüft werden.

Verkehrsmedizinische Fragestellungen Bedeutsam
ist in der gutachterlichen Praxis zur Beurteilung der
Fahrsicherheit einer Person nicht nur die Beeinträchtigung der aktuellen Fahrtüchtigkeit durch Alkohol,
Drogen und/oder Medikamente bzw. sonstige Toxine,
sondern auch die Beurteilung der längerfristigen Fahrtauglichkeit bei einer Reihe von Erkrankungen (Herz-
Kreislauf-Erkrankungen, Hypertonus, Epilepsien,
Stoffwechselerkrankungen wie Diabetes etc.).

Bei Verkehrsunfallopfern ist das Verletzungsmuster nach (Poly-)Trauma zur Rekonstruktion des
Unfallablaufes zu erfassen: Anprallgeschwindigkeit,
Anprallokalisationen, Rolle des Verkehrsunfallbetei-
ligten (Fußgänger, Radfahrer, Fahrer, Beifahrer), z. B.
belegt durch den Nachweis sog. Gurtmarken oder
Überrollverletzungen. Nachweis oder Ausschluss von
Vorerkrankungen als mögliche Unfallursache sollen
ebenfalls erfolgen.

Forensische Radiologie Die postmortale Röntgendi-
agnostik besitzt seit der Entdeckung der Röntgenstrah-
len einen wichtigen Stellenwert in der Dokumentation
vorwiegend von knöchernen Verletzungen und bei der
Planung der Durchführung der Obduktion, z. B. zum
Auffinden von Projektilen. Seit Beginn des neuen Jahr-
tausends nehmen postmortale CT- und MRT-Scans
zu. Die so entstandenen dreidimensionalen Datensätze
ermöglichen »virtuelle Autopsien«. Die anfänglichen

1

Vorstellungen, dass letztere die »echten« Obduktionen ersetzen können, wurden in zahlreichen Untersuchungen widerlegt. Die Kombination aus virtueller und realer Leichenöffnung führt zu aussagekräftigen Befunden.

Die Röntgenvergleichsanalyse ist eine alte und effektive Methode zur Identitätsfeststellung. Liegen von vermissten Personen zu Lebzeiten angefertigte Röntgenbilder vor, können an einem unbekannten Leichnam Vergleichsaufnahmen der betreffenden Region erstellt und mit diesen verglichen werden.

In der klinischen Rechtsmedizin sind häufig Röntgenaufnahmen bei der Begutachtung frischer oder verheilter Knochenbrüche mit einzubeziehen, radiologische Untersuchungen dienen aber auch der Altersschätzung von Lebenden und Verstorbenen. Zunehmend stehen für die Beurteilung von Weichteilverletzungen CT- oder MRT-Datensätze zur Verfügung.

Forensische Osteologie Bestehen die zu untersuchenden menschlichen Überreste infolge der postmortalen Veränderungen (fast) nur noch aus Knochengewebe, sind spezielle Kenntnisse und Methoden gefordert. Die erste Frage nach Knochenfunden lautet, ob diese humaner Herkunft sind oder nicht. Handelt es sich um menschliche Knochen, wird die Frage nach dem postmortalen Intervall (PMI) relevant: Historische Knochen sind für die Ermittlungsbehörden nicht von Bedeutung. Die Grenze wird im Allgemeinen bei einem PMI von mehr als 50 Jahren gezogen. Eine weitere Eingrenzung des PMI kann erste Hinweise auf die Identität geben. Zusätzliche Hinweise werden durch die Untersuchung der Knochen erlangt. Mit verschiedenen Methoden können in Abhängigkeit von den vorhandenen knöchernen Überresten und deren Zustand Schätzungen des Alters und der Körpergröße sowie eine Geschlechtsdiskriminierung vorgenommen werden. Eine weitere Aufgabe ist das Auffinden von frischen oder verheilten Verletzungsspuren an den Knochen. Auf diese Weise sind ggf. weitere Aussagen zur Identität und zur Todesursache möglich.

Forensische Psychopathologie Der Erwerb psychiatrischer Grundkenntnisse ist im Rahmen der Weiterbildung zum Facharzt für Rechtsmedizin obligatorisch vorgesehen. Einen Schwerpunkt bildet die Begutachtung der Wirkung psychotroper Substanzen (Alkohol, Drogen, Medikamente, sonstige Toxine) auf die Fähigkeit eines Menschen, zum Zeitpunkt der Tat das Unrecht seines Handelns einzusehen oder nach dieser Einsicht zu handeln (Frage der Schuldfähigkeit, §§ 20, 21 StGB). Ziel ist es, dem Gericht die Entscheidung für eine schuldangemessene Bestrafung zu ermöglichen

bzw. ggf. vorhandene erhebliche Beeinträchtigungen der Schuldfähigkeit schuld- und damit auch strafmindernd zu berücksichtigen. Derartige regelmäßig nur retrospektiv mögliche »Schuldfähigkeitsgutachten« erfordern neben dem Nachweis der beeinträchtigenden Substanz die Beurteilung des Verhaltens der Person »vor, während und nach« der Tat. Im Einzelfall kann die Beauftragung eines forensisch erfahrenen psychiatrischen Sachverständigen notwendig sein, z. B. bei schwereren Neurosen, bei Persönlichkeitsstörungen oder für die Prognosebegutachtung vor der Haftentlassung verurteilter Straftäter. Sachverständig zu beurteilen sind im Einzelfall auch Fragen wie die Vernehmungsfähigkeit, die Gewahrsamsfähigkeit, die Haftfähigkeit, die Verhandlungsfähigkeit und die Testierfähigkeit eines Menschen. Glaubwürdigkeitsgutachten bzw. aussagepsychologische Gutachten erfordern besondere Erfahrung.

Medizinrecht Zahlreiche medizinrechtliche Fragestellungen ergeben sich aus der beruflichen Alltagspraxis der Rechtsmedizin, insbesondere im Zusammenhang mit der zunehmenden gutachterlichen Bearbeitung von Behandlungsfehlervorwürfen. Grundlegende Rechtsfragen des eigenen Berufes sollten daher – wie bei zahlreichen anderen Berufen verlangt – allen Medizinern vertraut sein. Medizinrechtliche Fragen werden derzeit während des Medizinstudiums nahezu ausschließlich im Fach Rechtsmedizin vermittelt und sind Prüfungsgegenstand: z. B. öffentlich-rechtliches Medizinrecht (Versicherungsmedizin, Infektionsschutzgesetz, Transplantations-, Transfusions-, Arzneimittel- und Obduktionsrecht, Sterilisation und Kastration, ärztliches Berufs- und Standesrecht), Aufklärungs- und Schweigepflicht, Dokumentationspflicht, Arzthaftungsrecht, Rechtsfragen am Beginn und am Ende des Lebens (z. B. Präimplantations- und Pränataldiagnostik, Sterbehilfe), Behandlung minderjähriger Patienten, Therapieverweigerung.

Rechtsmedizinische Forschung Gegenstand rechtsmedizinischer Forschung ist das gesamte Spektrum des Faches mit Grundlagenforschung, z. B. zur Leichenliegezeitbestimmung: Fall-Kontroll-Studien, epidemiologische Untersuchungen, methodische Untersuchungen von Fallserien (mikroskopische Untersuchungen – Histologie, Immunhistochemie, Zytologie), z. B. zur Todesursachenklärung, populationsgenetische Studien oder chemisch-toxikologische Untersuchungen zum Nachweis bestimmter Substanzen. Rechtsmedizinische wissenschaftliche Untersuchungen und Erkenntnisse beeinflussen nicht nur obergerichtliche Grundsatzentscheidungen sondern auch

Vorgaben des Gesetzgebers bzw. der öffentlichen Verwaltung.

Rechtsmedizinische Lehre Das gesamte genannte Themenspektrum fließt ein in die rechtsmedizinische Lehre bzw. den studentischen Unterricht, also Fragen sowohl der Rechtsmedizin als auch des Medizinrechts. Jeder Arzt ist gesetzlich verpflichtet, Leichenschauen durchzuführen, Atteste und Bescheinigungen auszustellen und seine ärztlichen Berufspflichten zu kennen. Grundkenntnisse werden ebenso verlangt zu häufigen Ursachen und den Nachweismethoden von Vergiftungen, zu verkehrsmedizinischen Fragestellungen hinsichtlich der Fahrsicherheit unter Alkohol, Drogen und Medikamenten wie zu Beeinträchtigungen der Schuldfähigkeit bzw. psychopathologischen Fragen. Hinzu kommen spezielle Kenntnisse zur Todesfeststellung, zur Festlegung von Todesursache und Todesart, zur Todeszeitbestimmung und Identifikation sowie zu rekonstruktiven Fragen bei Patienten mit beigebrachten Verletzungen und deren Interpretation im Hinblick auf Entstehungsursachen (Verletzungsbegutachtung bei Lebenden). Diese und weitere Kenntnisse werden im Medizinstudium allein in der Rechtsmedizin systematisch vermittelt.

> **Für die praktische Berufsausübung sind rechtsmedizinische Kenntnisse (Rechtsmedizin und Medizinrecht) für jede Ärztin bzw. jeden Arzt unverzichtbar.**

Thanatologie

R. B. Dettmeyer, H. F. Schütz, M. A. Verhoff

R. Dettmeyer et al., *Rechtsmedizin*,
DOI 10.1007/978-3-642-55022-5_2, © Springer-Verlag Berlin Heidelberg 2014

2

Einleitung

In der ordnungsgemäß abgeschlossenen Wohnung ohne Anhaltspunkte für einen Wohnungsaufbruch, eine Bewirtung oder eine tätliche Auseinandersetzung wird der Leichnam des alleinlebenden 42-jährigen Wohnungsinhabers gefunden. Der teilbekleidete Leichnam befindet sich im Wohnzimmer in Linksseitenlage in einem Sessel in sitzender Position mit den Beinen auf dem Boden. Aus Mund und Nase ist rötlich-bräunliche Flüssigkeit ausgelaufen. Die Endglieder des 2. und 3. Fingers der rechten Hand lassen eine deutliche sog. Nikotinverfärbung erkennen, die Haut der linken Ellenbeuge zeigt eine fragliche punktförmige Blaulividverfärbung und diskrete streifige Vernarbungen, die nur bei sehr hellem Licht zu erkennen sind. Die zum Heizkörper weisende Körperrückseite lässt eine flächenhafte Grünverfärbung der Haut und ein Durchschlagen des Venennetzes erkennen, in den Augenwinkeln finden sich einzelne Fliegeneier. Die tiefe Rektaltemperatur entspricht der Raumtemperatur bei geschlossenen Türen und Fenstern. Nach Angaben der Polizei ist der Verstorbene als Drogenkonsument bekannt. In der Wohnung finden sich keine Betäubungsmittelutensilien (Spritze, Pulver etc.), jedoch zahlreiche leere Flaschen z. T. hochprozentiger Alkoholika. Bei der Obduktion entströmt dem Leichnam aromatischer Geruch, die Harnblase ist prallvoll mit trübem Urin gefüllt. Makroskopisch findet sich bei der Obduktion keine Todesursache. Die Polizei möchte die Leichenliegezeit ebenso geklärt haben wie die Todesursache und die Todesart.

Entgegen dem Bild in der Öffentlichkeit ist die Arbeit in der Rechtsmedizin keineswegs begrenzt auf Todesfälle als Folge von Gewalteinwirkung (»Mord und Totschlag«). Alle Fragen im Zusammenhang mit dem Todeseintritt, also Vorgeschichte, Umstände des Todeseintritts, Leichenschau und Obduktion, weiterführende Untersuchungen u. a. zur Feststellung von Lei-

chenliegezeit, Identität, Todesursache und Todesart sind ein zentrales Arbeitsgebiet der Rechtsmedizin, zusammengefasst unter dem Begriff »Thanatologie«.

Thanatologie

Thanatologie (griech. Thanatos = Tod) ist die Wissenschaft von den Ursachen und Umständen des Todes.

Pro Jahr sterben in der Bundesrepublik Deutschland ca. 850.000 Menschen, davon etwa die Hälfte in Kliniken und ein Fünftel in Heimen. Zuverlässige Zahlen darüber, wie viele Menschen zu Hause oder in der Öffentlichkeit sterben, liegen nicht vor. Die amtliche Todesursachenstatistik gibt ca. 4–6 % nichtnatürliche Todesfälle an (vorwiegend vor dem 40. Lebensjahr). Angesichts der Fehlerquote bei der Erfassung der Todesursache und der Todesart ist davon auszugehen, dass die nichtnatürlichen Todesfälle in der Statistik unterrepräsentiert sind. Damit sind jedoch nicht nur Tötungsdelikte gemeint, deren sog. Dunkelziffer schwer abzuschätzen ist.

2.1   Todeseintritt

Dem Tod des Organismus geht eine Sterbephase voraus, die zum Verlust der integrierenden und koordinierenden Funktionen lebenswichtiger Organe bzw. Organsysteme führt. Im Vordergrund steht dabei der Zusammenbruch des Herz-Kreislauf-Systems, der Atemtätigkeit und des zentralen Nervensystems (ZNS). Dem Prozess des Sterbens können damit unterschiedlich lange Agoniephasen entsprechen. Die Agoniephase kann Sekunden bis Stunden dauern (◘ Tab. 2.1).

Je nach Todesursache sind (noch) vitale Reaktionen des Organismus zu erwarten bzw. eine Reaktion

◘ **Tab. 2.1** Agonie – Phasen des Sterbens

	Ultrakurze bzw. fehlende Agonie	Kurze Agonie	Lange Agonie
Dauer	Sekunden	Minuten	Stunden
Beispiele	Sog. Krönlein-Schuss mit sofortiger Exenteration des Gehirns; Zertrümmerung des Organismus bei Überrollen durch ein Schienenfahrzeug, Explosionen mit Zerreißung des Organismus	Nur kurz überlebbare Funktionsstörungen wie eine ausgedehnte hypertone Massenblutung, Perikardtamponade, Verbluten nach Innen bei rupturiertem Aortenaneurysma	Chronische Erkrankungen wie sich entwickelnde Sepsis; Tumorleiden mit im Finalstadium absehbarem Todeseintritt: blasse, spitze Nase, eingesunkene Augen und Wangen, grau-blasse Haut, Kaltschweißigkeit (sog. Facies hippocratica)

◖ **Tab. 2.2** Sterbenstypen			
Linearer Sterbenstyp	**Divergierender Sterbenstyp**	**Konvergierender Sterbenstyp**	**Komplexer Sterbenstyp**
Erkrankung und Todesursache finden sich in einem Organ bzw. Organsystem	Erkrankung ist organspezifisch, führt jedoch zu einer organunspezifischen Todesursache	Erkrankungen verschiedener Organe bzw. Organsysteme führen über eine gemeinsame Endstrecke zum Tod	Erkrankungen verschiedener Organe bzw. Organsysteme stellen jeweils bereits für sich allein eine organspezifische Todesursache dar

der lebenswichtigen Organsysteme. So kommt es beim allmählichen Verbluten zu einer Zentralisation des Blutkreislaufes mit Absinken des Blutdruckes und Anstieg der Herzfrequenz (Hypotonie, Tachykardie, Schocksymptomatik). Beim sog. asphyktischen Ersticken tritt eine Dyspnoe hinzu. Zentralnervöse Reaktionen umfassen z. B. tonisch-klonische Krämpfe (Agonie bzw. »Todeskampf« im eigentlichen Sinne). Beim Eintritt des Todes als Folge vorbestehender innerer Erkrankungen im Rahmen einer längeren Agoniephase führt die sich anbahnende hypoxische Schädigung des ZNS dazu, dass die Sterbephase nicht mehr bewusst erlebt wird.

❯ Am Ende der Agoniephase steht der klinische Tod (Herzstillstand). Der Tod des Menschen als Person (Individualtod) wird festgestellt durch Veränderungen, wie sie nur nach irreversiblem Herz-Kreislauf- und Atemstillstand möglich sind (sichere Todeszeichen: Totenflecke, Totenstarre, Fäulnis; nicht mit dem Leben vereinbare Verletzungen; Nachweis des Hirntodes entsprechend den Richtlinien der Bundesärztekammer).

Sterbenstypen Nicht immer gibt es eine singuläre benennbare konkrete Todesursache, ausgehend von einem Organ bzw. Organsystem. So kann die Erkrankung eines Organs jenseits der eigenen Funktionen tödliche Folgewirkungen haben. Schließlich gibt es Erkrankungen verschiedener Organe bzw. Organsysteme, die erst in ihrem Zusammenwirken tödlich enden. Möglich ist weiterhin die parallele Erkrankung von Organen bzw. Organsystemen, wobei jede Erkrankung schon für sich allein den Tod erklären würde. Vor diesem Hintergrund können unter Einbeziehung von Anamnese, klinischer Symptomatik, Untersuchungsbefunden und autoptisch diagnostizierten Erkrankungen verschiedene Sterbenstypen voneinander abgegrenzt werden (◖ Tab. 2.2).

Die Sterbenstypen verdeutlichen, dass im Rahmen der Todesfeststellung die zum Versagen der Organe bzw. Organsysteme führende Krankheit in eine medizinisch plausible Kausalkette eingebettet sein muss. Ist dies der Fall, so ergibt sich eine begründbare Todesursache. Fehlen anamnestisch Hinweise auf eine todesursächlich relevante Erkrankung und bieten die Umstände des Todeseintritts keine Erklärung für insbesondere das akute Versterben, so ist dies in der Todesbescheinigung zu vermerken. Die Häufung derartiger Fälle an einem bestimmten Ort kann den Verdacht auf eine Tötungsserie begründen, z. B. auf die unbemerkte Gabe tödlich wirkender Medikamente in einem Pflegeheim oder auf der Intensivstation.

❯ Angaben zur festgestellten Todesursache in der Todesbescheinigung bzw. im Leichenschauschein sollen pathophysiologisch begründet sein. Angegebene Erkrankungen müssen zu einer todesursächlichen finalen Morbidität führen können, sodass ein Ableben zum gegebenen Zeitpunkt und unter den gegebenen Umständen plausibel wird.

Hirntod und Hirntoddiagnostik In der Praxis betrifft die Feststellung des Hirntodes nur jene Patienten, bei denen die beiden anderen »Eintrittspforten des Todes«, das Herz-Kreislauf-System und die Atmung, maschinell ersetzt und so zunächst funktionstüchtig gehalten wurden, um mit Beendigung dieser intensivmedizinischen Maßnahmen eine Organexplantation vornehmen zu können. Erforderlich ist die Feststellung des Gesamthirntodes unter festgelegten Voraussetzungen, die normativ u. a. verankert sind im Transplantationsgesetz von 1997 (◖ Tab. 2.3).

2

◻ Tab. 2.3 Hirntoddiagnostik

Voraussetzungen	Klinische Symptomatik	Lange Beobachtungszeit	Kurze Beobachtungszeit
Massive akute primäre oder sekundäre Schädigung des ZNS Ausschluss von: – Intoxikation – Neuromuskuläre Blockade – Unterkühlung – Kreislaufschock – Metabolische oder endokrine Komata	Bewusstlosigkeit Apnoe Lichtstarre Pupillen mit fehlender Reaktion auf ein Mydriatikum Fehlende Hirnstammreflexe: – Kornealreflex – Okulozephaler Reflex – Schmerzreaktion auf Trigeminusreiz – Pharyngealreflex	12–72 h, variabel in Abhängigkeit vom Lebensalter und von der Art der Hirnschädigung (primär, sekundär)	Wenn ergänzende Befunde erhoben werden: – Nulllinien-EEG (bei infratentorieller Hirnschädigung und bei Kindern bis zum vollendeten 2. Lebensjahr obligatorisch) – oder erloschene evozierte Potenziale (nur bei supratentorieller Hirnschädigung und bei sekundärer Hirnschädigung) – oder Nachweis des zerebralen Zirkulationsstillstandes

2.2 Vita minima, Vita reducta, Scheintod

Vor dem Ausstellen einer Todesbescheinigung bzw. eines Leichenschauscheines ist der sichere Tod eines Menschen ärztlich festzustellen. Dazu bedarf es des Nachweises sicherer Todeszeichen (Totenstarre, Totenflecke, Fäulnis) oder mit dem Leben nicht vereinbarer grober Verletzungen. Derartige sichere Todeszeichen fehlen in der Phase einer Vita minima bzw. Vita reducta (sog. Scheintod).

> **Vita minima/reducta**
>
> Vita minima bzw. Vita reducta sind Zustände, bei denen die üblicherweise feststellbaren Lebenszeichen (Atmung, erhaltene Herz-Kreislauf-Funktionen) als Folge einer Dysregulation des Organismus auf ein Minimum reduziert sein können, sodass ihre noch erhaltene Restfunktion bei unzureichender Untersuchung nicht registriert wird.

Bei klinisch nicht nachweisbaren Lebensäußerungen (Atmung, Herz-Kreislauf-System) und gleichzeitig fehlenden sicheren Todeszeichen muss an das Phänomen des sog. Scheintodes gedacht werden. Vorrangig ist eine EKG-Kontrolle anzustreben. Bei Unterkühlung können deutlich längere Zeiten von Herz-Kreislauf- und Atemstillstand toleriert werden. So ist der Fall eines 6-jährigen Jungen bekannt, der im Eis eingebrochen und erst nach 20 Minuten unter Wasser geborgen werden konnte. Nach erfolgreicher Reanimation waren keine zerebralen Schäden nachweisbar.

Deshalb sollte bei nicht ausschließbarer Vita minima und suffizienten Reanimationsmaßnahmen erst ein 30-minütiges Nulllinien-EKG zur Beendigung der medizinischen Maßnahmen führen. Selbst diskrete EKG-Befunde sind noch kein »Nulllinien-EKG« und können nicht mit einem Herzstillstand gleichgesetzt werden. Bei unterkühlten Patienten, solchen mit einer möglichen Intoxikation und nach Beinahe-Ertrinken werden längere Reanimationszeiten verlangt bis zur Wiedererwärmung bzw. Detoxikation und/oder dem Auftreten sicherer Todeszeichen.

Unsichere Todeszeichen sind:
- fehlende Reflexe
- fehlende Atmung
- fehlende Herztätigkeit
- weite, lichtstarre Pupillen
- abgesunkene Körperkerntemperatur.

Diese unsicheren Todeszeichen dürfen nie zur Attestierung des Todes führen. Bei Unterkühlung darf die Kältestarre der Muskulatur nicht mit der Totenstarre verwechselt werden.

❗ Ohne sichere Todeszeichen keine Todesbescheinigung.

Die Ursachen, die zu einer Vita minima bzw. Vita reducta führen können, sind in der **AEIOU-Regel** genannt.

Ursachen für eine Vita minima bzw. Vita reducta

A = Alkohol, Anämie, Anoxämie

E = Elektrizität, auch Blitzschlag

I = Injury (Schädel-Hirn-Trauma)

O = Opium, Betäubungsmittel, zentral wirksame Medikamente

U = Urämie (metabolische Komata), Unterkühlung

Wird nach unzureichender Untersuchung des Patienten fälschlicherweise eine Todesbescheinigung bzw. ein Leichenschauschein ausgestellt, so handelt es sich immer um einen Verstoß gegen anerkannte Regeln der ärztlichen Sorgfalt bei der Todesfeststellung.

2.3 Supravitale Reaktionen – frühe Leichenveränderungen

> **Supravitale Reaktionen: Postmortale stoffwechselbasierte Prozesse, die auch nach Eintritt des Todes während der sog. Supravitalphase zu i. d. R. temperaturabhängig auslösbaren Gewebereaktionen führen können.**

Besonders bedeutsame supravitale Reaktionen für die Todeszeit- bzw. Leichenliegezeitbestimmung sind neben den Totenflecken und der Totenstarre
- die mechanische Reizung der quergestreiften Muskulatur,
- die elektrische Reizung der quergestreiften Muskulatur, v. a. der mimischen Muskulatur des Gesichts und
- die pharmakologische Reizung der glatten Muskulatur der Iris.

2.3.1 Mechanische Erregbarkeit der quergestreiften Muskulatur

Die mechanische Reizung der quergestreiften Muskulatur ist durch einen kräftigen Schlag auf z. B. den M. biceps brachii mit Ausdehnung der Reizung und fortgeleiteter **Kontraktion** über den gesamten Muskel (sog. **Zsako-Muskelphänomen**) bis etwa **1,5–2,5 h post mortem** (hpm = hours post mortem) auslösbar. Die Entwicklung eines kräftigen, reversiblen sog. **idiomuskulären Wulstes auf mechanischen Reiz am Ort** der Einwirkung ist bis etwa **4–5 hpm** möglich. Etwa 8–12 hpm lässt sich noch ein schwacher idiomuskulärer Wulst auslösen. Die Auslösbarkeit eines schwäche-

ren idiomuskulären Wulstes kann bis zu 24 hpm persistieren. Diese sog. »Zsako-Reflexe« (idiomuskuläre Reaktionen) sind teilweise besser fühl- als sichtbar und finden sich frühpostmortal (1,2–2,5 hpm) auch an anderen Stellen:
- Nach klopfendem Anschlag zwischen den Schulterblättern kann eine Annäherung der Schulterblätter herbeigeführt werden.
- Zwischen den Mittelhandknochen auf dem Handrücken führt ein Beklopfen der Muskeln mit dem Reflexhammer zur Annäherung der Finger.
- Ein Hochziehen der Kniescheibe kann ausgelöst werden durch Beklopfen der Muskulatur ca. 8–12 cm oberhalb der Kniescheibe.

2.3.2 Elektrische Erregbarkeit der quergestreiften Muskulatur

Postmortal bleibt die Skelettmuskulatur zunächst durch elektrische Reize erregbar, d. h. über entsprechend angebrachte Elektroden kann eine Muskelkontraktion induziert werden. Der Nachweis der elektrischen Erregbarkeit und die Ausdehnung der Muskelkontraktion lassen noch am Leichenfundort Rückschlüsse auf den Zeitpunkt des Todeseintritts zu. Deshalb ist die Prüfung der supravitalen elektrischen Erregbarkeit der Skelettmuskulatur ein wichtiger Bestandteil der rechtsmedizinischen Leichenliegezeitbestimmung.

Zum Einsatz kommen transportable Elektroreizgeräte, z. T. mit stempelförmigen Oberflächenelektroden, mit denen insbesondere die Erregbarkeit der mimischen Muskulatur getestet werden kann (◘ Abb. 2.1). Die elektrische Reizung kann aber auch z. B. an der Thenar- und Hypothenarmuskulatur erfolgen.

Beobachtet wird die Ausbreitung der muskulären Erregung auf elektrodenferne Areale, z. B. nach Einstich in den M. orbicularis oculi (medialer Anteil des Augenoberlides) oder in den M. orbicularis oris (Einstich beidseits der Mundwinkel). Die Reaktion kann graduiert werden:
- frühpostmortale Reaktion der gesamten ipsilateralen Gesichtshälfte
- Beschränkung der Reaktion auf die Umgebung des Reizortes
- Reaktion nur des gesamten Augenoberlides
- Reaktion nur eines Teils des Augenoberlides
- Reaktion nur noch unmittelbar am Einstichort der Elektrode.

In gleicher Weise erfolgt die Graduierung bei Reizung des M. orbicularis oris. Die Erregbarkeit der mimischen Muskulatur wird mit bis zu 20 hpm angegeben,

2

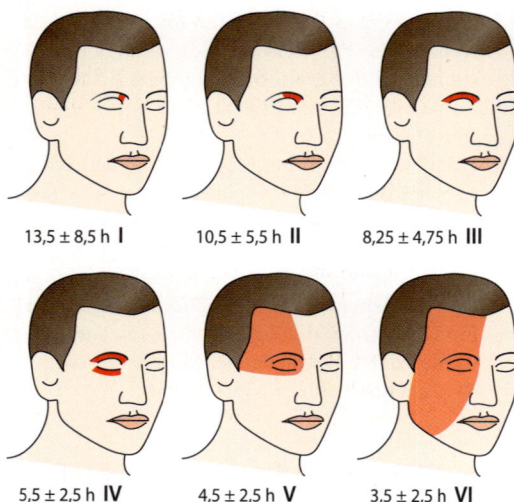

13,5 ± 8,5 h **I**   10,5 ± 5,5 h **II**   8,25 ± 4,75 h **III**

5,5 ± 2,5 h **IV**   4,5 ± 2,5 h **V**   3,5 ± 2,5 h **VI**

◘ **Abb. 2.1 Prüfung der elektrischen Erregbarkeit der mimischen Muskulatur.** Frühpostmortal findet sich eine Kontraktion der gesamten ipsilateralen Gesichtsmuskulatur. Mit zunehmender Todeszeit beschränkt sich die muskuläre Erregung auf den Reizort in unmittelbarer Umgebung der Elektrode (M. orbicularis oculi)

beim M. orbicularis oris bis ca. 11 hpm, bei der Thenar- und Hypothenarmuskulatur werden 10–12 hpm angegeben. Durch elektrische Reizung der Pupillenmuskulatur – Elektrodeneinstich in die Bindehaut des Auges am Rande der Hornhaut – ist eine Reaktion bis 20 hpm, selten länger, auslösbar.

2.3.3 Pharmakologische Reizung der Irismuskulatur

Der Einsatz von Pupillomotorika nutzt die postmortal zunächst erhaltene Reagibilität der Irismuskulatur, wobei die quergestreifte Irismuskulatur länger pharmakologisch erregbar bleibt als die glatte Irismuskulatur. Bei der subkonjunktivalen Injektion von Nordadrenalin oder auch Acetylcholin zeigt sich eine erhaltene Reagibilität – Nachweis einer Mydriasis bzw. Miosis – bis zu 20 hpm, selten bis 40 hpm. Weitere Pupillomotorika lassen eine geringere Zeitdauer bei der supravitalen Reaktion erkennen.

2.4 Totenflecke (Livores)

Bereits während der längeren Agoniephase kann es als Folge zunehmender Herzinsuffizienz zu einer prognostisch ungünstigen sichtbaren lokalen Stase des Blu-

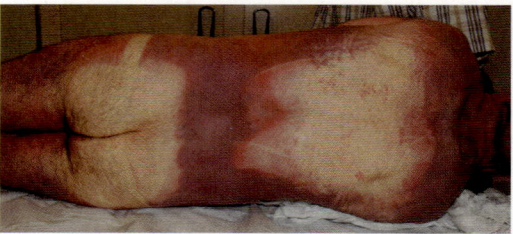

◘ **Abb. 2.2 Totenflecke.** Schmetterlingsförmige Aussparung der blauvioletten Totenflecke an den Aufliegestellen bei Rückenlage des Leichnams. Zusätzlich Aussparung im Bereich des Hosenbundes. Zonal hellere Totenflecke als Zeichen der beginnenden postmortalen Reoxygenierung des Hämoglobins bei Lagerung in der Kühlzelle

tes kommen (sog. »Kirchhofrosen«). Eigentliche Totenflecke entstehen jedoch erst nach dem irreversiblen Kreislaufstillstand.

> **❯** Totenflecke (Livores) entstehen als Folge der Absenkung des Blutes entsprechend dem hypostatischen Druck bzw. der Schwerkraft folgend nach irreversiblem Herz-Kreislauf-Stillstand in den sog. »abhängigen«, d. h. zuunterst liegenden Körperpartien und sind das früheste sichere Todeszeichen.

Die hypostatische Absenkung des Blutes füllt zunächst die Blutgefäße im subepidermalen Corium in Form kleiner hellroter Flecken. Danach erfolgt eine Ausdehnung der Totenflecke durch Konfluktion und als Folge des Verbrauchs vorhandenen Restsauerstoffs entsteht eine livide bzw. blauviolette Farbe der Totenflecke (◘ Abb. 2.2).

Im Bereich der Totenflecke kann gegen den Druck des absinkenden Blutes durch Druck von außen, v. a. durch enger anliegende Kleidung, eine häufig streifige Aussparung entstehen, etwa als Folge des Faltenwurfes der Kleidung (◘ Abb. 2.3).

Dort, wo die Haut der Unterlage unmittelbar aufliegt, also an den sog. Aufliegestellen, überwiegt der Aufliegedruck den hydrostatischen Druck und es kommt zu einer den Aufliegestellen entsprechenden Aussparung der Totenflecke. Typische Aufliegestellen bei Rückenlage des Leichnams sind die Schulterblattregion (schmetterlingsförmige Aussparung der Totenflecke), das Gesäß und die Fersen. Weist die Aufliegefläche ein bestimmtes Muster auf, so kann dies zu einer entsprechenden musterartigen Aussparung der Totenflecke führen (◘ Abb. 2.4). Ebenso kann es Totenfleckaussparungen in Hautfalten geben oder aufgrund einer bestimmten Haltung der Extremitäten (z. B. rautenartige Aussparung der Totenflecke in der Ellenbeuge bei angewinkeltem Arm).

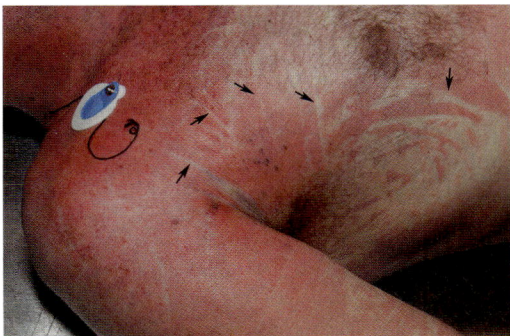

Abb. 2.3 Totenflecke. Innerhalb der Totenflecke streifenförmige Aussparungen (Pfeile) durch Faltenwurf der Kleidung

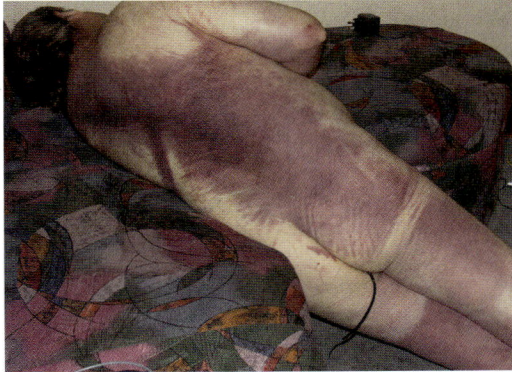

Abb. 2.4 Totenfleckverteilung korrespondierend zur Lage des angehobenen Leichnams mit streifigen Aussparungen entsprechend dem Faltenwurf des Sofabezuges

Bei plötzlichem Todeseintritt mit fortbestehend flüssigem Leichenblut können die Totenflecke sehr intensiv sein. Die Beurteilung der Totenflecke umfasst mehrere Aspekte:

- **Ausdehnung der Totenflecke:** Fleckförmig oder bereits konfluiert? Lediglich am Rücken oder in Rückenlage beidseits bis etwa zur vorderen Axillarlinie?
- **Lage der Totenflecke** korrespondierend zur Auffindesituation? Passend zu einer Rückenlage? Strumpf- bzw. handschuhartig an den oberen und unteren Extremitäten bei aufrechter Lage des Leichnams (Erhängen)?
- **Aussparungen der Totenflecke** entsprechend den Aufliegestellen?
- **Wiedergabe von Totenfleckmustern** als Folge konturierter Aufliegestellen bzw. anderer lokaler Kompression?

- **Intensität der Totenflecke:** Kräftige Farbgebung oder blasse Totenflecke?
- **Sind die Totenflecke wegdrückbar?** Auf stumpfen Druck (Daumendruck) oder nur auf scharfkantigen Druck (Druck mit Pinzette oder Fingernagel)?
- **Sind die Totenflecke** nach dem Wenden des Leichnams vollständig oder teilweise **umlagerbar?**
- **Farbe der Totenflecke:** Livide bzw. rotviolett? Blass-rötlich? Hellrot? Braunrot? Grünlich? Unter Kältebedingungen wie bei Lagerung des Leichnams in der Kühlkammer kommt es zur Verschiebung der Sauerstoffbindungskurve mit Reoxygenierung des Hämoglobins und hell-rötlichen Totenflecken, ebenso beim Tod durch Unterkühlung (Kältetod).

Mit den ersten Totenflecken ist ca. 20–30 min nach dem irreversiblen Herz-Kreislauf-Stillstand zu rechnen, zunächst als eher hellrötliche Flecken mit nachfolgender Konfluktion zu blauvioletten Totenflecken und maximaler Ausdehnung nach ca. 12 h. Art, Ausdehnung und Intensität der Totenflecke unterliegen jedoch erheblichen Schwankungen. So finden sich regelmäßig Totenflecke von geringer Ausdehnung und Intensität nach Blutverlust (z. B. Verbluten nach außen oder innen) oder Anämie. Die Farbe der Totenflecke kann ebenfalls variieren (■ Tab. 2.4).

Üblicherweise wird ein Leichnam im Rahmen der Leichenschau oder des Transportes in Rückenlage verbracht. Wurde der Leichnam in einer anderen Position aufgefunden, z. B. in Bauchlage, kann es passieren, dass die zunächst in den vorderen Körperpartien befindlichen Totenflecke vollständig oder teilweise verschwinden und sich neue Totenflecke in den rückwärtigen Körperpartien ausbilden.

❯ Wird ein Leichnam nach dem Auffinden in eine andere Position verbracht, so kommt es etwa in den ersten 6 Stunden nach dem Tod zu einer vollständigen Umlagerung der Totenflecke. In einem Zeitraum von ca. 6–12 h post mortem sind die Totenflecke teilweise umlagerbar, d. h. es bildet sich ein sog. doppeltes Totenflecksystem.

In Abhängigkeit von der Raumtemperatur kann es als Folge der hypostatischen Absenkung des Blutes nur innerhalb des Totenflecksystems zu einer allmählichen feinfleckigen Ansammlung von Blut kommen, sog. Vibices (■ Abb. 2.5).

2

▣ Tab. 2.4 Farbe und Intensität der Totenflecke	
Farbe	**Ursache**
Hellrot	– Frühpostmortal – Als Folge einer CO-Intoxikation (Bildung von Carboxyhämoglobin) als kirschrote Totenflecke, aber erst ab CO-Hb-Werten von >30 % – Kältetod – Lagerung des Leichnams in der Kälte: erneute hellrote Totenflecke durch Diffusion von Sauerstoff durch die Haut und Reoxygenierung des Hämoglobins
Blau-livide	Farbe der Totenflecke nach dem frühpostmortalen Intervall als Folge des Sauerstoffverbrauchs
Braunrot	Intoxikation mit Methämoglobinbildnern, z. B. Nitrite, Nitrate
Grünlich	Intoxikation mit Schwefel, Sulfhämoglobinbildung
Blass	Nach Blutverlust bzw. bei Anämie
Die Beurteilung der Farbe der Totenflecke erfordert gute Lichtverhältnisse.	

> **Finden sich bei der Leichenschau Totenflecke, die nicht mit der Lage des Leichnams korrespondieren, so wurde die Position des Leichnams postmortal verändert, d. h. der Leichnam wurde entweder gewendet oder sogar transportiert und der Leichenfundort ist möglicherweise nicht der Sterbeort.**

Innere Totenflecke Eine ebenfalls hypostatisch bedingte Absenkung des Blutes im Körperinneren führt dazu, dass bei der Obduktion innere Totenflecke feststellbar sind, z. B. in der Leber besonders deutlich bei Rechtsseitenlage des Körpers, in den dorsalen Abschnitten der Lungenflügel bei Rückenlage oder in den Darmschlingen des kleinen Beckens bei aufrechter Position des Leichnams (sog. Suspensionslage z. B. bei Erhängen).

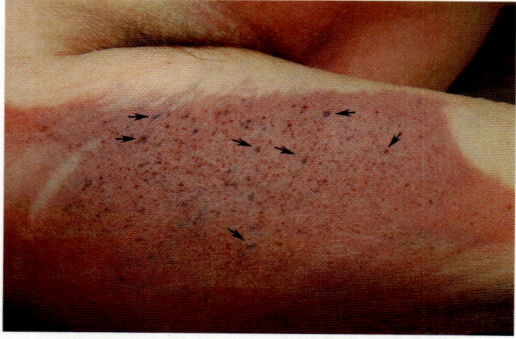

▣ **Abb. 2.5 Vibices.** Zahlreiche, feinfleckige blau-livide sog. Vibices (Pfeile) innerhalb des Totenflecksystems

2.5   Totenstarre (Rigor mortis)

Neben den Totenflecken als ersten sicheren Todeszeichen tritt als zweites sicheres Todeszeichen die Totenstarre auf, dies in Abhängigkeit vom Körpergewicht, vom Ernährungszustand, von vorangegangenem Kräfteverzehr und der Umgebungstemperatur, unter Normalbedingungen etwa 3–4 h post mortem. Hinsichtlich der Reihenfolge des Eintretens der Totenstarre wird auf die **Nysten-Regel** verwiesen (▣ Tab. 2.5). In der Praxis werden jedoch häufig Abweichungen von dieser Chronologie beobachtet.

Das für die Muskelkontraktion und Lösung der Kontraktion notwendige Adenosintriphosphat (ATP) kann postmortal zunächst über die Kreatinkinasereaktion und die anaerobe Glykolyse resynthetisiert werden. Mit Abnahme des ATP-Spiegels unter ca. 85 % des Ausgangswertes ist das nicht mehr möglich, es entstehen endgültig irreversible Verbindungen, die sog. »Weichmacherfunktion« des ATP erlischt. Vorrangig kann das in Muskelgruppen geschehen, in denen es agonal bereits zur erheblichen Abnahme der Glykogenreserven gekommen war (z. B. untere Extremitäten bei Marathonlauf). Die Totenstarre findet sich an der quergestreiften und der glatten Muskulatur, einbezogen sind die Pupille, aber auch die Mm. arrectores pilorum, was zum Bild einer sog. »Gänsehaut« führen kann (Cutis anserina).

Prüfung der Totenstarre In der Praxis werden der Eintritt der Totenstarre und ihre Intensität subjektiv geprüft durch Testung der Beweglichkeit der Gelenke und dem dabei auftretenden Widerstand. Eine kom-

◘ **Tab. 2.5** Charakteristika der Totenstarre	
Eintritt	Meist nach 2–4 h, bei Hitze früher, bei Kälte z. T. deutlich später
Reihenfolge (Nysten-Regel)	Kiefergelenk – Nacken – Gelenke der oberen Extremitäten – Rumpf – untere Extremitäten Ausnahme: Früherer Eintritt der Totenstarre nach agonaler Glykogenverarmung
Testung	Subjektiv durch Prüfung der Beweglichkeit in mehreren Gelenken
Brechen	Frühpostmortal möglich
Wiedereintritt	Nach frühpostmortalem Brechen der Totenstarre Wiedereintritt bis zu ca. 6–8 hpm
Lösung	Sehr stark temperaturabhängig, meist nach 1–3 Tagen beginnend, vollständig nach 2–5 Tagen, bei tiefer Umgebungstemperatur auch erst nach 2–3 Wochen
Umfang	Einbeziehung auch der glatten Muskulatur, z. B. der Pupille, aber auch der Mm. arrectores pilorum (Bild der »Gänsehaut« – Cutis anserina)

plett eingetretene Totenstarre kann meist nur mit erheblichem Kraftaufwand durch einen Untersucher manuell gebrochen werden. Um die Intensität der Totenstarre insgesamt zu prüfen und eventuelle Veränderungen (Zunahme oder Lösung der Totenstarre) registrieren zu können, muss immer eine Untersuchung mehrerer Gelenke erfolgen: Ellenbogen- und Kniegelenke, Hüftgelenke, Kiefer- und Fingergelenke.

Wiedereintritt der Totenstarre Einerseits setzt die Totenstarre zeitlich unterschiedlich ein, je nach Muskelgruppe und in Abhängigkeit vom Glykogengehalt sowie der Umgebungstemperatur. Andererseits werden nicht sofort alle Muskelfasern eines Muskelbauchs einbezogen. Deshalb kann bei Prüfung eine Totenstarre festgestellt werden, die sich mit Druck brechen lässt, und anschließend können andere bis zu diesem Zeitpunkt noch nicht erstarrte Muskelfasern zu einer erneuten Totenstarre führen.

> ❯ Das Phänomen des erneuten Eintritts einer Totenstarre nach vorangegangenem Brechen kann im Regelfall bis zu ca. 6–8 hpm festgestellt werden.

Lösung der Totenstarre Ebenso wie der Eintritt der Totenstarre ist auch die Lösung der Totenstarre in hohem Maße temperaturabhängig. Bei üblicher Zimmertemperatur ist eine Lösung der Totenstarre nach 2–3 Tagen zu erwarten. Voraussetzung ist eine Proteolyse mit Lösung der Aktinfilamente aus den Z-Banden, biochemisch begleitet von einem Anstieg des Ammoniakspiegels. Einen Überblick zum Verlauf der Totenstarre gibt (◘ Tab. 2.5).

2.6 Abnahme der Körpertemperatur

Neben den Totenflecken und der Totenstarre ist die Abnahme der Körperkerntemperatur der wichtigste Befund für die rechtsmedizinische postmortale Leichenliegezeitbestimmung. Postmortal kommt es im Regelfall nicht zu einer sofortigen Abnahme der Körperkerntemperatur, vielmehr findet sich primär ein postmortales Temperaturplateau von 2–3 h. Zunächst muss sich ein radiales Temperaturgefälle vom Körperkern zur Körperoberfläche entwickeln, erst danach kann bei gleichbleibender Umgebungstemperatur eine kontinuierliche Abnahme der Körperkerntemperatur unterstellt werden. Die Abkühlkurve verläuft exponentiell entsprechend dem Newton'schen Abkühlgesetz. Dabei flacht die Abkühlkurve am Ende vor Angleichung von Umgebungstemperatur und Körperkerntemperatur ab, sodass insgesamt ein sigmoidaler postmortaler Temperaturverlauf resultiert.

Die Mechanismen für die postmortale Angleichung der Körperkerntemperatur an die Umgebungstemperatur sind **Konduktion** und **Konvektion**, weniger gravierend **Strahlung** und **Wasserverdunstung**. Die Abkühlcharakteristik hat zur Entwicklung eines Nomogramms (nach Henssge) geführt, mit dem nach einmaliger Messung der aktuellen tiefen Rektaltemperatur und zeitgleicher Messung der Umgebungstemperatur bei bekanntem Körpergewicht und Berücksichtigung weiterer Parameter über einen Korrekturfaktor eine Schätzung der Leichenliegezeit möglich ist (◘ Abb. 2.6).

In das Rektaltemperatur-Todeszeit-Bezugsnomogramm werden die beiden zeitgleich gemessenen Temperaturen – Umgebungstemperatur, tiefe Rektaltemperatur – eingetragen und durch eine Gerade verbunden. Diese Gerade schneidet eine vorgegebene Diagonale. Vom Fixpunkt aus wird dann eine Gerade durch den Schnittpunkt der Diagonalen mit der ersten Geraden gelegt und so beide Temperaturskalen miteinander verbunden. Beim Viertelkreisbogen des entsprechenden Körpergewichts kann die mittlere Todeszeit abgelesen werden, im äußersten Kreis-

2

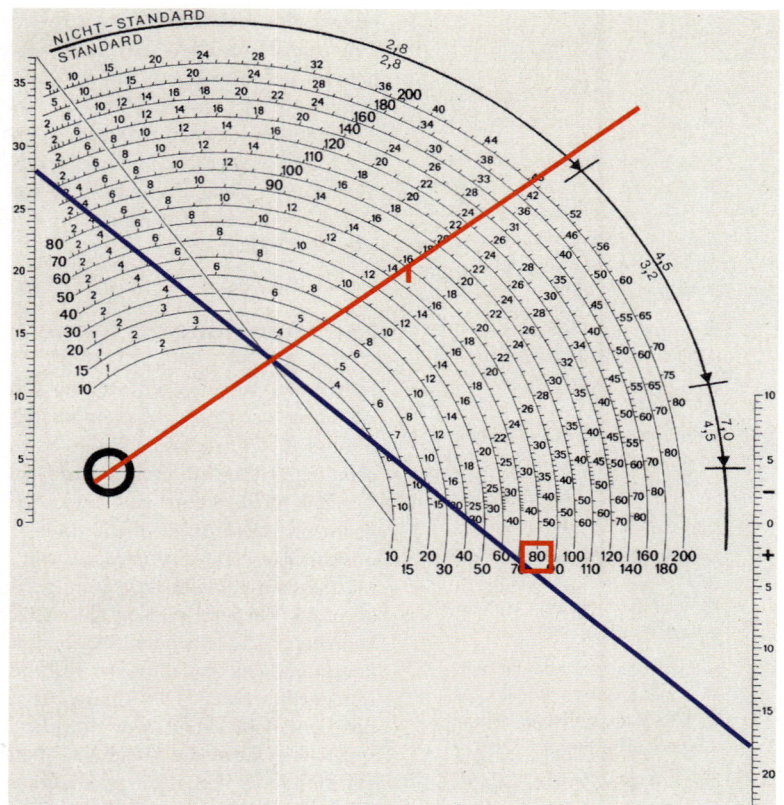

▪ **Abb. 2.6 Rektaltemperatur-Todeszeit-Bezugsnomogramm** (nach Henssge). Bei einer Rektaltemperatur von 28 °C und einer Umgebungstemperatur von 18 °C ergibt sich bei einem Körpergewicht von 80 kg eine mittlere Todeszeit von ca. 16 h mit 95 %-Toleranzgrenzen von +/–2,8 h

bogen die Angabe der 95 % Toleranzgrenzen. Allerdings müssen abkühlungsverzögernde und abkühlungsfördernde Einflüsse berücksichtigt werden, was durch empirisch ermittelte Körpergewichtskorrekturfaktoren geschieht.

❯ **Als Faustformel gilt: Die postmortale Abnahme der Körperkerntemperatur beträgt nach Ablauf eines Temperaturplateaus von ca. 2–3 h bei Zimmertemperatur und durchschnittlichem Bekleidungszustand sowie durchschnittlicher Konstitution etwa 0,5–1,5 °C pro Stunde.**

Für eine fachärztlich-rechtsmedizinische Schätzung der Leichenliegezeit sind neben der Kenntnis der Umgebungstemperatur und der tiefen Rektaltemperatur alle Umstände von Bedeutung, die Einfluss auf die Abkühlbedingungen haben können. Dazu gehören u. a.:
— Ausgangstemperatur des Körpers (präexistente Temperaturerhöhung bzw. Sepsis, vorangegangener Saunabesuch oder heißes Vollbad?)

— Konstitution bzw. Körperproportionen
— Fettanteil des Körpers (Kachexie? Adipositas?)
— Bekleidungszustand: trockene oder feuchte Kleidung (ein-, zwei- oder mehrlagig?)
— Bedeckung des Leichnams
— Körperposition bzw. -haltung
— Luft- bzw. Windverhältnisse
— Lagerung in Flüssigkeit (v. a. Wasser; stehende oder fließende Flüssigkeit?)
— Nähe zu Wärmequellen (Heizkörper, Lichtstrahler etc.)

❯ **Ist eine Leichenliegezeitschätzung erkennbar erforderlich, so soll möglichst rasch eine Messung der Umgebungstemperatur und der tiefen Rektaltemperatur erfolgen. Einflussfaktoren auf die Abkühlbedingungen müssen protokolliert werden. Möglichst rasch rechtsmedizinischen Sachverstand hinzuziehen!**

⬛ Tab. 2.6 Häufige postmortale Vertrocknungen der Haut und der freiliegenden Schleimhäute

Vertrocknung	Ursache, Form, Farbe
Lippen	Streifige Vertrocknung an der Grenze vom häutigen zum schleimhäutigen Anteil von Ober- und Unterlippe
Zunge	Bräunliche Vertrocknung soweit hervorstehend bzw. bei geöffnetem Mund
Nasenspitze	Bräunliche Vertrocknung und Verfestigung
Skrotum	Bräunliche Vertrocknung und Verfestigung
Labia majora	Bräunliche Vertrocknung und Verfestigung
Kornea	Bei postmortal spaltförmig offenen Augen streifige Vertrocknung in Kopfquerrichtung
Fingerbeeren bzw. Akren	Faltige rot-bräunliche Vertrocknung und Verfestigung
Hautabschürfungen	Rot-bräunliche Vertrocknung, z. B. streckseitig in Höhe der Knie nach vorangegangenem Sturz. Auch postmortal zugefügte Hautschürfungen, etwa beim Transport des Leichnams vertrocknen in gleicher Weise.
Geformte Vertrocknungen	Geben die Form bzw. Kontur der Einwirkung wieder, z. B. sog. Defibrillationsmarken, aber auch Strang-, Drossel- oder Würgemale. Geformte Vertrocknungen können die Konturen eines einwirkenden Werkzeugs darstellen.

2.7 Spezielle Leichenveränderungen

Bedeutsam sind insbesondere Vertrocknungen bei postmortal ausbleibender Transsudation und Schweißsekretion bzw. Anfeuchtung der Haut und Schleimhäute. Vertrocknungen entstehen außerdem infolge der gestörten Feuchtigkeitsbarriere nach Oberhautschädigungen. Da die Epidermis keine Gefäßversorgung enthält, lässt sich bei einem Verstorbenen nicht sagen, ob die Oberhautschädigung noch zu Lebzeiten, also vital oder erst postmortal entstanden ist. Dem trägt der neutrale Begriff »Vertrocknung« Rechnung (⬛ Tab. 2.6).

> ⏩ Geformte Hautvertrocknungen sollten durch die Position des Leichnams (Aufliegestellen, Druckstellen etc.) oder durch ein vorangegangenes prä- oder postmortales Geschehen eine adäquate Erklärung finden.

Tierfraß Neben Vertrocknungen kommen spezielle Leichenveränderungen als Folge von Tierfraß vor, auch in geschlossenen Räumen, relativ früh durch Hunde oder Katzen. Schnabelhiebe von Raubvögeln können Stichverletzungen vortäuschen. Tierfraßdefekte am Leichnam sind nicht unterblutet. Konturen der Defektränder können Hinweise auf die Tierart (z. B. Nagetiere) geben.

2.8 Fortgeschrittene Leichenveränderungen

Nach der Frühphase schreitet die Zersetzung des Leichnams in Abhängigkeit u. a. von der Temperatur und der Feuchtigkeit mit unterschiedlicher Geschwindigkeit voran, es kommt zu Autolyse und Fäulnis bis hin zur Skelettierung.

> **Autolyse**
>
> Zersetzung organischer Strukturen durch körpereigene Enzyme bzw. Fermente. Betroffen sind zunächst enzymreiche innere Organe wie das Pankreas, später weitere innere Organe in Abhängigkeit v. a. von der Temperatur.

Zu den autolytischen Prozessen gehören u. a.:
- Andauung der Magenschleimhaut bis zur Brüchigkeit der Magenwand und Übertritt von Mageninhalt in die Bauchhöhle
- postmortale Selbstandauung des Pankreas
- zunehmende Aufhebung der Membranfunktionen, verbunden mit einem extrazellulären Anstieg der Kaliumkonzentration und einer Abnahme der Natrium- und Chloridkonzentration
- Abnahme des pH-Wertes und ein Anstieg der Laktat-Konzentration.

2

Die autolytischen bzw. postmortal-biochemischen Prozesse verlaufen je nach Lagerungsbedingungen des Leichnams, Temperatur und Feuchtigkeitsgehalt der Gewebe etc. sehr unterschiedlich. Damit wird verständlich, dass eine klinisch-chemische Labordiagnostik teilweise kaum noch möglich ist, und zu Lebzeiten geltende Laborwerte als Referenzwerte teilweise nur eingeschränkt herangezogen werden können. Kasuistische Untersuchungen haben allerdings gezeigt, dass z. B. die postmortal erhobenen Werte für eine diabetische Stoffwechselentgleisung (Glukose, Laktat, HbA_{1c}) durchaus mit unmittelbar vor dem Tode gemessenen Konzentrationen korrelieren und diagnostisch verwertbar sind.

Fäulnis:

Teils aerobe, teils anaerobe primär bakterielle Zersetzungsprozesse, begünstigt durch Wärme und Feuchtigkeit. Der bakteriell reduktive Abbau endet teils mit H-Endprodukten, also v. a. Kohlenwasserstoffen (CH_4), H_2S und NH_3 und teils mit O_2-Endprodukten als Folge oxydativen Abbaus an der Körperoberfläche.

Die Bakterien für den Fäulnisprozess stammen von der Hautoberfläche, aus den Luftwegen, dem Magen-Darm-Trakt (physiologische Darmflora), der Genitalregion und den Konjunktiven. Pathogene Keime, etwa bei Verstorbenen mit einer Sepsis, können die Fäulnis beschleunigen. Häufige Fäulniserreger sind *Proteus mirabilis*, *Pseudomonas aeruginosa*, *Bacillus subtilis*, aber auch Coli-Bakterien und Clostridien, zudem können Pilze beteiligt sein.

Die Zeichen der Fäulnis und Verwesung (◘ Abb. 2.7, ◘ Abb. 2.8) wurden im Jahre 1895 von Eduard von Hofmann in seinem »Lehrbuch der Gerichtlichen Medizin«, 7. Auflage, S. 828/829, wie folgt beschrieben (in Klammern in Fettdruck stichwortartig das heute verwendete Vokabular):

»Die Todtenflecke werden diffuser und missfärbig, und livide diffuse Flecken treten auch an anderen relativ abhängigen Körperpartien auf und nehmen an Ausdehnung zu. Gleichzeitig beginnt eine eigenthümliche schmutziggrüne Verfärbung der Haut an einzelnen Stellen aufzutreten, und zwar gewöhnlich zuerst in den Leistengegenden (**Grünfäulnis der Haut**) … und es beginnt die Transsudation missfärbigen blutigen (an wenigen abhängigen Stellen mitunter nur leicht gelblich gefärbten) Serums auf die äussere Fläche des Corium, zwischen dieses und die Epidermis. Die Epidermis wird dadurch entweder in Blasen (**flüssigkeitsgefüllte Fäulnisblasen**) abgehoben oder der

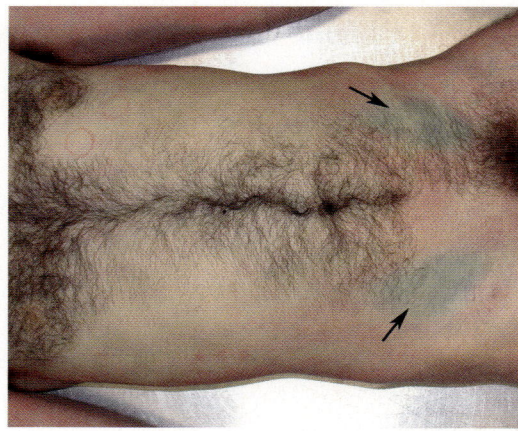

◘ **Abb. 2.7 Fäulnis.** Beginnende sog. Grünfäulnis der Haut im rechten und linken Unterbauch (Pfeile)

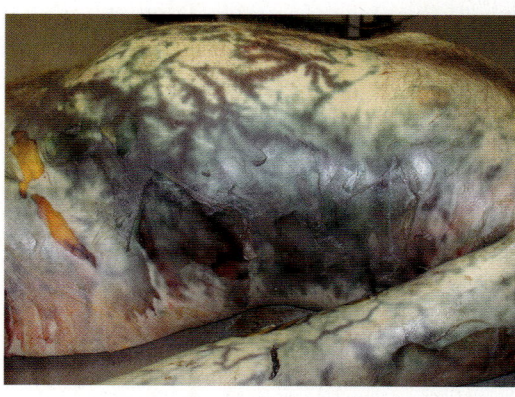

◘ **Abb. 2.8 Durchschlagen des Venennetzes.** Leichenfäulnis mit Gasdunsung des Abdomens, sog. Durchschlagen des Venennetzes, und aufgeplatzten, zuvor flüssigkeitsgefüllten Fäulnisblasen

Zusammenhang zwischen ihr und dem Corium wird so gelockert, dass sich die Epidermis leicht in Fetzen abstreifen lässt. …. Gleichzeitig mit den erwähnten Vorgängen beginnt die Entwicklung von Fäulnisgasen im Unterhautzellgewebe, das Fäulnisemphysem (**Gasknistern des Gewebes**), besonders im Gesichte (**mit Protrusion der Zunge**), am Halse, am oberen Theile des Brustkorbes, an den Genitalien und Extremitäten. Solche Stellen erscheinen aufgetrieben, elastisch, unter dem Fingerdrucke erepitirend und lassen in sich von Gasblasen ausgedehnte und in der Folge der Imbibition der Gefässwand und der Nachbarschaft missfärbige Streifen durchscheinende Venennetze erkennen (**sog. Durchschlagen des Venen-**

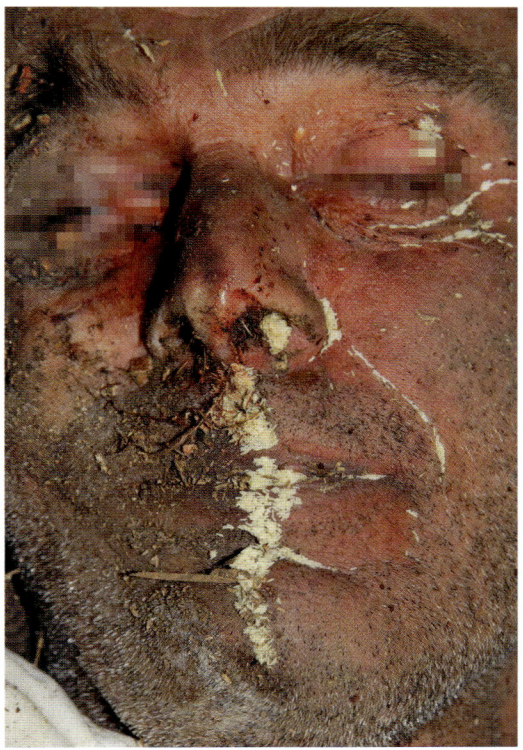

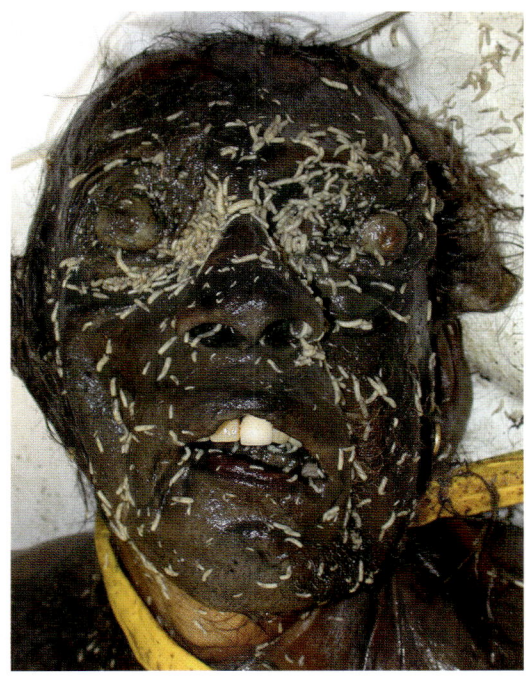

◘ Abb. 2.10 **Fortgeschrittene Leichenfäulnis** mit ausgedehntem Madenbesatz

◘ Abb. 2.9 **Ablagerung von Fliegeneiern.** Zahlreiche, weißgraue, postmortal abgelegte Fliegeneier auf den Augenlidern, in den Nasenöffnungen und um die Mundregion

netzes, ◘ Abb. 2.8). Da gleichzeitig der Unterleib meteoristisch vorgewölbt wird, so wird der ganze Körper schliesslich in einem solchen Grade aufgetrieben, dass er …. ein »gigantisches« Aussehen erhält (**durch Gasdruck Austritt von Kot, Austreibung des Feten bei Schwangeren, sog. Sarggeburt**). … Die weiteren Veränderungen, welche mit der Leiche vor sich gehen, erfolgen verhältnismäßig zu den bisher geschilderten langsam. Die Epidermis löst sich in immer weiterer Ausdehnung vom durchfeuchteten und missfärbigen Corium ab, und Nägel und Haare werden so gelockert, dass sie einem leichten Zuge folgen (**erleichterte Ausziehbarkeit von Haaren und Nägeln**); die grünen Hautstellen werden immer dunkler und schließlich fast schwarz, die roth und braunroth imbibirten Partien immer missfärbiger, die Gasbildung im Unterhautgewebe und in den Körperhöhlen nimmt immer mehr zu (**Gasdunsung des Abdomens; Ausbildung sog. Schaumorgane im Körperinneren**), bis die Fäulnisgase an irgend einer Stelle durchbrechen, worauf der Leib zusammensinkt und die Weichtheile der putriden Colliquation, eventuell der Eintrocknung und hierauf der Verwesung verfallen.«

Aus dem Ausprägungsgrad der Fäulnis (z. B. weich-zerfliessliches Hirngewebe, ölige Transformation des Fettgewebes im Körperinneren, Proteolyse mit Entstehung von biogenen Aminen und Alkaloiden) lassen sich kaum zuverlässige Rückschlüsse auf die Leichenliegezeit ziehen. Im Grundsatz gilt die sog. Casper-Regel, die aber mit Zurückhaltung anzuwenden ist.

> **Casper-Regel: 1 Woche Luft ≅ 2 Wochen Wasser ≅ 8 Wochen Erdgrab.**

Veränderungen am Leichnam können außerdem als Folge der Ablagerung von Fliegeneiern mit Entwicklung von Maden auftreten (◘ Abb. 2.9 und ◘ Abb. 2.10).

Der Entwicklungszyklus der Fliegen bzw. Maden erlangt bei der Leichenliegezeitbestimmung über einen längeren Zeitraum Bedeutung (▸ Abschn. 2.9).

Während im Erdgrab eine weitgehende Skelettierung des Leichnams – je nach Umweltbedingungen – nach ca. 20–30 Jahren erwartet werden kann, können konservierende Umstände dazu führen, dass der Leichnam relativ gut erhalten bleibt. Dazu gehört insbesondere die Mumifikation.

2

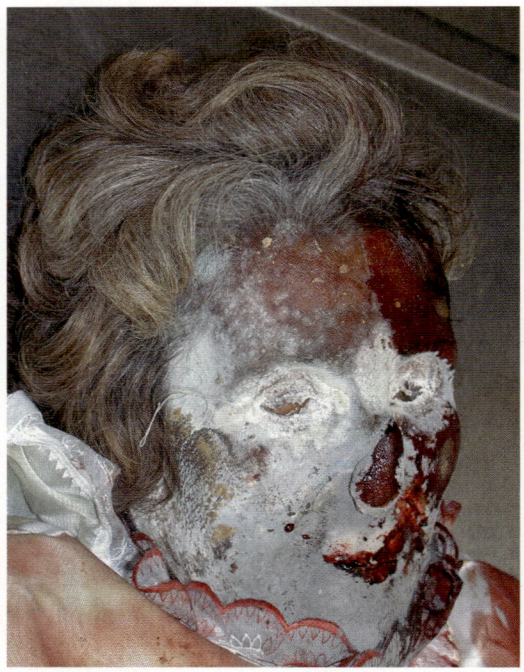

◘ **Abb. 2.11 Mumifizierung.** Zusätzlich flächenhafte weißliche Schimmelpilzbesiedlung der Gesichtshaut. Leichnam nach Exhumierung (Erdgrabliegezeit 7 Monate)

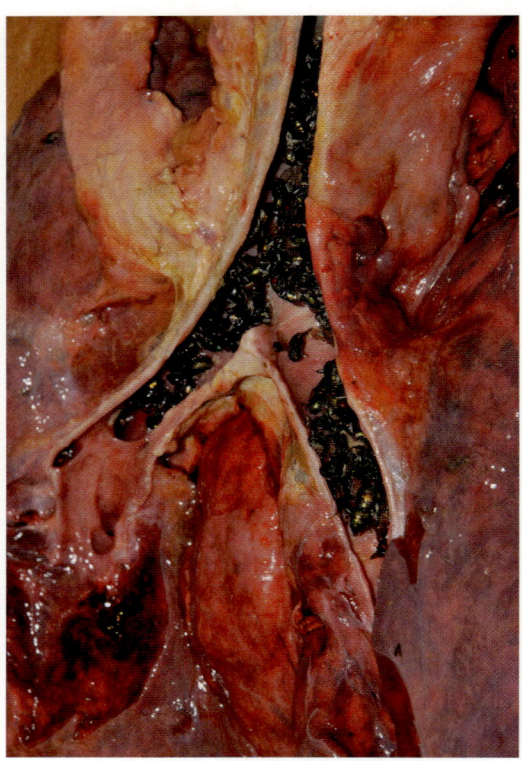

◘ **Abb. 2.12 Autoptisch gefundene Fliegen** im gesamten oberen Respirationstrakt bis in die Hauptbronchien

---

> **Mumifikation**
>
> Konservierung des Leichnams durch raschen Wasserentzug, i.d.R. durch trockenen Luftzug bei heißer oder kalter Luft (natürliche Mumifizierung). Beginn schon nach 1 Woche möglich, nach Wochen teilweise Mumifikation, komplett nach Monaten.

Bei der Mumifikation fehlt die Feuchtigkeit für ein bakterielles Wachstum, die Haut vertrocknet lederartig-derb. An mumifizierten Leichen sind häufig noch zahlreiche Befunde nach Jahren gut erhebbar (Verletzungen nach Gewalteinwirkung, aber auch natürliche Todesursachen wie z. B. eine Perikardtamponade nach rupturiertem Myokardinfarkt). Bei inkompletter Mumifizierung bzw. für eine Mumifizierung nicht ausreichendem Umgebungsmilieu findet sich nicht selten an der Hautoberfläche eine ausgedehntere Besiedlung mit Schimmelpilzen (◘ Abb. 2.11).

Unter anaeroben, feuchten Bedingungen kann es zur sog. **Fettwachsbildung** (Leichenlipid, Adipocire) kommen. Dabei werden ungesättigte Fettsäuren (Ölsäure) in gesättigte Fettsäuren umgewandelt. Das sub-

kutane Fettgewebe kann bereits nach einigen Wochen betroffen sein, die Muskulatur nach ca. 3-4 Monaten. Die komplette Umwandlung der Fette eines Leichnams in Fettwachs erfolgt erst nach Monaten bis Jahren. Eine partielle Konservierung des Leichnams findet einerseits statt unter anaeroben Bedingungen, andererseits bei Lagerung des Leichnams im Moor (sog. **Moorleichen**) durch Einwirkung von Humin- und Gerbsäuren. Bei **Permafrostleichen** kommt es zur Konservierung durch Gefrieren des Gewebes.

2.9   Forensische Entomologie

Die Besiedelung des Leichnams mit Insekten kann zur Leichenliegezeitbestimmung genutzt werden, wenn die genaue Insektenspezies bestimmt wurde und deren Entwicklungszyklus bekannt ist, z.B. Calliphora erythrocephala (bläuliche Schmeißfliege) oder Musca domestica (Stubenfliege). Fliegen können u.U. im gesamten oberen Respirationstrakt angetroffen werden (◘ Abb. 2.12).

◼ Tab. 2.7 Entwicklungsstadien von Fliegen

Stadium	Zeitdauer
Eiablage	24–48 h
Maden	Über 10–12 Tage: erst kleinere, dann größere Maden mit typischen siebartigen Madenfraßdefekten der Haut, verbunden mit der Bildung von Harnstoff und proteolytischer Zersetzung
Larven	Larven nach 10–12 Tagen
Puppen	Verpuppung nach dem Larvenstadium für 10–14 Tage
Neue Fliegen	Ca. 14 Tage nach der Verpuppung schlüpfen neue Fliegen; leere Puppenhülsen bedeuten daher eine Mindestleichenliegezeit von 4 Wochen

Merke: Abweichungen der Berechnung ergeben sich in Abhängigkeit von der Spezies und den Umweltbedingungen während der Liegezeit.

So legen Fliegen teilweise bereits in der Agoniephase ihre Eier ab, postmortal insbesondere dort wo sie Hautverletzungen vorfinden, aber auch in Mund- und Nasenöffnungen, in den Augenwinkeln, unter den Augenlidern sowie bevorzugt an feuchteren Körperregionen. Je nach Spezies und Temperatur bzw. Milieubedingungen lässt sich der Generationsgang entomologisch bestimmen mit Rückschlüssen auf die Leichenliegezeit. So bedeuten leere Puppenhülsen, dass zumindest eine Generation ausgereift ist (◼ Tab. 2.7).

2.10 Rechtsmedizinische Todeszeit- bzw. Leichenliegezeitschätzung

Die fachärztlich-rechtsmedizinische Todeszeitschätzung basiert auf der Berücksichtigung zahlreicher Parameter, nicht nur der Totenflecke, der Totenstarre und der postmortalen Bestimmung der Umgebungs- sowie tiefen Rektaltemperatur bzw. Körperkerntemperatur. Ebenso ist im Einzelfall z. B. der Füllungszustand des Magens vor dem Hintergrund üblicher

◼ Tab. 2.8 Wesentliche Kriterien für die fachärztlich-rechtsmedizinische Leichenliegezeitbestimmung

Kriterium	Ungefähres postmortales Zeitintervall*
Totenflecke	Beginnend ca. 20–30 Min. post mortem am Hals, konfluierend innerhalb von 30–120 min, komplett nach 6–12 hpm, wegdrückbar auf Fingerdruck ca. 10-20 hpm
Umlagerbarkeit der Totenflecke (▶ Abschn. 2.4)	Bis zu ca. 12–24 hpm, verbleiben aber teilweise nach ca. 6 hpm an der ursprünglichen Stelle (sog. doppeltes Totenflecksystem)
Totenstarre	Beginn im Kiefergelenk nach ca. 2–4 hpm, komplett nach 6–8 hpm, bei Hitze schnellerer, bei Kälte langsamerer Eintritt
Wiedereintritt der Totenstarre	Erneute Totenstarre nach Brechen bis ca. 6–8 hpm
Lösung der Totenstarre	Sehr stark temperaturabhängig, Beginn meist nach 2–3 Tagen, vollständig nach 3–5 Tagen, bei tiefer Umgebungstemperatur auch erst nach 2–3 Wochen
Elektrische Erregbarkeit der mimischen Muskulatur	1–6 hpm komplett ipsilateral fortgeleitete Kontraktion, nur noch elektrodennah bis ca. 8 hpm (5–22 hpm)
Mechanische Erregbarkeit der Muskulatur	Sog. Zsako-Muskelphänomen 1,5–2,5 hpm, sog. idiomuskulärer Wulst 4–12 hpm
Pharmakologische Reizung der glatten Muskulatur der Iris	Bis ca. 20 h post mortem möglich mit Mydriatica bzw. Miotika, selten bis ca. 40 hpm

◘ **Tab. 2.8** (Fortsetzung)

Kriterium	Ungefähres postmortales Zeitintervall*
Bestimmung des Kaliumgehaltes in der Glaskörperflüssigkeit des Auges	Der Kaliumgehalt nimmt nach Todeseintritt kontinuierlich zu, was eine gute Todeszeitschätzung in den ersten 2–3 Tagen post mortem erlauben soll
Füllungszustand der Harnblase	Bei Todeseintritt in der Nacht: leere Harnblase = Todeszeitpunkt in der ersten Nachthälfte, volle Harnblase = Todeszeitpunkt in der zweiten Nachthälfte
Abnahme der Körperkerntemperatur	Postmortales Temperaturplateau für ca. 2–3 hpm, danach Abnahme der Körperkerntemperatur um 0,5–1,5 °C/h
Leichenliegezeitbestimmung mittels Nomogramm (nach Henssge)	Berechnung der ungefähren Leichenliegezeit in hpm nach zeitgleicher Messung der Körperkerntemperatur, der Umgebungstemperatur und Einbeziehung weiterer Parameter wie z.B. des Körpergewichts, ggf. Berücksichtigung eines situationsangepassten Korrekturfaktors erforderlich
Magenentleerung	Hilfreich, wenn der Zeitpunkt der letzten Nahrungsaufnahme bekannt ist. Durchschnittliche Verweildauer im Magen bei leichter Mahlzeit ca. 90 Min., bei durchschnittlicher Mahlzeit ca. 3 h, bei schwerer Mahlzeit ca. 4 h (Wichtig: Identifizierung spezifischer Nahrungsbestandteile!)
Grünfäulnis der Haut, häufig beginnend im rechten Unterbauch	Ab ca. 48–72 hpm
Durchschlagen des Venennetzes	Ab ca. 48 hpm
Grünfärbung gesamte Bauchhaut, Augäpfel eingesunken	Ca. 1 Woche
Fäulnisblasen, Auftreibung des Leibes	Ca. 2 Wochen
Fetzige Hautablösung, Haare + Nägel ausziehbar, Gesicht stark gedunsen (Person nicht erkennbar), Fäulnisblasen im Weichteilgewebe (»Schnellballknirschen« beim Betasten)	Ca. 3–4 Wochen
Entomologische Leichenliegezeitbestimmung	Je nach Spezies, Wachstumsstadium und Umweltbedingungen ist eine Leichenliegezeitbestimmung nach Wochen möglich; je bis zu 10 Exemplare unterscheidbarer Fliegen, Käfer, Puppen, Maden usw. in 70 %igem Alkohol asservieren
Fettwachsbildung (Adipocire)	Im Wasser und bei Wärme unter anaeroben Bedingungen schon nach 3–5 Wochen, im Erdgrab erst nach Monaten bis zu 1 Jahr
Skelettierung	Im Erdgrab regelmäßig erst nach 20–30 Jahren
Mumifizierung	Evtl. gering schon nach 1 Woche, teilweise nach Wochen, komplett nach Monaten; Haltbarkeit für lange Zeit (vgl. z.B. Gletschermumien)

* Die Angaben beziehen sich auf durchschnittliche Umgebungsbedingungen in Mitteleuropa, im Einzelfall müssen erhebliche Abweichungen berücksichtigt werden!

Verdauungsprozesse eine wichtige Information. Auch erst bei der Obduktion erhobene Befunde können für die Leichenliegezeitbestimmung von großer Bedeutung sein. Eine Übersicht zur Todeszeitschätzung gibt ◘ Tab. 2.8.

Zusätzliche Präzision kann die Leichenliegezeitbestimmung durch Erkenntnisse der Ermittlungsbehörden erlangen, z. B. zu der Frage, wann eine verstorbene Person zuletzt lebend gesehen wurde, den Briefkasten leerte oder zuletzt telefonierte.

Leichenschau

R. B. Dettmeyer, H. F. Schütz, M. A. Verhoff

R. Dettmeyer et al., *Rechtsmedizin*,
DOI 10.1007/978-3-642-55022-5_3, © Springer-Verlag Berlin Heidelberg 2014

3

Einleitung

In den Morgenstunden wird am Rande einer Bundesstraße innerhalb einer geschlossenen Ortschaft eine leblos auf dem Bürgersteig liegende ältere Frau gefunden. Der Notarzt stellt den Tod fest, muss aber danach zu einem weiteren Einsatz. Die Polizei verlangt von einem niedergelassenen Internisten, dessen Arztpraxis nur wenige Häuser entfernt liegt, dass er die Leichenschau vornimmt und eine Todesbescheinigung ausstellt. Der Arzt teilt mit, er kenne die Frau nicht, könne den Leichnam in der Öffentlichkeit nicht entkleiden und untersuchen, es sei besser, der Hausarzt der Verstorbenen werde ermittelt und nehme dann die Leichenschau vor. Auf Nachfrage lehnt der Arzt eine Untersuchung des Leichnams in den Räumen seiner Praxis ab, dort warteten schon Patienten. Die Polizeibeamten können die Frau anhand eines in der Manteltasche gefundenen Personalausweises identifizieren. Sie schlagen dem Internisten vor, dass der Leichnam in die Räume eines Bestattungsunternehmens verbracht und dann dort untersucht werden könne. Der Internist, an seine wartenden Patienten denkend, bietet an, die Leichenschau am frühen Abend vorzunehmen, vorher habe er keine Zeit.

Nach der Kompetenzverteilung des Grundgesetzes regeln in der Bundesrepublik Deutschland die 16 Bundesländer das Leichenschau- und Obduktionswesen mit ihren Leichen-, Friedhofs- und Bestattungsgesetzen. Fragen mit strafrechtlicher Bedeutung werden jedoch durch Bundesgesetze erfasst, insbesondere von der Strafprozessordnung (StPO). Außer in Bayern ist zudem in allen Bundesländern landesrechtlich eine zweite ärztliche Leichenschau obligatorisch, wenn der Leichnam eingeäschert werden soll (sog. Kremationsleichenschau). Während die Regelungen zur Leichenschau in den Landesgesetzen in wesentlichen Punkten mittlerweile relativ einheitlich sind, finden sich im Detail abweichende Vorgaben je nach Bundesland.

Als Leichenschauarzt ist zunächst der niedergelassene, behandelnde Arzt prädestiniert, da ihm die Anamnese, die Grunderkrankungen und die klinische Symptomatik, häufig auch die Umstände des Todeseintritts bekannt sind. Allerdings werden gerade bei Leichenschauen durch niedergelassene Ärzte nichtnatürliche Todesfälle verkannt. Schätzungen gehen von ca. 11.000 Fällen pro Jahr aus, darunter bis zu ca. 1.200 Tötungsdelikte. Ein wichtiger Grund für die unerkann-

⬛ **Tab. 3.1** Aufgaben bei der ärztlichen Leichenschau

Aufgabe	Bedeutung
Feststellung des Todes	– im individuellen Interesse – im gesellschaftlichen Interesse an einer sicheren Todesfeststellung, verknüpft mit Rechtsfolgen (z. B. Eintritt des Erbfalles, Fristen für Versicherungen) – rechtlich relevante Beurkundung des Todes im Personenstandsregister
Identität	Der Leichenschauarzt attestiert zugleich die Identität eines Verstorbenen.
Todesursache	– Angaben zur medizinischen Todesursache fließen ein in die Todesursachenstatistik (Tumorerkrankungen, Herz-Kreislauferkrankungen etc.). – Epidemiologische Daten zu Todesursachen können gewonnen werden. – Die Angaben zur Todesursache beeinflussen gesundheitspolitische Entscheidungen, etwa zur Ressourcenverteilung im Gesundheitswesen. – Das festgestellte medizinische Todesursachenspektrum kann der Qualitätssicherung bei der Behandlung von Patienten dienen.
Todeszeit	Bedeutsam für das Personenstandsregister, u. U. für erbrechtliche Fragen
Todesart	– natürlich – nichtnatürlich oder ungeklärt mit entsprechenden Konsequenzen für das weitere Procedere (Bestattung, Einschaltung der Polizei etc.)
Ansteckende Erkrankungen	Im öffentlichen Interesse müssen übertragbare Erkrankungen erkannt, ggf. gemäß Infektionsschutzgesetz (IfSG) dem Gesundheitsamt gemeldet werden.
Meldepflichten	Bei Anhaltspunkten für einen nichtnatürlichen Tod, eine ungeklärte Todesart und bei ungeklärter Identität des Verstorbenen ist sofort die Polizei zu informieren (auch vom Notarzt, später ggf. vom Obduzenten). Selten kann auch bei einer Leichenschau der V. a. eine Berufskrankheit i.S. der Berufskrankheitenverordnung (BKV) aufkommen, die ebenfalls meldepflichtig ist (Beachte: Verkehrsunfall kann als Wegeunfall meldepflichtig sein!).

ten Tötungsdelikte bzw. unerkannten nichtnatürlichen Todesfälle ist die in Deutschland mit mittlerweile nur noch ca. 1–2 % sehr niedrige Obduktionsrate, während in der Nachkriegszeit wesentlich häufiger obduziert wurde.

3.1 Aufgaben und Sorgfaltspflichten bei der ärztlichen Leichenschau

Die Notwendigkeit einer sorgfältigen ärztlichen Leichenschau ergibt sich aus Anforderungen, die nicht zuletzt der jeweilige Landesgesetzgeber formuliert hat. Die wesentlichen Aufgaben für den Leichenschauarzt sind in ◘ Tab. 3.1 genannt.

3.2 Rechtsfragen der Leichenschau

Auf Verlangen der zur Veranlassung verpflichteten Personen muss eine Leichenschau von jedem approbierten Arzt »unverzüglich« durchgeführt werden. Möglichst am Ort des Todeseintritts ist eine sorgfältige Leichenschau durchzuführen mit Feststellung des Todes, der Todeszeit, der Todesursache und der Todesart, bevor die endgültige Todesbescheinigung bzw. der Leichenschauschein ausgefüllt wird. Die komplexen Aufgaben bei der ärztlichen Leichenschau und deren chronologische Durchführung sind in einem Ablaufschema dargestellt (◘ Abb. 3.1).

3.2.1 Begriff des »Leichnams« und Veranlassung der Leichenschau

Ein **Leichnam** ist nach den Vorgaben der Landesgesetzgeber:
1. der Körper eines Verstorbenen, solange der gewebliche Zusammenhang infolge Fäulnis noch nicht aufgehoben ist (Beachte: Skelette und Skelettteile sind kein Leichnam!).
2. ein Körperteil, ohne den ein Weiterleben nicht möglich ist.
3. eine Totgeburt mit einem Gewicht ≥500 g.

Begrifflich sind unter Berücksichtigung des Körpergewichts **Fehlgeburten, Totgeburten** und **Neugeborene/Lebendgeborene** zu unterscheiden:

> **Fehl-/Tot- und Lebendgeburten**
>
> **Fehlgeburten:** Tote Leibesfrüchte mit einem Gewicht von <500 g ohne Zeichen des extrauterinen Gelebthabens.
> **Totgeburten:** Tote Leibesfrüchte mit einem Gewicht von ≥500 g ohne Zeichen des extrauterinen Gelebthabens.
> **Lebendgeburten:** Leibesfrüchte mit Zeichen des extrauterinen Gelebthabens unabhängig vom Durchtrennen der Nabelschnur, der Ausstoßung der Plazenta und dem Geburtsgewicht – mit folgenden Lebenszeichen: Herzschlag, pulsierende Nabelschnur, natürliche Lungenatmung.

Eine Fehlgeburt ist kein Leichnam im Sinne der Landesgesetze und auch seit dem 01.04.1994 mit Senkung der Gewichtsgrenze von 1000 g auf 500 g im Personenstandsgesetz (PStG) nicht anzeigepflichtig. Für Fehlgeburten besteht keine Bestattungspflicht. Totgeburten sind bestattungspflichtig – mit allen (finanziellen) Konsequenzen für die Totensorgepflichtigen.

Wer zur Veranlassung der Leichenschau verpflichtet ist, hängt vor allem vom Sterbeort ab (◘ Tab. 3.2).

> ❯ Der Sterbeort soll auch Ort der Leichenschau sein. Sonst ist die Leichenschau dort durchzuführen, wo der Leichnam gefunden wurde. Ist dies nicht möglich, etwa an einem öffentlichen Ort mit Publikumsverkehr, so kann nach Feststellung und Dokumentation des Todes die Leichenschau an einem anderen geeigneten Ort fortgesetzt werden.

3.2.2 Zeitpunkt der ärztlichen Leichenschau

Die ärztliche Leichenschau ist – je nach Landesrecht – teils »sofort«, teils »unverzüglich«, teils innerhalb eines im Gesetz genannten Zeitrahmens (8–12 h) durchzuführen. Bestehen am Eintritt des Todes keine Zweifel, so muss der zur Leichenschau verpflichtete Arzt wegen der anstehenden Leichenschau die Behandlung eines anderen Patienten bzw. eine Operation keinesfalls abbrechen.

3

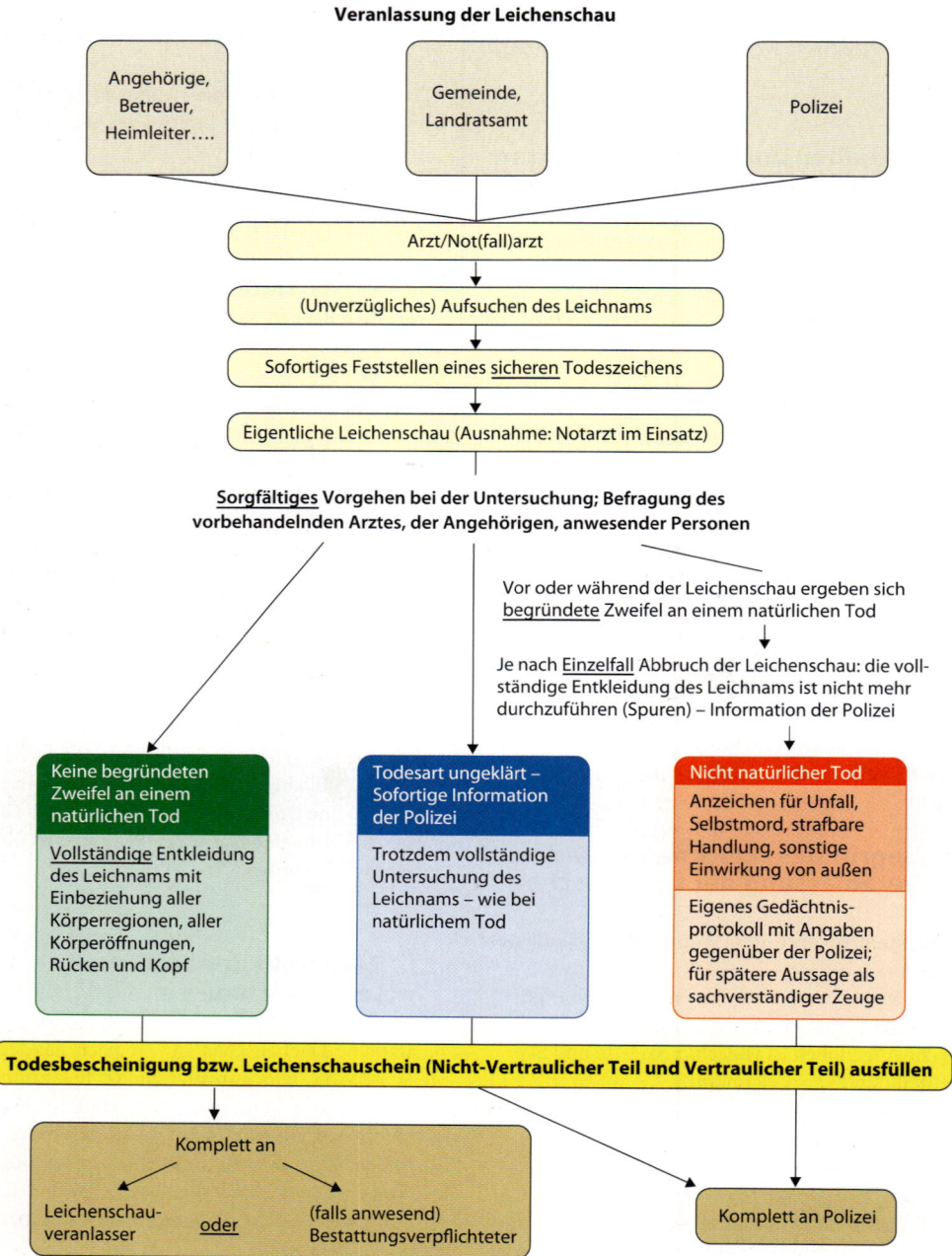

Ablaufschema zur Durchführung der Leichenschau

Veranlassung der Leichenschau

| Angehörige, Betreuer, Heimleiter…. | Gemeinde, Landratsamt | Polizei |

Arzt/Not(fall)arzt

(Unverzügliches) Aufsuchen des Leichnams

Sofortiges Feststellen eines <u>sicheren</u> Todeszeichens

Eigentliche Leichenschau (Ausnahme: Notarzt im Einsatz)

<u>Sorgfältiges</u> Vorgehen bei der Untersuchung; Befragung des vorbehandelnden Arztes, der Angehörigen, anwesender Personen

Vor oder während der Leichenschau ergeben sich <u>begründete</u> Zweifel an einem natürlichen Tod

Je nach <u>Einzelfall</u> Abbruch der Leichenschau: die vollständige Entkleidung des Leichnams ist nicht mehr durchzuführen (Spuren) – Information der Polizei

Keine begründeten Zweifel an einem natürlichen Tod

<u>Vollständige</u> Entkleidung des Leichnams mit Einbeziehung aller Körperregionen, aller Körperöffnungen, Rücken und Kopf

Todesart ungeklärt – Sofortige Information der Polizei

Trotzdem vollständige Untersuchung des Leichnams – wie bei natürlichem Tod

Nicht natürlicher Tod

Anzeichen für Unfall, Selbstmord, strafbare Handlung, sonstige Einwirkung von außen

Eigenes Gedächtnisprotokoll mit Angaben gegenüber der Polizei; für spätere Aussage als sachverständiger Zeuge

Todesbescheinigung bzw. Leichenschauschein (Nicht-Vertraulicher Teil und Vertraulicher Teil) ausfüllen

Komplett an

Leichenschauveranlasser   <u>oder</u>   (falls anwesend) Bestattungsverpflichteter

Komplett an Polizei

◘ **Abb. 3.1** Ablaufschema zur Vornahme der ärztlichen Leichenschau

◘ **Tab. 3.2** Sterbeort und Pflicht zur Veranlassung der Leichenschau

Sterbeort	Zur Veranlassung der Leichenschau Verpflichteter
Privatwohnung bzw. Privatgrundstück	– Angehörige (Ehepartner, Lebenspartner, Kinder, Eltern, andere Personen der häuslichen Gemeinschaft) – Besitzer bzw. Eigentümer der Wohnung bzw. des Grundstückes – zufällig anwesende Personen
Krankenhaus bzw. Klinik	Krankenhaus- bzw. Klinikleitung/Chefarzt
Heime, Anstalten, Schulen etc.	Leitung der Einrichtung
Schiffe, Flugzeuge	Leitender Schiffs- bzw. Flugkapitän
Lebendgeborene unabhängig vom Körpergewicht und Totgeborene (≥500 g)	Bei der Geburt anwesende Hebamme, ggf. der Arzt, sonst jede andere Person, die bei der Geburt anwesend war bzw. durch eigene Feststellung Kenntnis von der Geburt erlangt hat
Fundleichnam	Jede Person, die den Leichnam gefunden hat, gilt zwar als zur Veranlassung der Leichenschau verpflichtet, nach primärer Information der Polizei veranlasst diese aber die ärztliche Leichenschau.

3.2.3 Rechte und Pflichten des Leichenschauarztes

Notdienstärzte, Notärzte und Leichenschauärzte haben
— das Recht, den Sterbeort bzw. Leichenfundort zu betreten (= gesetzliche Durchbrechung des Grundrechts der Unverletzlichkeit der Wohnung) und
— das Recht, von allen Personen, die Kenntnis von den Umständen des Todeseintritts haben, Auskunft zu verlangen, auch von vorbehandelnden Ärzten (= gesetzliche Durchbrechung der ärztlichen Schweigepflicht).

Wird dem Notdienstarzt, dem Notarzt bzw. dem Leichenschauarzt der Zutritt zum Ereignisort verwehrt, so sollte der Zugang erst durch herbeigerufene Polizeibeamte erzwungen werden. Die Auskunftspflicht gilt nicht für Personen, denen ein Zeugnisverweigerungsrecht gem. §§ 52 ff. StPO zusteht, insbesondere wenn die Person sich selbst oder einen der in § 52 Abs. 1 Nr. 1–3 StPO genannten Angehörigen durch die Beantwortung der Fragen des Notdienstarztes, des Notarztes oder des Leichenschauarztes der Gefahr einer strafrechtlichen Verfolgung oder eines Verfahrens nach dem Gesetz über die Ordnungswidrigkeiten (OWiG) aussetzen würde (§ 55 StPO). Auskünfte können so z. B. bei möglichen Behandlungsfehlern im Zusammenhang mit dem Todeseintritt verweigert werden.

3.2.4 Feststellung des Todes

Die Feststellung des Todes setzt den Nachweis sog. sicherer Todeszeichen voraus. Fehlen diese, dann sind Reanimationsmaßnahmen zu ergreifen. Die Todesfeststellung darf nicht auf unsichere Todeszeichen gestützt werden (◘ Tab. 3.3).

Eine endgültige Todesfeststellung ist erst möglich, wenn entweder ein sicheres Todeszeichen vorliegt oder nach frustraner ca. 30-minütiger Reanimation mit ca. 30-minütigem Nulllinien-EKG trotz suffizienter Reanimationsmaßnahmen bei Ausschluss einer Unterkühlung bzw. einer Intoxikation.

3.2.5 Feststellung der Todeszeit

Die Landesgesetzgeber verlangen Eintragungen zum Todeszeitpunkt nach Jahr, Tag und Uhrzeit. Diese Angaben können unproblematisch erfolgen, wenn:
— der Todeseintritt unter ärztlicher Überwachung geschah,
— zuverlässige Zeugen den Zeitpunkt des leblosen Zusammenbruchs angeben können,
— von einer ultrakurzen Agonie bei einem Unglücksfall (z. B. einer Explosion) ausgegangen werden kann und der Zeitpunkt des Unglücks dem Todeszeitpunkt entspricht.

In anderen Fällen sollte ein Todeszeitraum angegeben werden, ggf. empfiehlt sich auch der Zusatz »Todeszeit nach Angaben von ......«. Todeszeitangaben durch un-

3

▣ **Tab. 3.3** Todesfeststellung: sichere und unsichere Todeszeichen	
Sichere Todeszeichen	**Unsichere Todeszeichen**
Totenflecke	Bewusstlosigkeit bzw. Koma
Totenstarre	Fehlende Spontanatmung
Fäulnis bzw. Verwesung	Pulse nicht tastbar, Herztöne nicht wahrnehmbar
Mit dem Leben nicht vereinbare Zerstörung des Körpers (z. B. exenterierte innere Organe)	Weite, lichtstarre Pupillen
Unter klinischen Bedingungen bei assistierter Beatmung festgestellter Hirntod (= Zustand der irreversibel erloschenen Gesamtfunktionen des Großhirns, des Kleinhirns und des Hirnstamms)	Fehlende Reflexe (Areflexie), Tonusverlust der Muskulatur

geübte Leichenschauärzte sollten sich vorsichtshalber beschränken auf eine grobe Zeitschätzung, basierend auf dem Ausprägungsgrad der Totenstarre, der Totenflecke und der Körpertemperatur (Leichnam fühlt sich noch warm an oder ist bereits erkaltet). Ist eine Todeszeitangabe von besonderer Relevanz, so ist über die Polizei eine fachärztlich-rechtsmedizinische Untersuchung zu veranlassen.

3.2.6 Durchführung der Leichenschau

Regeln zur Durchführung der ärztlichen Leichenschau finden sich im AWMF-Leitlinien-Register – Leitlinien der Deutschen Gesellschaft für Rechtsmedizin (DGRM) – Nr. 054/002 (http://www.uni-duesseldorf.de/WWW/AWMF/11/054-002.htm).

> ❯ **Die ärztliche Leichenschau ist am vollständig entkleideten Leichnam unter Inspektion aller Körperöffnungen bei guten Lichtverhältnissen durchzuführen.**

Ein Verstoß gegen die anerkannten Regeln der ärztlichen Sorgfalt bei der Durchführung der Leichenschau stellt zunächst eine Ordnungswidrigkeit dar, was mit einer Geldbuße geahndet wird. Im Einzelfall können aber auch strafrechtliche Konsequenzen, z. B. der Vorwurf der fahrlässigen Tötung gem. § 222 StGB, drohen. Nicht sorgfältig durchgeführte Leichenschauen können dazu führen, dass nichtnatürliche Todesfälle, einschließlich Tötungsdelikte unentdeckt bleiben. Falsch verstandene Rücksichtnahme auf die Angehörigen ist daher nicht angebracht. Diese sollten auf die gesetzliche Verpflichtung zur Durchführung einer sorgfältigen Leichenschau hingewiesen werden. Im Anschluss an die Leichenschau ist in einer amtlichen Todesbescheinigung ein nichtvertraulicher und ein vertraulicher Teil auszufüllen.

Nichtvertraulicher Teil der Todesbescheinigung Der nichtvertrauliche Teil ist für das Standesamt bestimmt und enthält Angaben zur Person des Verstorbenen, zur Art der Identifikation, zur Feststellung des Todes sowie Zusatzangaben bei Totgeborenen und Hinweise zum Infektionsschutzgesetz (IfSG).

Vertraulicher Teil der Todesbescheinigung Der vertrauliche Teil enthält Angaben zur Art der zum Tode führenden Erkrankung. Hier soll eine plausible zum Eintritt des Todes führende Kausalkette von krankhaften Veränderungen genannt werden (medizinische Feststellungen zur Todesursache). Meist hat der vertrauliche Teil 3 Durchschläge. Das Original ist für den Amtsarzt, die Durchschläge sind für das statistische Landes- und Bundesamt (Name geschwärzt), für die Feuerbestattung oder die Obduktion und für den leichenschauenden Arzt selbst.

3.2.7 Feststellung der Todesursache

Die Strukturierung der Angaben zur Todesursache in der Todesbescheinigung ist orientiert an dem Muster der Weltgesundheitsorganisation (WHO) »International Form of Medical Certification of Cause of Death«. Die entsprechenden Zeilen sind nummeriert:

- **Ia** = Angaben zur unmittelbaren Todesursache
- **Ib** = »als Folge von«, d. h. Angabe von Erkrankungen, die zu der unter Ia genannten unmittelbaren Todesursache geführt haben
- **Ic** = »als Folge von«, d. h. Angabe der ursprünglichen Ursache bzw. des Grundleidens

▬ II = Andere wesentliche u. U. mittodesursächliche Krankheiten, unabhängig vom unter Ic genannten Grundleiden

Zwischen dem anzugebenden Grundleiden und der unmittelbaren Todesursache soll ein medizinisch-naturwissenschaftlich akzeptierter pathophysiologischer Mechanismus anerkannt sein. Bei jeder Rubrik soll zusätzlich eine Zeitangabe erfolgen zur Dauer der Krankheit vor Eintritt des Todes. Zur Veranschaulichung einige Fallbeispiele:

Fallbeispiel
Beispiel 1
Ia – Myokardinfarkt (Stunden) – als Folge von
Ib – Frische Koronarthrombose (Stunden) – als Folge von
Ic – Stenosierende Koronarsklerose (Jahre)
II – Hypertonus, Diabetes mellitus

Beispiel 2
Ia – Rechtsherzversagen (1 Stunde) – als Folge von
Ib – Rezidivierte Lungenthrombembolie (2 Stunden) – als Folge von
Ic – Tiefe Beinvenenthrombose (Tage)
II – Linkshirnige hypertone Massenblutung mit Hemiparese rechts (6 Monate)

Beispiel 3
Ia – Perikardtamponade (Minuten) – als Folge von
Ib – Dissezierendes Aortenaneurysma (Stunden) – als Folge von
Ic – Idiopathische Medianekrose oder Arteriosklerose der Aortenwand (Jahre)
II – Hypertonus, Leberzirrhose, Pyelonephritis

Nicht alle Zeilen müssen ausgefüllt werden. Ist die obligatorisch anzugebende unmittelbare Todesursache nicht Folge eines Grundleidens, so bedarf es keiner weiteren Angaben, z. B. Ia: Betäubungsmittelintoxikation, die restlichen Angaben (Ib, Ic und II) bleiben frei.

❯ In der Todesbescheinigung bzw. im Leichenschauschein sind wenig aussagekräftige »Diagnosen« ebenso wie Angaben von Endzuständen jedes Sterbeprozesses zu vermeiden, so z. B. »Altersschwäche«, »Herzversagen«, »Atemstillstand«, »Kreislaufversagen«, »kein Lebensmut mehr«.

Die hinsichtlich ihrer todesursächlichen Bedeutung zu wertenden Befunde können unterschiedlich gewichtet werden, was zu einer differenzierteren Einteilung in **3 Gruppen** geführt hat:

▬ **Gruppe I.** Die Feststellung der unmittelbaren Todesursache und der zugrunde liegenden Krankheit kann hinsichtlich der Kausalität und des Zeitablaufes in hohem Maße plausibel sein, was bei sog. »harten« Todesursachen der Fall ist: Grunderkrankung und unmittelbare Todesursache sind pathophysiologisch eng verknüpft und treten zeitnah zueinander auf (Beispiel: ausgedehnte Subarachnoidalblutung bei rupturiertem Hirnbasisarterienaneurysma).

▬ **Gruppe II.** Dagegen kann eine bekannte Grunderkrankung auf mehreren Wegen zum Tode führen, wenngleich über verschiedene Pathomechanismen, oder erst mehrere Grunderkrankungen führen über eine gemeinsame Endstrecke zur unmittelbaren Todesursache, sog. »weiche« Todesursachen (Beispiel: stenosierende Koronarsklerose und Unterlappenpneumonie rechts bei chronisch-lymphatischer Leukämie). Im Einzelfall erlaubt die Krankengeschichte die Festlegung einer prioritären unmittelbaren Todesursache.

▬ **Gruppe III.** Schließlich gibt es Todesfälle, bei denen mangels hinreichender Angaben zur Krankheitsgeschichte und fehlender Kenntnis von den Umständen des Todeseintritts eine unmittelbare Todesursache bzw. eine korrespondierende Grunderkrankung nicht angegeben werden kann. Dann ist bei ungeklärter Todesursache ebenfalls eine ungeklärte Todesart anzugeben.

❯ Vor dem Ausfüllen der Todesbescheinigung bzw. des Leichenschauscheins ist vom Leichenschauarzt immer zu prüfen, ob die Krankengeschichte und die Umstände des Todeseintritts eine finale Morbidität plausibel erklären, und ob außerdem die Akuität des Todeseintritts nachvollziehbar ist. Ergibt sich dennoch keine plausible Todesursache, so ist dies im Formular festzuhalten.

Zahlreiche Untersuchungen haben bestätigt, dass die Übereinstimmung von Todesursachen, wie in der Todesbescheinigung angegeben, mit der tatsächlichen durch eine Obduktion geklärten Todesursache allenfalls bei 50–60 % liegt.

3.2.8 Klassifikation der Todesart

Die Angaben zur Todesart sind zu trennen von den Angaben zur Todesursache. Während die Todesursache sich auf die medizinisch-naturwissenschaftliche Ursache des Todes bezieht, beschreibt die Angabe der Todesart die Umstände des Todeseintritts im Hinblick

3

auf deren auch kriminalistische Bedeutung: natürlich, nichtnatürlich oder ungeklärt. Die Klassifikation der Todesart ist daher im Einzelfall für weitere behördliche Maßnahmen von entscheidender Bedeutung. Dabei gilt:

Todesarten

Natürlicher Tod: Tod aus krankhafter innerer Ursache, der völlig unabhängig von rechtlich bedeutsamen äußeren Faktoren eingetreten ist.
Nichtnatürlicher Tod: Todesfall, der auf ein von außen verursachtes, ausgelöstes oder beeinflusstes Ereignis zurückzuführen ist (einschließlich selbst- und fremdverschuldeter Einwirkungen)
Ungeklärte Todesart: Allein aufgrund der ärztlichen Leichenschau lässt sich mangels Nachweis eines natürlichen Todes die Todesart nicht abschließend festlegen.

◩ **Tab. 3.4** Angaben bzw. Befunde mit Hinweischarakter auf einen nichtnatürlichen Tod

Anamnese	Befunde am Leichnam
Plötzlicher Tod	Stauungsblutungen
Keinerlei feststellbare Vorerkrankungen	Farbe der Totenflecke
Arbeits-, Verkehrs- oder sonstiger Unfall	Geruch der Lungenluft
Auffindesituation (z. B. Fixerutensilien am Fundort)	Tablettenreste im Mundvorhof oder Mund
Unerwarteter Todeseintritt besonders junger Menschen (<40 Jahre)	Verletzungen am Leichnam

Entscheidend ist die Feststellung eines natürlichen Todes, also des Nachweises einer definierten inneren Erkrankung, die nach dem gegebenen Zeitverlauf plausibel zum Tode geführt hat bei gleichzeitig fehlenden Anhaltspunkten für einen nichtnatürlichen Tod. Dabei ist zu bedenken, dass ein Mensch mit einer schweren und absehbar zeitnah tödlich endenden Krankheit noch Opfer eines nichtnatürlichen Todes (Vergiftung, Tötungsdelikt um den Erbfall vorzuverlegen) werden kann. Wichtig ist die Kenntnis aller Befunde, die auf einen nichtnatürlichen Tod hinweisen können. Gesetzliche Definitionen des nichtnatürlichen Todes geben einen Anhaltspunkt. So lautet z. B. § 6 Abs. 3 S. 2 thüring. Bestattungsgesetz:

》 Als nichtnatürlich ist ein Tod anzunehmen, der durch Selbsttötung, einen Unfall, einen ärztlichen Behandlungsfehler oder durch eine sonstige äußere Einwirkung, bei der ein Verhalten eines Dritten ursächlich gewesen sein könnte (Tod durch fremde Hand), eingetreten ist.

In der Praxis kommt es daher darauf an, Hinweise auf einen nichtnatürlichen Tod als solche zu erkennen (◩ Tab. 3.4).

Bei spurenarm verlaufenden Tötungsdelikten können Verletzungen fehlen. Schließlich können Hinweise auf ein Fremdverschulden am Leichenfundort fehlen; beides darf nicht im Umkehrschluss zur Bejahung eines natürlichen Todes führen. Es gilt:

❯ **Es gibt kein zeitliches Intervall, welches die Kausalität zwischen der primären Einwirkung am Anfang der zum Tode führenden Kausalkette und dem Todeseintritt unterbricht.**

Gerade bei zunehmendem zeitlichem Abstand zwischen dem primären Trauma und dem Zeitpunkt des Todeseintritts wird irrtümlich häufig ein natürlicher Tod attestiert, obwohl die Kausalität sowohl medizinisch-naturwissenschaftlich belegbar als auch rechtlich anerkannt ist. Dazu folgende Beispiele:

- Ein Radfahrer erleidet bei einem Verkehrsunfall eine Unterschenkelfraktur, die medizinisch erfolgreich behandelt wird. Nach 1 Jahr kommt es in Höhe der Fraktur zur Unterschenkelvenenthrombose mit nachfolgender tödlicher Lungenthrombembolie (= nichtnatürlicher Tod).
- Eine Patientin bleibt nach einem hypoxischen Hirnschaden als Folge eines Narkosefehlers komatös-bettlägerig und stirbt nach 6 Jahren an einer Pneumonie (= nichtnatürlicher Tod).
- Ein Patient erleidet nach einer medizinisch indizierten Arzneimittelapplikation einen akuten allergischen Schock (= nichtnatürlicher Tod).

Die Klassifikation der Todesart ist in keiner Weise gekoppelt mit der Frage der Schuld. Der Tod im allergischen Schock erfolgte trotz ordnungsgemäßer ärztlicher Therapie, allerdings führte die unerwünschte Arzneimittelwirkung (UAW) zu einer erheblichen Vorverlegung des Todeszeitpunktes. Hier gibt es im Einzelfall Grenzfälle und nicht jede als Folge einer ärztlichen Maßnahme herbeigeführte Vorverlegung des Todeszeitpunktes muss zur Angabe eines nichtnatürlichen Todes in der Todesbescheinigung führen. Insoweit wird für letale unerwünschte Arzneimittelwirkungen keine Meldepflicht des Leichenschauarztes an die Arzneimittelkommission der deutschen Ärzteschaft gesehen. Dennoch ist die Situation besonders schwierig, wenn ein Patient unmittelbar während eines ärztlichen Eingriffs, insbesondere auf dem OP-Tisch, verstirbt, sog. »Exitus in tabula«.

3.2.9 Exitus in tabula

Fallbeispiel
Bei einem 56-jährigen Mann mit auffälligem Belastungs-EKG wird eine diagnostische Koronarangiographie durchgeführt. 2 h nach dem Eingriff erleidet der Patient einen Kreislaufkollaps mit Asystolie und kann nicht re-animiert werden. Der Mann war bei bestem Wohlbefinden zu Fuß zur Untersuchung erschienen. Schon wegen der zeitlichen Nähe des Todeseintritts zum ärztlichen Eingriff wurde von den Angehörigen der Verdacht ge-äußert, es sei zu einem tödlichen Behandlungsfehler ge-kommen. Bei der Obduktion zeigte sich eine Perikard-tamponade nach Koronarwandruptur, eine sehr seltene aber eingriffstypische und aufklärungspflichtige Kom-plikation der Koronarangiographie.

Die Frage, ob ein nichtnatürlicher Tod attestiert wer-den soll, wenn sich das unvermeidbare Risiko eines ärztlichen Eingriffs schicksalhaft realisiert, ist umstrit-ten. Einige Ansichten verlangen wenigstens entfernt Anhaltspunkte für einen Verstoß gegen anerkannte Regeln der ärztlichen Sorgfalt (Behandlungsfehler). Im eingangs beschriebenen Beispiel ist aber davon auszu-gehen, dass durch die Koronarangiographie der Tod des Patienten womöglich um viele Jahre vorverlegt wurde.

Beim »Exitus in tabula« empfiehlt sich daher eine Qualifikation der Todesart als »ungeklärt« und die Meldung an die Ermittlungsbehörden. Um jedem Ver-dacht der Vertuschung vorzubeugen, sollte die Todes-bescheinigung bzw. der Leichenschauschein von einem unbeteiligten Arzt ausgestellt werden.

3.3 Spurensicherung am Leichenfundort

Fragen der Spurensicherung können auch für den Not-dienstarzt, Notarzt und Leichenschauarzt bedeutsam werden, wenn Anhaltspunkte für einen nichtnatürli-chen Tod oder eine ungeklärte Todesart vorliegen. In diesem Fall gilt:
- Abbruch der ärztlichen Leichenschau.
- Sofortige Meldung an die Polizei.
- Am Leichenfundort keine Veränderungen mehr vornehmen.

- Vorgenommene Veränderungen protokollieren (Positionsveränderungen und Teilentkleidung des Leichnams, Aufschneiden der Kleidung, vorgenommene Punktionen, sonstige ärztliche Maßnahmen am Leichnam, auffällige Befunde am Leichnam).
- Darauf achten, dass anwesende dritte Personen keine Veränderungen am Leichenfundort vor-nehmen.
- Kurzes eigenes Protokoll als Gedächtnisstütze, falls – möglicherweise erst Tage oder Wochen später – Fragen aufkommen. Bedeutsam können sein: Verschlussverhältnisse (Türen, Fenster), an-wesende Personen und deren Verhalten, augen-scheinliche Verletzungen anwesender Personen, Hinweise auf Alkohol-, Drogen und/oder Medi-kamenteneinnahme, Hinweise auf eine tätliche Auseinandersetzung.

Sollte offensichtlich sein oder sich später herausstellen, dass eine Straftat vorliegt, kann der Notdienstarzt, Notarzt und/oder der Leichenschauarzt von den Er-mittlungsbehörden und in der Hauptverhandlung vor Gericht als sog. sachverständiger Zeuge gehört werden.

3.4 Zweite Leichenschau (Krematoriumsleichenschau)

In allen Bundesländern, außer in Bayern, ist gesetzlich eine zweite Leichenschau vorgeschrieben, wenn eine Einäscherung oder Seebestattung vorgesehen ist. Da in beiden Fällen der Leichnam als Beweismittel endgültig beseitigt wird, soll ein zweiter Leichenschauarzt noch einmal den Leichnam sorgfältig untersuchen und seine Untersuchungsergebnisse mit den Angaben in der To-desbescheinigung bzw. im Leichenschauschein abglei-chen. Der erste Leichenschauarzt sowie weitere, vorbe-handelnde Ärzte können um Auskünfte ersucht wer-den, um mögliche Widersprüche zu klären. Bestehen danach immer noch Zweifel an einem natürlichen Tod, so kann der Leichnam nicht zur Einäscherung freige-geben werden. Bei **Hinweisen auf einen nichtnatür-lichen Tod** informiert der zweite Leichenschauarzt die Ermittlungsbehörden. Dann muss die **Staatsanwalt-schaft** entscheiden, ob eine gerichtliche **Obduktion** erforderlich ist. Die Staatsanwaltschaft kann aber – in Abhängigkeit vom Ermittlungsergebnis der Polizei – ohne eine Obduktion den Leichnam zur Kremierung freigeben.

Ergeben sich für den zweiten Leichenschauarzt zwar keine Hinweise auf einen nichtnatürlichen Tod,

3

aber hält er die Befunde und Angaben zur Anamnese für nicht ausreichend, um sicher von einem natürlichen Tod auszugehen, kann er eine Feuerbestattungssektion vor der Kremierung fordern. Diese ist für die Angehörigen kostenpflichtig und kann von ihnen abgelehnt werden. In diesem Fall würde jedoch nur eine (für die Angehörigen kostenintensivere) Erdbestattung zugelassen werden.

Anlass für eine Obduktion im Anschluss an eine Feuerbestattungsleichenschau haben auch zuvor übersehene Tötungsdelikte gegeben (vom ersten Leichenschauarzt übersehener kleiner Einschuss, übersehene Drosselmarke) oder der begründete Verdacht auf einen Behandlungs- bzw. Pflegefehler. Aber auch irrtümlich als natürlich angesehene Todesfälle mit längerem Zeitraum zwischen schädigendem Ereignis (z. B. Verkehrsunfall, Arbeitsunfall) oder Verdacht auf eine zum Tode führende Berufskrankheit sollen bei der zweiten Leichenschau entdeckt und einer weiteren Klärung zugeführt werden.

Obduktion (Sektion, Autopsie, innere Leichenschau)

R. B. Dettmeyer, H. F. Schütz, M. A. Verhoff

R. Dettmeyer et al., *Rechtsmedizin*,
DOI 10.1007/978-3-642-55022-5_4, © Springer-Verlag Berlin Heidelberg 2014

4

Einleitung

Nach dem Tode eines 48 Jahre alt gewordenen Mannes muslimischen Glaubens verweigern die Hinterbliebenen aus religiösen Gründen die Zustimmung zur klinischen Sektion. Wegen der Angabe einer ungeklärten Todesart im Leichenschauschein beantragt die Staatsanwaltschaft beim Amtsgericht eine gerichtliche Obduktion. Der Amtsrichter kommt zu dem Ergebnis, dass das Strafverfolgungsinteresse im Falle einer Straftat im Zusammenhang mit dem Tode des Mannes höher zu bewerten sei als das individuelle Interesse des Verstorbenen und seiner Angehörigen an der körperlichen Unversehrtheit des Leichnam. Das Ansinnen der Hinterbliebenen, eine Teilsektion nur mit Eröffnung des Bauchraumes reiche aus, wird abgelehnt mit dem Hinweis, die Strafprozessordnung sehe ausdrücklich die Eröffnung aller drei Körperhöhlen (Kopf-, Brust- und Bauchhöhle) vor.

Der Leichnam wird vom postmortal fortwirkenden Persönlichkeitsschutz (Art. 2 Abs. 1 GG i.V.m. Art. 1 Abs. 1 GG) erfasst. Zu berücksichtigen sind insbesondere religiöse Vorstellungen des Verstorbenen und ggf. seiner Hinterbliebenen. Diesen steht ein Totensorgerecht zu, jedoch kein uneingeschränktes Verfügungsrecht über den Leichnam. So gilt der Leichnam selbst zivilrechtlich als nicht veräußerbar und darf nicht Gegenstand von Handelsgeschäften sein (»res extra commercium«). Lediglich im Strafprozessrecht gilt der Leichnam als beschlagnahmefähige Sache. Die Rechtsgrundlagen für eine Obduktion finden sich teils im Landesrecht, teils für die gerichtliche Sektion und die sog. Seuchensektion im Bundesrecht, daneben im Versicherungsrecht und in Krankenhausaufnahmeverträgen.

4.1   Anlässe, Obduktionsarten

Obduktionen dienen seit Jahrzehnten zahlreichen Zwecken:
- Klärung von Grundleiden und Todesursache im Einzelfall
- Gewinnung wissenschaftlicher Erkenntnisse (z. B. Metastasierungsverhalten von Malignomen)
- Kontrolle des Ansprechens von Krankheiten auf eine Therapie
- Abgleich von autoptischen und diagnostischen Befunden
- Aufdeckung und Klärung bis dato unerkannter forensisch-kriminalistischer und versicherungsmedizinischer Aspekte
- Aus-, Fort- und Weiterbildung von Medizinstudenten, medizinischen Assistenzberufen und Ärzten

Nicht zu unterschätzen ist die Bedeutung der Klärung der Todesursache durch eine Obduktion, zur Abwehr von z. B. Behandlungsfehlervorwürfen sowie als Hilfe und Trost für die Hinterbliebenen. Die verschiedenen Rechtsgrundlagen für eine Obduktion sind in ▫ Tab. 4.1 genannt.

4.1.1   Klinische Sektion

Die klinischen Sektionen finden statt in den Instituten für Pathologie an den Kliniken und Krankenhäusern. Die klinische Sektion ist teilweise nur zulässig, wenn der Verstorbene zu Lebzeiten zugestimmt hat (enge Zustimmungslösung) oder wenn sie dem Willen des Verstorbenen nicht widerspricht und die nächsten Angehörigen zugestimmt haben (erweiterte Zustimmungslösung). Die Regelung, wonach nur obduziert werden darf, wenn zu Lebzeiten kein Widerspruch geäußert wurde (enge Widerspruchslösung), gibt es in Deutschland nicht. Teilweise ist eine klinische Sektion möglich, wenn die Hinterbliebenen nach entsprechender Information nicht widersprochen haben (erweiterte Widerspruchslösung). Ein Verstoß gegen die rechtlichen Vorgaben kann zu dem Vorwurf der Störung der Totenruhe (§ 168 Abs. 1 StGB) führen.

4.1.2   Verwaltungssektion

Eine Obduktion allein zur Klärung der Todesursache auf Veranlassung einer Behörde, z. B. des Gesundheitsamtes oder einer anderen gesetzlich ermächtigten Institution, fällt ebenso wie Obduktionen für die Berufsgenossenschaften (BG) als Träger der gesetzlichen Unfallversicherung (GUV) unter den Begriff der Verwaltungssektion. Eine solche Rechtsgrundlage für die Durchführung einer Obduktion gab es in der früheren DDR in Form eines Kataloges mit Indikationen, bei deren Vorliegen eine Obduktion von Staats wegen bzw. behördlich veranlasst wurde, z. B. bei allen Todesfällen von Schwangeren bzw. zeitnah zur Entbindung oder zeitnah zu einem ärztlichen Eingriff. Derzeit gibt es eine vergleichbare Verwaltungssektion nur in den Stadtstaaten Bremen und Hamburg.

4.2   Spezielle gerichtliche Leichenöffnung

Auf Antrag der Staatsanwaltschaft ordnet das Amtsgericht eine gerichtliche Sektion an. Es kommt sehr selten vor, dass ein Amtsgericht dem Antrag der Staatsan-

Tab. 4.1 Rechtsgrundlagen für eine Obduktion in Abhängigkeit vom Sterbeort und der Fragestellung

Sterbeort bzw. Umstände	Rechtsgrundlage	Obduktionsart
Krankenhaus bzw. Klinik	Landesgesetz und/oder Krankenhaus- aufnahmevertrag mit sog. »Sektions- klausel«	**Klinische Sektion** bzw. klinisch- wissenschaftliche Sektion (meist in der Pathologie)
Nichtnatürlicher Tod bzw. ungeklärte Todesart; »zureichende tatsächliche Anhaltspunkte« für eine Straftat (§ 152 Abs.2 StPO)	§§ 87 ff. Strafprozessordnung (StPO)	**Gerichtliche Obduktion** (strafprozessuale Sektion)
V. a. ansteckende Erkrankung i. S. des Infektionsschutzgesetzes (IfSG)	§ 26 Abs. 3 IfSG i.V.m. § 6 Abs.1 IfSG	Sog. **Seuchensektion** auf Anordnung des Gesundheits- amtes
Tödlicher Arbeitsunfall bzw. Wege- unfall i.S. der gesetzlichen Unfallver- sicherung (GUV) oder Verdacht auf eine Berufskrankheit	§§ 103 ff. Sozialgesetzbuch (SGB) VII unter Umständen i.V.m. der Berufs- krankheitenverordnung (BKV)	**Sozialrechtliche Sektion** (Berufsgenossenschaftliche Sektion; sog. BG-Sektion)
Todesfall bei privater Lebens- und/oder Unfallversicherung	Privater Versicherungsvertrag gemäß geltenden allgemeinen Unfallversiche- rungsbedingungen (AUB)	**Privatversicherungsrechtliche Sektion**
Kremationsleichenschau: Zweifel des 2. Leichenschauers am natür- lichen Tod, jedoch ohne Hinweise auf einen nicht-natürlichen Tod, auch nach Rücksprache mit dem behan- delnden Arzt und dem 1. Leichen- schauarzt	Regelung im Landesgesetz	**Feuerbestattungssektion**
Zwar natürlicher Tod, jedoch fort- bestehende Unklarheiten bei der genauen Todesursache	Wenn klinische Sektion oder gericht- liche Leichenöffnung nicht möglich, können die Totensorgeberechtigten privat eine Obduktion veranlassen	**Privatsektion**
Natürlicher Tod außerhalb von Krankenhäusern und Kliniken	Trotz öffentlichen Interesses an der Klärung der Todesursache in den meisten Bundesländern keine Rechts- grundlage – außer in Hamburg und Bremen (Gesetzeslücke!)	**Verwaltungssektion**, wie es sie in der früheren DDR gab; gemäß einem Indikationskata- log konnte behördlicherseits eine Obduktion veranlasst werden
Exhumierung	Wenn eine der o. g. Rechtsgrundlagen gegeben ist, kann die Exhumierung erfolgen; Totensorgeberechtigte müs- sen z.T. einen »rechtlichen« Grund vorweisen	**Sektion nach Exhumierung**
Präparation nach Körperspende	Als Verfügung zu Lebzeiten: Schriftlich erfolgte Körperspende für wissen- schaftliche Zwecke	**Anatomische Sektion** (nach Leichenschau mit festgestelltem natürlichen Tod oder nach Frei- gabe des Leichnams durch die Staatsanwaltschaft)

waltschaft nicht folgt. Die Staatsanwaltschaft hat bei der Antragstellung einen Ermessensspielraum. Eine rechtsmedizinische Obduktion muss gem. §§ 87 ff. StPO immer von 2 Ärzten durchgeführt werden. Die Strafprozessordnung enthält Vorgaben zum Umfang der Obduktion (Öffnung aller drei Körperhöhlen; § 89 StPO) und regelt speziell die Obduktion von Neugeborenen (§ 90 StPO).

» Bei Öffnung der Leiche eines neugeborenen Kindes ist die Untersuchung insbesondere auch darauf zu richten, ob es nach oder während der Geburt gelebt hat und ob es reif oder wenigstens fähig gewesen ist, das Leben außerhalb des Mutterleibes fortzusetzen.

Weitere Regelungen zur gerichtlichen Obduktion finden sich in den »Richtlinien für das Strafverfahren und das Bußgeldverfahren (RiStBV)« (dort Nr. 33–38).

» Leichenschau und Leichenöffnung sind mit größter Beschleunigung herbeizuführen, weil die ärztlichen Feststellungen über die Todesursache auch durch geringe Verzögerungen an Zuverlässigkeit verlieren können (Nr. 36 Abs.1 RiStBV).

Danach ist bei nicht ausschließbarer Straftat oder wenn damit zu rechnen ist, dass Feststellungen bei der Leichenschau später angezweifelt werden, die Leichenöffnung von der Staatsanwaltschaft zu veranlassen, insbesondere bei Personen, die sich »in Haft oder sonst in amtlicher Verwahrung« (z. B. in der Psychiatrie untergebrachte Patienten, Personen in Polizeigewahrsam) befunden haben.

4.3   Sektionstechnik

In Mitteleuropa haben sich in den Instituten für Rechtsmedizin oder Pathologie national und international vergleichbare Techniken herausgebildet. Sog. Teilsektionen finden nur ausnahmsweise statt, wenn die Angehörigen sonst ihre Zustimmung verweigern würden. Ansonsten werden immer zumindest Kopfhöhle, Brusthöhle und Bauchhöhle eröffnet.

Bei der Kopfhöhle wird zunächst nach einem quer über die Scheitelregion verlaufenden Schnitt die Kopfschwarte vom Schädeldach abpräpariert. Die knöcherne Schädelkalotte wird durch einen radiären Sägeschnitt eröffnet. Bei den rechtsmedizinischen Leichenöffnungen wird das Gehirn meist in frischem Zustand durch zahlreiche Schnitte in der Frontalebene präpariert. Hier geht es vornehmlich um den möglichen Nachweis von Hämorrhagien oder Nekrosen. In den Instituten für Pathologie wird das Gehirn vor der Prä-

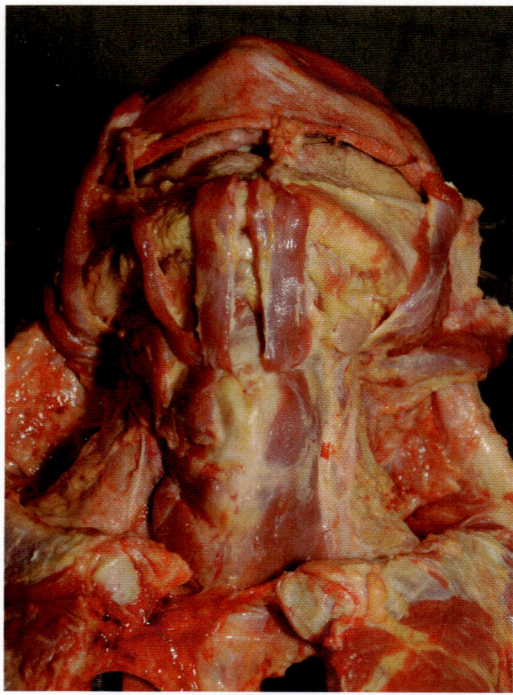

◻ **Abb. 4.1 Präparation der Halsmuskulatur in sog. künstlicher Blutleere**

paration teilweise zumindest eine Woche in Formaldehyd fixiert und danach gesondert präpariert.

Der vordere Rumpf wird durch einen Mittelschnitt vom Jugulum bis zum Mons pubis eröffnet. Dieser Schnitt wird in der Pathologie üblicherweise zu einem sog. T-Schnitt erweitert, also einem zusätzlichen Schnitt von Acromion zu Acromion und entlang der Claviculae. Vorwiegend in der Rechtsmedizin wird der Mittelschnitt entlang der Halsmitte bis unter das Kinn geführt. Der T-Schnitt kann je nach Erfordernis seitlich entlang beider Arme oder nach unten in Form eines Y-Schnitts über die Leistenregionen und beide Beine gelegt werden.

Paketpräparation Die inneren Organe werden teils im anatomischen Zusammenhang als »Pakete« entnommen (z. B. Leber, Magen, Duodenum und Pankreas oder Mediastinum mit den Lungen usw.), teils als einzelne Organe (Herz, Milz etc.). Besonderes präparatorisches Vorgehen kann sich aus der fallbezogenen Fragestellung ergeben.

Künstliche Blutleere Der Hals ist eine relativ häufige Zielregion von Gewalt. Die Halsorgane bzw. anatomi-

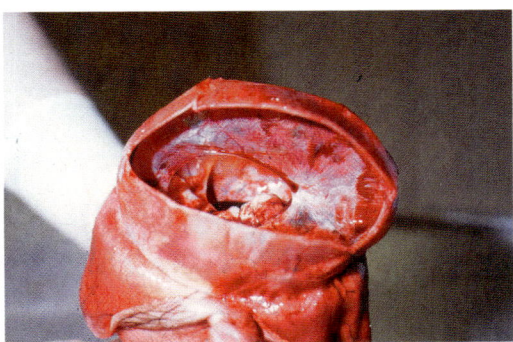

■ Abb. 4.2 Korbhenkelschnitt zur Darstellung der Falx cerebri

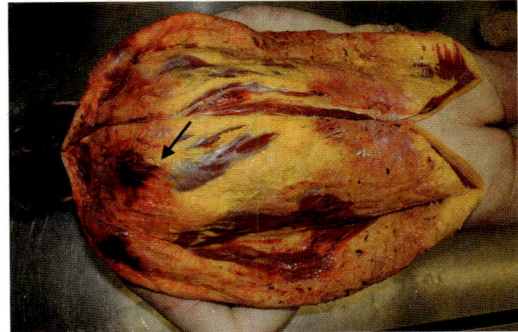

■ Abb. 4.4 Präparation der Rückenweichteile mit Nachweis von frischen Einblutungen in Projektion auf die linke Schulterblattspitze als sog. Widerlagerverletzung

speziell präpariert, ebenso die Rückenweichteile, z. B. zur Darstellung von Blutungen als sog. Widerlagerverletzungen in Projektion auf die Dornfortsätze der Wirbelkörper (■ Abb. 4.3) oder die Schulterblattspitzen (■ Abb. 4.4).

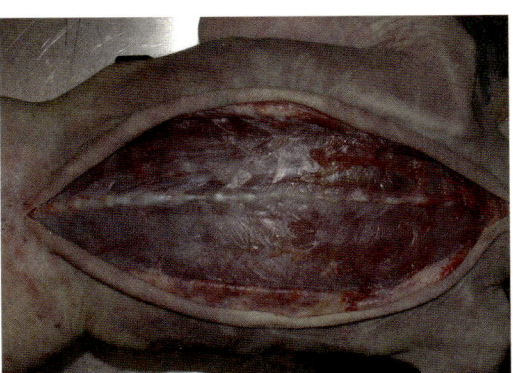

■ Abb. 4.3 Präparation der Rückenweichteile zur Darstellung von Blutungen in Projektion auf die Dornfortsätze der Wirbelkörper als sog. Widerlagerverletzungen

schen Strukturen einschließlich der Halsmuskulatur werden daher erst nach Herstellung einer sog. künstlichen Blutleere präpariert. Vorher sind Gehirn und Herz zu exenterieren, das danach passiv Richtung Schädelhöhle und Herzbeutel abfließende Blut bewirkt eine künstliche Blutleere, sodass Verletzungen mit begleitenden Hämorrhagien bei der Präparation der Halsorgane und des Halsweichteilgewebes besser erkannt werden können (■ Abb. 4.1).

Korbhenkelschnitt Ebenfalls im Einzelfall sind spezielle Präparationen erforderlich, wie z. B. der sog. Korbhenkelschnitt bei der Hirnpräparation (■ Abb. 4.2) oder das Abbinden des Ösophagus zur Darstellung von Ösophagusvarizen.

Rücken- und Weichteilpräparation Zur Darstellung von äußerlich nicht erkennbaren Blutungen im subkutanen Weichteilgewebe werden Arme und Beine

4.4 Anlässe und Techniken der Exhumierung

Fallbeispiel

Der Sohn einer mit 84 Jahren verstorbenen Frau ist überzeugt, seine Mutter sei von seiner Schwägerin vergiftet worden. Zeugen hatten berichtet, die 84-Jährige sei akut verstorben, nachdem sie ein Glas Tee getrunken habe, der von der Schwägerin gebracht worden sei. Von diesen und weiteren »Verdachtsmomenten« hatte der Sohn erst Wochen nach der Beerdigung seiner Mutter erfahren. Er erstattet Anzeige bei der Staatsanwaltschaft und verlangt eine Obduktion. Die Staatsanwaltschaft entnimmt der Todesbescheinigung die Angabe eines natürlichen Todes bei V. a. Lungenembolie und stellt das Verfahren ein. Als der Sohn auf eigene Kosten eine Exhumierung veranlassen will, verweigert das Friedhofsamt die Zustimmung zur Exhumierung. Zur Begründung wird angeführt, nach der Erdgrabliegezeit von mehr als 14 Monaten sei nicht davon auszugehen, dass eine Obduktion zur Klärung beitragen könne. Nachdem der Sohn eine rechtsmedizinische Stellungnahme vorlegt, wonach auch bei einer längeren Leichenliegezeit noch Befunde zur Klärung der Todesursache, insbesondere aber auch zum Nachweis einer Intoxikation, möglich sind, wird die Exhumierung gestattet. Bei der rechtsmedizinischen Sektion des mumifizierten und relativ gut erhaltenen Leichnams ist ein rupturierter Myokardinfarkt mit Perikardtamponade nachweisbar.

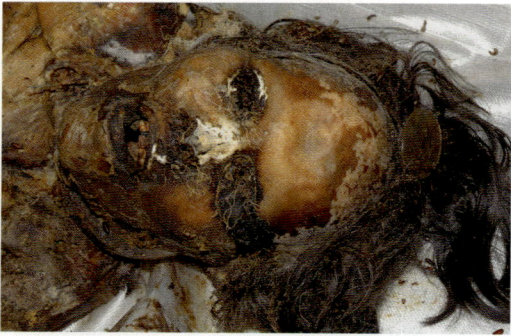

 Abb. 4.5 Teilweise Mumifizierung des Gesichtsschädels mit erleichterter Ausziehbarkeit der Kopfhaare und stellenweise weißlicher Schimmelpilzbesiedlung (Erdgrabliegezeit 7 Monate)

Die Exhumierung wird – wie die gerichtliche Sektion – im Regelfall von einem Richter angeordnet (§ 87 Abs. 4 S.1 StPO). Exhumierungen ohne richterliche Anordnung müssen vom zuständigen Friedhofsamt genehmigt werden. Relevante und häufig auch beantwortbare Fragen sind z. B. Kausalitätsfragen im Versicherungsrecht (Unfälle, Berufskrankheiten), Klärung von Gewalteinwirkungen, Nachweis einer behaupteten oder auch einer ganz anderen Todesursache, Kontrolle der Identität des Verstorbenen, Gewebeentnahme für eine Paternitätsdiagnostik, für einen Intoxikationsverdacht und andere Fragestellungen. Häufig stellt sich die Frage, ob nach einer längeren Leichenliegezeit im Erdgrab eine Exhumierung und anschließende Obduktion überhaupt noch relevante Befunde zutage bringen kann. Dies hängt im Einzelfall von den konkreten Lagerungsbedingungen des Leichnams ab.

Entscheidend für die erfolgreiche Erhebung von Befunden bei einer Exhumierung sind das Milieu, in dem der Leichnam lagerte und die Dauer der Leichenliegezeit. In feuchter Umgebung sind fortgeschrittene Fäulnisveränderungen zu erwarten, in trocken-kühler Umgebung eine Mumifizierung mit besserem Erhaltungszustand des Leichnams. Nicht selten sind später Leichenveränderungen unterschiedlicher Art mit teilweiser Mumifizierung und punktueller oder auch flächenhafter weißlicher Schimmelpilzbesiedlung (Abb. 4.5).

Forensische Traumatologie

R. B. Dettmeyer, H. F. Schütz, M. A. Verhoff

R. Dettmeyer et al., *Rechtsmedizin*,
DOI 10.1007/978-3-642-55022-5_5, © Springer-Verlag Berlin Heidelberg 2014

Einleitung
Am Ende einer Steintreppe wird der Leichnam eines
40-jährigen Mannes gefunden, dessen Kopf in einer
Blutlache liegt, die Beine auf den unteren Treppenstufen.
Von der regelrecht sitzenden Kleidung weist das Ober-
hemd vorderseitig und rückseitig zur Körpermittellinie
hin flächenhafte Blutantragungen auf. Von den oberen
Knopflöchern des Hemdes zeigen zwei Knopflochein-
risse, auf der linken Seite sind die Nähte des Hemdes in
der Achselhöhle eingerissen. Am Leichnam finden sich
Hämatome und Hautschürfungen über dem rechten
Stirnhöcker, der Nasenspitze und der Kinnspitze, sowie
eine in Körperlängsrichtung verlaufende Platzwunde der
Schleimhaut des Mundvorhofes, ein Monokelhämatom
links und eine Platzwunde am Hinterkopf oberhalb der
sog. Hutkrempenlinie. Am rechten Unterarm streckseitig
sieht man zwei bis 2,5 cm durchmessende Hämatome im
mittleren Drittel sowie je ein kleines Hämatom am linken
Oberarm innen- und außenseitig. Tastbar ist eine Fraktur
des Nasenbeines. Bei der Obduktion entfaltet sich deutlicher Alkoholgeruch. Todesursache ist eine Schädelbasisfraktur mit tiefer Blutaspiration bei einer Blutalkoholkonzentration von 2,6 Promille.

Physische wie psychische Traumatisierungen sind
nach einer Vielzahl verschiedener Arten der Gewalteinwirkung möglich. Auf die wichtigsten Rechtsgrundlagen, dabei vorgenommene Differenzierungen
und Tatbestände soll daher eingegangen werden.

5.1 Rechtsgrundlagen

Die Formen der Gewalt gegen den Menschen können
rechtsmedizinisch klassifiziert und bereits mit Blick
auf die Rekonstruktion eines Tatgeschehens aus den
Verletzungsbefunden festgestellt werden. Die strafrechtliche Beurteilung erfolgt anhand der Straftatbestände im Strafgesetzbuch, über Schadensersatz und
Schmerzensgeld wird überwiegend zivilrechtlich entschieden. Die rechtliche Bewertung basiert wesentlich
auf einer korrekten Befunderhebung und -interpreta-
tion durch die primär behandelnden Ärzte, die als sog.
sachverständige Zeugen gehört werden können, und
durch den (rechtsmedizinischen) Sachverständigen.
Weist schon die zeitnahe, primäre Befunderhebung
Defizite auf, kann dies durch spätere Heranziehung
eines Rechtsmediziners häufig nicht mehr behoben
werden.

Rechtswidriges Verhalten kann als Ordnungswidrigkeit v. a. mit einer Geldbuße sanktioniert werden
oder eine Straftat im Sinne des Strafgesetzbuches
darstellen. Erforderlich ist die Realisierung eines ge-

setzlich beschriebenen Tatbestandes (Tatbestands-
mäßigkeit) ohne das Rechtfertigungsgründe vorliegen
(Rechtswidrigkeit) durch einen schuldhaft handeln-
den Täter (Schuldhaftigkeit).

5.1.1 Tatbestand

Die Verwirklichung eines Straftatbestandes kann
durch aktives Tun erfolgen oder durch das Unterlassen
einer gebotenen Handlung. Zwischen dem Tun bzw.
Unterlassen und der Vollendung des Tatbestandes
muss ein kausaler Zusammenhang bestehen. Der Vorwurf, durch das Unterlassen einer gebotenen Handlung bzw. Maßnahme sei es zu einem strafrechtlichen
Tatbestand – Körperverletzung, Tötung – gekommen,
ist im Arztrecht von größerer Bedeutung, da der Arzt
gegenüber dem Patienten eine sog. Garantenstellung
hat. Nicht selten wird Ärzten daher vorgeworfen, dass
sie entgegen ärztlichem Standard erforderliche Maßnahmen unterlassen haben und gerade deshalb der
Patient einen Schaden erlitten habe.

Fallbeispiel
Fahrlässige Tötung durch Unterlassen
Ein 78-jähriger Patient mit Sigmadivertikulose kommt
mit subfebrilen Temperaturen in die Arztpraxis und klagt
über diffuse Bauchschmerzen, betont im linken Unterbauch. Bei der palpatorischen Untersuchung findet sich
eine deutliche Abwehrspannung, im Blutbild zeigt sich
eine erhöhte Leukozytenzahl. Auf Befragen gibt der Patient an, er habe nach zweimaligem Erbrechen am Vortag nunmehr flüssigen Stuhl. Der Arzt geht von einer
Magen-Darm-Grippe aus und schickt den Patienten nach
Hause, er möge aber bei Zunahme der Beschwerden
nochmals vorstellig werden. In der kommenden Nacht
wird der Patient im Schockzustand und hochfieberhaft
im Krankenhaus aufgenommen. Intraoperativ findet sich
ein rupturiertes Divertikel des Colon sigmoideum und
eine ausgedehnte eitrige Peritonitis. Der Patient verstirbt an einem septisch-toxischen Herz-Kreislauf-Versa-
gen. Gegen den Arzt wird ein strafrechtliches Ermittlungsverfahren eingeleitet wegen fahrlässiger Tötung
durch Unterlassen der gebotenen sofortigen Krankenhauseinweisung unter Verstoß gegen anerkannte Regeln
der ärztlichen Sorgfalt.

Führt das Tun oder Unterlassen eines Arztes unter Verstoß gegen ärztliche Sorgfaltspflichten zum Tode des
Patienten, so greift im Regelfall der Straftatbestand der
fahrlässigen Tötung. Zusätzlich muss der eingetretene
Schaden ursächlich (kausal) auf dem Tun oder Unterlassen des Täters beruhen. Dabei finden sich unter-

5

schiedliche Anforderungen an die Kausalität in den verschiedenen Rechtsgebieten – Strafrecht, Zivilrecht, Sozialrecht.

Kausalitätstheorien im Strafrecht, Zivilrecht und Sozialrecht

Strafrecht

Nach der Äquivalenztheorie der Kausalität ist zunächst jeder Umstand Bedingung für den Erfolg (Verwirklichung des Straftatbestandes), der nicht hinweggedacht werden kann, ohne dass der Erfolg entfiele (Conditio sine qua non). Nun gibt es viele Umstände, die nicht hinweggedacht werden können, ohne dass die Verwirklichung des Straftatbestandes entfällt: Hätten die Eltern den Täter nicht gezeugt, hätte er die Tat nicht begehen können. Derartige Bedingungen weisen jedoch keinen objektiven Bezug zur konkreten Tat auf. Deshalb wird die Weite der Äquivalenztheorie begrenzt durch die Lehre von der objektiven Zurechnung:

- Der Täter muss den Straftatbestand jedenfalls mitverursacht haben.
- Die Realisierung des Straftatbestandes muss objektiv vorhersehbar und vermeidbar gewesen sein.
- Es muss sich um einen tatbestandsadäquaten Kausalverlauf handeln.

Zivilrecht

Im Zivilrecht muss die unterstellte Ursache nach der allgemeinen Lebenserfahrung normalerweise geeignet – adäquat – gewesen sein, den entstandenen Schaden kausal herbeizuführen. Ganz ungewöhnliche bzw. nicht vorhersehbare Kausalverläufe begründen keine zivilrechtliche Haftung. Sozialrecht: Nach der Kausalitätstheorie von der wesentlichen Bedingung unter mehreren Bedingungen muss die zur Realisierung eines Tatbestandes beitragende Bedingung die wesentliche Bedingung gewesen sein. Das heißt, es müssen mehr Argumente für als gegen den Kausalzusammenhang sprechen. Damit muss unter mehreren möglichen Bedingungen die wesentliche Bedingung ausgewählt werden. Allein die Möglichkeit, dass eine Bedingung zur Realisierung beigetragen hat, reicht nicht aus.

5.1.2   Rechtswidrigkeit

Die Verwirklichung eines Tatbestandes ist nicht rechtswidrig, wenn ein anerkannter Rechtfertigungsgrund vorliegt. Dazu zählen das Erfüllen gesetzlicher Pflichten (z. B. die Meldung des Verdachts auf eine Berufskrankheit als zulässige Durchbrechung der ärztlichen Schweigepflicht), Notwehr und Nothilfe (§ 32 StGB) und der rechtfertigende Notstand (§ 34 StGB).

> ❯ Notwehrhandlungen können ebenso wie der vorangegangene Angriff Verletzungsspuren hinterlassen. Die Befunde beim Tatverdächtigen wie beim Opfer müssen daher abgeglichen werden mit einem angegebenen Tatgeschehen. Für diese Rekonstruktion ist eine exakte und vollständige Untersuchung der Beteiligten erforderlich, einschließlich der Dokumentation auch nicht behandlungsbedürftiger sog. Bagatellverletzungen, denen prozessentscheidende Bedeutung zukommen kann.

Wird durch das Opfer das Ausmaß der erforderlichen Notwehr überschritten, so spricht man von einem Notwehrexzess. Dies wäre der Fall, wenn der mit einer Flasche niedergeschlagene Angreifer am Boden liegend z. B. mit Fußtritten traktiert worden wäre. Auch in diesem Fall könnten entsprechende Verletzungsbefunde eine solche behauptete Tatversion bestätigen.

§ 34 StGB Rechtfertigender Notstand

Wer in einer gegenwärtigen, nicht anders abwendbaren Gefahr für Leben, Leib, Freiheit, Ehre, Eigentum oder ein anderes Rechtsgut eine Tat begeht, um die Gefahr von sich oder einem anderen abzuwenden, handelt nicht rechtswidrig, wenn bei Abwägung der widerstreitenden Interessen, namentlich der betroffenen Rechtsgüter oder des Grades der ihnen drohenden Gefahren, das geschützte Interesse das beeinträchtigte wesentlich überwiegt. Dies gilt jedoch nur, soweit die Tat ein angemessenes Mittel ist, die Gefahr abzuwenden.

Einer Abwägung widerstreitender Interessen bedarf es z. B. beim Bruch der ärztlichen Schweigepflicht (§ 203 StGB) in Fällen von Kindesmisshandlung, zum Schutz des Patienten, seiner Angehörigen und/oder der Allgemeinheit, wenn andere angemessene Mittel die Gefahr nicht abwenden können.

5.1.3   Schuld

Grundsätzlich wird davon ausgegangen, dass jeder Mensch ab dem 14. Lebensjahr strafrechtlich schuldfähig ist. Schuldhaft hat ein Täter gehandelt, wenn ihm sein Tun oder Unterlassen persönlich vorwerfbar ist.

Unterschieden werden **2 Schuldformen**: Vorsatz und Fahrlässigkeit.

1. **Vorsatz** umfasst das Wissen und Wollen der Verwirklichung eines Tatbestandes (z. B. wissentlich realisierte und gewollte Körperverletzung durch Tun oder Unterlassen) und wird unterteilt in **direkten, indirekten** und **bedingten Vorsatz.**
2. **Fahrlässigkeit** meint das Außerachtlassen der zu fordernden Sorgfalt durch einen grundsätzlich rechtstreuen Täter, der bei pflichtgemäßer Anwendung der zumutbaren Sorgfalt das Unrecht seines Tuns oder Unterlassens hätte erkennen können.

Die persönliche Vorwerfbarkeit kann entfallen, wenn eine Person nicht schuldfähig war.

5.2 Traumata und Todesursachen

Eine Kernaufgabe der Rechtsmedizin ist die Beurteilung von Verletzungen hinsichtlich ihrer Entstehung. Hierbei spielen Entstehungsart und Entstehungszeit eine Rolle. Oftmals geht es darum, bestimmte Behauptungen zu stützen oder zu widerlegen oder Aussagen dahingehend zu treffen, welche von alternativ genannten Geschehensabläufen die wahrscheinlichere ist, z. B. zur Entstehung eines Monokel- bzw. Brillenhämatoms (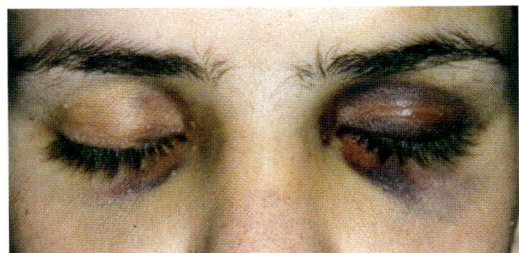 Abb. 5.1).

An erster Stelle steht die exakte Beschreibung einer Verletzung mit genauer Lokalisation, Ausmaßen, Farben und welche Gewebearten wie verletzt sind. Diese Beschreibung wird schriftlich dokumentiert und oftmals fotografiert (mit Maßstab). Über diese Informationen erfolgt eine Einteilung der Verletzungsart. Nicht selten steht nur der Verletzungsbefund für rekonstruktive Überlegungen zur Verfügung und Angaben Betroffener müssen nicht zutreffend sein, insbesondere wenn nachteilige Rechtsfolgen drohen. Bei den Formen der Gewalt wird unterschieden zwischen:

- mechanischen Traumen einschließlich Schussverletzungen
- verschiedenen Formen des Erstickens
- abnorme Temperatur- und Druckverhältnisse
- elektrische Energie
- Intoxikationen
- Verhungern und Verdursten

Bei den Traumafolgen müssen primär traumabedingte und sofort tödliche Verläufe abgegrenzt werden von Sekundärfolgen eines Traumas (Tab. 5.1).

Eine adäquate gutachterliche Beurteilung erfordert eine exakte Beschreibung der als Folge einer Gewalteinwirkung aufgetretenen Verletzungen (Tab. 5.3).

Abb. 5.1 Brillenhämatom. Nicht mehr frisches Brillenhämatom als Folge von Faustschlägen

Bei den Formen der Gewalt (Tab. 5.2) gibt es Übergänge und Zwischenstufen bzw. Kombinationen, sodass eine genaue Einteilung im Einzelfall schwer bis unmöglich sein kann. In zahlreichen Lehrbüchern wird z. B. die »halbscharfe Gewalt« nicht als eigene Form aufgeführt.

5.3 Vitale Reaktionen

Bei allen Todesfällen ist zu prüfen, ob eine festgestellte Gewalteinwirkung zu Lebzeiten oder postmortal beigebracht wurde (z. B. »Verletzungen« beim Transport des Leichnams, durch Zerstückelung des Leichnams, durch postmortalen Tierfraß). Zugleich können aus Befunden am Leichenfundort, insbesondere Blutspuren, Rückschlüsse auf die posttraumatische Handlungsfähigkeit des Opfers bzw. dessen Position zum Tatzeitpunkt gezogen werden. Zu derartigen Spuren zählen:

- **Abwehrverletzungen** – aktive/passive – als Beleg für eine tätliche Auseinandersetzung bzw. erhaltene Handlungsfähigkeit
- **Abrinnspuren** (Blut, Speichel, andere Flüssigkeiten wie erbrochener Mageninhalt) am Leichnam bzw. am Leichenfundort erlauben eine Einschätzung der Position des Opfers (stehend, sitzend, liegend in Rückenlage, Bauchlage, Links- oder Rechtsseitenlage, gebeugt, in kniender Position)

Neben Verletzungen als Folge einer Gewalteinwirkung gibt es weitere sog. vitale Reaktionen, die ein Gelebthaben zum Ereigniszeitpunkt belegen.

> **Vitale Reaktionen**
>
> Befunde, die belegen, dass die einwirkende Gewalt (Trauma, Intoxikation etc.) einen lebenden Organismus traf, der lokal oder systemisch reagieren konnte.

5

◘ Tab. 5.1 Unmittelbar tödliche Traumata (primäre Todesursachen) und spätere Traumafolgen (sekundäre Todesursachen bzw. traumabedingte Komplikationen)

Primäre Todesursachen	Sekundäre Todesursachen bzw. traumabedingte Komplikationen
Verbluten nach innen oder außen, je nach insbesondere Herzvorschädigung und Geschwindigkeit des Verblutens bei einem Blutverlust ab ca. 1,5 l (bei Erwachsenen)	Protrahierter hämorrhagisch-hypovolämischer Schock (kalt-feuchte, blasse Haut, Durst, Übelkeit, u.U. Verwirrtheit, erhöhter Schockindex – Puls/Blutdruck)
Embolien, z. B. Fettembolie bei Weichgewebstrauma, Luftembolie bei Eröffnung großer herznaher Venen	Lungenembolien, wenn sie nicht akut sondern zeitverzögert auftreten, z. B. fulminante Lungenthrombembolie nach traumabedingter Immobilität und tiefer Beinvenenthrombose; Fettembolien posttraumatisch durch Emulgation von Blutfetten (Verlegung von bis aller Lungenkapillaren, zunehmende Rechtsherzbelastung bis zum Überschreiten der Kompensationsfähigkeit des Herzens)
Zerstörung lebenswichtiger innerer Organe (v. a. Herz, Lunge, Gehirn, Leber, Rückenmark), entweder einzeln oder kombiniert nach Verkehrsunfällen, Sturz aus großer Höhe, Überrollen oder Überfahren durch ein Schienenfahrzeug, Explosionen	Infektionen, die als Wundinfektionen sekundär auftreten bis zum SIRS (systemic inflammatory response syndrome), wenn 2 von 5 Voraussetzungen vorliegen: – stabkernige Granulozyten >10 % – Herzfrequenz >90/min – Atemfrequenz >20/min – Leukozyten >12.000/µl oder <4000/µl – Körpertemperatur >38 °C oder <36 °C
Ersticken, z. B. bei komprimierender Gewalt gegen den Hals oder Kompressionstrauma des Thorax (z. B. sog. Perthes-Druckstauung beim Verschütten)	Sepsis bzw. Septikopyämie infolge Streuung von Mikroorganismen (Bakterien, Pilze) und toxischer Kreislaufdysregulation auf z. B. bakterielle Endo- und Exotoxine
Traumata mit mechanischer Beeinträchtigung der Tätigkeit innerer Organe (z. B. epi-/subdurales Hämatom, bilateraler Pneumothorax, traumatische Perikardtamponade)	Verbrennungskrankheit mit Ausschwemmung toxischer Substanzen aus nekrotischem Gewebe, bei sog. Hitzeinhalationstrauma mit hitzebedingter Schädigung des respiratorischen Epithels und sekundärer bakterieller Tracheitis, Bronchitis und eitriger Pneumonie
Reflektorische Todesfälle, umstritten und erst nach Ausschluss anderer Todesursachen diagnostizierbar, z. B. Bolustod, Karotissinusreflex, Reizung vagaler Fasern bei Gewalt gegen den Hals oder den Plexus solaris (Schlag gegen den Bauch)	Anaphylaktischer Schock als Immunreaktion auf Immunogene (Proteine, Fremdserum, Insektenstich) oder Haptene (Medikamente wie Analgetika, Antibiotika wie Penicillin, Röngtenkontrastmittel) mit spezifischen oder kreuzreagierenden Antikörpern
Rhythmusstörungen des Herzens, insbesondere bei der Contusio cordis, die bei Ausschluss anderer Todesursachen angenommen werden darf, wenn lokale Hautverletzungen, subkutane Hämorrhagien und Mikrohämorrhagien im Myokard vorliegen	Allergietodesfälle nach Zufuhr des entsprechenden Allergens, makroskopisch Ödeme (Glottisödem), mikroskopisch Nachweis von Mastzellen, eosinophilen Granulozyten, Antikörper im Serum
Zentrale Lähmung, d. h. durch Versagen der zentralen Regulationsmechanismen als Folge einer direkten traumatischen Schädigung des ZNS oder indirekt durch hypoxische Schädigung (Asytolie, Halskompression, Intoxikationen wie die CO-Intoxikation)	Primär nicht letale Traumata mit sub- oder epiduralem Hämatom und/oder Intoxikationen, die protrahiert über Stunden und Tage zu einer Steigerung des Hirndrucks führen mit Einklemmung des Hirnstammes im Foramen magnum

◨ **Tab. 5.2** Formen der Gewalt

Form der Gewalt	Unterform	Mechanismus	Waffe, Werkzeug, Gegenstand (Bsp.)	Befunde
Scharfe Gewalt	Schnitt	Schneiden mit einer scharfen Klinge	Messer, Scherbe, Glas, Rasierklinge, Papier	Glatte Wundränder
	Stich	Stechen mit einer spitzen Klinge	Messer, Scherbe, Schere	Glatte Wundränder, Wundwinkel
Halbscharfe Gewalt		Hieb: Kombination aus scharfer und halbscharfer Gewalt; Beißen	Beil, Schwert, Zähne	Wundränder teils glatt, teils fetzig; Quetschung oder Zerreißung der Weichteile, ggf. Knochenbrüche
		Sägen	Säge	Fetzig-geriffelte Hautverletzung, z. T. in regelmäßigen Abständen; typische Schartenbildungen an den Knochen
Stumpfe Gewalt	Nicht geformt	Schlagen, Treten oder Stoßen mit großer Auftrefffläche, Sturz auf flache Ebene	Hand, Faust, (beschuhter) Fuß	Hämatom, Schürfwunde, Quetsch-Riss-Wunde, ggf. Knochenbrüche
	Geformt	Schlag mit kantigem Gegenstand, Tritt (Schuhsohle), Sturz auf einen vorstehenden Gegenstand	Hammer, Stein, Stock, Kantholz, Türrahmen, Tischkanten, beschuhter Fuß	Hämatom, Schürfwunde, Quetsch-Riss-Wunde jeweils mit erkennbaren Kanten oder Formen der Auftrefffläche; ggf. Knochenbrüche; typische Doppelkonturen bei Stockschlägen, Schuhprofilabdruck
Punktförmige Gewalt		Schuss, Spießung	Schusswaffe, Bolzenschussgerät, Pfeil, Speer Schnabel	Rundliche Wunde mit zentralem Defekt; ggf. zusätzlich adaptierbare, meist sternförmige Hautaufreißungen
Thermische Gewalt	Hitze	Verbrennen, Verbrühen	Offene Flamme, erhitzter Gegenstand; heiße Flüssigkeiten, Gase und Dämpfe; Umgebungstemperatur	Lokal: Verbrennungen, Verbrühungen Systemisch: Hyperthermie
	Kälte	Wärmeabfluss	Niedrige Umgebungstemperatur; Selten kalter Gegenstand	Lokal: Erfrierungen; Systemisch: Hypothermie
Elektrische Energie	Strom, Blitzschlag	Stromfluss, »Stromschlag«	Elektrische Leiter	Lokale Hautrötungen, Strommarke, Verkochungen, Verbrennungen

■ Tab. 5.3 Beispiele nicht präziser und präziser Beschreibung von Verletzungen

Nichtpräzise Beschreibung	Präzise Beschreibung	Beurteilung
Hämatome am Unterarm	2–3 cm durchmessende blau-livide, gut demarkierte Hämatome im mittleren Drittel der Streckseite des rechten Unterarmes	Hämatome im Sinne sog. Abwehrverletzungen
Hämatom am Schädel	Ca. 3 cm durchmessendes unscharf demarkiertes Hämatom oberhalb der sog. Hutkrempenlinie und in der Körpermittellinie	Bei Ausschluss eines Treppensturzes passend zu einer Schlagverletzung
Blutende Wunde der Brusthaut	2,5 cm messende, in Körperquerrichtung gestellte, glattrandige Wunde ohne Gewebebrücken in den spitzbogenartigen Wundwinkeln mit einseitig abgeschrägtem unteren Wundrand in der Brusthaut, 3 cm unterhalb der linken Brustwarze	Stich-/Schnittverletzung, am ehesten Messer mit zweischneidiger Klinge; die Verletzungslokalisation lässt Rückschlüsse auf die Intention des Täters zu
Schussverletzung der Bauchhaut links und rechts	Schussverletzung mit rundovalem zentralen Defekt von 0,8 cm Durchmesser, nichtadaptierbaren Wundrändern und sog. Schürfsaum in der rechtsseitigen Bauchhaut 2 cm unterhalb des Rippenbogens in Höhe der mittleren Axillarlinie; sternförmige Schussverletzung von 1,5 cm Durchmesser mit adaptierbaren Wundrändern in gleicher Höhe auf der linken Seite	Oberbauchdurchschuss mit Einschussverletzung auf der rechten und Ausschussverletzung auf der linken Seite
Hämatom der Mundschleimhaut	In Körperlängsrichtung verlaufendes 1,3 cm langes Hämatom der Unterlippenschleimhaut 2 cm rechts der Körpermittellinie in Projektion auf den gelockerten Eckzahn	Hämatom im Sinne einer sog. Zahnabdruckkontur, am ehesten Schlagverletzung
Rötung der Haut über den Knien und Ellenbogen	Flache, trockene, rot-bräunliche Hautverkrustung streckseitig in Höhe des Unterrandes der Kniescheiben und an der Außenseite über den Ellenbogengelenken	Nicht mehr ganz frische Hautschürfungen in sturztypischer Lokalisation

Bei der Interpretation von vitalen Reaktionen ist immer das Spurenbild am Ereignisort zu berücksichtigen, da u.U. Rückschlüsse auf die Handlungsfähigkeit des Gewaltopfers (z. B. Schuh- oder Fußabdruckspuren des Opfers in Blutlachen bei Blutantragungen an Schuh- oder Strumpfsohlen) oder auf die Reihenfolge der Entstehung von Verletzungen möglich sind. Arterielle Blutspritzspuren sind abzugrenzen gegen Schlag-Spritz-Spuren (Hineinschlagen in eine blutende Wunde oder eine Blutlache) oder Abschleuderspuren (Blutspritzer ausgehend vom Schlagwerkzeug). Häufiger Beleg einer zu Lebzeiten erfolgten Einwirkung auf den Organismus sind Hämorrhagien, die teilweise erst im Rahmen einer Obduktion nachgewiesen werden können (■ Abb. 5.2).

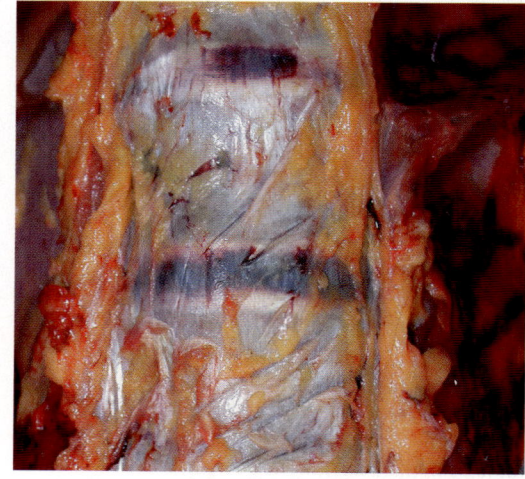

■ Abb. 5.2 Hämorrhagien. Sog. Simon'sche Blutungen in den Zwischenwirbelscheiben als Vitalitätszeichen beim Tod durch Erhängen

◻ Tab. 5.4 Blutungen als vitale Reaktionen

Art des Traumas	Vitale Reaktion des Organismus
Verletzung größerer arterieller bzw. venöser Blutgefäße	Blutung in umgebende Weichteilgewebe (z. B. in das Interkostalgewebe bei Rippenfraktur, in die Oberschenkelmuskulatur bei Femurfraktur) oder in präformierte Körperhöhlen (Hämatothorax, Perikardtamponade, Hämarthros)
Verletzung großer Gefäße mit erheblichem Blutverlust (Verbluten)	Zeichen des Verblutens: Totenflecke von geringer Ausdehnung und Intensität (DD: Anämie!), Hervortreten der sog. Eigenfarbe der inneren Organe, Runzelung der Milzkapsel, streifige subendokardiale Blutung (sog. Verblutungsblutungen), Anämie der Haut und der Schleimhäute
Komprimierende Gewalt mit intrakapillärem Druckanstieg (z. B. atypisches Erhängen, Erdrosseln, Erwürgen)	Blutaustritt in Form von Petechien der Haut (z. B. der Hals- und Gesichtshaut oberhalb der Kompressionsebene beim Drosseln, ober- und unterhalb der Gewalteinwirkung bei sog. Perthes-Druckstauung)
Traumatische Schädelbasisfraktur	Blutaustritt in die Mundhöhle mit tiefer Blutaspiration (Beachte: postmortal passives Einbluten der Atemwege möglich)
Hämatome der Haut und der Schleimhäute	Vital, wenn gut abgrenzbar, außerhalb hypostatischer Bezirke gelegen und mit bereits erfolgter Änderung der Farbgebung oder Zeichen der Hämatomorganisation (histologisch); u.U. sind enzym- und immunhistochemische Untersuchungen zur Vitalitäts- und Wundaltersbestimmung hilfreich

Vitale Reaktionen sind
- Blutungen (Hämorrhagien)
- Embolien
- akutes Lungenemphysem, Aspiration (einschl. Ertrinken) bzw. Inhalation
- Gastrointestinale Befunde: Verschlucken, Erosionen der Schleimhäute
- lokale Reaktionen (z. B. Wundheilung)
- Biochemische vitale Reaktionen (z. B. agono-chemische Stressreaktion)

5.3.1 Vitale Reaktionen – Blutungen

Verletzungen von Arterien, Venen und Kapillaren führen im Regelfall zu Rhexisblutungen am Ort der einwirkenden Gewalt, z. B. unterblutete Wundränder. Bei ausreichender Druckdifferenz kommt es jedoch auch zu postmortalen Blutungen. Von beiden Blutungsursachen abzugrenzen sind Diapedesis-Blutungen oder Blutungen als Folge einer Störung der Blutgerinnung (z. B. bei hämorrhagisch-hypovolämischem und septischem Schock oder bei Heparin- bzw. Marcumar-Therapie). Kapilläre Blutungen in Form von Petechien in der Haut bzw. Ekchymosen der Schleimhaut sind Folge einer intrakapillären Druckerhöhung. Für dadurch entstehende sog. Stauungsblutungen gilt:

❯ Je höher der intrakapilläre Stauungsdruck, desto kürzer die Zeit bis zum Auftreten von Petechien bzw. Ekchymosen.

Petechien und Ekchymosen können postmortal entstehen, insbesondere bei Kopftieflage in der Gesichtshaut bzw. den Schleimhäuten des Mundvorhofes. Als vitale Reaktion sind diese Stauungsblutungen daher nur in nicht hypostatischen Körperregionen zu werten. Blutungen führen häufig zu Hämatomen, deren Art (Größe, Form), Lokalisation und Farbe von großer gutachterlich-rekonstruktiver Bedeutung sind. Eine Übersicht zu Blutungen als vitale Reaktionen gibt ◻ Tab. 5.4. Bei der forensischen Beurteilung des Alters einer vitalen Reaktion (forensische Zeitschätzung) können im frühposttraumatischen Intervall enzym- und immunhistochemische Färbungen hilfreich sein.

Der Tod durch Verbluten tritt bei Erwachsenen nach einem Blutverlust ab ca. 1,5 l bzw. ab einem akuten Verlust von ca. 40 % des Blutvolumens auf. Trotz sofortiger Substitution (Bluttransfusionen, Volumensubstitution) kann sich ein hämorrhagisch-hypovolämischer Schock entwickeln. Der makroskopische wie mikroskopische Nachweis von Schockorganen sind dann sichere Vitalitätszeichen.

Hämatome Das Alter posttraumatisch auftretender Hämatome kann anhand der Begrenzung und Farbgebung nur ungefähr geschätzt werden und hängt von

◘ Tab. 5.5 Veränderungen bei Hämatomen

Farbe und Begrenzung	Hämatomalter
Graublau: gut demarkiert, Schnittfläche schwarzrot-glänzend	Frisch
Blauviolett: nicht mehr ganz frisch, etwas unscharf begrenzt	Maximal wenige Tage
Grünlich: nicht frisch, unscharf begrenzt	Mind. 4–5 Tage, meist 6–8 Tage
Gelblich: älter, randständig deutlich verwaschene Grenze	Ca. 8 Tage
Braunrot	Keine Beurteilung möglich

mehreren Faktoren ab, insbesondere von der Lokalisation der Blutung, der Ausdehnung und der Blutungstiefe im Gewebe.

❯ **Bei der Untersuchung lebender Gewaltopfer ist zu bedenken, dass Hämatome oftmals erst nach 12–24 Stunden ihre intensivste Ausprägung zeigen können.**

Kleine Hämatome werden rascher resorbiert als große Hämatome. Nach anfänglich relativ scharfen Hämatomgrenzen von graublauer Farbe sieht man mit zunehmendem Hämatomalter eher unscharfe Grenzen. Auf der Schnittfläche – orthogonal zur Haut des Leichnams – imponieren frische Hämatome schwarzrotglänzend, ältere Hämatome zunehmend matt-braunrötlich. Insbesondere große Hämatome können im Zentrum noch »frisch« imponieren, während in den Randregionen bereits eine gelblich-grünliche Verfärbung festzustellen ist.

❯ **Bei Hämatomen ist eine Beschreibung der Lokalisation, der Größe, der Form, der Ausrichtung, der Abgrenzung gegenüber der Umgebung und der Farbe mithilfe einer Farbskala wünschenswert bei gleichzeitiger fotografischer Dokumentation unter Verwendung eines Maßstabs. Von besonderem Interesse sind geformte Hämatome, die den Abdruck eines Gegenstandes reflektieren können.**

Die Beurteilung von Hämatomen, v. a. eine Schätzung des Hämatomalters, sollte zurückhaltend erfolgen. Häufig kann lediglich die Frage nach einer einzeitigen oder zweizeitigen Entstehung von Hämatomen beantwortet werden. Überwiegend wird der Farbverlauf bei Hämatomen in Relation zum Zeitablauf angenommen wie in ◘ Tab. 5.5 angegeben, allerdings bestehen erhebliche Variationen.

5.3.2 Embolien

Als sichere vitale Reaktion sind alle Arten von Embolien anzusehen, da die embolische Verschleppung von Substanzen, Zellen, Fremdkörpern etc. immer an die Existenz eines noch funktionierenden Blutkreislaufes gebunden ist. Körpereigene und körperfremde Stoffe können verschleppt werden (Fett, Zellen, Gewebe, Luft, Öle, Projektile) (◘ Tab. 5.6). Der Nachweis einer Reihe von Emboliearten kann nur mikroskopisch erfolgen.

┌─ **Paradoxe bzw. gekreuzte Embolie** ──────
│
│ Ursprungsort des Embolus ist eine Vene des großen Blutkreislaufs, Verschleppung durch offenes Foramen ovale oder arteriovenöse Anastomosen in den arteriellen Kreislauf.
└────────────────────────────────────

Bei rechtsmedizinischen Fragestellungen dominieren die Thromb- und die Fettembolien, deren Nachweis die Kausalität zwischen einem erlittenen Trauma und dem Todeseintritt dokumentieren kann (◘ Abb. 5.3).

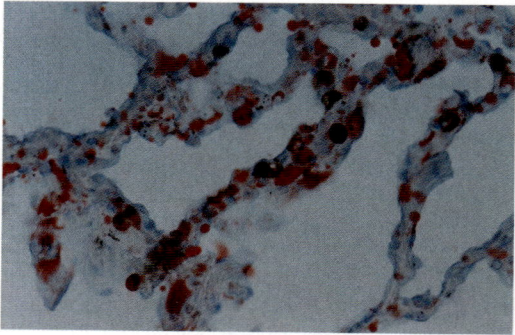

◘ Abb. 5.3 Massive pulmonale Fettembolie

◻ Tab. 5.6 Forensisch relevante Embolien

Art der Embolie	Mögliche Ursachen, gutachterliche Relevanz, Nachweis (Beispiele)
Akute oder rezidivierte Lungenthrombembolie	Bettlägerigkeit bei Z.n. Trauma (frischer oder älterer Verkehrsunfall), Spontanthrombose und Thrombembolie; unzureichende Antikoagulation
Fettembolie (in Arteriolen und Septumkapillaren der Lunge; in den Glomerulumschlingen der Niere; intrazerebral)	Posttraumatisch (Décollement); Tod durch Unterkühlung; Z.n. Liposuktion; Bei vorbestehender Erkrankung, z.B. nichttraumatische Fettembolie bei akuter gelber Leberdystrophie
Knochenmarkembolie	Posttraumatisch bei Frakturen der großen Röhrenknochen (Verkehrsunfälle); als Schockäquivalent; intraoperativ v.a. bei Implantation einer Hüftgelenktotalendoprothese (TEP); als Reanimationsfolge
Fruchtwasserembolie	In der Schwangerschaft; bei der Geburt; histologisch Nachweis von Fruchtwasserbestandteilen in der Lunge (Keratinlamellen, Mekonium, Lanugohaare, Schleim), z.T. mit Zeichen eines beginnenden Schocks (Mikrothromben, Thrombozytenaggregate)
Megakariozytenembolie	Schockäquivalent: finale Schocksituation unterschiedlicher Genese
Fremdkörperembolie bei i.v. Drogenabusus	Sog. Fixerpneumopathie mit embolisch verschlepptem Fremdmaterial nach Injektion von »gestreckten« Betäubungsmitteln
Gasembolie: Luftembolie, Stickstoffembolie	Nach tiefer Halsschnittverletzung mit Eröffnung größerer Venen; suizidale venöse Injektion von Luft; Stickstoffembolie bei Caisson-Krankheit (sog. Taucherkrankheit); histologisch rundliche Aussparungen mit umgebenden Leukozyten- und Thrombozytenaggregaten (DD Fäulnisgas!); radiologischer Nachweis, Luftembolieprobe nach Richter, Gasanalyse
Gewebeembolien	Embolische Verschleppung von spezifischem Organgewebe, in seltenen Fällen als Tumorgewebe-Embolie (sog. Parenchymembolie)
Arterielle Embolie	In der Regel Thrombembolie, ausgehend von (gelegentlich infizierten) parietalen Thromben im linken Herzen (Vorhofthrombus), der Herzklappen, des Endokards oder nach traumatischer Schädigung der Gefäßintima; Vorhofflimmern; Endokarditis; thrombosiertes Herzwandaneurysma
Cholesterinkristallembolie	Selten; arteriell-embolisch verschleppte Cholesterinkristalle aus aufgeplatzten Atherombeeten
Parasitenembolie	Selten; Verschleppung von Parasiten/Parasitenbestandteilen
Bakterienembolie	Verschleppung von Bakterien bei Sepsis; z.B. sog. Löhlein-Herdnephritis bei bakterieller Endokarditis lenta; septischer bzw. infizierter (Thromb-)Embolus
Iatrogene Embolie	TUR-Syndrom mit intraoperativer embolischer Verschleppung von Spülflüssigkeit über die eröffneten Venen des Plexus venosus prostaticus; Embolien nach Punktionen; Zementkalkembolie bei Totalendoprothese (TEP)
Sonstige Fremdkörper- bzw. Fremdstoffembolie	Embolisch verschlepptes Projektil nach Schussverletzung

Für eine letale Fettembolie sind ca. 20–30 g Fett zu verlangen, bei der Luftembolie sollen Luftvolumina von mindestens 70 ml erforderlich sein nach Eröffnung herznaher Venen. Bei der Obduktion kann die Luft bzw. das Gas asserviert und gaschromatographisch untersucht werden, um typische Fäulnisgasbestandteile wie Kohlendioxid, Wasserstoff, Methan und Schwefelwasserstoff nachzuweisen bzw. auszuschließen.

5.3.3 Befunde am Respirations- und Magen-Darm-Trakt (akutes Lungenemphysem, Aspiration, Inhalation, Magenschleimhauterosionen)

Neben Blutungen und Embolien können zahlreiche weitere Befunde ein Gelebthaben zum Zeitpunkt der Gewalteinwirkung bzw. Schädigung belegen. Am Tracheobronchialsystem führen die Aspiration und Inhalation von Flüssigkeiten, sonstigen Substanzen und Gasen zu einer postmortal nachweisbaren Reaktion des Organismus. Bei der Aspiration als Vitalitätszeichen ist v. a. an eine Einatmung von Blut, Ruß bzw. Rußstaub und Mageninhalt zu denken. Bei Verschüttungsopfern kann die Verschüttungssubstanz (z. B. Sand) aspiriert werden, beim Tod durch Ertrinken die Ertrinkungsflüssigkeit (Süß- oder Salzwasser, sonstige Flüssigkeiten).

> ❯ **Zu fordern ist der Nachweis einer tiefen Aspiration bis in die peripheren Äste des Bronchialbaumes (in die Bronchiolen), da Flüssigkeiten passiv, z. B. beim Leichentransport, bis in die Hauptbronchien gelangen können.**

Als Beleg für ein Gelebthaben zum Zeitpunkt der Gewalteinwirkung finden sich je nach Situation Befunde am Respirationstrakt als Folge einer traumatisch bedingten Überblähung des Lungengewebes (akutes Lungenemphysem) und nach Aspiration bzw. Inhalation (◼ Tab. 5.7; ◼ Abb. 5.4).

◼ **Tab. 5.7** Vitale Reaktionen: Befunde am Respirations- und Magen-Darm-Trakt

Befund	Ursache und Nachweis der vitalen Reaktion
Akutes Lungenemphysem	Final heftige Atemexkursionen (Ersticken, Halskompression, Verlegung der Atemwege – Ausnahme: sog. Bolustod, v. a. periphere Überblähung der Lungen mit rupturierten Alveolarwänden [Histologie!]); Lungenflügel berühren sich in der Körpermittellinie (z. B. beim Tod durch Ertrinken; sog. Emphysema aquosum) **Beachte:** Reanimation mit Beatmung, Fäulnis
Tiefe Rußstaubinhalation	Bei (Schwel-)Brand Nachweis von Rußstaub in den peripheren Ästen des Bronchialbaumes und regelmäßig zugleich toxische CO-Hb-Konzentrationen im Blut
Hitzeinhalationstrauma	Inhalation heißer Luft: histologisch nachweisbare Hitzeschädigung des respiratorischen Epithels mit basalständigen Vakuolen und elongierten Zellkernen, häufig verbunden mit Rußstaubauflagerungen
Rußverschlucken	Nachweis von Rußpartikeln im Magen als Folge aktiven Schluckens zu Lebzeiten bei Brandtodesfällen
Speisebreiaspiration	Relativ häufiges finales Geschehen, als vitale Reaktion nur akzeptabel bei tiefer Speisebreiaspiration mit peripherem akuten Lungenemphysem
Blutaspiration	Häufiger Befund bei SHT mit Schädelbasisfraktur, sog. »schachbrettartig« oder auch leopardenfellähnlich angeordnete subpleurale Blutungen als Folge einer tiefen Blutaspiration
Aspiration von Hirngewebe	Bei schwerem Schädel-Hirn-Trauma und kurzzeitig noch erhaltener Atemtätigkeit
Aspiration von Flüssigkeit	Aspiriertes Blut oder sonstige aspirierte Flüssigkeit vermischt sich mit der Luft in den Atemwegen, es entsteht blutiger Schaum bzw. schaumige Flüssigkeit (u. U. Schaumpilz vor den Atemöffnungen)
Erosionen der Magenschleimhaut	Im Rahmen eines Schockgeschehens (Schockäquivalent) oder als sog. Wischnewsky-Flecken beim Tod durch Unterkühlung
Verschlucken sonstiger Substanzen/Flüssigkeiten	Willkürliches Schlucken bzw. peristaltischer Transport von Blut, Fremdkörpern, Zahnfragmenten, Gebissteilen oder z. B. Ertrinkungsflüssigkeit (gilt allein nicht als Nachweis eines Ertrinkens!)
Positive Lungenschwimmprobe	Bei Neugeborenen zum Nachweis des Gelebthabens außerhalb des Mutterleibes
Positive Schwimmprobe von Magen und Darm	Bei Neugeborenen gemeinsam mit der Lungenschwimmprobe zum Nachweis des Gelebthabens außerhalb des Mutterleibes

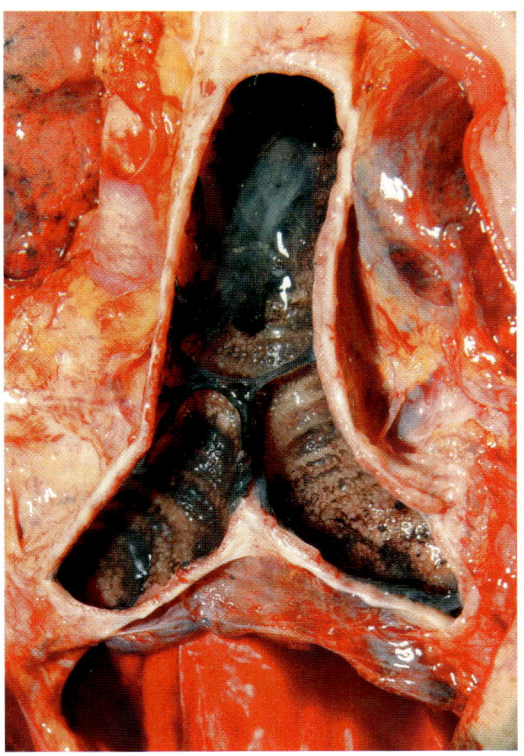

Abb. 5.4 Tiefe Aspiration von Rußstaub als Zeichen des Gelebthabens zum Zeitpunkt des Brandausbruchs

Der Nachweis von Ertrinkungsflüssigkeit im Magen ist zwar ein Vitalitätszeichen, belegt aber nicht notwendigerweise einen Tod durch Ertrinken. Ein sog. Schaumpilz vor den Atemöffnungen ist ein vitales Geschehen, muss jedoch im Kontext weiterer Kenntnisse hinsichtlich seiner todesursächlichen Bedeutung interpretiert werden.

> Ein (blutiger) Schaumpilz vor den Atemöffnungen kann Folge der Aspiration von Blut sein, von Ertrinkungsflüssigkeit oder Ausdruck eines schweren (hämorrhagischen) Lungenödems mit retrograd aufsteigender schaumiger Flüssigkeit bis vor die Atemöffnungen (z. B. bei Todesfällen durch Drogen).

Bei einem Leichnam im Wasser nach einem Ertrinkungstod kann ein Schaumpilz erst auftreten, wenn die Atemöffnungen oberhalb der Wasseroberfläche zu liegen kommen.

5.3.4 Weitere vitale Reaktionen (Hautreaktionen, Wundheilung, Fett- und Muskelgewebe, biochemische vitale Reaktionen)

Ebenso wie kleinere Blutungen im Weichteilgewebe als Folge grober stumpfer Gewalt auch noch frühpostmortal beibringbar sind, müssen diskrete hyperämische Randsäume bei einer (Haut-)Verletzung oder Strommarken nicht zwingend zu Lebzeiten entstanden sein. Zu Lebzeiten erfolgte Durchtrennungen von Geweben führen zu einer Retraktionsreaktion unterschiedlicher Intensität, z. B. bei Muskelgewebe, arteriellen und venösen Gefäßstümpfen, Haut und Bindegewebe. Derartige Geweberetraktionen sind keine zuverlässige vitale Reaktion, vor allem nicht in der Supravitalphase, wo Gewebe noch postmortal retrahieren kann. Hämorrhagien können nach grober stumpfer Gewalt mit Zertrümmerung des Körpers außerhalb des Ortes der Gewalteinwirkung vorkommen, z. B. sog. Zerrungsblutungen in Höhe des Ansatzes von Muskeln, und gelten dann als noch zu Lebzeiten entstanden.

Gegebenenfalls stellen **histologisch** bzw. **immunhistochemisch nachweisbare Reaktionen** v. a. am Wundrand eine **vitale Reaktion** dar. Die wesentlichen Wundheilungsprozesse sind mit konventionell-histologischen Färbetechniken darstellbar. Als Orientierung können die in **❒** Tab. 5.8 genannten zeitlichen Abläufe zugrunde gelegt werden, die eine ungefähre Altersbestimmung von Verletzungen erlauben: Abschätzung des Zeitintervalls zwischen Verletzungsentstehung und Todeseintritt.

Biochemische Prozesse können im Einzelfall als Vitalreaktion herangezogen werden, vor allem die sog. agonochemische Stressreaktion, bei der die postmortal bestimmten Konzentrationen an Katecholaminen korrelieren sollen mit der Agoniedauer.

5.3.5 Zeichen posttraumatisch erhaltener Handlungsfähigkeit

Nicht jede Gewalteinwirkung muss zu einer sofortigen Handlungsunfähigkeit der verletzten Person führen. Die Handlungsfähigkeit hängt von der Lokalisation und Schwere der Verletzung ab. Neben bewussten Handlungen sind auch bei bereits Bewusstlosen ablaufende Automatismen bzw. Reflexe und Streckkrämpfe möglich. Eine möglicherweise erhalten gebliebene Handlungsfähigkeit ist v. a. bei folgenden Fallkonstellationen zu bedenken:

- Selbst beigebrachte Verletzungen, die erst in der Summe zur späteren Handlungsunfähigkeit

5

◻ **Tab. 5.8** Histologische Chronologie der Wundheilung	
Zeit	**Histologischer Befund**
Akut	Hämorrhagien (unterblutete Wundränder)
Minuten	Blutgerinnung: in Fibrinnetze eingelagerte Erythrozyten, Mikrothromben in benachbarten Gefäßen Expression proinflammatorischer Zytokine (Interleukine etc.), von Adhäsionsmolekülen (ICAM-1, VCAM-1) und Selektinen auf aktivierten Endothelzellen (Organisation der Leukozyteninvasion)
Stunden	Ödematöses Gewebe (Schwellung der Wundränder), evtl. hämorrhagische Demarkierung des Wundregion
Ab ca. 1 h, z.T. deutlich später	Invasion von Leukozyten (Granulozyten, Monozyten, Makrophagen, Lymphozyten, Lipophagen, Erythrophagen)
Ab ca. 12–24 h	Auftreten von Fibroblasten, Angioblasten; deutlichere granulozytäre Reaktion
Ca. 3 Tage (evtl. 4–6 Tage)	Erstes lockeres Granulationsgewebe, zugleich resorbierende Prozesse: Abraumreaktion mit ersten Siderophagen (hämosiderinpigmentbeladene Makrophagen; positive Berliner-Blau-Reaktion), Lipophagen
Ca. 4–6 Tage	Erste neugebildete kapilläre Blutgefäße (Angiogenese), leukozytäre Abraumreaktion (Siderophagen, Lipophagen); Re-Epithelisierung verletzter Oberflächen
Ab ca. 1 Woche	Zunehmend dichteres kollagenes Fasergewebe, Auftreten agyrophiler Fasern
Mehrere Wochen	Dichteres kollagenes Fasergewebe (Narbengewebe; Fibrozyten, Fibroblasten)
Monate	Zellarmes, dichtes kompaktes Narbengewebe, wenig kapillarisiert, einzelne Siderophagen
Merke: Die Vitalität der Wundheilung variiert, bei alten Menschen muss u.U. eine verzögerte Chronologie angenommen werden.	

geführt haben bzw. bei denen die zuletzt beigebrachten Verletzungen eine Handlungsunfähigkeit bewirken.
– Sich widersprechende Aussagen insbesondere zur Chronologie des Tatgeschehens.
– Wenn der Fundort des Leichnams nicht dem Tatort entspricht und eine Verbringung des Bewusstlosen bzw. des Leichnams durch Dritte ausgeschlossen ist.

In der Praxis kommt eine erhaltene Handlungsfähigkeit bei Schussverletzungen des Schädels vor, insbesondere wenn nur Frontalhirnanteile verletzt wurden (eher bei kleinkalibrigen Projektilen). Verletzungen des Hirnstamms sowie des Zwischen- und Mittelhirns führen in der Regel zu sofortiger Handlungsunfähigkeit.

Bei Stich-/Schnittverletzungen hängt die Zeit bis zum Eintritt der Handlungsunfähigkeit wesentlich von der Geschwindigkeit des Blutverlustes ab. Zu einer massiven raschen Blutung kommt es bei Verletzungen der Herzhöhlen, der Aorta und der A. pulmonalis, limitierend können jedoch eine akute Perikardtamponade (Todeseintritt ab ca. 250–300 ml Blut im Herzbeutel) oder eine massive Blutaspiration sein. Bei weniger raschem Blutverlust bleibt die Handlungsfähigkeit üblicherweise bis zum Eintritt des hämorrhagischen Schocks erhalten.

Bei komprimierender Gewalt gegen den Hals, v. a. beim Erhängen, kommt es sehr rasch zur Bewusstlosigkeit und Handlungsunfähigkeit, wohingegen bei stumpfer Gewalt mit Schädelfrakturen und Hirnverletzungen je nach Intensität und Lokalisation die Handlungsfähigkeit noch erhalten sein kann. Bei Verletzungen des Halsmarks kann es zu einer weitgehenden Bewegungsunfähigkeit kommen, die trotz vorhandenen Bewusstseins keine Handlungen mehr erlaubt.

5.4 Stumpfe Gewalt

Fallbeispiel
Ein 57-jähriger Patient mit einer Quetsch-Riss-Wunde
an der Stirn und mehreren Hämatomen an Rumpf und
Extremitäten wird in die Notaufnahme gebracht. Der
Patient muss sich mehrfach übergeben und erklärt, dass
er sich nicht erinnern könne. Es wird eine Blutalkoholkonzentration (BAK) von 0,54‰ gemessen. Die Begleitperson gibt an, dass der Verletzte in einem Lokal verprügelt worden sei. Der Patient wird wegen des Verdachts
auf ein Schädel-Hirn-Trauma (SHT) stationär aufgenommen. Eine intrakranielle Blutung wird mittels CT ausgeschlossen. Parallel wird von den behandelnden Ärzten
nach Rücksprache mit dem Patienten die Polizei informiert. Die Begleitperson nennt den Beamten die Wohn-
anschrift des Täters und weitere Zeugen.
Etwa 15 Monate später kommt es zur Gerichtsverhandlung. Der erstbehandelnde Arzt wird als sachverständiger
Zeuge geladen. Er gibt an, dass er sich nicht mehr erin-
nere. Ihm wird sein handschriftlicher Befund vorgehal-
ten: »Amnesie, Nausea, Erbrechen. Kopfplatzwunde,
multiple Hämatome«. Der Arzt sagt, dass er heute keine
genaueren Angaben mehr machen könne. Auf Befragen
äußert er, dass keine Fotodokumentation stattgefunden
habe und dies auch nicht seine Aufgabe sei.
Der Angeklagte hatte zuvor behauptet, dass der 57-Jäh-
rige mit der Stirn auf einen Barhocker gestürzt sei.
Die Zeugen hatten kurz nach der Tat ausgesagt, dass
sie nichts mitbekommen haben. Der Mann, der den Verletzten ins Krankenhaus gebracht hatte, war zwischenzeitlich verstorben. Der Verteidiger betont in seinem
Plädoyer, dass alles für einen Sturz spreche und die
Hämatome, wie viele es auch immer gewesen seien,
alle oder zumindest größtenteils vor dem Vorfall entstanden sein könnten. Dem folgt das Gericht und
spricht den Angeklagten frei.

Charakteristisch für die stumpfe Gewalt ist die Kollision des menschlichen Körpers mit einem Gegenstand
bzw. einer Oberfläche. Dabei kann sich ein Gegenstand gegen den Körper bewegen, wie beim Schlag
oder Stoß. Beim Sturz bewegt sich umgekehrt der
Körper gegen den Gegenstand. Bei Verkehrsunfällen
kommt es häufig zu einer Kombination aus beiden
Bewegungen.

In Abhängigkeit von der auf den Körper auftreffenden Fläche und der Lokalisation am Körper kann
eine Hautschürfung, eine sog. geformte oder nichtgeformte Verletzung entstehen. Voraussetzung für eine
Hautschürfung ist eine tangentiale Gewalt gegen die
Haut mit Ausbildung abgehobener Epidermisanteile
(sog. Epithelmoräne; Abb. 5.5).

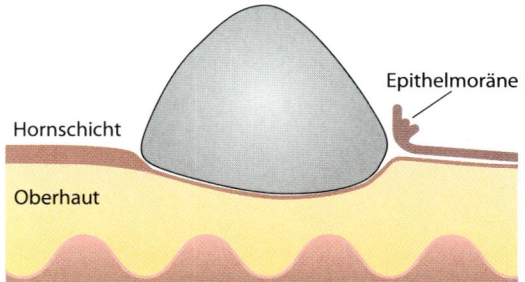

**Abb. 5.5 Einseitig umklappbare, abgehobene Epider-
misanteile** (Hautfähnchen) bei tangentialer Gewalt gegen
die Haut (sog. Epithelmoräne)

Trifft beispielsweise die 25×25 cm messende
Schlagfläche eines Holzhammers in der Mitte auf den
Hirnschädel, werden die Begrenzungen der entstehenden Wunde durch die Anatomie des Schädels, also
durch seine Konvexität vorgegeben. Es bildet sich
keine für die Waffe charakteristische Form der Verletzung, man würde von einer nichtgeformten stumpfen
Gewalt sprechen. Trifft dieselbe Stelle des Hirnschädels im Rahmen eines Sturzgeschehens auf eine gerade
Fläche wie z. B. auf einen Holzfußboden, kann ein von
dem vorgenannten nicht zu unterscheidendes Verletzungsbild entstehen. Es würde sich ebenfalls um eine
nichtgeformte stumpfe Gewalt handeln. Erfolgt dagegen mit dem erwähnten Holzhammer ein Schlag gegen
die Mitte des Rückens, werden die Grenzen der Wunde
durch die Kanten der Schlagfläche des Hammers vorgegeben. Im Idealfall bildet sich die Fläche vollständig
in der Verletzung der Rückenhaut ab. Es wäre damit
eine geformte Verletzung sichtbar. Trifft der Holzhammer nicht mit der Mitte seiner Schlagfläche sondern
mit einer der Kanten auf den Hirnschädel, kann dies
zumindest einseitig die Wundgrenze vorgeben und
letztlich eine geformte stumpfe Gewalteinwirkung darstellen. Die Wundmorphologie ist besonders davon
abhängig, ob das Schlagwerkzeug flächenhaft oder
kantig auftrifft (Abb. 5.6 und Abb. 5.7).

> **Die Verletzungsfolgen von stumpfer Gewalt
> sind neben dem auftreffenden Gegenstand ab-
> hängig von Intensität, Bewegungsrichtung
> (Kraftvektor) und dem postexpositionellen In-
> tervall. Falls es zur Hautdurchtrennung gekom-
> men ist, stellen die sog. Gewebebrücken am
> Wundgrund und in den Wundwinkeln ein wich-
> tiges diagnostisches Kriterium dar.**

Das Auftreffen einer Kante auf den Schädel ist häufig
mit einer schrägen Richtung der Gewalt assoziiert. Es
kann eine relativ glattrandige Wunde mit auf den ers-

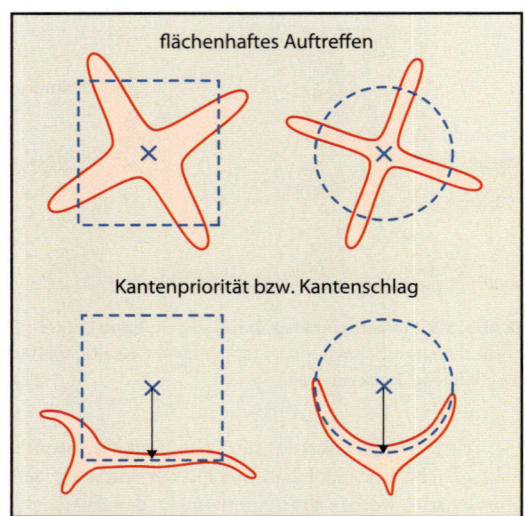

☐ **Abb. 5.6 Wundmorphologie bei flächenhaftem und kantigem Auftreffen des Schlagwerkzeugs**

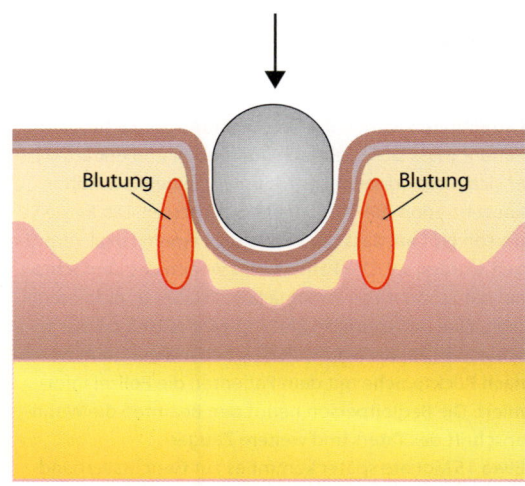

☐ **Abb. 5.8** »**Doppelstriemen**«. Schematische Darstellung des Entstehungsmechanismus

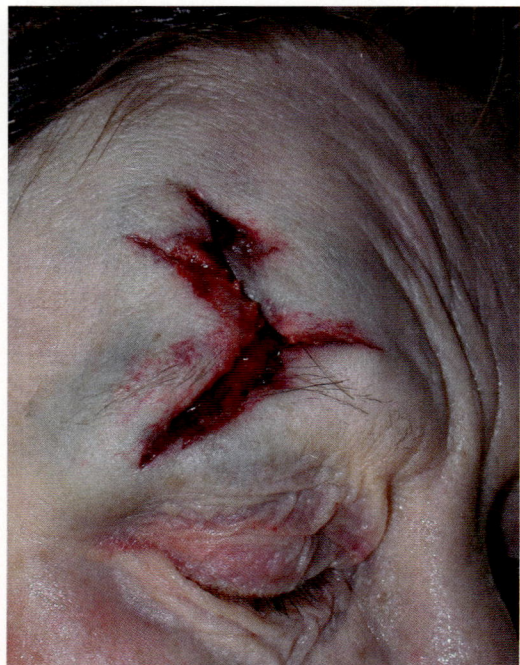

☐ **Abb. 5.7 Quetsch-Riss-Wunde** nach Auftreffen eines kantigen Schlagwerkzeuges

ten Blick fehlenden Gewebebrücken entstehen. Diese Wunden sind jedoch meist aus Richtung der aufgetroffenen Gewalt von superfizial bis in die Tiefe reichend angeschrägt und auf der anderen Seite unterminiert. In dieser Unterminierung sind dann Gewebebrücken nachweisbar. Typische Verletzungen nach stumpfer Gewalt sind in ☐ Tab. 5.9 angegeben.

An allen Verletzungen in der Haut und z. T. bei knöchernen Verletzungen können sich Flächen oder Kanten des aufgetroffenen Gegenstandes abzeichnen (geformte Verletzungen), wodurch ein Rückschluss auf das eingesetzte Werkzeug bzw. die Waffe möglich ist.

Ein typisches Zeichen einer geformten stumpfen Gewalt ist das doppelkonturierte Hämatom. Es entsteht z. B. nach Stockschlägen durch eine Verdrängung des Blutes zu beiden Seiten der länglichen Auftrefffläche auf die Haut und Zerreißen von subkutanen Kapillaren im Sinne anämischer Aufschlagspuren (☐ Abb. 5.8). Derartige doppelkonturierte Hämatome werden auch als »Doppelstriemen« bezeichnet (☐ Abb. 5.9).

Die Doppelkonturierungen sind beim Auftreffen auf stark konvexe Areale der Körperfläche an ihren Enden bogenförmig verbunden, sodass sich insgesamt eine längliche Rahmenform ergibt. Bei einem Baseballschläger kann es zum ovalen oder sogar fast runden Rahmen kommen. Trifft dagegen eine Peitsche oder ein Gürtel auf dieselbe Stelle, imponieren zwei parallele Streifen, da sich das Material der Hautoberfläche anpasst.

◼ **Tab. 5.9** Typische Verletzungen nach stumpfer Gewalteinwirkung

Verletzungsfolgen nach stumpfer Gewalt	Besonderheiten/Voraussetzungen
Anämische oder hypämische Spur	Fehlende Zerstörung der Lederhaut; früheste Phase; bei massiver Gewalteinwirkung und flexibler Fläche, z. B. Aufschlagen auf Wasser, auch länger bestehend (sog. anämische Aufschlagspur)
Hautrötung (Hyperämie)	Zweite Phase nach Einwirken der Gewalt; immer temporär, bei Hautzerstörung ggf. im Randbereich sichtbar
Intrakutanes Hämatom	Dehnung und Zerreißung von Blutgefäßen
Subkutanes Hämatom	Mäßiggradige Gewalt in häufig orthogonaler Richtung zur Haut; Dehnung und Zerreißung von Blutgefäßen; abhängig von Verletzlichkeit des Gewebes, z. B. bei Frauen und Kindern leichter zu erzeugen
Hämatom in den tieferen Geweben	Stärkere Gewalt in meist orthogonaler Richtung zur Haut; Dehnung und Zerreißung von Blutgefäßen; abhängig von Verletzlichkeit des Gewebes; kann sich subkutan ausbreiten
Schürfwunde	Tangentialer Anteil der Gewalt notwendig; möglichst raue Oberfläche und Auftreffen direkt auf der Haut, allenfalls dünne Bekleidung; häufig als Begleitverletzung im Bereich der Wundränder bei Kontinuitätsdurchtrennungen der Haut
Dehnungsrisse	Dehnung bzw. Zerrung der Haut; bevorzugt über Knochenvorsprüngen, in deutlicher Entfernung von der Traumalokalisation möglich; Epidermis betreffend, bis ins Corium reichend
Quetsch-Riss-Wunde	Deutliche Gewaltintensität, bevorzugt über dem Hirnschädel und Knochenvorsprüngen des Gesichtsschädels oder der Extremitäten (Knochen fungiert als Widerlager); gleichzeitiges Quetschen und Verschieben der Haut bis zu deren Einreißen; Form und Ausgestaltung werden bestimmt durch Auftrefffläche und Richtung der Gewalt
Décollement	Erheblicher tangentialer Anteil der Gewalteinwirkung; Verschiebung der intakt bleibenden Haut gegen das Unterhautfettgewebe mit Zerreißung und Höhlenbildung, sekundär massive Einblutung (z.T. große Blutungshöhle)
Organeinriss bis hin zur Organzerreißung	Massive Gewalteinwirkung, z. B. Sturz aus großer Höhe oder Verkehrsunfälle, alternativ lokale Gewalteinwirkung wie Treten
Knochenbruch Massive stumpfe Gewalteinwirkung; Biegungs- und Berstungsbrüche	
Schädel-Hirn-Trauma (SHT)	Spezielle Bruchmuster des Neurokraniums durch dessen Aufbau (Vergleich Hühnerei); bei posttraumatischen Blutungen oder Hirnödem Problem der intrakraniellen Drucksteigerung

Gutachterliche Fragestellungen Eine häufige Frage ist die Differenzierung von Schlag- und Sturzverletzungen sowie die Reihenfolge des Auftretens dieser Verletzungen. Hierbei ist das Verletzungsbild zu betrachten: Anzahl der Verletzungen, Lokalisation(en), Form, Alter der Verletzungen. Es ist die Plausibilität verschiedener Aussagen zu überprüfen. In den meisten Fällen behauptet das Opfer geschlagen worden zu sein und der Tatverdächtige beschreibt ein Sturzgeschehen (► vgl. Fallbeispiel). Bei einem Sturzgeschehen wird von einer sog. einzeitigen Entstehung ausgegangen. Die Verteilung und die Anzahl der Verletzungen müssten dann durch einen einzeitigen Ablauf rekonstruierbar sein.

Bei Kopfverletzungen kommt die sog. **Hutkrempenregel** zur Anwendung: Typischerweise entstehen

5

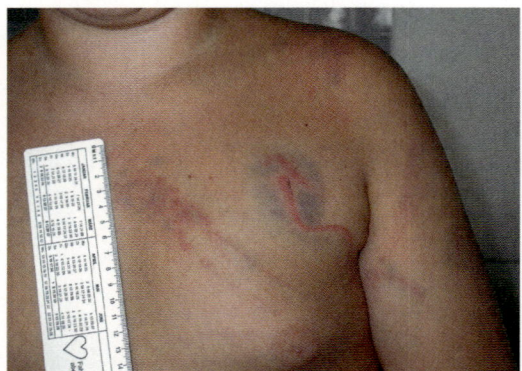

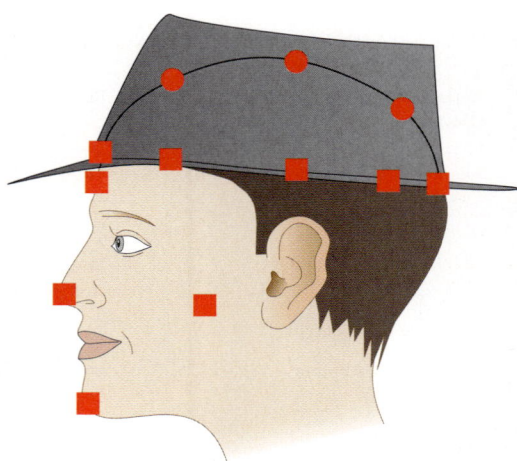

◻ **Abb. 5.9** »**Doppelstriemen**«. Streifig doppelt konturiertes striemenartiges Hämatom (links) nach Schlag mit einem Gürtel und Abdruck der Gürtelschnalle (rechts); weitere Hämatome an der Schulter und am Oberarm

◻ **Abb. 5.10** Sog. Hutkrempenregel zur Differenzierung von sturz- und schlagbedingten Verletzungen (vgl. ◻ Abb. 5.22)

Verletzungen im Rahmen eines Sturzgeschehens unterhalb einer gedachten Linie, die durch die Krempe eines aufgesetzten Hutes markiert wird. Schlagverletzungen sind dagegen oberhalb der Hutkrempenlinie lokalisiert (◻ Abb. 5.10).

Die Hutkrempenregel hat Hinweischarakter, sie gilt nicht bei Treppenstürzen. Ein Faustschlag trifft im Regelfall unterhalb der Hutkrempenlinie auf. Neben einem Monokel- bzw. Brillenhämatom als Folge eines Faustschlages (bei Boxschlägen auch mit sog. »blow-out-fracture«) können bei Faustschlägen auf die Mundregion die Zähne als Widerlager fungieren. Es finden sich dann Verletzungen der Schleimhaut des Mundvorhofes im Sinne sog. Zahnabdruckkonturen (◻ Abb. 5.11 und ◻ Abb. 5.12).

Bei einem Sturz kopfüber ist für das Aufkommen auf dem Boden ebenfalls ein Abweichen von dieser Regel zu erwarten. Deshalb sind für die Anwendung der Hutkrempenregel Umstände und behauptete Sachverhalte zu berücksichtigen.

Im Rahmen von tätlichen Auseinandersetzungen sind neben schlag- und sturzbedingten Verletzungen weitere Befunde zu beachten, die ebenfalls einen Rückschluss auf das Tatgeschehen erlauben. Dies sind v. a. sog. Griffspuren an den Oberarmen (◻ Abb. 5.13), sog. Abwehrverletzungen (Parierverletzungen) an den Streckseiten der Unterarme und Hämatome an den Innenseiten der Oberschenkel, v. a. bei Sexualdelikten (◻ Abb. 5.14).

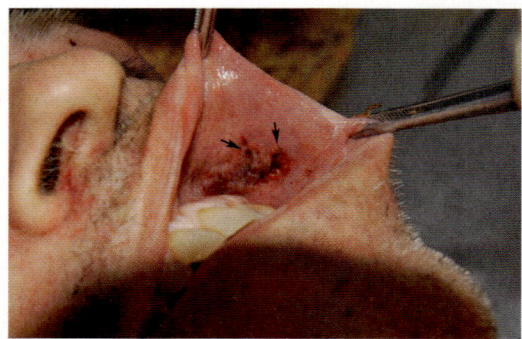

◻ **Abb. 5.11 Zwei dicht nebeneinander gelegene sog. Zahnabdruckkonturen** der Schleimhaut des Mundvorhofes nach Schlag mit der Faust auf den Mund

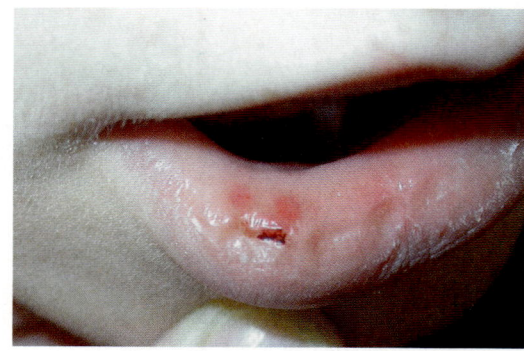

◻ **Abb. 5.12 Kleine Zahnabdruckkontur** nach Schlag gegen die Lippe mit zentraler Abblassung, randständiger paralleler Unterblutung und umschriebener Aufplatzung der Haut korrespondierend zur Zahnspitze

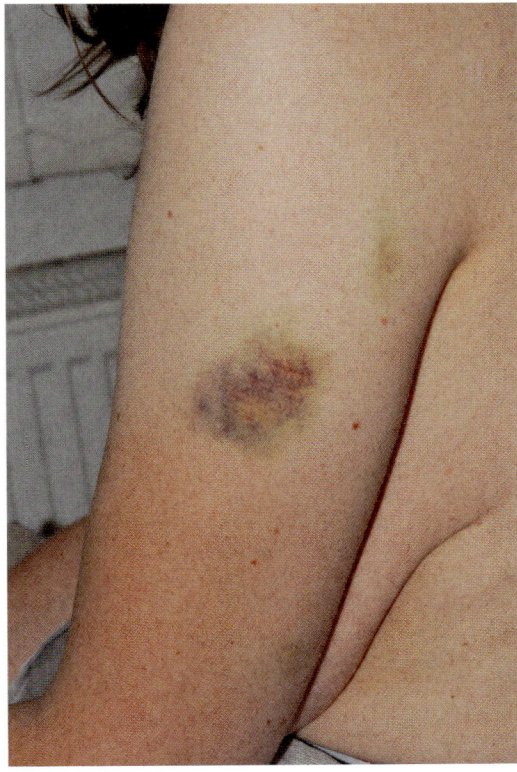

Abb. 5.13 Nicht mehr ganz frische sog. Griffspur am Oberarm durch kräftiges Zupacken durch den Täter bei einem Sexualdelikt

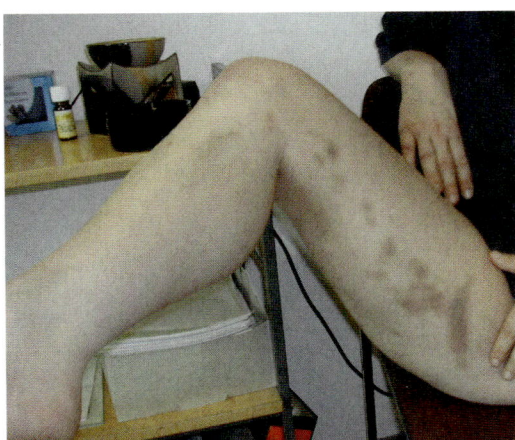

Abb. 5.14 Zahlreiche frische Hämatome an der Innenseite des rechten Oberschenkels (Sexualdelikt)

5.4.1 Verletzung innerer Organe

Verletzungen innerer Organe in der Brust- und Bauchhöhle sind abzugrenzen von Verletzungen als Folge eines Schädel-Hirn-Traumas.

Lungenverletzungen Lungenkontusionen oder -rupturen entstehen üblicherweise nach Thoraxkompression und in Kombination mit Rippenserienfrakturen (RSF). Rippenfrakturen können ihrerseits zu Anspießungsverletzungen der Lunge führen. Ein anderer Mechanismus ist das Dezelerationstrauma, wobei Einblutungen in die oder sogar Abrisse der Lungenhili zu beobachten sind. Lungenkontusionsverletzungen müssen abgegrenzt werden von Blutaspirationsherden, was zum Teil erst histologisch gelingt.

Herz(wand)rupturen oder Rupturen des Aortenbogens Derartige Verletzungen können direkt als Folge einer Kompression zwischen Sternum und Brustwirbelsäule oder als Dezelerationsfolge entstehen. Die Aortenruptur kann zunächst inkomplett, d. h. gedeckt verlaufen.

Verletzungen der Bauchorgane Bei den Verletzungen der Bauchorgane kommen Leber und Milz die größte Bedeutung zu. Die Rupturen beider Organe können zweizeitig verlaufen, d. h. dass zunächst ein Riss des Parenchyms bei noch intakter Kapsel besteht. Bis zum Bersten der Kapsel durch Einblutung in das Organ liegt ein sog. symptomfreies Intervall vor, das von einem massiven Blutverlust abgelöst wird. Die zweizeitige Milzruptur wird beispielsweise bei Kindern nach Stürzen über den Fahrradlenker beobachtet. Eine Nichtbeachtung der Möglichkeit zweizeitiger Verläufe kann einen Behandlungsfehlervorwurf auslösen. Rupturen des Darms werden als Folge stumpfer Gewalt selten beobachtet, allenfalls nach Sturz aus großer Höhe oder bei Vorschädigungen wie chronisch entzündlichen Darmerkrankungen. Einblutungen in oder sogar Zerreißungen des Omentum majus oder des Mesenteriums entstehen nach Tritten in den Bauch, insbesondere wenn das Opfer schon am Boden liegt.

5.4.2 Frakturen

Je nach Intensität (Impuls = Masse × Geschwindigkeit) der Gewalt und Lokalisation können sich verschiedene Bruchformen ausbilden (Abb. 5.15a–j).

Das an einem Leichnam vorgefundene Bruchmuster kann Rückschlüsse auf die Richtung und Intensität

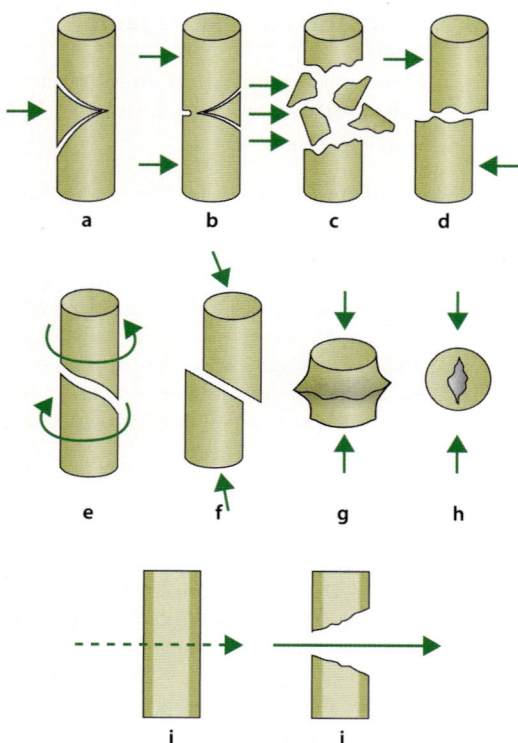

□ Abb. 5.15a-j Bruchformen Grundformen von Frakturen.
Die Pfeile zeigen die Richtung der einwirkenden Kraft.
a Messerer-Bruch. **b** Biegungskeil. **c** Trümmerbruch. **d** Quer-
bruch. **e** Torsionsfraktur. **f** Schrägbruch. **g** Kompressions-
bruch. **h** Zerreißung der Binnenstruktur am Langknochen-
schaft oder Hirnschädel. **i** und **j** Trichterförmige Erweiterung
des Schädeldachs in Schussrichtung

der stumpfen Gewalt zulassen. Das bekannteste Beispiel ist der sog. **Messerer-Bruch** (□ Abb. 5.15a). Dieser
kann entstehen, wenn eine erhebliche, jedoch von der
Fläche her umschriebene stumpfe Gewalt auf einen
unter Spannung stehenden Langknochen trifft. Dies ist
beispielsweise dann der Fall, wenn ein Fußgänger von
der Stoßstange eines PKW getroffen wird. Der Knochen verbiegt sich und es kommt zum Bersten unter
Ausbildung eines sog. Biegungskeils. Die Basis dieses
Bruchkeils zeigt in Richtung der aufgetroffenen Gewalt
und befindet sich in Stoßstangenhöhe bzw. bei einem
vorangegangenen Bremsmanöver etwas tiefer.

5.4.3 Schädel-Hirn-Trauma (SHT)

Das Schädel-Hirn-Trauma entsteht infolge stumpfer
Gewalt gegen den Kopf. Anteile scharfer oder halb-

scharfer Gewalt können damit kombiniert sein. Bei
leichterer stumpfer Gewalt gegen den Kopf kommt
es nur an der Stelle der Gewalteinwirkung zu einer
Unterblutung der Kopfschwarte oder einer Riss-
Quetsch-Wunde. Erst bei stärkerer Gewalteinwirkung
sind in Abhängigkeit von Lokalisation und Gewalt-
richtung Schädelknochen oder Gehirn betroffen. Dabei ist zu berücksichtigen, dass **Schädelfrakturen
ohne Verletzungen des Gehirns** ebenso beobachtet
werden wie **Verletzungen des Gehirns ohne Frakturen**:

- Es gibt Verletzte mit erheblichen Schädelfrakturen, jedoch ohne Bewusstlosigkeit. Die Patienten
  können aufstehen und herumlaufen. Als Erklärung wird angenommen, dass die Energie der
  aufgetroffenen Gewalt vom Schädelknochen ab-
  sorbiert und somit nicht an das Gehirn weitergeleitet wird.
- Es gibt Hirnverletzungen ohne Schädelfrakturen,
  die zur Bewusstlosigkeit und zum Tode führen
  können. Hierbei spielen ein Hirnödem, intrakranielle Blutungen oder eine diffuse axonale
  Schädigung (diffuse axonal injury: DAI) eine
  wichtige Rolle. Liegt bei einer intrakraniellen
  Drucksteigerung ein Bruch des Neurokraniums
  vor, kann dieser als »natürliche« Druckentlastung dienen.

Als weiteres Kriterium für die Schwere eines SHT wird
differenziert zwischen einem offenen und einem **geschlossenen Schädel-Hirn-Trauma**. Beim **offenen
Schädel-Hirn-Trauma** liegt das Gehirn frei, d. h. es findet sich ein durchgehender lokaler Defekt von Kopfschwarte, Hirnschädel und harter Hirnhaut. Je nach
Schwere der Verletzungen kann es zu Hirnsubstanzde-
fekten oder sogar -verlusten gekommen sein. Sekundär
birgt das offene SHT immer die **Gefahr** einer **lebensbedrohlichen Infektion**.

Schwerste Verletzungen mit Zermalmungen des
Hirnschädels und Destruktion des Gehirns, wie z. B.
nach Überrollen oder Überfahren durch ein Schienen-
fahrzeug, führen zum sofortigen Todeseintritt.

Schweregrade des Schädel-Hirn-Traumas Klinisch
wird der Schweregrad des SHT gemäß der Glasgow-
Coma-Scale (GCS) beurteilt (□ Tab. 5.10). Bei den 3
Kriterien »Augen offen«, »verbale Kommunikation«
und »motorische Reaktion« können maximal 4, 5 oder
6 Punkte erreicht werden. Diese werden addiert,
sodass sich eine maximale Gesamtpunktzahl von 15
ergibt (volles Bewusstsein). Die minimale Punktzahl
von 3 geht einher mit einem tiefen Coma oder dem
Tod.

Tab. 5.10 Glasgow-Coma-Scale (GCS)			
Punkte	**Augen öffnen**	**Verbale Kommunikation**	**Motorische Reaktion**
6	–	–	Befolgt Aufforderungen
5	–	Konversationsfähig, orientiert	Gezielte Schmerzabwehr
4	Spontan	Konversationsfähig, desorientiert	Ungezielte Schmerzabwehr
3	Auf Aufforderung	Unzusammenhängende Worte	Auf Schmerzreiz Beugeabwehr
2	Auf Schmerzreiz	Unverständliche Laute	Auf Schmerzreiz Strecksynergismen
1	Keine Reaktion	Keine Verbale Reaktion	Keine Reaktion auf Schmerzreiz

Schweregrad: 14–15 Punkte leicht, 9–13 Punkte mittel, 3–8 Punkte schwer.

Verletzungen der Galea aponeurotica Subkutane Blutungen, Blutungen in die Galea aponeurotica oder Temporalmuskulatur sowie Quetsch-Riss-Wunden der Kopfhaut und Kopfschwarte entstehen üblicherweise als direkte Folge am Ort der auftreffenden Gewalt. Isolierte Verletzungen der gut vaskularisierten Kopfschwarte können tödliche Blutungen verursachen. Subaponeurotische Blutungen lagern dagegen unter der Galea aponeurotica und gehen fast immer von Frakturen des Hirnschädels aus, ohne zwangsläufig mit dem Ort der direkten Gewalteinwirkung assoziiert zu sein.

Schädelfrakturen Der Hirnschädel umschließt die Kopfhöhle und ist funktionell mit einer doppelwandigen Eierschale bei intaktem Ei vergleichbar. Die Kalotte besitzt den typischen Aufbau mit Lamina externa, Lamina interna und dazwischen gelegener Diploe. Diese anatomische Struktur führt dazu, dass sich am Neurokranium spezielle Frakturformen ausbilden, die sonst am Skelett nicht auftreten. Grundsätzlich werden Biegungs- und Berstungsbrüche unterschieden.

Die **Biegungsbrüche** entstehen durch die lokale Deformation der Kalotte unmittelbar am Ort der Gewalteinwirkung. Hierbei ist die Zugspannung auf die Lamina interna größer als an der Lamina externa. Daher frakturiert erst die Lamina interna, danach die Lamina externa.

Der typische Biegungsbruch an der Kalotte ist der **Globusbruch**. Dieser zeichnet sich durch eine Kombination aus radiär vom Zentrum der Gewalteinwirkung ausgehenden (meridionalen) und zirkulär peripher verlaufenden (äquatorialen) Frakturlinien (spinnennetzartiges Frakturmuster) aus (Abb. 5.16).

Als Sonderform des Biegungsbruchs kann der **Ringbruch** der Schädelbasis um das Foramen magnum angesehen werden. Der Ringbruch entsteht entweder durch Stauchung oder Zug der Schädelbasis gegen die Wirbelsäule (Abb. 5.17).

Eine geformte stumpfe Gewalt gegen die Kalotte führt ebenfalls zum Biegungsbruch. Bei Impression von Lamina externa und interna nach orthogonal auftreffender Gewalt kann ein sog. Lochbruch entstehen. Trifft die geformte stumpfe Gewalt schräg bzw. kantig auf, resultiert der sog. **Terrassenbruch** (Abb. 5.18). Bei beiden Brucharten kann das Bruchbild an der Lamina externa mit Form und Größe des aufgetroffenen Gegenstandes übereinstimmen, sodass Rückschlüsse auf eingesetzte Werkzeuge oder Waffen möglich sind (Abb. 5.19).

Berstungsbrüche sind Folge einer allgemeinen Verformung des Schädels und treten nicht nur an der Stelle der direkten Gewalteinwirkung auf. Bei Druck von beiden Seiten gegen das Neurokranium (Querdruck) wird der Querdurchmesser verkürzt. Der Längs-

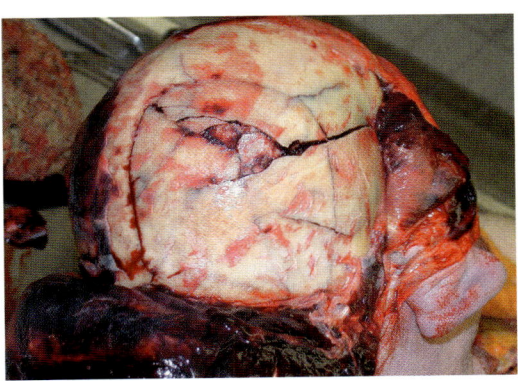

 Abb. 5.16 **Sog. Globusbruch** nach stumpfer Gewalt gegen den Schädel

5

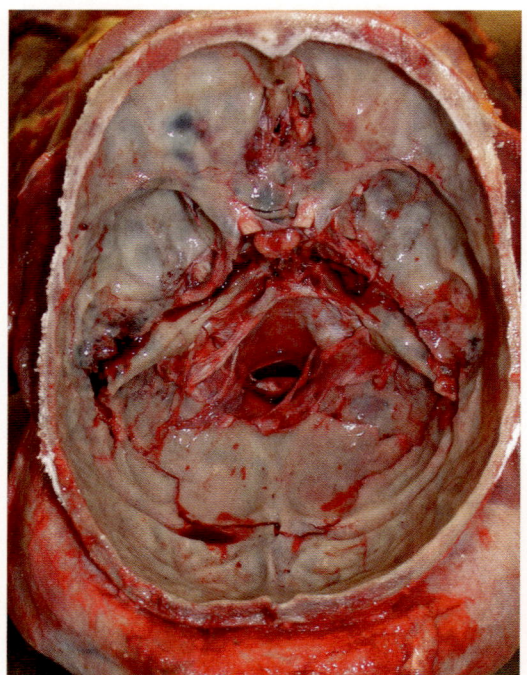

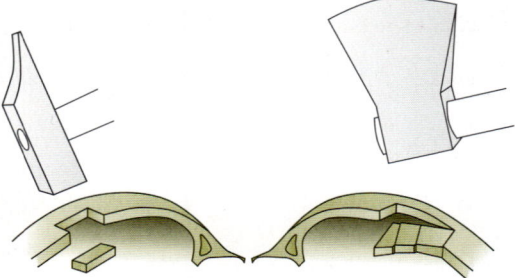

☐ **Abb. 5.18 Loch- und Terassenbruch.** Schematische Darstellung zur Entstehung

☐ **Abb. 5.17 Großer Schädelbasisringbruch** nach Sturz aus großer Höhe

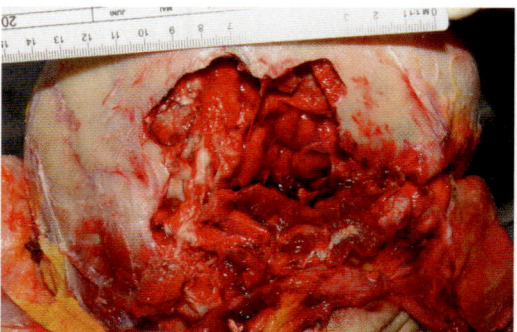

☐ **Abb. 5.19 Lochfrakturen nach Schlag mit einem Hammer.** Die eckig geformten Frakturen passen zu der Form des Schlagwerkzeuges bzw. zu den Maßen der Schlagfläche des Hammers

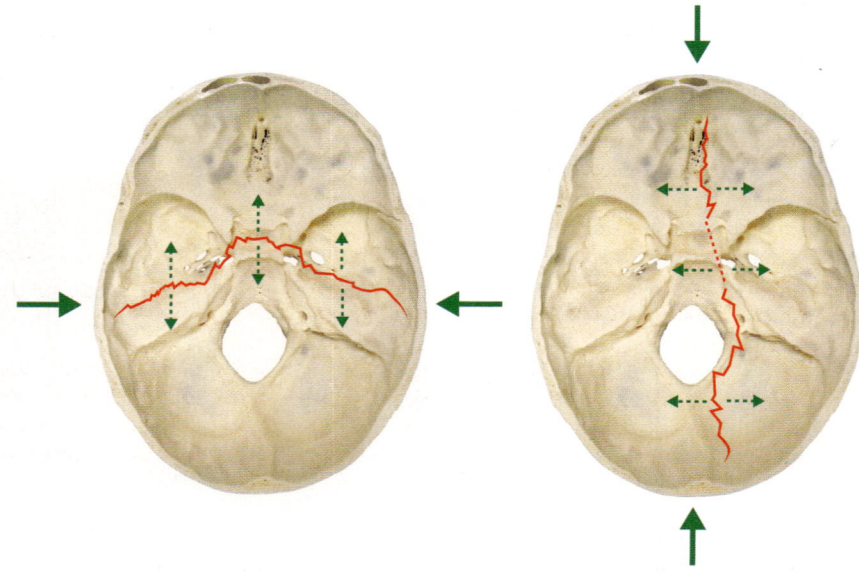

☐ **Abb. 5.20 Druckeinwirkung auf den Schädel zur Verursachung von Schädelbasisquer- und Schädelbasislängsfrakturen**

◘ Tab. 5.11 Typische Schädelbasisfrakturen

Schädelbasisfraktur	Mechanismus	Beispiel
Scharnierfraktur (Querfraktur) der Schädelbasis (◘ Abb. 5.21)	Massive Seit-zu-Seit-Kompression	Überrollen des seitlich auf der Fahrbahn liegenden Kopfes durch einen PKW
Schädelbasislängsfraktur	Massive stumpfe Gewalt von frontal und okzipital	Aufschlag auf Stirn oder Hinterkopf bei Sturz
Schädelbasisringfraktur	Kompression der Schädelbasis gegen die Halswirbelsäule	Sturz und Aufprall mit den Füßen oder der Scheitelregion
	Traktion der Schädelbasis von der Halswirbelsäule weg	Fußwärts Schleifen des Körpers bei einem Verkehrsunfall mit fixiertem Kopf

durchmesser wird verlängert und die größte Zugspannung ist im Bereich des Querdurchmessers zu messen. So entsteht ein indirekter Bruch entlang des Querdurchmessers. Kommt es zum Druck von frontal und okzipital gegen den Hirnschädel, führt dies nach analogem Mechanismus zu einem längs verlaufenden Bruch.

> Für Berstungsbrüche am Schädel gilt: Querdruck erzeugt einen Querbruch, Längsdruck einen Längsbruch (◘ Abb. 5.20).

Zu Längsbrüchen des Schädels können außerdem massive stumpfe Gewalteinwirkungen von frontal oder okzipital und zu Querbrüchen vergleichbare Gewalteinwirkungen von der Seite führen. Derartige Frakturen werden nach Stürzen aus großer Höhe oder bei Verkehrsunfallopfern beobachtet.

Die indirekten Frakturen können sowohl an der Schädelkalotte als auch an der Schädelbasis entstehen. Typische Schädelbasisbrüche sind in ◘ Tab. 5.11 aufgeführt.

Vorwiegend nach Stürzen auf den Hinterkopf kann es zu sog. knöchernen Contre-coup-Verletzungen der Orbitawände kommen (**Orbitazeichen**). Bei den Betroffenen können Monokel- oder Brillenhämatome entstehen, ohne dass eine direkte Gewalteinwirkung gegen die Orbita vorgelegen hat.

Zur Rekonstruktion der Reihenfolge bei mehreren Schädelbrüchen kann die Puppe-Regel hilfreich sein.

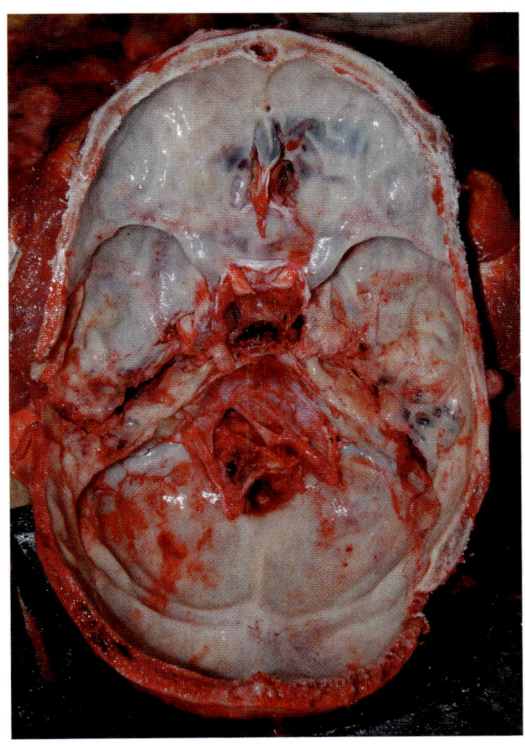

◘ Abb. 5.21 Scharnierfraktur (Querfraktur) der Schädelbasis

Puppe-Regel

Von einer Frakturzone ausgehende Frakturlinien bzw. Frakturausläufer enden immer an bereits vorher bestehenden Frakturlinien.

Ausnahmen von der Puppe-Regel sind möglich bei zwei unmittelbar aufeinander bzw. fast gleichzeitig erfolgenden Gewalteinwirkungen mit hoher Ge-

schwindigkeit, z. B. beim Schädel-Hirn-Durchschuss. Bei einem zweifachen Fraktursystem nach Schlag- und nachfolgender Sturzverletzung kann jedoch nach der Puppe-Regel die Reihenfolge der Verletzungen bestimmt werden (◘ Abb. 5.22).

Verletzungen des Gesichtsschädels Stumpfe Gewalteinwirkungen gegen das Gesicht können zu isolierten Frakturen des Nasenbeins, des Jochbogens oder

5

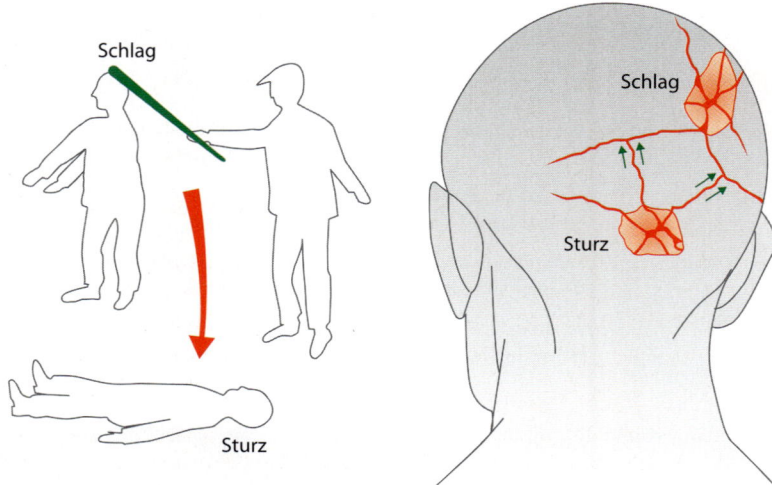

🔲 **Abb. 5.22 Reihenfolge bei Schlag- und Sturzverletzung nach der Puppe-Regel.** Zusätzlich ist erkennbar, dass die Schlagverletzung über und die Sturzverletzung unter der sog. Hutkrempenlinie (🔲 Abb. 5.10) liegt

des Unterkieferknochens führen. Stumpfe Gewalt gegen das Auge, insbesondere in Form von Faustschlägen oder nach Auftreffen eines Tennisballs kann einen Überdruck in der Augenhöhle erzeugen. Neben der Verletzung des Augapfels können dadurch die Orbitawände zerbersten (sog. Blow-out-fracture). Nach massiver stumpfer Gewalt entstehen häufig typische Bruchmuster des Gesichtsschädels, die nach Le Fort eingeteilt werden können (🔲 Tab. 5.12).

Neben dem Ausmaß der Schädigung des zentralen Nervensystems sind bei der stumpfen Gewalteinwirkung mittelbare Folgen der Verletzungen von todesursächlicher Bedeutung:

— Schädelbasisfrakturen mit Blutung in die Mundhöhle und nachfolgender tödlicher Blutaspiration bei Bewusstlosigkeit nach SHT (subpleurale Blutungsherde!) (🔲 Abb. 5.23) und
— Frakturen mit begleitendem erheblichen Blutverlust und Tod infolge Verblutens (🔲 Abb. 5.24).

🔲 **Tab. 5.12** Einteilung der Mittelgesichtsfrakturen nach Le Fort

Le Fort-Typ	Befund
Le Fort I	Abtrennung des harten Gaumens mit Durchsetzung der Apertura piriformis, Fossa canina, Kieferhöhlen, Keilbeinflügelfortsätze
Le Fort II	Pyramidenartige Sprengung des Mittelgesichtes mit schrägen Frakturen durch Nasenbein, schräg durch Orbita und Jochbein nahe der Maxilla
Le Fort III	Abtrennung des Mittelgesichtsskeletts von der Schädelbasis

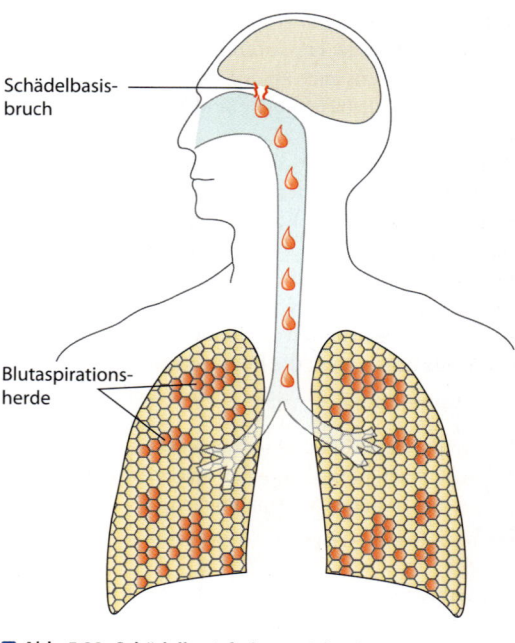

Schädelbasisbruch

Blutaspirationsherde

🔲 **Abb. 5.23 Schädelbasisfraktur mit letaler Blutaspiration**

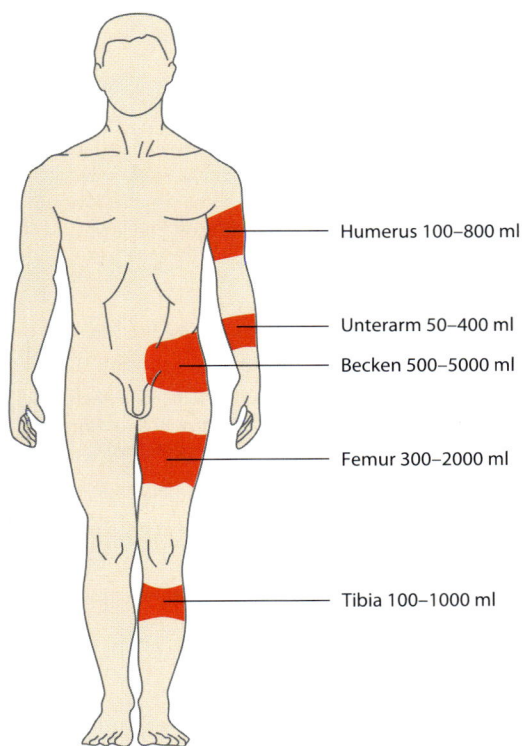

Humerus 100–800 ml

Unterarm 50–400 ml

Becken 500–5000 ml

Femur 300–2000 ml

Tibia 100–1000 ml

◘ Abb. 5.24 Frakturen und nachfolgender Blutverlust

5.4.4 Forensische Neurotraumatologie, insbesondere Verletzungen des Gehirns

Das Gehirn lagert in der Schädelhöhle relativ beweglich. Je nach Auftreffen der stumpfen Gewalt wirkt auf das Gehirn eine axial, also gradlinig fortgeleitete, oder eine rotatorische Gewalt. Dadurch wird das Gehirn in die jeweilige Richtung beschleunigt und wieder abgebremst. Die Kombination dieser Effekte kann dazu führen, dass sich verschiedene Hirnschichten gegeneinander bewegen.

— **Translationstrauma:** Das Hirngewebe wird infolge der Masseträgheit zum Anstoßpunkt (Coup) hin verdichtet und am Gegenstoß (Contre-coup) von der Dura mater unter Entstehung eines Unterdrucks (gewebsdestruierender Sog) abgehoben. Das Gehirn folgt der Bewegung des Kopfes und beendet sie nach diesem. So folgt sekundär die Gewebeverdichtung am Contre-coup und möglicherweise, allerdings dann wesentlich geringer, der Unterdruck in Coup-Lokalisation.

— **Rotationstrauma:** Das Gehirn bleibt gegenüber der Drehbewegung des Schädels zurück, sodass Scherkräfte auf das Gehirn, die Hirnhäute und die Gefäße wirken. Sekundär können durch das verspätete Abbremsen des Gehirns Scherkräfte in die entgegengesetzte Richtung wirken.

Die **Verletzungen des Gehirns** werden mit zunehmender Schwere in **3 Grade** unterteilt:
— **Grad 1 = Commotio cerebri (Gehirnerschütterung):** Diese Diagnose hat kein morphologisches Korrelat und beruht auf klinischen Angaben. Symptome können sein: kurzzeitige Bewusstlosigkeit, antero- und retrograde Amnesie, Übelkeit und Erbrechen (Brechreiz). Selten wird ein posttraumatischer Dämmerzustand beobachtet.
— **Grad 2 = Contusio cerebri (Hirnprellung):** Wichtiges morphologisches Kriterium sind die sog. Hirnrindenprellungsherde (Kontusionsherde). Diese entstehen am Ort der auftreffenden Gewalt (Coup) und oftmals noch stärker ausgebildet auf der Gegenseite (Contre-Coup). Morphologisch handelt es sich bei den Hirnrindenprellungsherden um punktförmige bis feinfleckige Einblutungen, beim Coup eher in den Kuppen der Hirnrinde, beim Contre-coup eher in den Senken.
— **Grad 3 = Compressio cerebri (Hirnquetschung):** Durch intrakranielle Blutungen oder die Ausbildung eines Hirnödems entsteht eine Drucksteigerung in der Schädelhöhle mit daraus resultierender sekundärer Hirnschädigung. Die Einklemmung des Hirnstamms im Tentoriumschlitz und der Medulla oblongata im Foramen magnum kann zum Tod durch sog. zentrale Regulationsstörung führen.

Diffuse Axonschädigung (diffuse axonaL injury; DAI)
Selbst ohne Schädelfrakturen oder andere makromorphologisch sichtbare Veränderungen kann mikroskopisch ein diffuser Axonschaden nachgewiesen werden. So ist z. B. ca. 3–4 Stunden posttraumatisch eine fokale axonale Akkumulation des β-Amyloid-Vorläuferproteins subkortikal unterhalb von Kontusionsherden oder im Corpus callosum darstellbar.

Intrakranielle Blutungen Eine Aufstellung der intrakraniellen Blutungen mit deren Quelle und Entstehungsmechanismus enthält ◘ Tab. 5.13.
Bei epiduralen Blutungen wird häufig, seltener bei subduralen Blutungen ein neurologisch symptomfreies Intervall zwischen Gewalteinwirkung und einsetzender Hirndrucksymptomatik beobachtet.

◙ Tab. 5.13 Formen der intrakraniellen Blutungen

Typ	Lokalisation	Blutungsquelle	Mechanismus/Genese
Epidurale Blutung (◙ Abb. 5.25)	Zwischen Lamina interna und Dura mater	Meist A. meningea media, seltener A. meningea ant. oder post.	Meist Biegungsbrüche des angrenzenden Schädeldaches. Zerreißen des Gefäßes durch Zerrung im Gefäßsulkus – ohne Schädelfraktur – möglich
		ein- oder beidseitige Sinusrupturen	
Subdurale Blutung (◙ Abb. 5.26)	Zwischen Dura mater und weichen Hirnhäuten	Kuppenständige Hirnrindengefäße	Translationstrauma, Bereich des Contre-coup
		Brückenvenen, Arterien an der Hirnoberfläche	Rotationstrauma (beim Erwachsenen) ohne Schädelbruch (z. B. Faustschlag) mit Abscherung von Gefäßen
		Brückenvenen	Schütteltrauma beim Säugling
Subarachnoidale Blutung	In den Maschen der Arachnoidea	A. basilaris, Gefäßeinrisse unterhalb von Knochenbrüchen	Rotations- oder Translationstrauma
		A. comm. ant. A. cerebri med. A. carotis int. A. vertebralis	Ruptur vorbestehender Aneurysmen, sog. Forbes-Aneurysmen
Intrazerebrale Blutung	Marklager des Großhirns	Rindenprellungsherde	Translationstrauma
			Massives Rotationstrauma, »zentrale Hirnruptur«
	Hirnmassenblutung		Spontane Ruptur der arteriosklerotisch vorgeschädigten Arterien (häufig: hypertone Hirnmassenblutung)

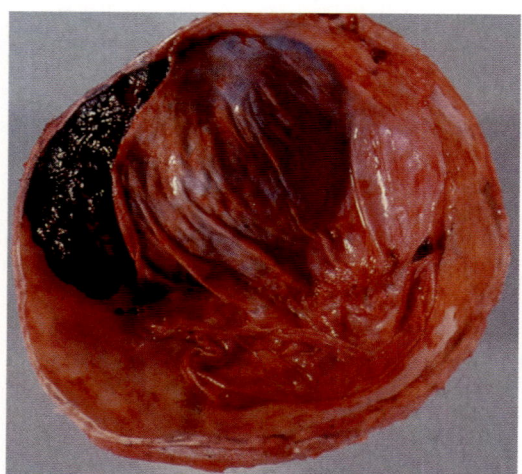

◙ Abb. 5.25 Posttraumatische epidurale Blutung zwischen knöchernem Schädeldach und Dura mater nach Verletzung der A. meningea media

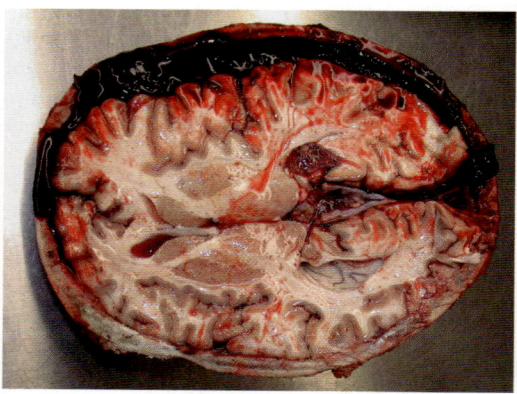

◙ Abb. 5.26 Ausgedehntes subdurales Hämatom mit Mittellinienverschiebung

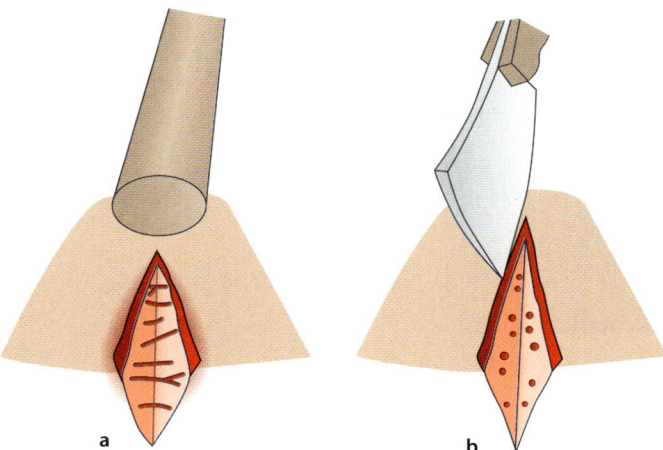

◻ Abb. 5.27a-b Wundmorphologie bei stumpfer(**a**) und bei scharfer Gewalt (**b**), erstere weist sog. Gewebebrücken in der Wunde auf

Problematisch ist, wenn bei alkoholisierten Patienten mit Hinweisen auf ein Schädel-Hirn-Trauma oder entsprechenden äußeren Verletzungszeichen neurologische Ausfälle und Symptome wie Somnolenz oder Artikulationsstörungen nur auf den Alkohol zurückgeführt werden. Wird dann eine engmaschige klinische Kontrolle bzw. eine bildgebende Diagnostik versäumt und stirbt der unkontrollierte Patient an den Folgen der nicht diagnostizierten Verletzung, kann dies zum Vorwurf der fahrlässigen Tötung führen.

Akutes subdurales Hämatom Akute subdurale Hämatome nach stumpfem SHT imponieren im CT und bei der Obduktion sichelförmig. Hämatomblut kann genutzt werden zur Blutalkoholbestimmung zum Zeitpunkt des Traumas. Ursache sind überwiegend Blutungen aus Hirnrindenprellungsherden in Gegenstoßlokalisation (Contre-coup). Von Rindenprellungsherden ausgehend kann es zu Hämorrhagien im Marklager kommen, die nicht mit intrazerebralen Blutungen aus natürlicher Ursache verwechselt werden sollten.

Hygrom Das Hygrom ist eine flüssigkeitsgefüllte Exsudationszyste, deren Interpretation als posttraumatisch umstritten ist.

Epidurales »Brandhämatom« Durch längere Hitzeeinwirkung wird Blut in das Schädelinnere hineingepresst und lagert sich zusammen mit Fett zwischen Dura mater und Lamina interna der Schädelkalotte ab. Brandhämatome zeigen eine ziegelrote Farbe und sind kein sog. Vitalitätszeichen.

5.5 Scharfe und halbscharfe Gewalt

Bei der scharfen Gewalt werden Stich- und Schnittverletzungen abgegrenzt. Bei der halbscharfen Gewalt handelt es sich um Hiebverletzungen, Verletzungen durch z. B. Sägen und Bissverletzungen. Scharfe und halbscharfe Gewalt führen zu einer unterschiedlichen Verletzungsmorphologie und können durch exakte Betrachtung der Wundränder, des Wundgrundes und der Wundwinkel gegenüber stumpfer Gewalt abgegrenzt werden (◻ Abb. 5.27).

Scharfe Gewalt Unterschieden werden Stich- und Schnittverletzungen. Ein Stich durchtrennt das Gewebe mithilfe eines spitz zulaufenden Werkzeugs mit überwiegend senkrechtem Kraftvektor zur Körperoberfläche. Bei einem Schnitt bewegt sich eine scharfe Kante (Schneide) tangential zum Gewebe. Je nach Werkzeug (z. B. Messer) und Bewegungsablauf sind **Stich und Schnitt kombiniert.**

Allgemeine morphologische Kriterien der scharfen Gewalt:
- Gewebedurchtrennungen unterschiedlicher Tiefe
- glatte Wundränder und glatte Durchtrennung bis zum Wundgrund und in den Wundwinkeln
- keine Quetschung, Vertrocknung, Schürfung, keine sog. Gewebebrücken in der Wunde

Halbscharfe Gewalt In Abhängigkeit von der Masse des Werkzeugs (der Waffe) und der Geschwindigkeit der Bewegung beim Auftreffen auf den Körper kommt zu der Stich/Schnittverletzung ein stumpfer Anteil der Gewalt hinzu. Die Mischverletzungen aus scharfer und

5

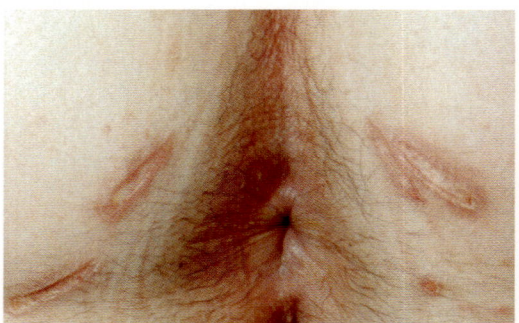

◘ **Abb. 5.28 Vernarbte Verletzungen der Perianalregion** durch eine abgeschlagene Bierflasche

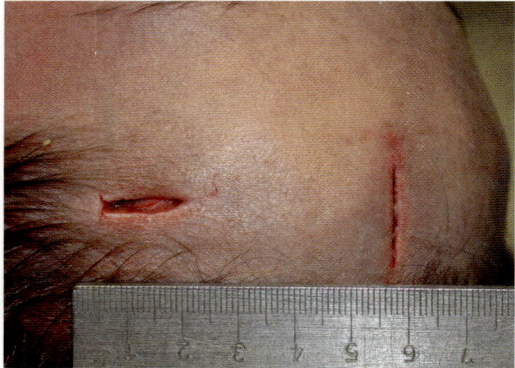

◘ **Abb. 5.29 Stichverletzung** (tiefer als breit) mit Messerrückenkontur und sog. kleinen Schwalbenschanz sowie benachbarte Schnittverletzung (breiter als tief)

stumpfer Gewalt werden als halbscharfe Gewalt bezeichnet und können, insbesondere bei unterlassener medizinischer Versorgung breitere Narben hinterlassen (◘ Abb. 5.28).

5.5.1 Stichverletzungen

Am häufigsten werden Stichverletzungen mit einem Messer beigebracht. Die Einstichwunden sind auf den ersten Blick mandelförmig oder sogar elliptisch. Die auseinanderklaffenden Wundränder sind glattrandig. Bei zweischneidigen Klingen (z. B. Stilett) sind beide Wundwinkel spitz. Eine einschneidige Klinge produziert dagegen einen spitzen und einen stumpfen Wundwinkel (◘ Abb. 5.29). Je nach Breite des Messerrückens und Klaffen der Stichwunde kann der stumpfe Wundwinkel als Kerbe mit zwei rechten Winkeln oder als sog. kleiner Schwalbenschwanz imponieren. Zur besseren Beurteilung des Einstiches sind die beiden Wundränder zu adaptieren.

Der Verlauf des Stichkanals ist im Rahmen der Obduktion möglichst exakt zu dokumentieren, um Aussagen zur Stichrichtung treffen zu können. Zusammen mit der Analyse der Einstichwunde können Überlegungen zur Position von Täter und Opfer bzw. zum Ablauf der Stichverletzung mit Positionierung des Messers in der Hand des Täters angestellt werden.

Es wäre naheliegend, darüber hinaus Klingenlänge und -breite anhand der Stichverletzung zu bestimmen. Problematisch ist jedoch, dass die Klinge nicht vollständig eingestochen worden sein muss; dadurch erreicht die Länge der Einstichwunde ggf. nicht die maximale Klingenbreite und die Stichtiefe nicht die wahre Klingenlänge. Andererseits kann der Stichkanal länger sein als die Klingenlänge, wenn die Klinge in der gesamten Länge eingestochen wird und das Gewebe zu-

sätzlich nachgibt. Die Einstichwunde kann breiter sein als die Klingenbreite, wenn – was häufig der Fall ist – eine Schnittbewegung beim Stechen hinzukommt (Stich-Schnitt-Wunde).

> ❯ **Nach einem Messerstich kann die Breite der Einstichwunde größer oder kleiner als die Klingenbreite und der Stich tiefer oder kürzer als die Klingenlänge sein.**

Wird ein Messer beim Einstechen oder insbesondere beim Herausziehen entlang seiner Längsachse verdreht oder bewegt sich das Opfer im Moment der Stichbeibringung, kommt es zum sog. großen Schwalbenschwanz der Stichverletzung in der Haut. Diese Schwalbenschwanzform kann verschiedene Ausprägungen haben, je nachdem, ob es während des Stichvorganges zu Drehbewegungen des Messers oder zu Ausweichbewegungen des Tatopfers kommt. Dabei können winklige Formen entstehen, wurde ein zweischneidiges Messer verwandt auch Wunden mit zwei Schwalbenschwänzen. Bei der Wundinspektion nach Messerstichverletzungen sind die Wundwinkel zusätzlich im Hinblick auf rechtwinklige Verletzungen bei Verwendung eines Messers mit einem Messerrücken zu inspizieren (◘ Abb. 5.29).

Atypische Klingenformen wie solche mit gezacktem Rücken oder Zweischneidigkeit in der spitzennahen Hälfte mit Übergang in einen breiten Messerrücken können zu charakteristischen Einstichverletzungen führen (◘ Abb. 5.30a-b). Messer mit Wellenschliff (z. B. ein großes Brotschneidemesser) zeigen eine besondere Gestaltung des durch die Schneide verursachten Wundwinkels, z. T. eine wellenartige Riffelung der Wundränder.

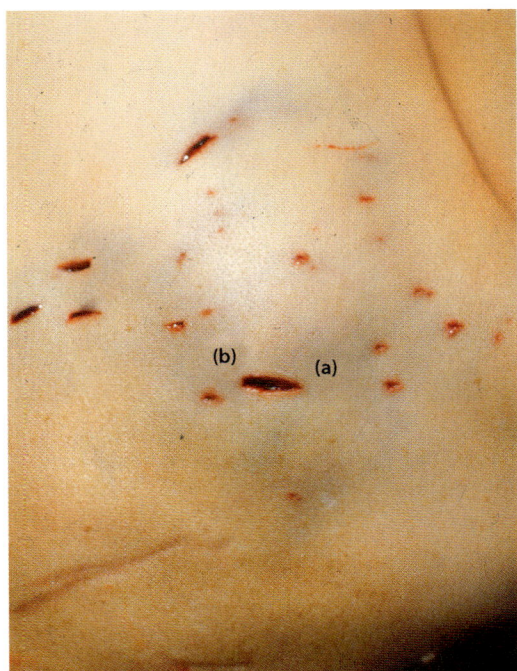

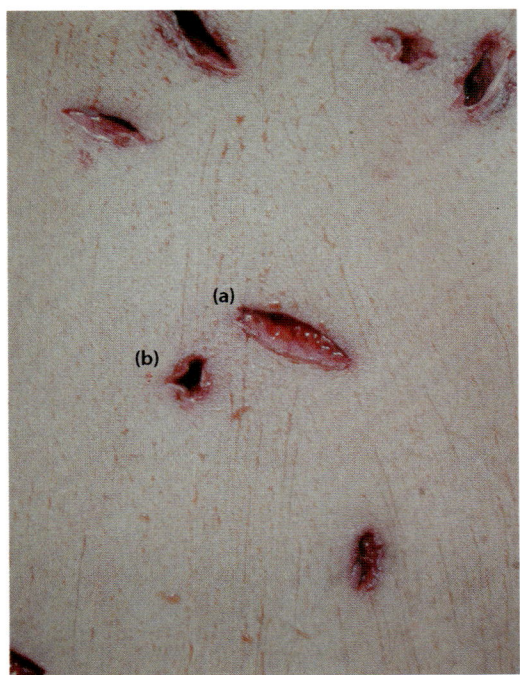

Für die Beibringung von Stichverletzungen sind
verschiedene spitz zulaufende Gegenstände geeignet.
Beispielhaft zu nennen sind: Scherben (abgeschlagene
Flasche), Scheren, Schraubendreher, Spieße, Gabeln.
Bei den weniger scharfrandigen Gegenständen können
diskrete Schürfsäume um die Hautdurchtrennung
herum entstehen. Seltener werden unterschiedliche
scharfrandige Waffen bzw. Werkzeuge eingesetzt, wie
z. B. ein Messer und eine Schere (▣ Abb. 5.31a-b).

Bei einem Angriff mit einem Messer können beim
Opfer passive Abwehrverletzungen (Handrücken,
Streckseite der Unterarme etc.; ▣ Abb. 5.32) und aktive
Abwehrverletzungen (z. B. Handinnenfläche, Region
zwischen Daumen und Zeigefinger; ▣ Abb. 5.33 und
▣ Abb. 5.34) nachweisbar sein.

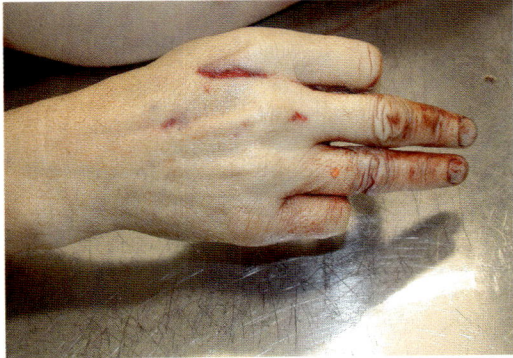

5.5.2 Schnittverletzungen

Voraussetzung für eine Schnittverletzung ist, dass ein
Gegenstand mit einer scharfen Kante – funktionell gesehen einer Schneide – tangential auf die Haut und das
darunter liegende Gewebe einwirkt. Beim schrägen

Ansetzen (Querachse der Klinge im Verhältnis zur
Hautoberfläche) ist der eine Wundrand abgeschrägt
und der gegenüberliegende dementsprechend unterminiert. Gewebebrücken sind in keinem Fall vorhanden. Wie bei der Stichverletzung ist in der Tiefe der
Schnittverletzung zu prüfen, ob Strukturen verletzt

5

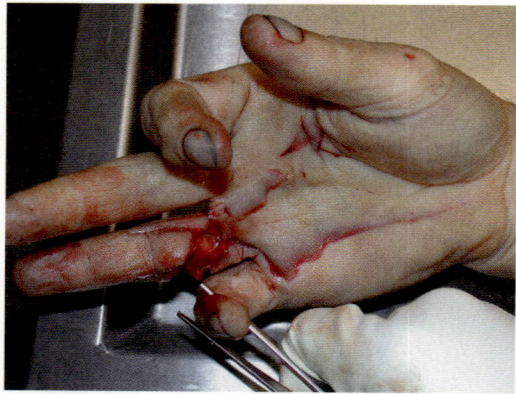

◘ **Abb. 5.33 Aktive Abwehrverletzung gegen einen Mes-serangriff** mit Schnittverletzungen der Handinnenfläche bzw. der Beugeseiten der Finger

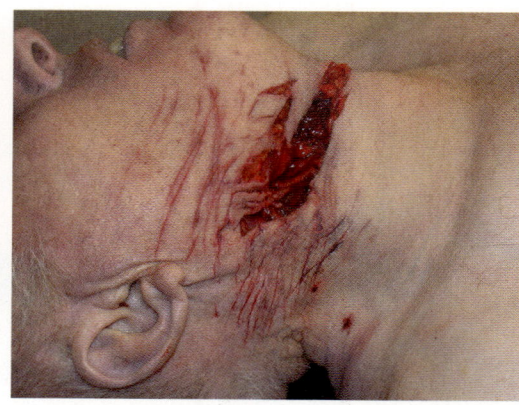

◘ **Abb. 5.35 In suizidaler Absicht beigebrachte sog. Probierschnitte sowie tieferreichende Stich-/Schnittver-letzungen in das Halsweichteilgewebe**

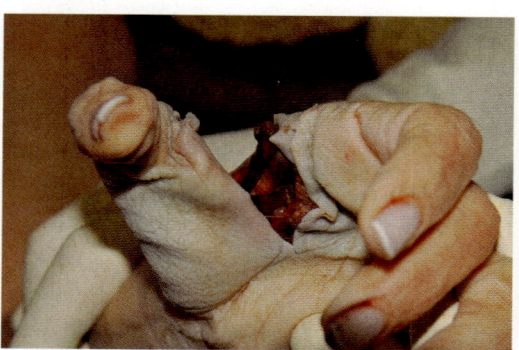

◘ **Abb. 5.34 Aktive Abwehrverletzung zwischen Daumen und Zeigefinger** nach einem Messerangriff

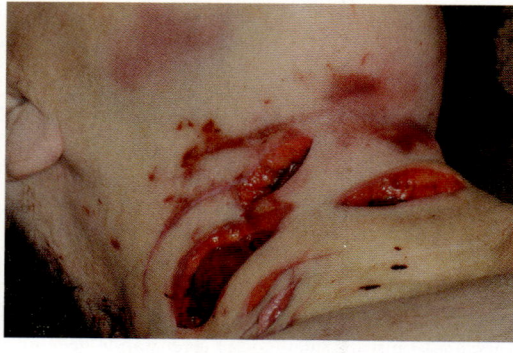

◘ **Abb. 5.36 Stich-/Schnittverletzungen am Hals mit Er-öffnung der tiefer gelegenen V. jugularis interna** (Tötungs-delikt, keine sog. Probierschnitte; ◘ Abb. 5.35)

wurden, die zu lebensgefährlichen Verletzungen geführt haben können. Hierbei sind vor allem größere Gefäße zu nennen. Aus Venen und aus Arterien ist ein Verbluten (nach außen oder innen) möglich. Bei **eröffneten größeren Venen** muss zusätzlich an eine **Luftembolie** gedacht werden.

Tödliche Stich-/Schnittverletzungen: Differenzialdiagnose Suizid/Homizid Charakteristisch für die suizidale Selbstbeibringung von Stich-/Schnittverletzungen sind sog. **Probierschnitte** oder **Probierstiche**, gelegentlich in der Halshaut (◘ Abb. 5.35), häufiger in Höhe der Handgelenkbeugen.

Bei den Probierschnitten handelt es sich um oberflächliche, überwiegend parallel zueinander verlaufende Schnitte der Oberhaut, allenfalls noch der Lederhaut, die sich um einzelne tiefer reichende Hautdurch-

trennungen mit Gefäßverletzungen herum befinden. Die Verletzungslokalisation ist für die Führungshand des Suizidenten gut zugänglich, bevorzugt an der linken Handgelenkbeugeseite oder der linken Halsseite (bei Rechtshändern). Mehrere parallel verlaufende Narben, meist quer verlaufend an der Beugeseite der Handgelenke, können bei der Leichenschau auf zurückliegende Suizidversuche hinweisen.

Abzugrenzen von sog. Probierschnitten sind die oberflächlichen, teils in Quer-, teils in Längsrichtung verlaufenden Narben bzw. Schnittverletzungen an den Unterarmen, die als Ausdruck einer Selbstbeschädigung (»Ritzen«) entstanden sind. Grundlage sind autoaggressive Anteile im Rahmen einer psychischen Störung, gehäuft bei Persönlichkeitsstörungen vom Borderline-Typ. Werden durch die tiefe Stich-/Schnittverletzung größere Halsvenen eröffnet, insbesondere

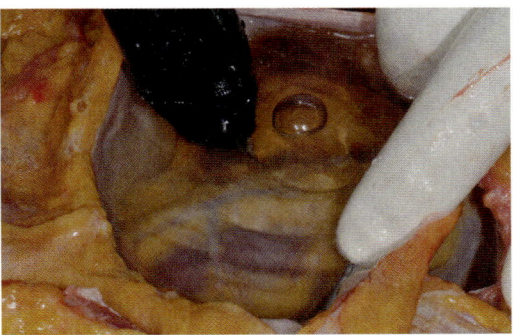

Abb. 5.37 Luftembolieprobe. Füllen des Herzbeutels mit Aqua dest., Einstich in den rechten Herzvorhof: Luftblasen sprudeln empor

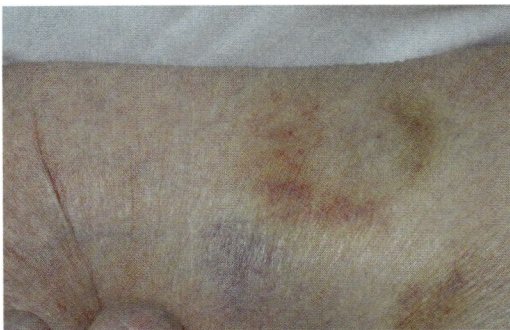

Abb. 5.38 Nicht mehr frische charakteristisch geformte Bissverletzung

die V. jugularis interna, dann ist ein rascher Todeseintritt noch vor einem tödlichen Verbluten als Folge einer Luftembolie möglich (◨ Abb. 5.36 und ◨ Abb. 5.37).

5.5.3 Halbscharfe Gewalt

Der Ausdruck »halbscharfe Gewalt« ist nicht ganz unumstritten, er bezeichnet Verletzungen unter Einsatz von Werkzeugen, die weder der scharfen noch der stumpfen Gewalteinwirkung eindeutig zuzuordnen sind oder eine Kombination aus beiden darstellen.

Hiebverletzungen Hiebverletzungen sind gekennzeichnet durch **glattrandige Gewebedurchtrennungen mit Quetschungen und Schürfungen** der umliegenden Haut bzw. des Gewebes. In Abhängigkeit von dem Eigengewicht des Werkzeugs und dem damit verbundenen Anteil der stumpfen Gewalt sowie dem Ort der Gewalteinwirkung sind Knochenbrüche oder Mischformen aus Schnitt und Bruch der Knochen möglich. Typische Verursacher von Hiebverletzungen sind: Schwerter, Macheten, Säbel, Äxte oder Beile, im erweiterten Sinne wären Propeller oder Schiffsschrauben zu nennen.

Sägen Wenngleich beim Sägen der stumpfe Anteil der Gewalteinwirkung nicht nennenswert zu sein scheint, sind dennoch nicht zwanglos die Kriterien der scharfen Gewalt erfüllt. Die Sägezähne führen in kurzer Folge zu Mikrotraumen, die einer stumpfen Gewalt zuzuordnen wären. Die Bewegung beim Sägen entspricht wiederum einem Schneiden (»Sägeschnitt«). Diese Überlegungen rechtfertigen die Zuordnung des Sägens zur halbscharfen Gewalt.

Sägen führen zu **fetzigen Zerreißungen der Weichteile**, die jedoch linear angeordnet sind. Charakteristischere Spuren hinterlassen sie an angesägten oder durchtrennten Knochen. Die am **Knochen entstandenen Scharten** sind geeignet, **Rückschlüsse auf die Gestaltung des Sägeblattes** (grobe oder feine Zacken, Sägen nur in Zug- oder in beiden Richtungen) zu gestatten. Durch experimentelle Vergleiche kann es gelingen, einer knöchernen Verletzung eine ganz bestimmte Säge zuzuordnen.

Bissverletzungen Durch **Menschen** verursachte Bissverletzungen sind gelegentlich assoziiert mit Sexualdelikten. Charakteristisch ist eine rundliche bis **ovaläre Bissspur** als Abdruck der Zähne von Ober- und Unterkiefer (◨ Abb. 5.38). Dabei kann es in der Haut des Opfers zu Impressionen, Schürfungen, Einblutungen und sogar Perforationen kommen. Nach Hautperforation durch menschliche oder nicht menschliche Bisse besteht immer die Gefahr einer schweren Wundinfektion.

> **Im richtigen Winkel (senkrecht zur Fläche) und mit Maßstab fotografiert, können Bissverletzungen ggf. im Nachhinein einem Verursacher zugeordnet werden. Modernere Methoden arbeiten mit einem 3-D-Oberflächenscan der Bissverletzung.**

Die klassische Methode zur **dreidimensionalen Dokumentation** einer Bisswunde mit Zahnimpressionen ist die Abformung unter Verwendung eines flexiblen Polymers aus der Zahntechnik. Es ist jedoch zu beachten, dass Impressionen nur in der frühen Phase nach erfolgtem Biss in einem Zeitraum von wenigen Stunden nachweisbar sind. Zeitnah zur Bissverletzung können morphologisch und mit Rückschluss auf das Tat-

5

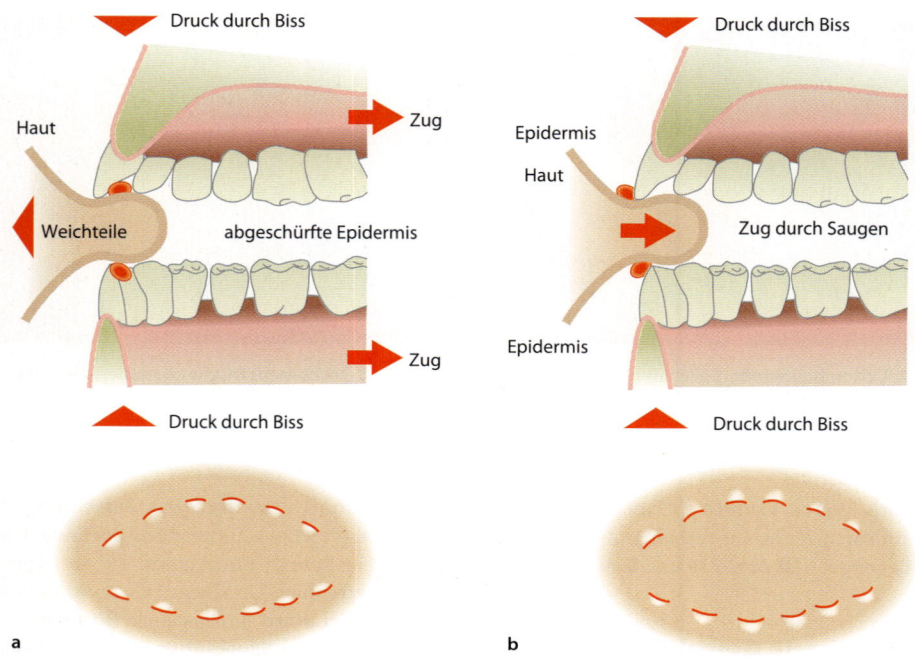

◘ Abb. 5.39a-b Abwehr- und Saugbiss. Unterschiedliche Lokalisation der epidermalen Abschürfung beim Beißen (**a**) und Saugen (**b**)

geschehen der **Abwehrbiss** und der **Saugbiss** unterschieden werden.

> **Bissverletzungen**
>
> **Abwehrbiss** (◘ Abb. 5.39a): Beim Abwehrbiss ist typischerweise das Epithel an der Innenseite des Zahnbogens zusammengeschoben (entgegengesetzte Bewegung von Gebiss und Haut beim Wegziehen).
> **Saugbiss** (◘ Abb. 5.39b): Beim Saugbiss entsteht dagegen eine Abschiebung des Epithels an der Außenseite des Zahnbogens (Einsaugen der Hautfalte in den Mund).

Innerhalb des ersten Tages nach einem Biss können Abstriche für die forensische DNA-Analyse zum Täternachweis hilfreich sein. Neben dem postexpositionellen Zeitintervall ist von Bedeutung, welche Reinigungsmaßnahmen nach der Verletzung erfolgt sind.

Tierbisse am Menschen werden in Mitteleuropa überwiegend von Hunden verursacht, seltener von Katzen. Durch die Eckzähne kommt es regelmäßig zu Hautperforationen. Die übrigen Zähne führen eher zu Riss-Quetsch-Wunden, die das Gebiss meist gut re-

konstruierbar abbilden. Die **Zuordnung** zu einem bestimmten Tier kann wie beim Menschenbiss **morphologisch** oder per spezieller **DNA-Analyse** (z. B. canine forensic STR system) erfolgen.

5.6 Schussverletzungen (punktförmige Gewalt)

Die Schussverletzung kann als **Sonderform der stumpfen Gewalt** angesehen werden. Alternativ kann die Bezeichnung »punktförmige Gewalt« vorgeschlagen werden: Ein Geschoss trifft mit einer minimalen Fläche aber hoher Geschwindigkeit auf den Körper. Entscheidend für die Schusswirkung sind die abgegebene Energie und die Radialbeschleunigung im Gewebe. Darüber hinaus entstehen Gewebeschädigungen unabhängig vom Geschoss durch die Druckwelle und verschiedene Partikel aus der Treibladung. So ist nachvollziehbar, dass Schreckschusswaffen lebensgefährliche Verletzungen hervorrufen können. Zur punktförmigen Gewalt (geringe Auftrefffläche, hohe Geschwindigkeit) können Verletzungen durch Pfeile (Bogen oder Armbrust), Speere oder Vogelschnäbel gezählt werden. Verletzungen durch Vogelschnäbel betreffen am häufigsten Kopfschwarte und

Kalotte von Wanderern oder Joggern, die sich unbeabsichtigt dem Nest eines Raubvogels (z. B. Bussard) nähern.

5.6.1 Waffenrecht

Der Erwerb und das Mitführen von Waffen sind in Deutschland an eine Erlaubnis gebunden. Das Waffengesetz (WaffG) regelt Erwerb, Lagerung, Umgang, Instandsetzung und Handel mit Waffen. Die Erlaubnis zum Besitz einer Waffe wird durch eine Waffenbesitzkarte (WBK) dokumentiert, das Führen einer Waffe gem. § 10 Abs. 4 WaffG durch einen Waffenschein. »Führen« im Sinne des Waffenrechts meint das zugriffsbereite Vorhalten einer Waffe, was nur in Ausnahmefällen gestattet ist und nicht an allen Orten. Vor dem 25. Lebensjahr muss dem Antrag auf eine Waffenbesitzkarte ein medizinisch-psychologisches Gutachten beigelegt werden, Sportschützen dürfen erst ab 21 Jahren großkalibrige Gewehre und Pistolen besitzen. Für Jagdwaffen gelten spezielle Transportvorschriften. Gemäß Waffengesetz dürfen in Erfüllung der Anforderungen des Schusswaffenprotokolls der Vereinten Nationen seit 2008 z. B. Hieb- und Stoßwaffen oder feststehende Messer mit einhändig feststellbarer Klinge (Einhandmesser) und Messer mit einer Klingenlänge von mehr als 12 cm nicht mehr geführt werden.

5.6.2 Schusswaffentypen und Munition

In der rechtsmedizinischen Praxis kommen Schussverletzungen nach Suiziden, bei Tötungsdelikten und nach Unfällen beim Umgang mit einer Schusswaffe vor, gelegentlich auch im Rahmen von Geschädigtenuntersuchungen bei überlebter Schussverletzung. Die Art einer Schussverletzung bzw. das Spurenbild wird bestimmt durch die Art der verwendeten Schusswaffe. Eine systematische Aufteilung der Schusswaffentypen zeigt ◘ Tab. 5.14.

Gezogener Lauf Nur bei Flinten ist das Innere des Laufes glattwandig. Alle übrigen Schusswaffen werden heutzutage mit einem sog. gezogenen Lauf hergestellt. Die Züge sind spiralig angeordnete, parallel zueinander verlaufende Rinnen in der gesamten Länge des Laufs. Sie geben dem Geschoss einen Drall und stabilisieren damit seine Flugbahn. Die zwischen den Zügen vorstehenden Flächen werden »Felder« genannt. Forensisch bedeutsam ist, dass das Projektil ein hochindividuelles Schartenmuster erhält anhand dessen eine Zuordnung zu einer bestimmten Waffe möglich ist.

Patronenaufbau Eine moderne Patrone besteht aus: Hülse, Treibmittel, Zündelement und Geschoss.

Patronenbezeichnung Die Bezeichnung einer Patrone setzt sich zusammen aus: Kaliber in Millimeter (mm) oder in Zoll (Inch), Hülsenlänge (in mm) und evtl. Zusatzbezeichnung.

Kaliber Das Kaliber wird nicht als Außendurchmesser des Geschosses gemessen sondern richtet sich nach dem Laufdurchmesser der dazugehörigen Waffe. Der Innendurchmesser des Laufs wird über den Feldern bestimmt.

Knallkartuschen Die oftmals als »Platzpatronen« bezeichneten Knallkartuschen sind prinzipiell wie eine normale Patrone aufgebaut, es fehlt jedoch das Geschoss. Die Hülsen werden stattdessen entweder vorn mit einer Kunststoffeinlage abgeschlossen, die mit Sollbruchstellen versehen ist, oder sie werden vorn zugebördelt.

Reine Knallkartuschen sind nur mit Treibmittel geladen. Darüber hinaus existieren sog. **Reizstoffkartuschen**, in denen außerdem ein Reizstoff in Pulverform eingebracht ist. Typische Reizstoffe hierfür sind CS (2-Chlorbenzyliden-malonsäuredinitril) oder Capsaicin (aus der roten Chili, Wirkstoff des sog. Peffersprays).

Geschossarten Man unterscheidet **Vollgeschosse**, die vollständig aus demselben Material (z. B. Blei) bestehen, von **Mantelgeschossen** mit einem gleichmäßigen Kern und einer Hülle aus einer dünnen Schicht eines anderen Materials (z. B. Bleikern und Stahl- oder Kupfermantel). In der Jagd werden Teilmantelgeschosse verwendet, die sich beim Eintritt in den Körper zerlegen und zu besonders umfangreichen Verletzungen führen. Hinsichtlich Ihres Verhaltens im Körper werden Geschosse unterschieden (◘ Tab. 5.15).

Die unterschiedlichen Munitionsarten wurden und werden für die verschiedensten Anforderungen entwickelt: **Jagdmunition** soll möglichst schnell töten. Primäres Ziel der **Kriegsmunition** ist das Verletzen, da ein verletzter Soldat ein bis zwei weitere Soldaten für seine Versorgung bindet und somit zusätzlich temporär kampfunfähig werden lässt. **Scharfschützenmunition** muss schnell und effektiv töten, möglichst ohne in unmittelbarer Nähe befindliche Menschen zu verletzen. Die Polizei setzt in den Dienstpistolen zunehmend sog. **Quick-Defense-Munition** (alternative Bezeichnung: Menstopper-Munition) ein: Die eigentliche Spitze des vollummantelten Hohlspitzgeschosses wird durch eine Kunststoffkugel

5

◻ Tab. 5.14 Systematik der Schusswaffen – Auswahl

Typen	Untertypen	Besonderheiten
Kurzwaffe	Revolver	Grundsätzlich Einzelfeuerwaffen: Hahn schlägt beim Durchziehen des Abzugs auf den Zündstift und muss vor jedem Schuss gespannt werden. Single-Action-Revolver: Spannen nur am Hahn selbst möglich. Am Double-Action-Revolver Spannen des Hahns zusätzlich mittels Durchziehen des Abzugs möglich. Beim Spannen des Hahns gleichzeitig Weiterdrehen der Trommel. Je nach Waffentyp Drehung der Trommel nach rechts oder links, Fassvermögen 5–9 Schuss. Hülse bleibt nach dem Schuss in der Trommel.
	Pistole	Heutzutage nahezu ausschließlich mehrschüssige Selbstlader: Nach Schussabgabe durch Rückholvorgang des Verschlussstückes Hülsenauswurf und Nachladung einer neuen Patrone. Vor dem 1. Schuss manuelles Zurückziehen des Verschlussstückes zum Laden der 1. Patrone. Patronenvorrat in einem Magazin im Griff. Bei Pistolen mit größeren Mündungsimpulsen verriegelbarer Verschluss vorgeschrieben. Einschüssige Pistolen als Sportwaffen.
	Maschinen-pistole	Automatische Waffen, verschießen Pistolenmunition. Einfacher Aufbau (zuschießender unverriegelter Masseverschluss). Oft gar nicht für Einzelfeuer eingerichtet. Bekanntestes Modell: Uzi. Schusskapazität je nach Magazin zwischen 30–50 Schuss, sog. Trommelmagazine mit bis zu 100 Schuss
Langwaffe (Gewehr)	Büchse	Zum Verschießen von einzelnen Geschossen, gezogener Lauf. Jagdgewehre sind überwiegend Einzellader. Armeegewehre sind meist automatische Waffen – sog. Sturmgewehre – mit Gasdruckladeprinzip. Magazine mit 20–30 Schuss. Einzelfeuer, Dauerfeuer und oftmals auf 3 Schuss begrenzte Feuerstöße einstellbar. Weltweit bekanntestes Sturmgewehr: AK-47 aus Russland (»Kalaschnikow«). Maschinengewehre: auf große Schusskapazität ausgelegte Automaten. Meist Zufuhr von gegurteter Munition mit bis 250 Schuss pro Gurt. Schwere standfeste Lafette notwendig
	Flinte	Einzellader zum Verschießen von Schrot, glatter Lauf. Nahezu ausschließlich als Jagdgewehr. Doppelflinte: Zwei Flintenläufe. Kombinationen mit Büchsenläufen möglich. Flinten- und Büchsenlauf nebeneinander: Büchsflinte, übereinander: Bockbüchsflinte. Dreiläufige Gewehre werden als Drillinge bezeichnet, häufige Kombination: Zwei Flintenläufe nebeneinander und darunter ein Büchsenlauf.
Schreckschusswaffen		Nachbildungen von echten Revolvern oder Pistolen mit Funktionsweise der Vorbilder. Sog. Laufattrappe muss fest mit Rahmen verbunden sein. Im Innern der Laufattrappe Schikanen aus Hartmetall. Verschießen von Knallkartuschen

Zahlreiche Spezialwaffen und historische Schusswaffen, die im Einzelfall relevant werden können, sind nicht aufgeführt.

◻ Tab. 5.15 Einteilung der Geschosse nach Ihrem Verhalten im Körper

Geschossbezeichnung	Verhalten im Körper
Formstabile Geschosse	Beibehalten der Form nach Eindringen in den Körper; geringere Energieabgabe; häufiger Durchschüsse
Deformierende Geschosse	Beim Eindringen in den Körper Vergrößerung der Energie übertragenden Fläche; kein Materialverlust
Zerlegende Geschosse	Zersplitterung beim Durchdringen des Zielmediums; hohe Energieabgabe; umfangreiche Gewebsdestruktion; sog. »Dum-Dum-Geschosse«

gebildet. Das Geschoss pilzt früh beim Eindringen in das Gewebe auf. Die Folgen sind eine geringe Eindringtiefe und hohe Energieabgabe, um den Getroffenen zu stoppen, jedoch so wenig wie möglich zu verletzen.

Schrotpatronen Die Hülse von Schrotpatronen ist meist aus Kunststoff. Nur der Kopf ist aus Metall, in ihm befindet sich die Zündkapsel. Die davor befindliche Treibladung wird von den Schrotkörnern durch einen Filzpfropfen getrennt, um eine Durchmischung zu verhindern. In den modernen Schrotpatronen ist der Filzpfropfen durch einen »Becher« aus Kunststoff ersetzt, der die Schrotkörner enthält und dessen hoher, hohler Fuß die Distanz zur Treibladung vorgibt. Die Schrotkörner haben in Abhängigkeit von dem zu beschießenden Wild unterschiedliche Durchmesser. Nach Verlassen des Flintenlaufs beginnen die Schrotkörner zu »streuen«.

Zündelement Heute werden bleifreie Zündsätze verwendet. Sie haben das früher gängige Sinoxid (Hauptbestandteile Bleitrizinat und Bariumnitrat) weitgehend abgelöst.

Treibmittel Das Treibmittel liefert die Energie für den Schuss. Der älteste bekannte Explosivstoff, der als Treibladung verwendet wurde, ist das Schwarzpulver (75 % Kaliumnitrat, 15 % Holzkohle, 10 % säurefreier Schwefel; Herstellung in Pulvermühle). Bei der modernen Munition hat sich Zellulosenitrat (syn. Nitrozellulose) durchgesetzt.

5.6.3 Einschuss

Trifft ein Projektil auf die Haut, wird das Gewebe in Schussrichtung beschleunigt. Durch den Drall des Geschosses findet zusätzlich eine Radialbeschleunigung statt. Zur Perforation der Haut ist eine sog. **Grenzgeschwindigkeit** von etwa **50 m/s** notwendig. Obligate sog. Einschusszeichen sind ein **zentraler Gewebsdefekt** (nicht adaptierbar) und ein angrenzender **Schürfsaum**. Fakultativ kann sich außerdem zwischen zentralem Defekt und Schürfsaum ein **Abstreifring** und um den Schürfsaum herum ein **Kontusionshof** ausbilden (◘ Abb. 5.40):

- **Schürfsaum:** Es wird angenommen, dass durch temporäres Einstülpen der Haut mit Schürfung in Richtung des Einschusses der Schürfsaum entsteht. Nach orthogonalem Auftreffen des Geschosses auf der Haut ist der Schürfsaum rund und ca. 1–2 mm breit.

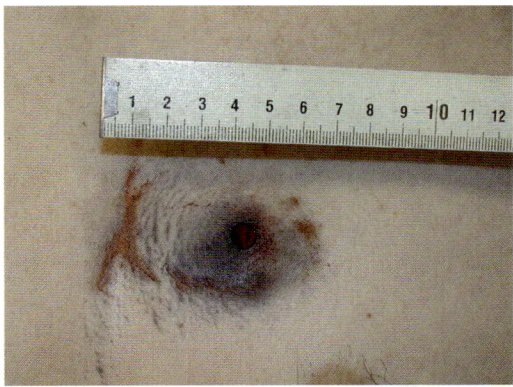

◘ **Abb. 5.40 Einschussverletzung.** Einschusszeichen mit zentralem, nicht adaptierbarem Defekt, geringem Schürfsaum, fehlendem Abstreifring (Bekleidung!) und Kontusionshof

- **Abstreifring:** Dem Projektil anhaftende ölige Rückstände lagern sich am Rand des zentralen Einschussdefekts in Form eines schwärzlichen Rings ab. Die Ausprägung des Abstreifrings bzw. ob dieser überhaupt sichtbar ist, ist dementsprechend abhängig vom Grad der Verschmutzung des Laufs. Wird die Kleidung durchschossen, kann der Abstreifring auf der äußersten Bekleidungsschicht (und nicht an der Einschusswunde) sichtbar sein.
- **Kontusionshof:** Der Kontusionshof wird als Projektion der temporären Wundhöhle auf die Haut verstanden. Der Kontusionshof grenzt an den Schürfsaum, ist rötlich-livide und nach peripher abblassend.A

Knöchernes Einschusszeichen am Schädel Bei einem Einschuss im Bereich des Neurokraniums entsteht an der Lamina externa ein rundlicher Defekt, der sich trichterförmig durch die Diploe zur Lamina interna hin erweitert. Beim Ausschuss findet sich eine entsprechende Erweiterung von der Lamina interna zur Lamina externa (◘ Abb. 5.41).

5.6.4 Schusskanal und Schussrichtung

In der Praxis ist die Darstellung des Schusskanals mit Bestimmung der Schussrichtung von großer Bedeutung. Zusammen mit der Schussentfernung (▶ Abschn. 5.6.6) ergeben sich wichtige Anhaltspunkte für die Rekonstruktion des Schusswinkels und der Position des Schützen. Je nach Projektilendlage und Schusskanal

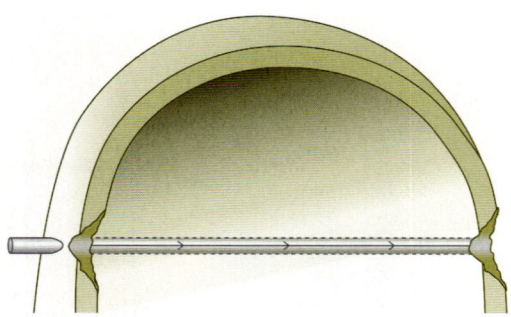

⬛ Abb. 5.41 Einschuss- und Ausschussmorphologie am Schädelknochen

bzw. weiteren Besonderheiten können verschiedene Schusstypen beschrieben werden (⬛ Tab. 5.16).

Temporäre Wundhöhle Die temporäre Wundhöhle im Schusskanal entsteht durch »Abströmen« der kinetischen Energie an der Kontaktfläche, wobei sich eine radiale Beschleunigungskomponente einstellt und sich das Medium verformt, je nach Art elastisch und/oder plastisch. Hinter dem Geschoss entsteht ein Raum, in dem ein Vakuum herrscht. Das Vakuum und die in dem Medium (Gewebe) gespeicherte elastische Energie führen zum Zusammenfallen der temporären Wundhöhle. Bei hohen Geschwindigkeiten kann es dadurch zum Zerfetzen von Organen kommen. Der Hirnschädel kann sich nur minimal ausdehnen, ein Entweichen des Druckes kann nur über die Ein- und Ausschussöffnung stattfinden. Hierbei wird Gewebe mitgeschleudert. Da der Einschuss die zuerst entstehende Öffnung darstellt, wird dieser primär zur Druckentlastung genutzt. So entstehen die Rückschleuderspuren, also Gewebebeschleuderspuren entgegen der Schussrichtung (sog. Backspatter; ⬛ Abb. 5.42).

Bei zu hohen Geschossgeschwindigkeiten ist ein Bersten des Hirnschädels im Extremfall mit Herausschleudern des gesamten Hirngewebes möglich (sog. Krönlein-Schuss) (⬛ Abb. 5.43).

⬛ Tab. 5.16 Schusstypen	
Bezeichnung	**Charakteristika**
Steckschuss	Fehlendes Austreten des Projektils aus dem Körper. Gelegentlich Projektil gegenüber der Einschusslokalisation subkutan tastbar. Mögliche Gründe: Geringe Durchschlagskraft des Geschosses, schräges Auftreffen, Abbremsen durch Knochen
Durchschuss	Projektil hat den Körper verlassen und wird außerhalb aufgefunden. Bei Pistolenmunition üblicherweise erst ab Kaliber 7,65 mm
Winkelschuss	Richtungsänderung des Geschosses im Körper: Ablenkung durch Auftreffen auf Gewebe unterschiedlicher Dichte, z. B. Knochen
Streifschuss	Projektil streift die Haut. Rinnenförmige grobe Aufreißung der Haut, ggf. mit Unterhaut, zusätzlich davon ausgehend in Schussrichtung verlaufende, schräge kleinere Einrisse in der Haut, z. T. schwer abgrenzbar von einer Platzwunde
Tangentialschuss	Nahes Beieinanderliegen von Ein- und Ausschuss. Der Schusskanal durchsetzt Haut, Unterhaut oder möglicherweise tiefere Weichteilschichten. Deutlicher ovalärer Schürfsaum des Einschusses gegen die Schussrichtung zeigend
Kontur- oder Ringelschuss	Beim Schädelschuss: Projektil hat nur noch geringe kinetische Energie. Beim inneren Ringelschuss Bewegung entlang der Lamina interna gegenüber dem Einschuss. Beim äußeren Ringelschuss zwar Durchdringen des Schädeldachs, nicht jedoch der Kopfschwarte – Bewegen des Projektils zwischen Lamina externa und Kopfschwarte
Gellert-Schuss	Ablenken des Geschosses auf seiner Flugbahn durch Streifen von Gegenständen. Dadurch tödliche Verletzungen möglich, obwohl eigentlich in eine andere Richtung geschossen wurde (z. B. Warnschuss). Durch veränderte Flugbewegung des Geschosses (u. a. Verlust des Dralls) sind atypische Einschusswunden mit fehlenden Einschusszeichen und adaptierbaren Wundrändern möglich
Krönlein-Schuss	Schädeldurchschuss mit rasantem Geschoss. Sprengung des Schädeldachs durch die temporäre Wundhöhle mit vollständiger Exenteration des Gehirnes

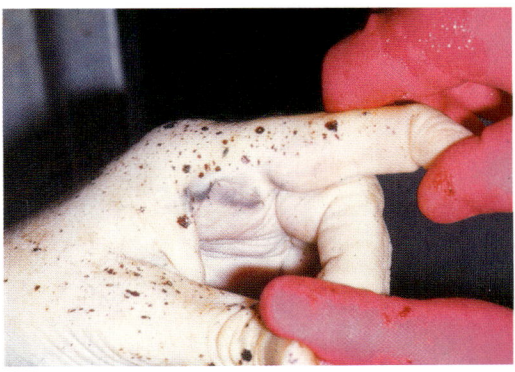

■ **Abb. 5.42** »**Backspatter**«. Gegen die Schusshand geschleuderte Gewebefragmente

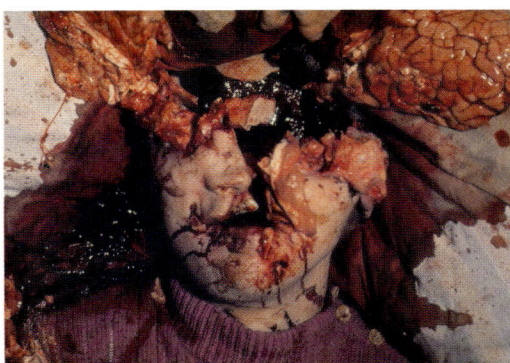

■ **Abb. 5.43 Krönlein-Schuss.** Exenteration des kompletten Hirngewebes

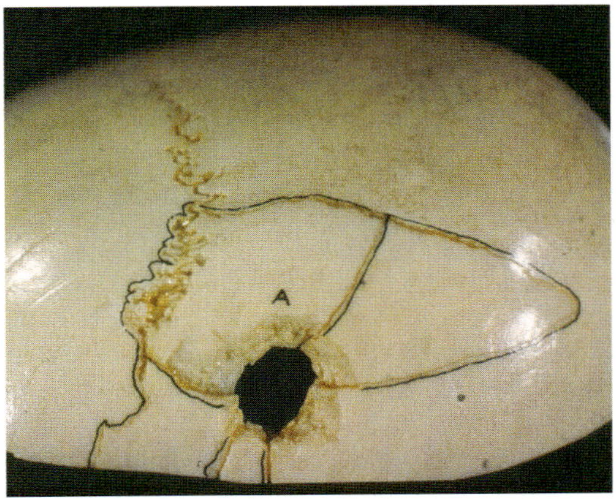

Knöcherner Durchschuss Die knöchernen Defekte bei einem Durchschuss können durch das Aufdehnen des Knochengewebes mit nachträglichem Kollabieren kleiner sein als das Kaliber des Projektils (meist bei höheren Geschwindigkeiten). Andererseits können durch die Ausdehnung der temporären Wundhöhle oder Störungen der Flugbahn des Projektils Defekte entstehen, die größer sind als der Außendurchmesser des Geschosses.

> ❯ Selbst anhand eines sauberen runden Defektes an der Lamina externa bei einem Einschuss am Neurokranium ist ein sicherer Rückschluss auf das verursachende Kaliber nicht möglich. Das tatsächliche Kaliber kann größer oder kleiner sein.

5.6.5 Ausschuss

Beim Austreten eines Projektils wird die Haut durch die temporäre Wundhöhle und das Projektil gespannt bis sie platzt. Es würde sich also um eine echte »Platzwunde« handeln. Häufig ist der Ausschuss größer als der Einschuss, dies ist jedoch kein zwingendes Kriterium.

> ❯ Die Ausschusswunde ist durch eine weitgehende Adaptierbarkeit der Wundränder gekennzeichnet, weiterhin durch eine fehlende Schürfung der Wundränder und ein Fehlen von sonstigen Einschusszeichen.

Insbesondere wenn Knochensplitter in Schussrichtung mitgerissen werden, können Gewebeteile aus dem Ausschuss herausgerissen werden, was zu einem unregelmäßigen, meist nicht zentral befindlichen Gewebsdefekt führen kann.

■ **Abb. 5.44 Ausschussverletzung mit trichterförmiger Erweiterung nach außen** – Abhebung der Lamina externa – und angrenzenden Frakturen

Pseudoschürfsaum Liegt der Haut beim Ausschuss Kleidung an, kann diese als Widerlager fungieren. Dadurch kann eine Hautschürfung entstehen, die als Vertrocknung imponiert.

Bei einem Berstungsbruch durch Sprengung des Schädels bei einem Durchschuss kann es schwierig sein, die »echte« Ausschussverletzung von weiteren Hautaufreißungen in der Kopfschwarte und der Gesichtshaut abzugrenzen.

Knöchernes Ausschusszeichen Beim Schädel-Hirn-Durchschuss stellt sich der Ausschuss von der Lamina interna zur Lamina externa hin trichterförmig erweitert dar. Beim zerborstenen Hirnschädel kann dies durch Adaptieren der Knochenfragmente rekonstruiert werden (■ Abb. 5.44).

Werden lange Röhrenknochen diaphysär nahe der Längsachse durchschossen kann ein ähnliches Bild wie an der Schädelkalotte mit trichterförmiger Erweiterung in Schussrichtung entstehen.

5.6.6 Schussentfernung

Zur Bestimmung der Schussentfernung wird die Einteilung primär anhand morphologischer Kriterien in die drei Kategorien **absoluter Nahschuss** (aufgesetzter Schuss), **relativer Nahschuss** und **Fernschuss** vorgenommen (◻ Tab. 5.17).

Schussentfernungsbestimmung Eine absolute Bestimmung der Schussentfernung kann nur über den chemischen oder spektrographischen Nachweis der Schmauchelemente und deren Dichte erfolgen. Dafür ist am Leichnam ein wenigstens ca. 10 × 10 cm messendes Hautareal mit dem in der Mitte gelegenen zentralen Defekt des Einschusses zu asservieren (Aufspannen auf Pappe oder Kork, Einzeichnen der Orientierung, ggf. Einfrieren). Wurde über der Einschusswunde Kleidung getragen, sind hieran Schmauchspuren zu erwarten und die Kleidung ist sicherzustellen. Finden sich Pulverschmauchantragungen am Rande einer knöchernen Einschussverletzung, dann kann von einem Nahschuss ausgegangen werden (◻ Abb. 5.45).

Im Moment der Schussabgabe kann es zu unterschiedlich ausgeprägten Pulverschmauchablagerungen auf der Haut der Hand kommen, mit der geschossen wurde. Dabei finden sich im Vergleich der Hände miteinander typische Zonen verstärkter Pulverschmauchantragungen (◻ Abb. 5.46a-b).

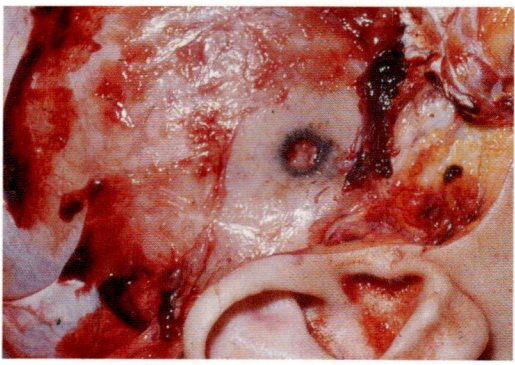

◻ **Abb. 5.45 Pulverschmauchniederschläge** um die knöcherne Einschussverletzung des Schädeldaches

Die Einschussmorphologie und begleitende Befunde in Abhängigkeit von der Schussentfernung sind in ◻ Abb. 5.47a-d dargestellt.

5.6.7 Spezielle Schussverletzungen

Als spezielle Schussverletzungen werden im Folgenden diejenigen angesehen, die nicht durch ein einfaches Projektil entstanden sind, das mit einer Lang- oder Kurzwaffe verschossen wurde.

Schrotschussverletzungen Die Schrotkörner verlassen den Flintenlauf zusammen mit dem Kunststoffbecher oder Filzpfropfen. Vor der Mündung beginnen die Schrotkörner zu streuen. Je größer die Entfernung zur Flintenlaufmündung ist, desto weniger dicht sind die Schroteinschläge in der Haut. Bei sehr geringem

◻ **Tab. 5.17** Kategorien der Schussentfernung

Kategorie	Morphologische Kriterien am Einschuss
Absoluter Nahschuss	Schmauchhöhle mit Pulverschmaucheinlagerungen, beim Schädel auf der Lamina externa befindlich, ggf. unter dem Periost oder sogar auf der Dura. Sternförmige Aufreißung der Haut möglich. Stanzmarke als Abdruck des Waffengesichts nach festem Aufdrücken der Mündung bei Schussabgabe. CO-Myoglobinbildung mit lachsrot verfärbter Muskulatur entlang des Schusskanals, besonders in dessen Anfangsteil
Relativer Nahschuss	Schmauchniederschläge und Pulverkörncheneinsprengungen um den zentralen Defekt herum; Erkennbarkeit mit bloßem Auge etwa bis zu einem Abstand der Mündung bis zur Haut von der doppelten Lauflänge der verwendeten Waffe
Fernschuss	Fehlende Nahschusszeichen

Die genannten Kriterien treten ergänzend zu den Einschusszeichen auf (▶ Abschn. 5.6.3).

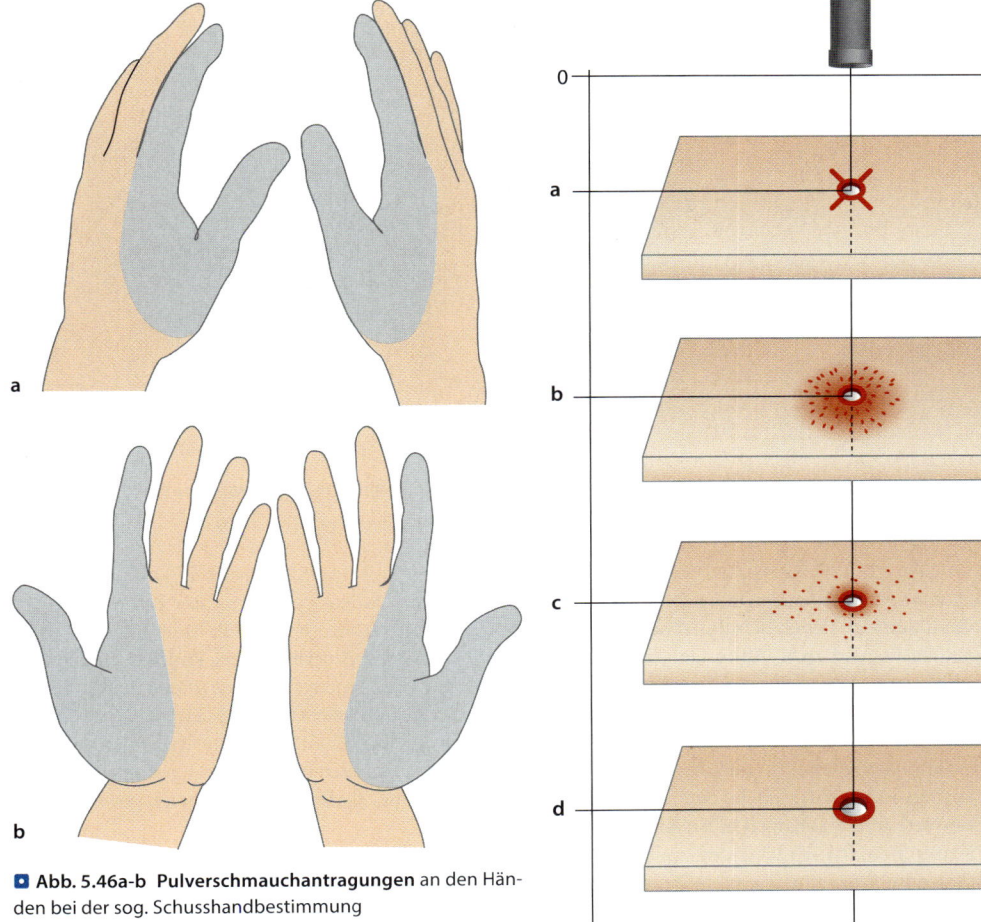

Abb. 5.46a-b Pulverschmauchantragungen an den Händen bei der sog. Schusshandbestimmung

Abstand kann es zur Perforation der Haut durch den Kunststoffbecher kommen, die noch zusammenhängende Schrotgarbe wirkt zunächst wie ein solides Einzelgeschoss. Die Schrotkörner streuen dann im Körperinnern durch den sog. Billardeffekt. Beim aufgesetzten Schuss mit Schrotmunition erlangen zusätzlich die expandierenden Mündungsgase Relevanz. Die Folgen können in Abhängigkeit von der Lokalisation die Ausbildung einer Schmauchhöhle, ein Zerbersten von inneren Organen oder die Sprengung des Schädels sein.

Die Einschusswunden zeigen einen überkalibergroßen zentralen Defekt mit Zähnelung des Randes. Mit zunehmendem Abstand kommt es zu separaten kleinen Einschüssen von Randschroten (■ Abb. 5.48). Bei Schussentfernungen ab ca. 5 m wird bei Schrotschussverletzungen üblicherweise kein zentraler Defekt mehr beobachtet, stattdessen multiple Einzelein-

Abb. 5.47a-d Befunde in Höhe des Einschusses bei unterschiedlichen Schussentfernungen. a Absoluter Nahschuss mit Stanzmarke. **b** Relativer Nahschuss aus sehr geringer Entfernung mit um den Einschussdefekt gelegenen Pulverkorneinsprengungen. **c** Relativer Nahschuss aus etwas weiterer Entfernung mit größerem Radius der Pulverkorneinsprengungen. **d** Fernschuss; keine Nahschusszeichen

schüsse. Die zahlreichen Schrotkugeln sind radiologisch gut darstellbar (■ Abb. 5.49).

Verletzungen durch Bolzenschussgeräte Bolzenschussgeräte sind als Werkzeuge zur Tiertötung vor dem Schlachten entwickelt. Durch den Einsatz einer Knallkartusche wird eine kräftige Treibladung erreicht.

5

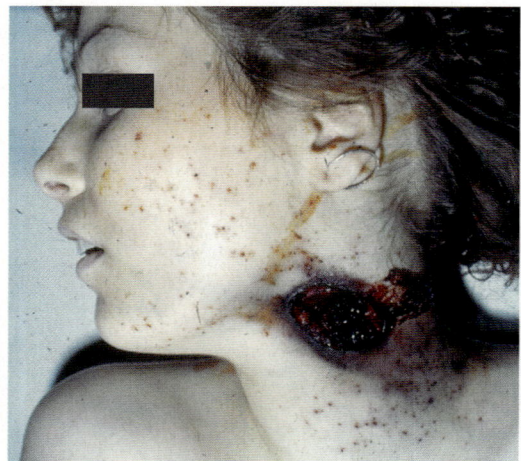

Abb. 5.48 Schrotkugelverletzungen. Zentral eine große und in der Umgebung in der Haut kleinere Schrotkugelverletzungen

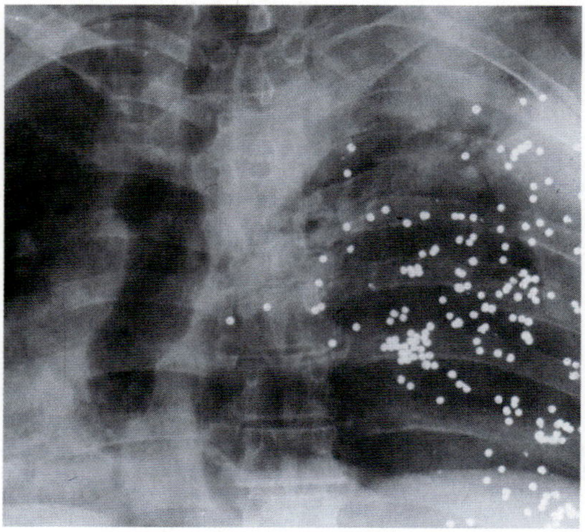

Abb. 5.49 Zahlreiche Schrotkugeln in einem Röntgen-Thorax-Bild

Diese treibt einen Metallbolzen in den Schädel des Tieres. Meist befinden sich neben dem Bolzenauslass einander gegenüberliegend zwei Öffnungen, aus denen der überschüssige Gasdruck und Schmauch entweichen können. Somit besteht das typische äußerlich erkennbare Verletzungsbild aus einem zentralen Defekt mit zwei angrenzenden Schmauchhöfen. Am Ende des Schusskanals ist im Hirngewebe eine aus Anteilen der Kopfschwarte und aus Knochen bestehende Ausstanzung anzutreffen. In der rechtsmedizinischen Praxis haben Bolzenschussgeräte vor allem Bedeutung als Suizidmittel, seltener werden sie für einen Homizid benutzt. Betroffen sind meist Berufsgruppen mit Zugang zu diesen Geräten wie Metzger oder Landwirte.

Verletzungen durch Schreckschusswaffen Der Gasstrahl kann in Abhängigkeit von der verwendeten Knallkartusche eine hohe Energieflussdichte erzeugen. Beim aufgesetzten Schuss oder beim relativen Nahschuss mit Abständen von wenigen Zentimetern können eine Penetrierung der Haut und sogar Verletzungen innerer Organe erreicht werden. Dünne Knochen können brechen. Am gefährlichsten ist das Ansetzen der Waffe am Kopf, insbesondere am Schläfenknochen. Dieser kann bersten und erhebliche Hirnverletzungen können die Folge sein.

Verletzungen durch Luftdruckwaffen Bei Luftdruckwaffen (Luftgewehr, Luftpistole) wird als Treibmittel mechanisch komprimierte Luft verwendet. Verschossen werden üblicherweise einzeln an den Beginn des Laufs eingebrachte sog. Diabolo-Geschosse. Abhängig

von dem verwendeten Geschoss, der Entfernung, der Auftrefflokalisation (bekleidete oder unbekleidete Haut) und dem Auftreffwinkel können Hämatome oder sogar Hautpenetrationen entstehen. Nach Penetration der Orbita oder einer dünnen Schläfenschuppe sind potenziell tödliche Gehirnverletzungen möglich. Weitere lebensgefährliche Verletzungen können nach Arrosion großer Gefäße im Halsbereich entstehen.

Explosionsverletzungen Explosionsverletzungen sind typische Verletzungen bei kriegerischen Handlungen sowie bei Terroranschlägen. Bei den Explosionsfolgen werden primäre, sekundäre, tertiäre und quartäre Verletzungen unterschieden (■ Tab. 5.18). Bei Explosionen kommt es einerseits zur Entstehung zahlreicher unterschiedlich großer Geschossfragmente und andererseits zu einer erheblichen Druckwelle. Charakteristisch sind multiple unterschiedlich große und unterschiedlich geformte flächenhafte Verletzungen der Haut in Abhängigkeit von der Entfernung zum Explosionsort (■ Abb. 5.50). Bei der Obduktion können entsprechend zum Teil zahlreiche Geschossfragmente asserviert werden, die inneren Organe weisen multiple Zerreißungen und Zerfetzungen auf, intrapulmonal teilweise bedingt durch die Druckwelle der Explosion. Amputationen von Extremitäten kommen ebenso vor wie die Abtrennung des Kopfes.

Pfeilschussverletzungen Pfeile werden mit Bögen oder Armbrüsten über eine vorgespannte Sehne verschossen. Entweder handelt es sich um historische Waffen oder moderne Sportgeräte. Ergänzend sind

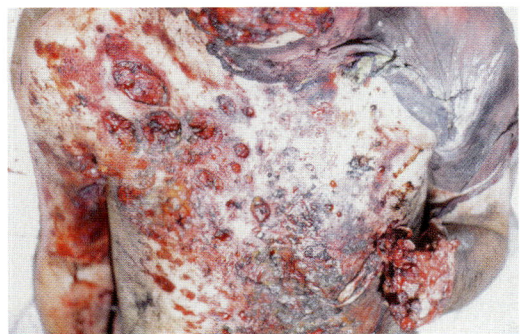

Abb. 5.50 Explosionsverletzungen. Zahlreiche unterschiedlich tief reichende Splitterverletzungen, Amputation von Kopf und Hand

Harpunen zu nennen, die einen aufpumpbaren Pressluftzylinder besitzen. Die Harpune wird gegen den Druck der komprimierten Luft von der Mündung her geladen.

5.6.8 Kriminologische Aspekte von Schussverletzungen

Beim suizidalen Erschießen handelt es sich um ein häufiges Phänomen. Bevorzugt betroffen sind naturgemäß Personen mit Zugang zu Schusswaffen, wie z.B. Jäger oder Polizeibeamte. Die entscheidende Frage bei Verstorbenen mit Schussverletzungen ist, ob eine Selbst- oder Fremdbeibringung stattgefunden hat. Die

Tab. 5.19 enthält die wichtigsten Kriterien zur Differenzialdiagnostik.

Todesursachen bei Schussverletzungen Bei den möglichen Todesursachen nach Schussverletzungen ist zu denken an:
- Sistierung des Blutkreislaufs infolge Zerstörung der Herzens oder eines Anteils der Aorta
- Verbluten aus verletzten großen Gefäßen
- Verbluten oder Herzbeuteltamponade nach Verletzung von Myokard oder Herzgefäßen
- Zerstörung lebenswichtiger Hirnareale, insbesondere des Stammhirns
- sekundäre Hirnschwellung nach Kopfschuss
- zentralnervös bedingter Schock mit Auswirkung auf die Herzfunktion

Obduktion Bei der Obduktion von Verstorbenen mit Schussverletzungen müssen die Anzahl der Ein- und Ausschüsse, die Schussrichtung und die Schussentfernung festgestellt werden. Außerdem ist die Frage zu beantworten, welcher der oder welche Schüsse tödlich waren. Vor der Eröffnung der Leiche sollten zumindest bei Verdacht auf Steckschüsse Röntgenaufnahmen der betroffenen Körperregion oder besser ein CT-Scan durchgeführt werden. Dies führt zum Nachweis von Projektilen und erleichtert das präparatorische Vorgehen mit Entnahme der Projektile erheblich. Im Leichnam verbliebene Projektile sind nur mit Kunststoffpinzetten zu bergen, um ballistische Untersuchungen zur Individualisierung der Waffe nicht zu beeinträchtigen.

Tab. 5.18 Klassifizierung von Explosionsverletzungen

Typ	Wirkung	Verletzungsmuster
Primär	**Luftstoß- und Überdruckwelle:** »shockwave« und »overpressure wave« i.S. eines Barotraumas	Trommelfellruptur, Lungenkontusion, Darmkontusionen, -perforationen, Einrisse des Mesenteriums, Leber- oder Milzruptur
Sekundär	**Projektil bzw. projektilartig:** durch Explosion beschleunigte Splitter aus der Bombenhülle oder der unmittelbaren Umgebung	Weichteilverletzungen, penetrierende Verletzungen mit Blutungen, Pneumothorax, Darmperforation
Tertiär	**Indirekte Auswirkungen der Druckwelle:** Sturz, Anpralltrauma, herabfallende oder umstürzende Gebäudeteile	Verschiedenste Formen v.a. der stumpfen sowie der scharfen bzw. halbscharfen Gewalt
Quartär	**Sonstige:** Verschütten, Flammen, heiße Rauchgase, radioaktive Elemente, biologische oder chemische Giftstoffe	Traumatische Amputationen, Kompartmentsyndrom, »crush injury«, Verbrennungen, Inhalationstrauma, Rauchgasinhalationen, Verstrahlung, biologische oder chemische Intoxikation

◻ **Tab. 5.19** Differenzialdiagnose zur Selbst- oder Fremdbeibringung von Schussverletzungen

Kriterien	Selbstbeibringung	Fremdbeibringung
Anzahl der Schussverletzungen	Eine	Mehr als eine möglich
Typische Einschusslokalisation	Schläfe, Mund	Regellos
Schussentfernung	Absoluter oder kurzer relativer Nahschuss	Alle Schussentfernungen
Schusswinkel	Steile Winkel durch die kurze Schussentfernung möglich	Eher flacher zur Transversalebene des Opfers
Backspatter an der Schusshand	Fakultativ vorhanden	Nicht vorhanden
Schmauchnachweis an der Schusshand	Positiv	Negativ
Schlittenverletzungen an der Schusshand, typischerweise zwischen Daumen und Zeigefinger	Selten	Nie
Auffinden der Waffe	In der Nähe des Leichnams	Überall möglich bzw. Waffe nicht auffindbar

5.7 Gewalt gegen den Hals

Fallbeispiel

Nachdem der 58-jährige allein lebende Mann sich mehrere Tage nicht bei seiner Tochter gemeldet hatte und sein Briefkasten nicht geleert wurde, lässt die Polizei die Wohnungstür öffnen. Sie findet den Wohnungsinhaber in aufrechter Körperposition frei hängend über einem offenbar umgestoßenen Hocker und mit einem doppelt um den Hals geführten 1,2 cm dicken Seil, welches zu einer Schlinge geknotet und an einem Dachbalken befestigt ist. Der Sitz des Knotens findet sich an der rechten Halsseite hinter dem Kiefergelenk, unter dem Strangwerkzeug zeigen sich zwei seitlich ansteigende bräunlich-vertrocknete Strangmarken. Die Haut dazwischen ist wallartig aufgeworfen und weist kleine Einblutungen auf. Die Gesichtshaut ist gedunsen, etwas zyanotisch, die Zunge hervorstehend, vom linken Mundwinkel abgehend zeigt sich eine diskrete, nur bei guten Lichtverhältnissen erkennbare Sekretabrinnspur. In der Haut des Gesichts, insbesondere in den Lidhäuten, Augenbindehäuten und in der Schleimhaut des Mundvorhofes sind zahlreiche petechiale Einblutungen nachweisbar. Nach Entkleidung zeigen sich strumpf- bzw. handschuhartig verteilte Totenflecke an den Armen und Beinen. Der Hausarzt hatte dem Patienten einige Wochen zuvor ein Antidepressivum verschrieben. Bei der Obduktion zeigt sich eine frische Unterblutung der Knochenhaut der rechten Clavicula in Höhe des Ansat-

▼

zes des M. sternocleidomastoideus. Der ventrale Bandapparat der Lendenwirbelbandscheiben weist an zwei Stellen eine Einblutung auf (sog. »Simon-Blutungen«). Anhaltspunkte für eine strangfremde Gewalt ergeben sich nicht.

Es gibt 3 Arten von komprimierender Gewalt gegen den Hals, die durch den von außen wirkenden Druck zur Kompression des Halses, d.h. zur Strangulation führt:
— Hängen bzw. Erhängen
— Würgen bzw. Erwürgen
— Drosseln bzw. Erdrosseln

Pathophysiologische Folgewirkungen der Strangulation können sein:
— Kompression zervikaler Venen und Arterien
— Stimulation von Pressorezeptoren, v.a. über den sog. Karotissinusreflex
— Kompression der Atemwege

Während es sich beim Erhängen meist um einen Suizid handelt, ist beim Erwürgen immer und beim Erdrosseln fast immer von einem Tötungsdelikt auszugehen. Selten sind vorgetäuschte Suizide durch Erhängen oder ein Selbsterdrosseln (in Engstellung fixierbares Drosselwerkzeug!) bzw. ein akzidentelles Erdrosseln. Ein akzidentelles Erhängen kommt bei autoerotischen Unfällen und bei Kindern, die gefährliche Erhängungsszenen spielen, vor.

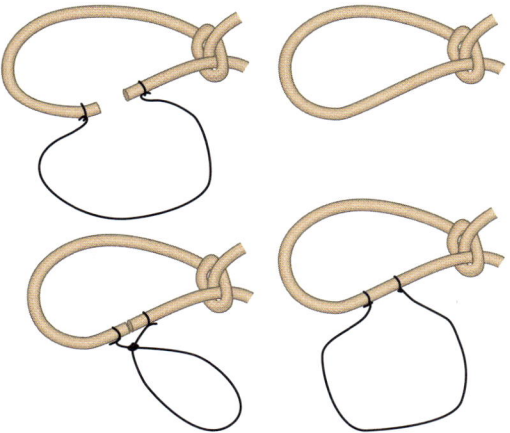

Abb. 5.51 Korrekte Sicherung des Strangwerkzeuges

Ebenso wie z. B. beim Ertrinken finden sich neben den für die Halskompression charakteristischen Befunden in unterschiedlicher Ausprägung allgemeine Zeichen des Erstickungstodes (▶ Abschn. 5.8).

> **Bei allen 3 Formen der Halskompression können die postmortal nachweisbaren Befunde bei der äußeren Leichenschau und bei der Obduktion je nach Art der Gewalteinwirkung und Intensität der Gegenwehr des Opfers sowie in Abhängigkeit von der Vollständigkeit und Dauer der Kompression der Halsgefäße erheblich variieren.**

Nach der Todesfeststellung sind Veränderungen am Leichenfundort zu vermeiden, das Strangwerkzeug ist bis zum Eintreffen der Polizei unverändert am Leichnam zu belassen und soll dann später möglichst nur an

einer Stelle durchtrennt werden mit Verbindung der beiden Durchtrennungsenden (▫ Abb. 5.51).

5.7.1 Erhängen

> **Erhängen**
>
> Halskompression durch ein Strangwerkzeug, wobei das eigene Körpergewicht die Kompression der Halsvenen und Halsarterien bewirkt.

Beim Erhängen ist eine vollständige Umfassung des Halses durch das Strangwerkzeug nicht erforderlich, die Halskompression von vorn kann auch bei nahezu liegender Position des Körpers oder im Sitzen bzw. Hocken ausreichen (▫ Abb. 5.52).

Todesursächlich vorrangig relevant ist nicht etwa die Verlegung der Atemwege (Trachea, Verschiebung des Zungengrundes), sondern der kompressionsbedingte Blutzirkulationsstopp im Gehirn mit – bei kompletter Kompression der Halsgefäße – sehr rasch eintretender Bewusstlosigkeit bzw. Handlungsunfähigkeit. Unterschieden werden das **typische** und das **atypische Erhängen** (▫ Abb. 5.53).

Das typische Erhängen ist seltener als das atypische Erhängen (▫ Tab. 5.20). Differenzialdiagnostisch ist ein mehr oder weniger symmetrisches meist seitliches Ansteigen der Strangmarke gegenüber dem horizontalen Verlauf beim Erdrosseln bedeutsam (▫ Abb. 5.54). Beim typischen Erhängen mit sehr rascher und weitgehend kompletter Kompression der Halsgefäße können stauungsbedingte Petechien fehlen, beim sog. atypischen Erhängen sind Petechien regelmäßig vorhanden.

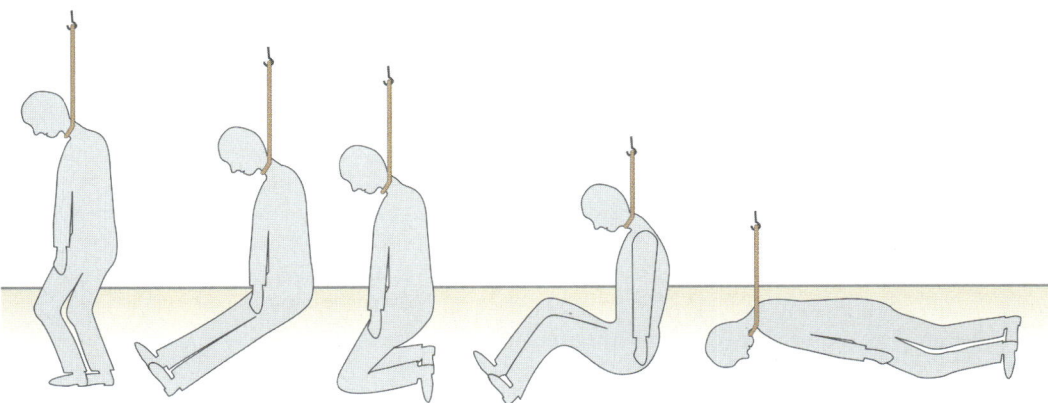

Abb. 5.52 Körperpositionen beim Erhängen

5

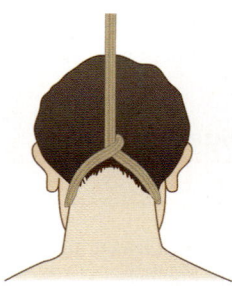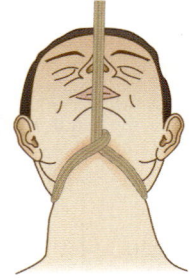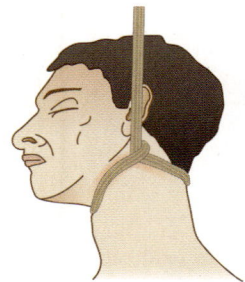

■ **Abb. 5.53** Typisches (links) und atypisches (Mitte und rechts) Erhängen

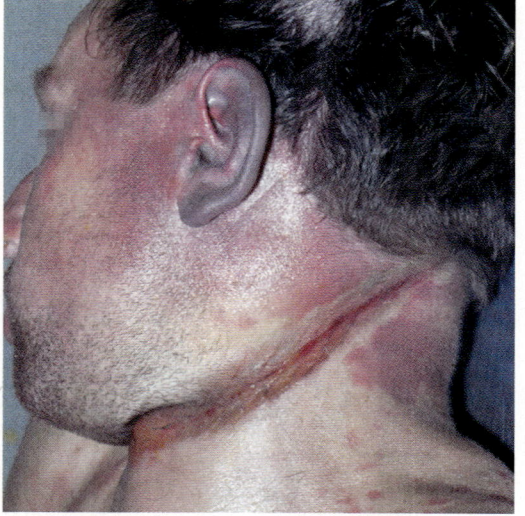

■ **Abb. 5.54** Seitlich ansteigende Strangfurche beim typischen Erhängen

> ❯ Eine horizontal verlaufende Strangmarke ist beim Tod durch Erhängen nur in nahezu liegender Körperposition möglich und dann im Regelfall nicht vollständig zirkulär nachweisbar. Ist die Erhängungsposition in solchen Fällen nicht belegt, ist der Verdacht auf ein Tötungsdelikt – Tod durch Erdrosseln – gegeben.

Die Formen der Halskompression führen zu unterschiedlichen Befunden in der Halshaut, sodass strangbedingte Verletzungen durch Erhängen bzw. Erdrosseln und durch Würgen voneinander abgegrenzt werden können.

Strangfurche beim Erhängen Beim Erhängen findet sich in der Halshaut der meist bereits bräunlich vertrocknete Abdruck des Strangwerkzeuges als Halshautimpression (»Strangfurche«), in der sich Abdruckkonturen des Strangwerkzeuges erkennen lassen (z. B. geriffelte oder geflochtene Struktur eines Strickes). Diese Abdruckkonturen können bei frühpostmortaler

■ **Tab. 5.20** Typisches und atypisches Erhängen

Befund	Typisches Erhängen	Atypisches Erhängen
Strangmarke	Symmetrisch beidseits zur Nackenregion ansteigende Lage der Strangfurche bzw. des Strangwerkzeuges	Asymmetrischer Verlauf der Strangfurche bzw. des Strangwerkzeuges
Knoten	Knoten oberhalb des Nackenhaaransatzes in der Körpermittellinie am höchsten Punkt des Nackens	Knotens außerhalb der Nackenmitte, z. B. seitlich über dem Kieferwinkel oder an der Halsvorderseite
Körperposition	Frei hängender Körper	Kontakt des Körpers mit dem Boden (Füße aufsetzend, sitzend, hockend, fast liegend)
Zeichen der Halskompression	Bei primär kompletter Kompression der Halsgefäße wenig ausgeprägt bis fehlend; geringe Dunsung des Gesichtes, Petechien können komplett fehlen	Primär inkomplette Kompression der Halsgefäße, deshalb deutliche Zeichen der Halskompression; intensive Dunsung des Gesichtes, z. T. zahlreiche Petechien

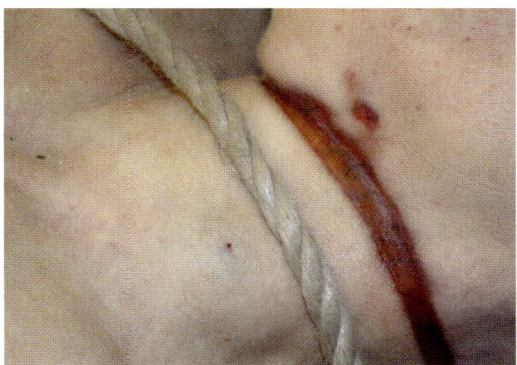

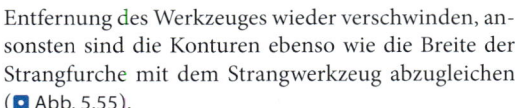

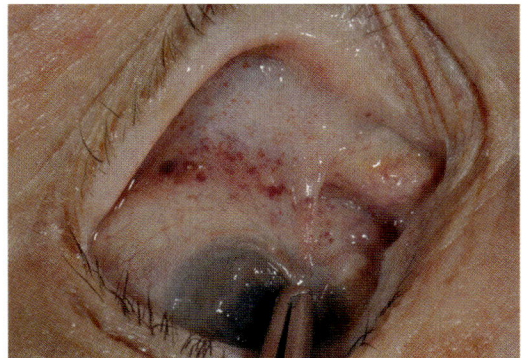

◘ Abb. 5.55 Strangfurche mit zugehörigem Strangwerkzeug beim Erhängen

◘ Abb. 5.56 Petechien in der Lidbindehaut beim sog. atypischen Erhängen

Entfernung des Werkzeuges wieder verschwinden, ansonsten sind die Konturen ebenso wie die Breite der Strangfurche mit dem Strangwerkzeug abzugleichen (◘ Abb. 5.55).

Wurde ein sehr breites Strangwerkzeug benutzt, z. B. ein breiter, weicher Schal, dann können u. U. nur diskrete Halshautbefunde vorhanden sein. Bei aufrechter Körperposition verläuft die Strangfurche meist oberhalb des Kehlkopfes, am unteren Rand können als Folge eines Verrutschens des Strangwerkzeuges im Moment des Hineingleitens in die Schlinge Hautschürfungen auftreten (Kein Vitalitätszeichen!). Eine Strangfurche ist kein Vitalitätszeichen, da vergleichbare Befunde auch postmortal beigebracht werden können (z. B. erst Erdrosseln, dann Erhängen zur Vortäuschung eines Suizides).

Zwischenkammblutungen Bei zwei- oder mehrtourig um den Hals geschlungenem Strangwerkzeug können als Folge einer Quetschung der Haut in der Kuppe dazwischenliegender Hautfalten kleine Einblutungen auftreten.

Hämodynamische Folgen der Halskompression Die inkomplette Kompression der Halsgefäße beim atypischen Erhängen – unvollständiger Gefäßverschluss, relativ wenig Gewicht in der Schlinge, intervallartige Kompression – führt zu einem Strangulationsdruck, der den Binnendruck der Halsvenen übersteigt. Dadurch wird der Blutrückfluss zum Herzen behindert und es resultiert eine akute Stauung, Dunsung und Zyanose des Gesichtes bzw. oberhalb der Strangfurche. Nach ca. 20 Sekunden andauernder Strangulation treten petechiale Blutungen der Gesichtshaut auf, insbesondere der Lidhäute, der Augenbindehäute und in der Schleimhaut des Mundvorhofes (◘ Abb. 5.56).

Beim **typischen Erhängen** mit frei hängendem Körper können die zervikalen Venen und Arterien schlagartig komplett komprimiert sein, sodass hämodynamische Folgen fehlen: Keine Dunsung, das Gesicht ist blass, keine Petechien. Daneben kann es in beiden Fällen zu neurologischen Folgen der Halskompression (vermehrter Speichelfluss, unwillkürlicher Urin- und Stuhlabgang, spontaner Abgang von Ejakulat) kommen.

Selbstrettungsversuch Versucht eine Person den Tod durch Erhängen durch Griff an bzw. in die Schlinge zu verhindern, so können Verletzungen der Hals- und Wangenhaut auftreten, ein oder mehrere Finger können in der Schlinge bleiben.

Verlauf des Erhängens Die komprimierende Gewalt gegen den Hals kann je nach Intensität der Kompression sehr rasch zur Bewusstlosigkeit und zum Tode führen mit einem stadienhaften Verlauf (◘ Tab. 5.21).

Obduktionsbefunde Den Obduktionsbefunden kann entscheidende Bedeutung beim Nachweis des Gelebthabens zum Zeitpunkt des Erhängens zukommen. Dabei gibt es Befunde durch die direkte lokale Gewalteinwirkung sowie indirekte Befunde:

- Kompression und Vertrocknung des subkutanen Fettgewebes in Höhe der Strangfurche (sog. innere Strangmarke).
- Zum Teil nur diskret umblutete Frakturen des Kehlkopf- und Zungenbeingerüsts können – je nach Grad der Verknöcherung bzw. in Abhängigkeit vom Lebensalter – vorhanden sein, insbesondere der oberen Kehlkopfhörner und des Zungenbeins.

5

◘ **Tab. 5.21** Stadien des Erhängens	
Zeit	**Pathophysiologisches Geschehen bzw. auftretende Symptome und Befunde**
<5 s	Eintritt der Bewusstlosigkeit und Handlungsunfähigkeit; keine eigene Rettungshandlung mehr möglich; Stauung, Zyanose der Gesichtshaut, beginnende Dunsung
Ab ca. 20 s	Auftreten petechialer Blutungen, die u.U. auch konfluieren können; danach Blutaustritt aus Nase, Mund und Ohr möglich
Ab ca. 30 s	Tiefe Inspiration, Kontraktur der Hals- und Atemhilfsmuskulatur, intervallartig auftretende Krämpfe (Erstickungskrämpfe) alle ca. 15–30 s, u.U. als konvulsivische Krämpfe mit sog. Anschlagspuren an den Gliedmaßen (z. B. Handrücken); verstärkte Salivation (Speichelfluss), vermehrter Tränenfluss und Sekretion aus der Nase
Ab ca. 1 min	Evtl. unwillkürlicher Stuhl-, Urin- und Samenabgang
Ca. 1–2 min	Apnoe, terminale Atembewegungen möglich (Schnappatmung)
Nach 5–10 min	Irreversibler Eintritt des Todes, bis dahin Rettbarkeit gegeben, jedoch u.U. mit hypoxischer Hirnschädigung
Bis 20–30 min	Herzaktionen im EKG noch möglich

- Blutungen in die Halsmuskulatur fehlen häufig beim Erhängen (im Gegensatz zum Würgen und Drosseln), aber sog. Zerrungsblutungen als Unterblutungen des Periost der Clavicula kommen vor am Ursprung des M. sternocleidomastoideus (beim atypischen Erhängen auch einseitig!).
- Halsmuskelzerreißungen finden sich nur beim Sturz in bzw. mit der Schlinge aus größerer Höhe. Ab Sturzhöhen von ca. 3 m schwerere Verletzungen bis zur Dekapitation.
- Auftreten von Querrissen, sog. Dehnungsrissen der Gefäßintima der Aa. carotides.
- Bei kompressionsbedingter venöser Blutstauung kann es zu Einblutungen in die Zungengrundmuskulatur (sog. Zungengrundapoplexien) kommen.
- Einblutungen in den ventralen Bandapparat, v. a. der Lendenwirbelbandscheiben (sog. Simon-Blutungen)
- Frakturen des Dens axis bzw. der Halswirbelkörper (»Hangman's fracture«) mit Verletzung des Halsmarkes sind extrem selten.
- Allgemeine Befunde: Überblähung der Lungen, subpleurale Blutungen, sonstige Befunde passend zur Annahme eines Erstickungstodes.

Als **zuverlässige Zeichen des Gelebthabens** zum Zeitpunkt des Erhängens gelten petechiale Blutungen, umblutete Frakturen von Kehlkopf und Zungenbein sowie in der Halsmuskulatur, aber auch sog. Speichelabrinnspuren aus dem Mundwinkel. Als weitere Vitalitätszeichen gelten Zwischenkammblutungen, Zerrungsblutungen bzw. Periostblutungen der Claviculae und die Simon-Blutungen.

❯ Besonders bedeutsam bei Verdacht auf eine Halskompression ist die bei jeder rechtsmedizinischen Obduktion standardmäßig durchgeführte schichtweise Präparation der Halsweichteile in sog. künstlicher Blutleere: vorherige Exenteration von Herz und Gehirn mit Abfluss des Blutes nach kaudal und kranial, um artifizielle Einblutungen in die Halsweichteile zu vermeiden.

Vorgetäuschter Suizid durch Erhängen Bei einer versuchten Vertuschung eines Suizides oder auch beim vorgetäuschten Suizid durch Erhängen nach vorangegangenem Tötungsdelikt können schon am Leichenfundort feststellbare Befunde wichtige Hinweise geben, wenn z. B.

- die Verteilung der Totenflecke nicht mit der Auffindeposition korreliert (Umlagerung des Leichnams?),
- die Strangfurche anders verläuft als die Lage des Strangwerkzeuges (Erst Erdrosseln, dann Erhängen?),
- neben der Strangfurche weitere Verletzungsbefunde in der Halshaut nachweisbar sind (Erst Erwürgen oder Erdrosseln, dann Erhängen?),
- an den Händen des Erhängten Faserspuren vom Strangwerkzeug fehlen (sog. Faserprobe, mikro-

skopisch-spurentechnische Untersuchung durch die Kriminalpolizei),

- Griffspuren an den Oberarmen als sog. Tragegriffspuren, wenn das zuvor getötete bzw. bewusstlose Opfer erhängt wurde (Griffspuren geringerer Ausprägung können noch frühpostmortal bei Abnahme des Leichnams entstehen!),
- Hinweise auf ein vorangegangenes Schädel-Hirn-Trauma (Hämatome, Platzwunden am Kopf),
- In das Strangwerkzeug bzw. den Knoten eingeklemmte Gegenstände, wie z. B. Anteile des Hemdkragens, eines Kopftuches, anderer Kleidungsteile oder der Haare (Suizidenten pflegen wegen der Schmerzhaftigkeit darauf zu achten, dass die Haare beim Erhängen nicht eingeklemmt werden),
- sonstige Zeichen einer strangfremden Gewalteinwirkung (z. B. Abwehrverletzungen).

5.7.2 Erwürgen, reflektorischer Herzstillstand (Karotissinusreflex)

> **Würgen**
>
> Kompression des Halses von vorn oder von hinten mit einer oder beiden Händen.

Beim Würgen erfolgt ein unvollständiger Verschluss der Halsgefäße mit fortbestehendem Blutzufluss über die Halsarterien bei Behinderung des Blutabflusses über die Halsvenen. Gleichzeitig wird durch manuelle Kompression des Larynx und der Trachea die Luftzufuhr behindert. Als Folge der Blutstauung entwickelt sich eine Dunsung und Zyanose der Gesichtshaut mit petechialen Blutungen oberhalb der Kompressionsebene. In der Halshaut finden sich in Abhängigkeit von der Intensität der Gegenwehr des Opfers und der Dauer des Würgens sog. Würgemale als unterschiedlich ausgeprägte, streifig-flächenhafte Hautrötungen (postmortal vertrocknete Hautschürfungen), u.U. mit den Fingernägeln zuzuordnenden halbmondförmigen Hautvertrocknungen. Gelegentlich entsprechen die streifigen Hautrötungen der Position der Finger der würgenden Hand. Je nachdem, ob von vorn oder von hinten gewürgt wurde, finden sich Würgemale in der Hals- bzw. Nackenhaut. Bei schmalem Hals und großen Händen können Würgemale beim beidhändigen Würgen nahezu vollständig fehlen.

Stauungsbedingte Blutungen sind nachweisbar in der Gesichtshaut, in der Haut hinter den Ohren, in den Lidhäuten und Lidbindehäuten, an der Innenseite der

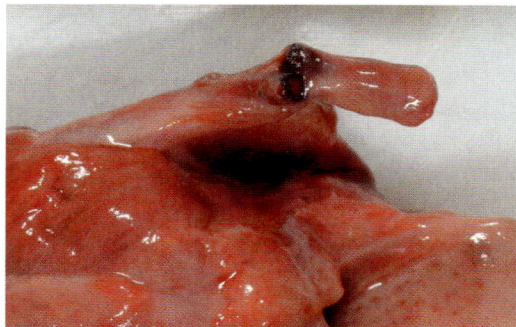

❏ Abb. 5.57 Umblutete Fraktur des linken oberen Kehlkopfhorns nach Erwürgen

Kopfschwarte (Galea aponeurotica), in den Weichteilen des Gesichts und in der Schleimhaut des Mundes.

Häufig sind (gering) umblutete Frakturen der oberen Schildknorpelhörner und der großen Hörner des Zungenbeins nachweisbar (❏ Abb. 5.57).

Bei Kindern und jungen Erwachsenen, v. a. Frauen, ist aufgrund der Elastizität des Bandapparates am Kehlkopf bzw. Zungenbeingerüst sowie der noch nicht fortgeschrittenen Verknöcherung des Zungenbeins ein Erwürgen ohne Frakturen bzw. Knorpelverletzungen möglich. Die Kehlkopfschleimhaut ist ödematös geschwollen, Blutungen finden sich korrespondierend zur Lage der Würgemale im subkutanen Fettgewebe, in der Halsmuskulatur, im Zungengrund, in Höhe des Gaumenbogens, des Pharynx und der Epiglottis. Hämorrhagien in verschiedener Höhe sprechen für ein mehrfaches Nachfassen beim Würgevorgang.

Karotissinusreflex Grundsätzlich ist ein reflektorischer Herzstillstand als Folge eines heftigeren Griffes an den Hals möglich (Reflextod). Ein solcher Karotissinusreflex (Hering-Reflex) ist insgesamt sehr selten. Mangels intensiverer Gegenwehr des Opfers finden sich eher gering ausgeprägte Verletzungen bzw. Befunde. Ein solcher Reflextod kann bei Unterarmwürgegriffen (»Schwitzkasten«) vorkommen oder sonstigen Formen des Einklemmens des Halses, etwa in der Ellenbeuge. Auch sog. Handkantenschläge gegen den Hals oder andere plötzliche Dehnungen der Karotisbifurkation können zum Reflextod führen. Dabei führt die Stimulation der Pressorezeptoren des Glomus caroticum über eine Zunahme des Vagotonus zur Abnahme des Herz-Zeit-Volumens.

5.7.3 Erdrosseln

> **Drosseln**
>
> Halskompression durch ein mittels Muskelkraft oder sonstiger Hilfe zugezogenes Drosselwerkzeug.

Beim suizidalen Erdrosseln wird der Strangulationsdruck über den Eintritt der Bewusstlosigkeit hinaus durch ein Verknoten oder Verdrillen des Drosselwerkzeuges aufrecht erhalten. Die lokalen Befunde in der Halshaut werden maßgeblich bestimmt von der Art des Drosselwerkzeuges: Schmale einschnürende Werkzeuge, die evtl. mehrtourig um den Hals geschlungen wurden, hinterlassen regelmäßig deutliche Drosselmarken, weiche breite Drosselwerkzeuge (weicher Schal) müssen keine gravierenden Halshautbefunde hinterlassen. Die klassischen Befundkonstellationen bei den 3 Formen der komprimierenden Gewalt gegen den Hals sind in ◻ Tab. 5.22 genannt. Besonders bedeutsam ist, dass die **Strangulationsmarke beim Drosseln** nahezu **horizontal-zirkulär** verläuft, nicht jedoch ein- oder beidseitig ansteigend wie beim Erhängen.

5.8 Äußeres und Inneres Ersticken

Grundsätzlich bedeutet jeder Stillstand des Herzens bzw. des Blutkreislaufes und/oder der Atmung, dass die Sauerstoffversorgung des Organismus mit seinen verschiedenen Organen und Geweben sistiert. Die Ursachen können vielfältig sein, was zu einer Klassifikation verschiedener Formen des Erstickens geführt hat.

> **»Ersticken«**
>
> Der Begriff umfasst alle tödlichen Formen der Störung des respiratorischen Gasaustausches.

Zunächst wird das äußere Ersticken abgegrenzt vom inneren Ersticken:

1. **Äußeres Ersticken:** Es gelangt kein Sauerstoff in die Lungenalveolen, weil
   - die Atemluft zu wenig Sauerstoff enthält,
   - generell zu wenig Sauerstoff in der Atmosphäre vorhanden ist,
   - die Atemexkursionen des Thorax nicht ausreichend möglich sind oder
   - die zuführenden Atemwege verschlossen sind, sei es durch mechanische Kompression (z. B. Würgen) oder durch Obturation (z. B. Aspiration von Speisebrei).

2. **Inneres Ersticken:** Die Sauerstoffversorgung von außen und der Sauerstofftransport in die Lungenalveolen ist intakt, aber die Bindung des Sauerstoffs an das Hämoglobin und/oder die Abgabe des hämoglobingebundenen Sauerstoffs an die Organe bzw. Gewebe wird behindert, z. B. durch Intoxikationen mit Kohlenmonoxid und Zyaniden.

Bei der differenziert zu betrachtenden Pathophysiologie des Erstickens ist die Kenntnis einer Reihe von Termini erforderlich, die in ◻ Tab. 5.23 definiert sind.

Beim äußeren Ersticken erfolgt am häufigsten eine mechanische Gewalteinwirkung mit Verschluss der Atemöffnungen oder der Atemwege:

- Verschluss der äußeren Atemöffnungen durch weiche Bedeckung
- Aspiration von Flüssigkeiten (v. a. Wasser, d. h. Ertrinken, aber auch z. B. Blutaspiration bei Schädelbasisfraktur mit Verlust von Würgereflexen nach Schädel-Hirn-Trauma) oder festere Materialien mit Obturation der Lichtung der Atemwege (z. B. Verschütten mit Einatmen von Sand)
- Knebelung
- Überstülpen von z. B. einer enger anliegenden Plastiktüte (bei Kindern akzidentell möglich, oder als autoerotischer Unfall)
- Aspiration eines atemwegsverschließenden Fremdkörpers im Sinne eines sog. Bolustodes
- Behinderung der Atemexkursionen des Thorax
- Kombination von Verschluss der Atemöffnungen mit Behinderung der Atemexkursionen (sog. »Burking«)
- Tod in sog. positionaler Asphyxie (»lagebedingter Erstickungstod«)

Im Vordergrund steht beim äußeren Ersticken die **Unterbrechung der Sauerstoffzufuhr von außen,** was ohne mechanische Behinderung den Sauerstoffmangel in kleinen Räumen, das Einatmen von Gasen und den sog. Höhentod umfasst. In der Mehrzahl der genannten Fälle geht das Ersticken einher mit einer **Hyperkapnie** und subjektiv quälender **Dyspnoe** (Atemnot, passagere Tachykardie, extreme Katecholaminausschüttung, Erstickungsangst).

Kann jedoch das **Kohlendioxid noch abgeatmet** werden, so liegt ein sog. **hypoxisches Ersticken** vor mit finaler Abnahme des Antriebs, einem euphorischem Zustand und akutem Bewusstseinsverlust.

◻ Tab. 5.22 Wichtige Charakteristika beim Erhängen, Erwürgen und Erdrosseln

	Erhängen	Erwürgen	Erdrosseln
Kriminalistischer Hintergrund	Zumeist Suizid; vorgetäuschte Suizide durch Erhängen nach vorangegangenem Tötungsdelikt (Drosseln, Würgen, Vergiften etc.)	Immer Tötungsdelikt; Selbsterwürgen ist nicht möglich, bei Bewusstlosigkeit erschlafft die Muskulatur sofort! Häufig Abwehr- bzw. Begleitverletzungen	Meist Tötungsdelikt, selten Suizid (Knoten dann an der Halsvorderseite; verdrilltes Drosselwerkzeug; Kehlkopfskelett eher unverletzt) oder akzidentelles Erdrosseln
Tatwerkzeug	Strangwerkzeug (Schnur, Seil, Strick, selbstgefertigtes Strangwerkzeug)	Täter benutzt seine Hände zur Halskompression	Strangwerkzeug zum Drosseln mittels Muskelkraft
Befunde in der Halshaut	Strangmarke, teils symmetrisch, teils asymmetrisch beidseits ansteigend zur Nackenregion; horizontal nur beim Erhängen in fast liegender Position	Teils streifige, teils diffusflächenhafte Hautrötung, evtl. komma- bzw. sichelförmige Fingernagelabdrücke	Nahezu zirkulär-horizontal verlaufende Drosselmarke, etwa gleichmäßig tief die Halshaut imprimierend
Lokalisation der Befunde	Strangmarke bei aufrechter Körperposition im Regelfall oberhalb des Kehlkopfs	Häufig die deutlichsten Befunde in Höhe des Kehlkopfes; Kehlkopf- u. Zungenbeinfrakturen	Drosselmarke häufig nicht im oberen Halsbereich
Formen	Typisches Erhängen: Sitz des Knotens oberhalb des Nackenhaaransatzes in der Körpermittellinie Atypisches Erhängen: Sitz des Knotens in anderen Lokalisationen	Einhändiges oder beidhändiges Würgen	Bei schmalem Drosselwerkzeug imprimierende Drosselmarke, bei weichem breitem Drosselwerkzeug u. U. keine Halshautbefunde
Befundausdehnung	Evtl. zwei- oder mehrtourig angebrachtes Strangwerkzeug mit sog. »Zwischenkammblutungen«	Einseitige, lokalisierte und flächenhafte Befundausdehnung möglich; Befundintensität abhängig von der Gegenwehr des Opfers	Meist umschriebene Drosselmarke, mehrfache Drosselmarke durch »Nachfassen« möglich
Befunde bei der Obduktion	Eher geringe Einblutungen in das Halsweichteilgewebe; evtl. Querrisse der Gefäßintima der Aa. carotides; u. U. einseitige sog. zerrungsbedingte Unterblutungen der Knochenhaut der Claviculae	Hämorrhagien im subkutanen Fettgewebe, in der Halsmuskulatur, umblutete Frakturen von Kehlkopf- und Zungenbein	Hämorrhagien im subkutanen Fettgewebe, in den Halsweichteilen, Frakturen von Kehlkopf- und Zungenbein
Zeichen der hämodynamischen Wirksamkeit der Halskompression	Dunsung und Zyanose des Gesichtes, Petechien der Gesichtshaut, der Lidhäute, der Augenbindehäute, der Schleimhaut des Mundvorhofes (beim typischen Erhängen beides häufig fehlend); zur Position des Leichnams passende Totenflecke, evtl. sog. Speichelabrinnspur von einem Mundwinkel ausgehend. Blutaustritt aus Mund und Nase bei ausgeprägter venöser Stauung nach Bersten der Schleimhautgefäße, v. a. beim letalen Drosseln, beim Würgen und beim atypischen Erhängen			
Pathophysiologie	Vollständige Kompression der Halsgefäße (Venen und Arterien) beim typischen Erhängen und Drosseln möglich; beim Würgen Erwachsener und beim atypischen Erhängen meist inkomplette Kompression der Halsgefäße, dann Stauung, Dunsung, Zyanose und Petechien infolge Abflussbehinderung (allgemeine Erstickungszeichen)			

◘ **Tab. 5.23** Termini und Pathophysiologie beim Ersticken	
Terminus	**Definition**
Dyspnoe	Erschwerte Atmung, Atemnot
Apnoe	Atemstillstand
Hypoxie	Verminderte Sauerstoffkonzentration im Blut, in den Organen und Geweben
Anoxie	Fehlender Sauerstoff
Hyperkapnie	Anstieg des Kohlendioxidpartial-drucks (erheblicher Atemstimulus)
Asphyxie	Gleichzeitiges Auftreten von Hypoxie und Hyperkapnie
Ischämie	Fehlende Blutversorgung mit da-durch bedingtem Sauerstoffmangel, Anstieg z. B. des Kohlendioxid- und des Laktatspiegels

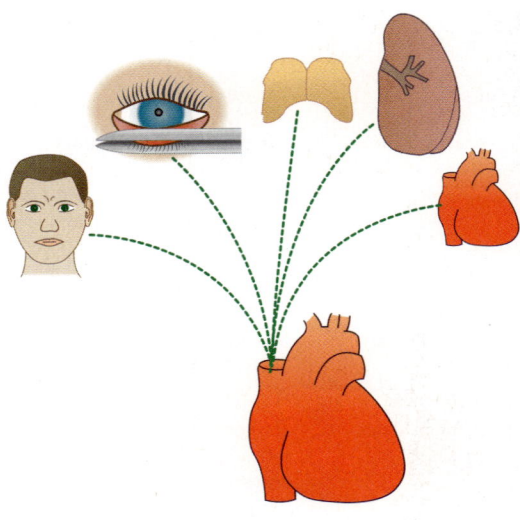

◘ **Abb. 5.58** »Erstickungsblutungen«. Lokalisationen meist petechialer bis feinfleckiger Hämorrhagien

5.8.1 Allgemeine Pathophysiologie des Erstickens

In der gutachterlichen Praxis stellt sich regelmäßig die Frage nach der Dauer eines Erstickungsvorgangs. Diese wird mit ca. 3–5 Minuten angegeben und in verschiedene Phasen unterteilt, die jeweils ca. 1–2 Minuten beanspruchen. Je nach konkretem Pathomechanismus, z. B. zeitweise Freigabe der Atmung bei der Halskompression, kann das Ersticken deutlich länger dauern. Die allgemeinen Stadien des Erstickens sind in ◘ Tab. 5.24 genannt.

Als Folge des Erstickungsvorganges können sich petechiale Hämorrhagien finden: bei der äußeren Leichenschau in den Augenbindehäuten, bei der inneren Leichenschau unter den serösen Häuten oberhalb des Zwerchfells (◘ Abb. 5.58).

5.8.2 Besondere Konstellationen beim Tod durch Ersticken

Neben dem allgemeinen pathophysiologischen Ablauf beim Tod durch Ersticken gibt es – mehr oder weniger

◘ **Tab. 5.24** Allgemeine Stadien des Erstickens	
Stadium	**Pathophysiologie**
Stadium der Dyspnoe	Zunahme der Atemtätigkeit, inspiratorische Dyspnoe (Stridor), zunehmende Zyanose (z. B. beim unvollständigen Verschluss der Atemöffnungen durch ein aufgepresstes Kissen)
Neurologische Folgen des Sauerstoffmangels	Tonisch-klonische Krämpfe (sog. »Erstickungskrämpfe«), Tachykardie, extreme Ausschüttung von Katecholaminen aus dem Nebennierenmark (v. a. beim sog. asphyktischen Ersticken mit Hyperkapnie), Hypertonie, Bewusstlosigkeit (»Schwarz werden vor Augen«), evtl. unwillkürlicher Stuhl- und Urinabgang, Abgang von Ejakulat (z. B. beim Drosseln oder Würgen bis zur Bewusstlosigkeit)
Präterminale Atempause	Apnoe, Hypotonie, weiterhin Tachykardie
Terminale Apnoe	»Schnappatmung« ohne effektive Bewegungen von Atemluft, endgültiger Atemstillstand
Der Herzschlag kann den Atemstillstand noch einige Minuten überdauern, zunehmende Bradykardie!	

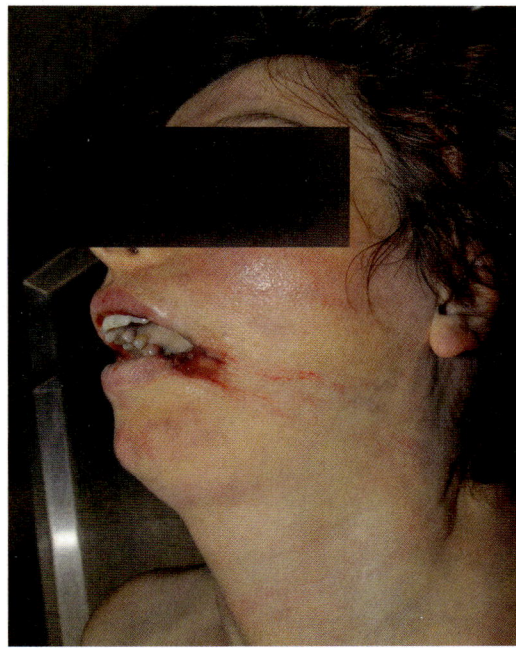

Abb. 5.59 Knebelung. Zustand nach Knebelung mit Spuren des zur Fixierung des Knebels eingesetzten Klebebandes in Höhe der Mundwinkel und in der Wangenhaut

unabhängig von der Art des Erstickens – Obduktionsbefunde, die an einen Erstickungstod denken lassen. Diese Obduktionsbefunde sind für sich genommen nicht hinreichend charakteristisch und müssen in ein konkretes Tatgeschehen eingeordnet werden. Zu nennen sind hier das Knebeln, der Tod infolge Aspiration, das Überstülpen einer Plastiktüte sowie das Ersticken durch weiche Bedeckung und der sog. Bolustod.

Knebelung Positionierung eines Knebels, z. B. ein Tuch, mit Verlegung des Nasen-Rachen-Raumes, entweder durch den Knebel oder den hochgedrückten Zungengrund. Meist deutliche Zeichen des asphyktischen Erstickens: Petechien, Hämorrhagien in der Atemhilfsmuskulatur und des Zungengrundes, Dunsung des Gesichtes. Wird der Knebel im Mund-Rachen-Raum gewaltsam eingebracht und danach mit einem Werkzeug (z. B. Klebeband) fest fixiert, können sich Knebelungsspuren in den Mundwinkeln und auf der Wangenhaut zeigen (◘ Abb. 5.59).

Aspiration Aspiration von Fremdmaterial, v. a. Speisebrei, aber auch Blut (Schädelbasisfraktur!) mit Verlegung der Atemwege; vorwiegend bei Beeinträchtigung der Schluck- und Würgreflexe (Alkohol- und sonstige Intoxikationen, neurologische Ausfälle nach Schädel-Hirn-Trauma), gelegentlich bei Säuglingen.

Überstülpen einer Plastiktüte Anoxisches Ersticken nach Sauerstoffverbrauch bei kleinem Totraumvolumen. Die Abatmung bleibt grundsätzlich möglich. Wird die Plastiktüte nach dem Ersticken entfernt, können jegliche auf die Todesursache hinweisende Befunde fehlen.

Ersticken durch weiche Bedeckung Töten durch Verlegung der Atemöffnungen durch einen weichen Gegenstand (Kleidung, Kissen o.ä.); besonders bei körperlich überlegenem Täter und schwachem Opfer (Säuglinge und Kleinkinder, alte kranke Menschen, auch Bewusstlose z. B. infolge Intoxikation). Erstickungsbefunde können fehlen oder nur sehr diskret vorhanden sein, evtl. geringe Vertrocknungen der Haut um Mund und Nase, feine Einrisse in den Mundwinkeln, geblähte Lungen.

Bolustod Im Kehlkopfeingang, darüber oder in der unmittelbar angrenzenden Lichtung der Trachea feststeckender Fremdkörper, meist Teil der Nahrung, z. B. kurzes Wurstsegment, Fleischstück etc. mit der Folge entweder eines asphyktischen Erstickens oder sofortiger Reflextod (reflektorischer Herzstillstand durch Reizung autonomer Nervengeflechte des Kehlkopfeingangs). Betroffen sind stärker intoxikierte Personen oder auch Patienten nach Schädel-Hirn-Trauma mit hirnorganischen Schäden.

Perthes-Druckstauung Kompression des Thorax mit Fixierung meist in Expirationsposition (z. B. bei Verschütteten, Einklemmung infolge eines Arbeitsunfalls oder im Gedränge, umgestürzter Baum) mit kompressionsbedingtem Druckanstieg im Blutkreislauf und multiplen Petechien der Kopf-, Hals- und Schulterregion sowie in den Augenbindehäuten, teilweise auch unterhalb der Kompressionsebene an den unteren Extremitäten.

Burking Nach dem engl. Serientäter Burke: Behinderung der Atemexkursionen durch Sitzen des körperlich überlegenen Täters auf dem Oberkörper des Opfers und gleichzeitiges Zuhalten der Atemöffnungen. Das sog. Burking ist möglich ohne spätere Anhaltspunkte für eine grobe äußere Gewalteinwirkung.

Lagebedingter Erstickungstod (positionale Asphyxie) Betroffen sind v. a. hochgradig erregte und/oder intoxikierte Personen, die gewaltsam in Bauchlage fixiert werden bei gleichzeitiger vollständiger oder teilweiser Behinderung der Atemexkursionen des Thorax durch Kompression sowie teilweisem Bedecken der Atemöffnungen, während parallel eine maximale Ausschüttung von Katecholaminen stattfindet. In derartigen Fällen kann es zum akuten Herz- und Atemstillstand kommen, besonders nach vorangegangenem Konsum von Kokain und Amphetaminen.

Höhenkrankheit/Höhentod Die Zusammensetzung der Luft aus 20,95 % O_2, 78,08 % N_2, Edelgasen und 0,04 CO_2, ändert sich bis zu einer Höhe von 100 m kaum. Da der inspiratorische O_2-Partialdruck bei sinkendem Luftdruck mit der Höhe allmählich abnimmt, kommt es parallel zu einer Abnahme der O_2-Sättigung des Hämoglobins. Eine Kompensation mittels Hyperventilation ist in dieser Situation nur begrenzt möglich. Dabei gilt folgende Graduierung:

- 1.600–2.000 Meter ü. M. = leichte Hypoxämie
- 3.000 Meter ü. M. = mittelschwere Hypoxämie
- 5.000 Meter ü. M. = schwere Hypoxämie
- 7.500 Meter ü. M. = 50 % der nicht adaptierten Exploranden wird in Minuten bewusstlos

Die akute Bergkrankheit zeigt folgende Symptome: Kopfschmerzen, Übelkeit, Reizhusten, Tachykardie, intrathorakale Schmerzen. Während oberhalb von 2.500 Metern selbst bei Personen ohne Herz- und/oder Lungenerkrankung ein akutes Lungenödem auftreten kann, kommt es im Rahmen der Adaptation an die Höhe insbesondere zu einer gesteigerten Erythropoese mit einer Polyglobulie und vermehrten jungen Erythrozyten. Symptome wie Konzentrationsstörungen, euphorische Zustände, Antriebsarmut und Mattigkeit können auftreten. In Einzelfällen können Krämpfe und eine Bewusstlosigkeit auftreten, selten kommt es zu Todesfällen.

5.9   Thermische Schädigungen

Einwirkungen von Hitze und Kälte (thermische Schädigungen) finden sich unfallbedingt in Form von Verbrühungen und Verbrennungen, aber auch als gezielte Beibringung zur Tötung oder zur Verdeckung eines Tötungsdeliktes. Circa 10–20 % aller misshandelten Kinder sollen hitzebedingte thermische Verletzungen aufweisen. Kälteschäden sind hingegen vergleichsweise selten Folge einer Straftat, es handelt sich v. a. um Todesfälle durch Unterkühlung, verbunden mit der Fragestellung, wie die verstorbene Person in den Zustand der tödlichen Unterkühlung geraten konnte. Die meisten Formen thermischer Schädigungen zeigen voneinander gut unterscheidbare Befunde.

5.9.1   Hitze

Fallbeispiel

Ein 16 Monate alter Junge wird mit Verbrühungen am linken Arm, an der linken Brustkorbvorderseite, der linksseitigen Bauchhaut sowie an der Innenseite des linken Oberschenkels bis zum linken Kniegelenk vorgestellt. In einem unbeobachteten Moment habe das Kind an dem Kabel eines Elektrokochtopfes gezogen, in dem das Wasser bereits gekocht habe. Das kochende Wasser habe sich über das Kleinkind ergossen. Bei der Untersuchung finden sich teils spritzerartige (linker Arm), teils flächenhafte Verbrühungen bis III. Grades von insgesamt ca. 20 % der Körperoberfläche (KOF).

Allgemeine Hitzeschäden (Hitzschlag, Sonnenstich, Hitzeerschöpfung, Hitzekrampf) treten bei gestörter Thermoregulation des Organismus auf. Spezielle thermische Schädigungen durch Einwirkung hoher Temperaturen finden sich bei Verbrühungen und Verbrennungen.

Verbrühung/Verbrennung

Verbrühung: Einwirkung feuchter Hitze: heiße Flüssigkeiten (v. a. Wasser) und Dämpfe.
Verbrennung: Einwirkung trockener Hitze mit hohen Temperaturen wie Flammen, heiße Gegenstände (Kontaktverbrennung).

Entscheidend für die lokale Schädigung der Haut und des Unterhautweichteilgewebes sind zwei Faktoren: die Höhe der einwirkenden Temperatur und die Dauer der Einwirkung (◻ Abb. 5.60).

Verbrühungen treten ab einer Temperatur von 44 °C bei einer Einwirkungsdauer von 6 h auf. Die Intensität der Schädigung wird zudem bestimmt von der in der Tiefe des Gewebes erreichten Temperatur, also von der Wärmekapazität und der Wärmeleitfähigkeit der Gewebeschichten, die zur Tiefe hin radiär exponentiell abnimmt. Die Wärmeleitfähigkeit heißer Dämpfe und Gase ist im Vergleich zu Festkörpern gleicher Temperatur höher. Heiße Dämpfe von mehr als 100 °C führen bei Einatmung zur Erhöhung der Temperatur in der Mundhöhle, im Larynx und in der Trachea (sog. **Inhalationstrauma**). Dabei kann es zu einer schwerwiegenden hitzebedingten Schädigung der Schleimhäute der Atemwege kommen. Flammen bei offenem Feuer schädigen am intensivsten nicht bekleidete Stellen des Körpers (Kopf, Hände, Beine), ebenso Stichflammen z. B. beim Grillunfall (◻ Abb. 5.61).

Nach oben schlagende Flammen führen zur Ansengung der Haare (sog. Hitzekräuselung mit gelblich-

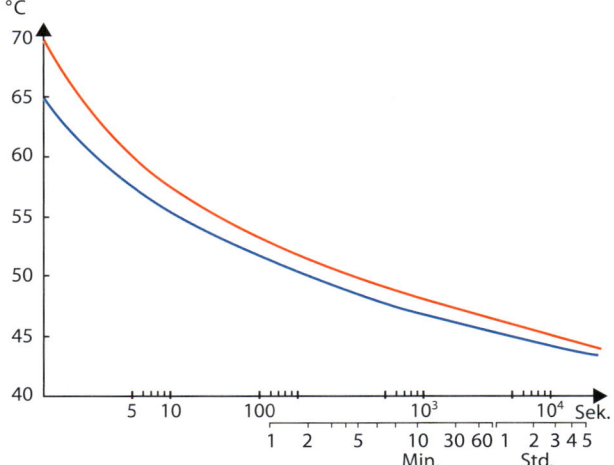

☑ **Abb. 5.60 Verlauf der Temperatur-Zeit-Kurven** im Bereich der Schädigungsschwelle bei einwirkenden Temperaturen zwischen 44 und 70°C (Verbrühung). Blaue Kurve = Schwelle zur reversiblen Hitzeschädigung; rote Kurve = Schwelle zur irreversiblen Hitzeschädigung

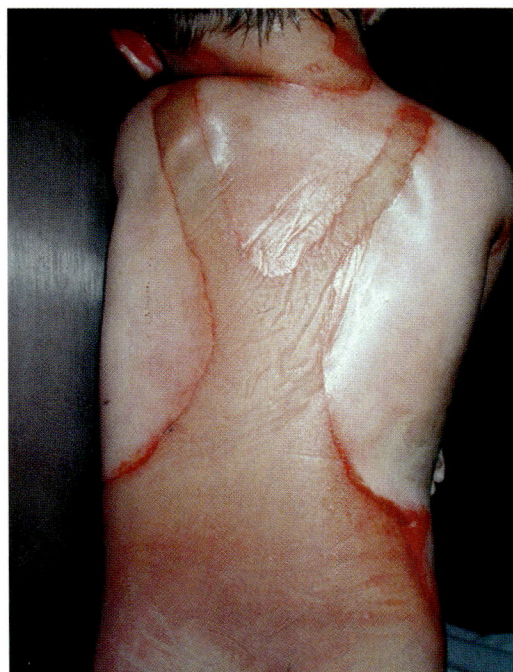

☑ **Abb. 5.61 Verbrennungen durch sog. Stichflamme -** **Aussparung der bekleideten Körperpartien** (Grillunfall)

grauen Haarspitzen). Heiße Flüssigkeiten hingegen durchtränken die Kleidung, die Hitze staut sich in eng anliegenden Kleidungsstücken und wirkt gerade dort länger (Oberkörper, Gürtelregion).

> ❯ **Die kindliche Haut ist bis zum ca. 5. Lebensjahr dünner als Erwachsenenhaut, sodass es im Säuglings- und Kleinkindalter schon bei niedrigeren Temperaturen und kürzeren Einwirkungszeiten zu Verletzungen kommt.**

Neben dem **Grad der lokalen Hitzeschädigung** ist für die Prognose quoad vitam die **Ausdehnung der thermischen Verletzung** entscheidend, die nach der sog. **Neuner-Regel** berechnet wird mit Modifikationen bei Neugeborenen, Kleinkindern und Kindern (☑ Abb. 5.62). Die **Prognose** thermischer Hautverletzungen ist abhängig vom:

- Grad der Verbrennung/Verbrühung (Tiefe des thermischen Schadens)
- prozentual betroffenen Anteil der Körperoberfläche (KOF), d. h. der Fläche des thermischen Schadens
- Lebensalter (Prognose ungünstiger bei Neugeborenen, Säuglingen und Kleinkindern sowie ab dem 40. Lebensjahr)

> ❯ **Verbrennungsindex:** Addieren sich die Ausdehnung der II.- und III.-gradigen Schädigung (in % der KOF) und das Lebensalter zu 100, liegt die Überlebenschance bei optimaler Therapie bei maximal 50 % (Verbrennungsindex).

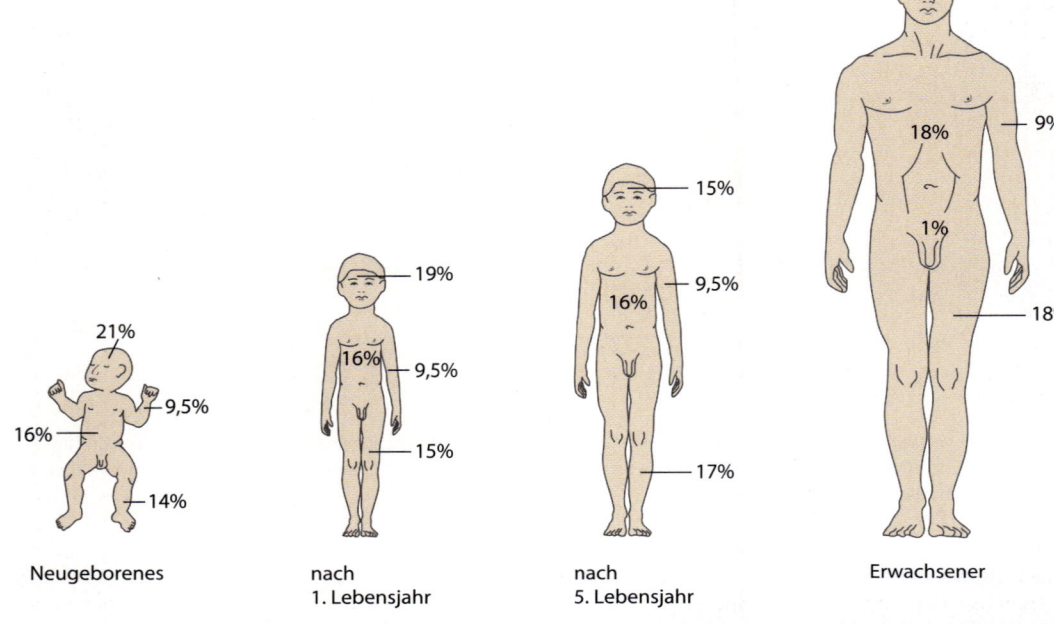

Neugeborenes   nach   nach   Erwachsener
                      1. Lebensjahr   5. Lebensjahr

:black_small_square: **Abb. 5.62 Schätzung der Ausdehnung der Verbrennung nach der sog. Neuner-Regel** bzw. nach der Methode von Lund und Browler

:black_small_square: **Tab. 5.25** Graduierung der Verbrennungen/Verbrühungen und klinische Befunde

Grad	Schädigungstiefe	Farbe/Aussehen	Lokaler Befund	Schmerzen	Abheilung
I	Superfizial, Epidermis	Rot	Intakte Epidermis, reaktive Hyperthermie mit Erythem	+	5–10 Tage
IIa und IIb	a) Superfizial (Epidermis, Corium) b) Superfizial (Epidermis, Dermis bis zum subkutanen Fettgewebe)	a) und b) Rot, Blasen-bildung (Blasen-flüssigkeit enthält als Vitalitätszeichen Leukozyten)	a) Ödematös b) Verdickung	a) + b) +/–	a) 10–20 Tage, geringe narbige Abheilung b) 25–60 Tage, narbige Abheilung
III	Epidermis, Dermis, subkutanes Fett-gewebe	Weiß bis braun	Lederartig mit Koagu-lationsnekrose der Epidermis, Dermis einschl. der Hautan-hangsgebilde	–	Keine Spontan-heilung
IV	Epidermis, Dermis, subkutanes Weich-teilgewebe	Schwärzliche Ver-kohlung	Zerstörte Epidermis, Verkohlung von sub-kutanem Weichteilge-webe einschl. Musku-latur und Knochen	–	Keine Spontan-heilung

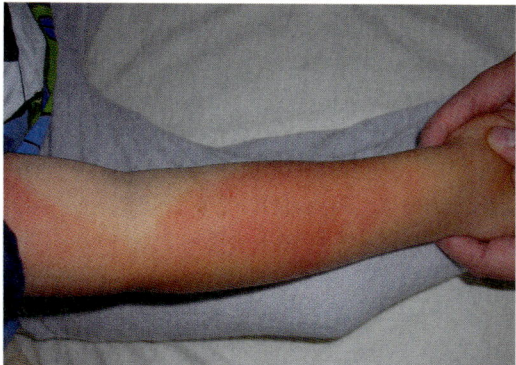

Abb. 5.63 Verbrühung Grad I der Haut unter rautenförmiger Aussparung der Ellenbeuge nach starker Beugung des Ellenbogengelenks

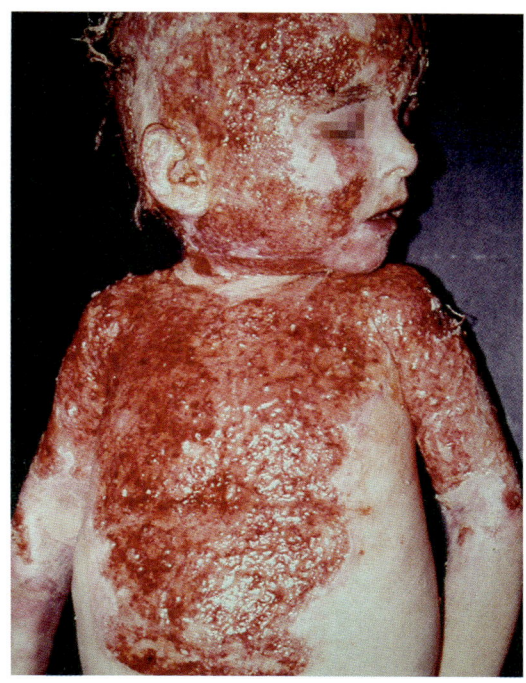

Abb. 5.64 Verbrühung Grad III bei einem Kleinkind

Ein Verbrennungsindex von <80 bedeutet eine geringe Lebensgefahr, bei 80–120 besteht akute Lebensgefahr und bei >120 ist ein Überleben unwahrscheinlich. Abweichend von der prognostischen Bedeutung des Verbrennungsindex sind jedoch Besonderheiten wie ein Inhalationstrauma zu berücksichtigen, sodass die Prognose im Einzelfall ungünstiger sein kann, als es der Verbrennungsindex, der sich auf die Schädigung der Körperoberfläche bezieht, vermuten lässt (siehe Verbrennungskrankheit).

Die Einteilung und die **Leitsymptome bei Verbrennungen** sind in ◻ Tab. 5.25 genannt. Unfallbedingt wie im Rahmen von thermischen Verletzungen bei Kindesmisshandlung kommen unterschiedliche Verbrennungsgrade vor (◻ Abb. 5.63 und ◻ Abb. 5.64).

Beim sog. **Inhalationstrauma** kommt es in Abhängigkeit von der Temperatur der inhalierten Dämpfe bzw. Gase zu einer Hitzeschädigung der Atemwege: fetzig-membranös desquamierte Koagulationsnekrose der Schleimhaut des Nasenrachenraumes, des Larynx und der Trachea, reaktive submuköse Hyperämie, respiratorisches Flimmerepithel – soweit erhalten – mit lumenwärts ausgerichteter Zell- und Kernelongation, eventuell aufgelagerte feine Rußpartikel, die u.U. bis in die Bronchioli verfolgbar sind.

Bei **Hitzetodesfällen** sind vitale Zeichen und Reaktionen abzugrenzen von postmortal entstandenen thermischen Schäden (◻ Tab. 5.26). Begrifflich ist der Beweis der Lebendverbrennung abzugrenzen von der Verbrennung eines Leichnams: Brandmord und Mordbrand.

Bei weitgehender Verbrennung des Körpers verbleibt ein verkohlter Brandtorso mit fehlenden Extremitäten, häufig jedoch nach Verdampfung des Gewebewassers hitzebedingte Fixation der inneren Organe, sodass aussagekräftige Obduktionsbefunde möglich sind.

Bei zu **Lebzeiten erfolgter Verbrennung** bzw. **Rauchgasinhalation** erfolgt die **Bestimmung der COHb-Konzentration im Blut,** wobei erhöhte (>15 % COHb) bis letale Werte (ab ca. 40 % COHb) gefunden werden. CO hat eine etwa 300-fach höhere Affinität zum Hämoglobin als O_2-Moleküle, die somit aus der Hb-Bindung verdrängt werden (sog. anoxisches Ersticken). Bereits geringe CO-Konzentrationen in der Raumluft können zu einer letalen Intoxikation führen.

Charakteristische **Leichenschau-** bzw. **Obduktionsbefunde** bei letaler CO-Intoxikation sind: hellrote Totenflecke (inkl. Nagelbetten), lachsfarbene Muskulatur, kirschrotes Leichenblut, erhöhte COHb-Konzentration (meist 40 % COHb und mehr), eventuell Rußstaubinhalation und Rußverschlucken, Hitzeschädigung insbesondere der Schleimhaut des oberen Respirationstraktes.

Soweit stickstoffhaltige Polymere verbrannt sind, ist auch an Stickoxide bei O_2-Mangel oder an die Inhalation von Zyanwasserstoff zu denken. Neben den sofortigen Todesfällen durch Rauchgasintoxikation bzw.

◘ Tab. 5.26 Vitale Zeichen und Reaktionen sowie postmortal entstandene thermische Schäden

Vitale Zeichen/Reaktionen	Postmortale Hitzeschäden
Tiefe Rußstaubaspiration (Unzuverlässig: Rußstaubantragungen nur an und in den Atemöffnungen!)	Hitzebedingte Sprengung der Haut und des Unterhautweichteilgewebes (Hitzerisse)
Rußverschlucken mit Rußpartikeln im Magen und/oder im oberen Dünndarm	Sog. Fechterstellung der Extremitäten (hitzebedingte Beugekontraktur mit Schrumpfung von Muskeln und Sehnen)
Direkte thermische Atemwegsschädigung (Hitzeinhalationstrauma)	Hitzebedingte Frakturen, z. B. Schädelfrakturen und Sprengung der Schädelnähte
Inhalation von Rauchgas: Nachweis mit chemisch-toxikologischer Bestimmung der COHb-Konzentration im Leichenblut, u. U. Bestimmung von Zyaniden	Sog. Brandhämatom: intrakraniale epidurale Ansammlung von ziegelrot-bröcklig-trockenem Blut (◘ Abb. 5.65 und ◘ Abb. 5.66) nach hitzebedingter Schrumpfung und Ablösung der Dura mater von der Schädelinnenseite
Sog. »Krähenfüße«: streifenartige Aussparung der Hitzeschädigung in den Augenwinkeln ohne Rußantragungen durch Zusammenkneifen der Augen	Hitzebedingte Protrusion der Zunge, Rußstaubantragungen an den äußeren Atemöffnungen
Brandblasen; bei serösem bis gelatinösem Inhalt mit Leukozyten und Fibrin sind diese zu Lebzeiten entstanden	Postmortale Brandblasen enthalten hämolytische Flüssigkeit ohne Leukozyten und ohne Fibrin
Fettembolie in den Lungen gilt als Zeichen des Gelebthabens bei Brandbeginn (DD: andere Ursachen der Fettembolie)	Hitzeschrumpfung der Galea aponeurotica

lokale Hitzeschäden II.–III. Grades von >50 % der KOF kommt es zu **Spättodesfällen** im Rahmen der **Verbrennungskrankheit.**

Verbrennungskrankheit

Sie entsteht durch ein Zusammenwirken des Verbrennungsschocks, der wie eine Intoxikation wirkenden Einschwemmung von Pyrotoxinen aus dem hitzegeschädigten Gewebe, der Eiweißverluste über das Wundsekret sowie der Sekundärinfektionen, v. a. des nekrotischen Gewebes.

Ursachen und Befunde von Spättodesfällen bei Verbrennungskrankheit:
- Hyperkaliämie nach ausgedehnter Einwirkung hoher Temperaturen
- Schockfolgen: toxische Organschäden durch Proteinzerfall (Pyrotoxine)
- Pneumonie und Lungenödem
- Sepsis
- akutes Nierenversagen
- Thrombose und Embolien
- Magen- und Duodenalulzera mit Blutung (»Stressulkus«)

In der rechtsmedizinischen Praxis sind Hitzeschäden in unterschiedlichen Zusammenhängen von Relevanz:
- Tötungsdelikte (Brandmord; eher selten, häufiger Mordbrand)
- suizidale Selbstverbrennung: Selbstübergießen mit einem Brandbeschleuniger (Achtung: auf sog. brandbedingte Fließspuren achten!), eventuell als vorgetäuschter Kfz-Brand
- Unfallgeschehen mit Tod im Brandherd: z. B. Einschlafen bei brennender Kerze, Zigarette, Zigarre, Teelicht, mit Feuer spielende Kinder
- misshandlungsbedingte Hitzeschäden: Kontaktverbrennungen mit glühender Zigarettenspitze, zwangsweises Drücken der Hand in kochendes Wasser etc.
- Verbrühungen durch Setzen pflegebedürftiger Personen in ein zu heißes Wannenbad

Zu **Störungen des Wärmehaushaltes** kann es bei heiß-schwülem Wetter kommen, insbesondere wenn die Relation zwischen Wärmeproduktion (fiebrige Erkrankung, körperliche Arbeit) und Wärmeabgabe (dicht schließende Kleidung) außer Kontrolle gerät. Pathophysiologisch kommt es zu Interaktionen mit einer Störung des Elektrolythaushaltes (Salzverlust),

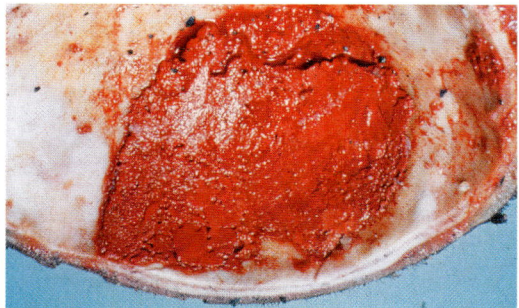

◘ **Abb. 5.65 Flaches sog. Brandhämatom** (kein Vitalitätszeichen!)

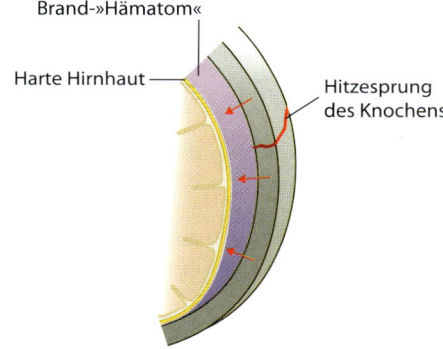

Brand-»Hämatom«

Harte Hirnhaut

Hitzesprung
des Knochens

◘ **Abb. 5.66 Hitzeeinwirkung auf den Kopf mit Ausbildung eines sog. Brandhämatoms** zwischen knöchernem Schädeldach und Dura mater

dem Anstieg der Körperkerntemperatur, der Wärmeeinstrahlung auf den unbedeckten bzw. ungeschützten Schädel (Hyperthermie des Gehirns) und u. U. unzureichender Flüssigkeitszufuhr (Exsikkose). Die auftretenden Symptome werden mit den Begriffen Hitzeerschöpfung, Hitzestarre, Sonnenstich, Hitzschlag und Hitzekrämpfe charakterisiert:

- **Hitzeerschöpfung (Hitzekollaps):** Zusammenbruch der Kreislaufregulation bei zunächst erhaltener Temperaturregelung
- **Hitzestarre:** Beeinträchtigung der Atemexkursionen durch schlagartig entstehende Hitzestarre des Brustkorbes
- **Sonnenstich:** Sonneneinstrahlung auf den entblößten Schädel mit lokaler Wirkung auf das ZNS
- **Hitzschlag:** Zusammenbruch der Temperaturregulation infolge Zunahme der Körperkerntemperatur, insbesondere der Hirntemperatur
- **Hitzekrämpfe:** Treten vor allem bei strahlender Hitze und gleichzeitig schwerer körperlicher Arbeit mit Elektrolytverlusten infolge Schwitzen auf.

5.9.2 Unterkühlung, Kälte, Frost

Fallbeispiel

An einem Januarabend wird bei Außentemperatu-ren zwischen -4 °C (tagsüber) und -11 °C (nachts) der teilentkleidete gefrorene Leichnam einer Frau gefunden. In der näheren Umgebung sind diffus verteilt einige Kleidungsstücke (Jacke, Rock, Slip, 1 Schuh, 1 Strumpf) sowie leere Bier- und Wodka-Flaschen. Wegen der teilweisen Entkleidung wird an ein Sexualdelikt gedacht. Papiere mit einem Hinweis auf die Identität der Verstorbenen liegen nicht vor. Bei der Leichenschau fallen streckseitig in Höhe beider Kniegelenke grobfleckige Hautrötungen auf, die rötlichen Totenflecke sind relativ hell. Verletzungen, die an eine tätliche Auseinandersetzung denken lassen müssten, sind nicht vorhanden. Nach dem Auftauen des Leichnams zeigen sich bei der Obduktion fein- und grobfleckige Erosionen der Magenschleimhaut, daneben fällt ein vom Leichnam ausgehender aromatischer Geruch auf. Die Blutalkoholbestimmung ergibt einen Wert von 1,78 Promille. Das Spektrum an Begleitstoffen (sog. Fuselalkoholen) im Leichenblut passt zu den gefundenen Alkoholika.

Im Normalfall kann der Organismus bei Warmblütern (homöotherme Lebewesen) die eigene Körperkerntemperatur zunächst stabil halten, wenn die Umgebungstemperatur deutlich niedriger ist. Die Wärmeabgabe des Organismus wird reduziert (periphere Vasokonstriktion und Piloarrektion) und die körpereigene Wärmebildung gesteigert (Kältezittern, biochemische Thermogenese). **Dekompensiert die Kälteregulation** des Körpers, sinkt die Körperkerntemperatur, es kommt **zur Hypothermie (Unterkühlung)**: Absinken der Körperkerntemperatur <35 °C mit einer Hypothermie unterschiedlichen Grades.

❯ Je größer die Temperaturaustauschfläche, je höher die Temperaturdifferenz zwischen Umgebungs- und Körperkerntemperatur und je geringer die körpereigenen Kompensationsmöglichkeiten sind, desto rascher kommt es zum Tod durch Unterkühlung. Kinder kühlen schneller aus als Erwachsene, da das Oberflächen-Volumen-Verhältnis mit sinkender Körpergröße zunimmt.

Vor allem in der kalten Jahreszeit kommen **Todesfälle durch Unterkühlung** vor, grundsätzlich ist ein Tod durch Unterkühlung jedoch auch bei Raumtemperatur möglich, z. B. bei mangelhaft beheizter oder unbeheizter Wohnung bei Temperaturen zwischen 15 und 20 °C bei Auskühlung bewusstloser Personen nach Apoplex sowie im Koma oder bei langdauern-

◻ **Tab. 5.27** Pathophysiologische Reaktionen bei Hypothermie-assoziierten Stadien (modifizierte Tabelle nach Danzl & Pozos 1994, Antretter & Dapunt 1997, Elsässer et al. 1999, Gries 2001 und Lignitz 2007)

Schweregrad	Körperkerntemperatur (°Celsius)	Symptomatik
Leicht (Erregungsstadium = Exzitationsstadium)	35°–32°	Steigender Muskeltonus, Zittern vor Kälte, Tachykardie, später Bradykardie, Tachypnoe, später Abnahme des Atemminutenvolumens, Amnesie möglich, periphere Vasokonstriktion, Kältediurese
Mittlerer Schweregrad (Erschöpfungsstadium = Adynamiestadium)	32°–28°	Bradyarrythmie, Abnahme des Herzzeitvolumens und des Atemminutenvolumens, Hyporeflexie, Ausfall der Atemwegsreflexe, Abnahme des O_2-Verbrauchs
Schwer (Lähmungsstadium = Paralysestadium)	<28°	Beachte: Verwechselung »Kältestarre« der Muskulatur mit »Totenstarre« Areflexie, Apnoe, Akute Stauungshyperämie und Ödem der Lungen, Oligurie, Abnahme der Leukozytenzahl und Thrombozytenzahl, Anstieg des Hämatokrit

den Narkosen während der Operation. Unterschieden werden

- Trockenunterkühlungen und
- Unterkühlungen im Wasser (»Immersionshypothermie«).

Von der allgemeinen **Kältewirkung auf den Organismus** mit der Folge einer **Hypothermie** (Unterkühlung) abzugrenzen ist die **lokale Kälteeinwirkung** in Form des **Erfrierens** von peripheren Körperanteilen.

Unterkühlungen betreffen häufiger sozial schlechter gestellte Personen und/oder solche mit Suchterkrankungen (mangelnde Schutzkleidung, unzureichende Ernährung, Obdachlose, Alkoholkranke, Drogenabhängige). Gefährdet sind auch mangelhaft beaufsichtigte Demenz-Patienten (z. B. Verlaufen im Winter) und bewegungsunfähige traumatisierte Patienten mit u.U. vorbestehender Hypothermie, aber auch Erschöpfungszustände können den Kältetod begünstigen. Häufiger sind ältere Menschen betroffen. Bei jedem Kältetod muss die zur Unterkühlung führende Ursache geklärt werden: Alkohol? Drogen? Medikamente? Demenz? Kachexie? Organische Erkrankungen? Unterernährung? Körperlich begründete Bewegungsbehinderung?

Kälteidiotie Der Begriff meint ein im Zustand der Unterkühlung stattfindendes, rational nicht nachvollziehbares Verhalten, das unter der Annahme einer paradoxen Wärmeempfindung zur vollständigen oder teilweisen Selbstentkleidung führt (häufig Entkleidung des Unterkörpers, urindurchtränkte Kleidung). Die Auffindesituation kann zu der Fehlannahme eines

Sexualdeliktes führen. Gelegentlich tritt ein sog. terminales Höhlenverhalten hinzu, d. h. der Leichnam wird an einem schwerer zugänglichen Ort gefunden (in einer geschützten Ecke, unter einem Tisch, in einem Schrank), was ebenfalls zu Fehlinterpretationen Anlass geben kann.

Zu den am Leichenfundort bedeutsamen Feststellungen gehören beim **Tod durch Unterkühlung** folgende Einflussfaktoren und Befunde:

- Bekleidungszustand des Leichnams (ein-, zwei- oder dreilagige Kleidung)
- Zustand der Bekleidung (insbesondere trocken oder nass)
- Raumtemperatur (gemessen in Höhe des Leichnams)
- Körperkerntemperatur (gemessen als tiefe Rektaltemperatur mit einem geeichten Spezialthermometer)
- Bodentemperatur (besonders bei größerer Kontaktfläche zwischen Leichnam und Boden, kalter Fußboden)
- weitere Kältequellen (offenes Fenster, offene Tür, Luftzug)
- Hinweise auf eine präexistente Hyperthermie (fiebrige Erkrankung ante mortem)
- sog. Perniones (Frostbeulen) am Leichnam

Die **Hypothermie** wird klinisch je nach Schweregrad in **4 Stadien** eingeteilt, die sich teilweise überschneiden können (◻ Abb. 5.27).

Bei hochgradiger Unterkühlung können die Vitalfunktionen des Organismus derart gedämpft sein, dass ein Zustand von **Vita reducta** (Scheintod) bei tiefer

Bewusstlosigkeit, fehlenden Reflexen und extrem reduzierter Atemtätigkeit vorliegt.

> Wird in einer derartigen Situation, die durch zusätzliche Aufnahme zentral dämpfender Medikamente gefördert wird, bei der Untersuchung die »Kältestarre« mit der »Totenstarre« verwechselt, kann dies dazu führen, dass eine Person fälschlicherweise als bereits verstorben angesehen wird.

Es muss keine strenge Korrelation geben zwischen der gemessenen Körperkerntemperatur und der klinischen Symptomatik.

Der **Tod durch Unterkühlung kann nach einer unterschiedlichen Expositionsdauer** eintreten, genannt werden 1,5–12 h, die Abnahme der Körperkerntemperatur beginnt erst nach einer Plateauphase, in der es dem Organismus noch möglich ist, die Temperatur konstant zu halten. Entscheidend sind der Gesundheitszustand, der Bekleidungszustand und die Umgebungstemperatur. Je niedriger die Temperatur, desto kürzer die Expositionszeit bis zum Todeseintritt. Bei trockener Unterkühlung und einer Temperatur von –10 °C werden Expositionszeiten zwischen 3 und 6 h angenommen. Die Agoniedauer ist aufgrund der höheren Wärmeleitfähigkeit von Wasser bei der Immersionshypothermie deutlich kürzer als bei trockener Unterkühlung.

Neben der Auffindesituation sind in der Mehrzahl der Fälle beim **Tod durch Unterkühlung** anlässlich der Leichenschau und der Obduktion morphologisch **charakteristische Befunde** nachweisbar:
- **hellrötliche Totenflecke:** häufig anzutreffen, aber nicht beweisend für eine Unterkühlung, da auch nachweisbar bei Verbringung des Leichnams in kalte Umgebungstemperatur oder bei CO-Intoxikation
- **Kälteerytheme:** blau-livide bis rötlich-fleckige Hautareale, typischerweise an der Außenseite der Oberschenkel, den Streckseiten der Kniegelenke, über den Handgelenken, an den Akren
- **hämorrhagische Erosionen der Magenschleimhaut (sog. Wischnewsky-Flecken):** histologisch handelt es sich um keilförmige, infarktähnliche Erosionen der Magenschleimhaut, die durch hämatinisiertes Blut eine schwärzliche Farbe haben (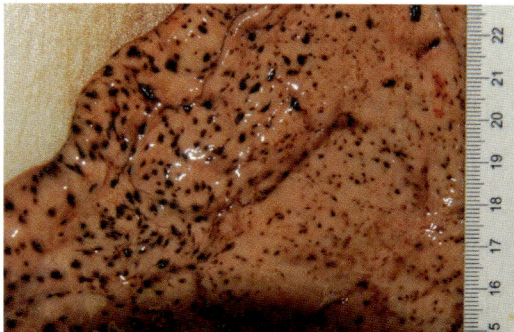 Abb. 5.67)
- histologisch nachweisbare Fettvakuolen als homogene Verfettung v. a. der Tubulusepithelien der Nieren (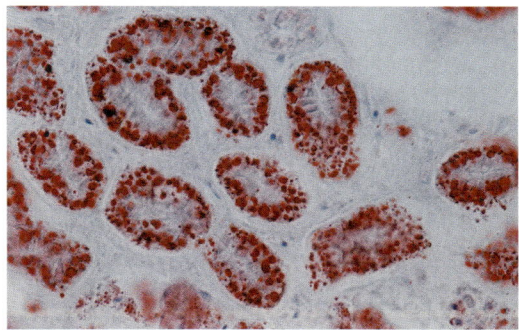 Abb. 5.68), dort etwa so häufig nachweisbar wie Kälteerytheme und Wischnewsky-Flecken, teilweise Verfettung des Zytoplasma der Kardiomyozyten

◩ **Abb. 5.67 Schwärzliche hämorrhagische Erosionen der Magenschleimhaut,** sog. Wischnewsky-Flecken beim Tod durch Unterkühlung

◩ **Abb. 5.68 Tropfige Verfettung der Tubulusepithelien der Nieren beim Tod durch Unterkühlung** (Sudan-III-Färbung; Vergr. 200-fach)

- histologisch darstellbar sind beim Tod durch Unterkühlung im Rahmen einer angenommenen Viskositätszunahme des Blutes Mikrothromben in peripheren Gefäßen mit hämorrhagischer Infarzierung des zugeordneten Versorgungsgebietes

Selten sind beim Tod durch Unterkühlung Hämorrhagien im Pankreas nachweisbar, beschrieben wurden in Einzelfällen Hämorrhagien im M. iliopsoas.

Lokale Kältewirkung Lokale Erfrierungen sind rechtsmedizinisch von geringerer Relevanz und finden sich v. a. bei Wintersportlern, unzureichend ausgerüsteten Touristen (z. B. in den Alpen) und bei Bergsteigern. Betroffen sind: Finger, Zehen, Hände, Füße, Nase, Ohren. Die Erfrierungen werden in verschiedene Stadien unterteilt:

- **Dermatitis congelationis erythematosa:** Infolge Gefäßkonstriktion weißliche Haut, gefühllos oder schmerzhaft, im Verlauf dann Rötung und Schwellung, häufig stark juckend.
- **Dermatitis congelationis bullosa:** Ausbildung subepidermaler seröser oder hämorrhagischer Blasen nach Wiedererwärmung der länger oder tiefer kälteexponierten Hautregion.
- **Dermatitis congelationis gangraenosa (escharotica):** Blau-schwarz verfärbte Extremität (sog. trockene Gangrän), die Extremität wirkt wie mumifiziert. Demarkierung des geschädigten Bezirkes, bakterielle Infektion führt zur sog. feuchten Gangrän.

5.10   Strom, Blitz, Gase

Fallbeispiel

Vom ambulanten Pflegedienst wird im Winter in einer Altbauwohnung der regelrecht bekleidete leblose Körper einer dort allein lebenden 78-jährigen Frau im Bad auf dem Boden liegend gefunden. In die Badewanne ist Wasser eingelassen, neben der Wanne liegt ein intakter Föhn mit Stromanschluss, am Rande steht ein älterer Heizölofen. Der Notarzt stellt den Tod fest (hellrote Totenflecke, kräftige Totenstarre), tastet subkutan unterhalb der linken Clavicula einen Herzschrittmacher und findet im Bad mehrere teils leere, teils angebrochene Tablettenpackungen: Diazepam, ein β-Blocker, ein Antidepressivum, ferner Thrombosestützstrümpfe. Auch die Nagelbetten sind eher hellrötlich, eine über dem Sternum in Körperlängsrichtung verlaufende alte reizlose Narbe lässt ihn an eine vorangegangene Bypass-OP am Herzen denken. Da weitere Notarzteinsätze nicht anstehen, füllt der Notarzt nach Beendigung der Leichenschau alle Formulare aus und gibt eine ungeklärte Todesart an. Die daraufhin eingeleiteten polizeilichen Ermittlungen ergeben nach Veranlassung einer rechtsmedizinischen Obduktion als Todesursache eine CO-Intoxikation (COHb = 32 %), ein technischer Sachverständiger stellt später fest, dass der Heizölofen defekt war.

Elektrotodesfälle sind überwiegend Unglücksfälle, Arbeitsunfälle, gelegentlich Tötungsdelikte (auch fehlinterpretiert als vermeintlicher Unfall oder Suizid). Bei Suiziden (Föhn in der Badewanne!) und Unglücksfällen im Rahmen autoerotischer Betätigung werden stromführende Leiter (Kabel) entsprechend installiert, z. B. in der Genital- und Analregion oder an den Extremitäten. Falsch installierte Elektrogeräte bzw. Elektroleitungen oder schlecht gewartete Geräte können zu tödlichen Elektrounfällen mit dem nachfolgenden Vorwurf der fahrlässigen Tötung gegen die Verantwortlichen führen. Der Nachweis von letalen Stromunfällen ist zudem von versicherungsrechtlicher Bedeutung.

5.10.1 **Stromtodesfälle**

Beim Kontakt mit stromführenden Leitern kann es zu unterschiedlichen Stromwirkungen auf den Körper kommen:
- elektrospezifische Schädigung durch elektrische Reizung (Muskulatur, Nervensystem, Herz mit kardialem Reizleitungssystem)
- elektrothermische Schädigung durch lokale strominduzierte Hitzeschädigung
- mittelbare Schäden wie z. B. Sturzverletzungen nach Stromeinwirkung

In der Praxis können beim elektrischen Strom 4 Spannungsbereiche (Schwachstrom, Niederspannung, Hochspannung, Höchstspannung) unterschieden werden. Entscheidend für die strombedingte Schädigung sind jedoch die Stromflussdauer (Kontaktzeit) und die Stromstärke im Körper. Die Stromstärke (I) wird bestimmt durch die Spannung (U) und den Körperwiderstand (R) entsprechend dem Ohm-Gesetz ($U = R \times I$). Der Hautwiderstand an den Stromeintritts- und Stromaustrittsstellen kann variieren, je nach Hornhautdicke, Feuchtigkeit der Haut (herabgesetzter Widerstand durch Schwitzen!) oder getragener Schutzkleidung: Gummistiefel schützen, barfuß auf feuchtem Boden ist besonders gefährlich. Die Wirkung von Stromstärke und Stromspannung auf das Herz ist in ◘ Tab. 5.28 angegeben.

Der Hautwiderstand bestimmt die Stromstärke im Körper, wobei für Wechselstrom verschiedene Bereiche unterschieden werden können (◘ Tab. 5.29). Gefährlich sind Wechselstromfrequenzen von 40–150 Hertz. Todesursache bei Stromunfällen ist in der Regel das Herzkammerflimmern. Das Risiko eines tödlichen Verlaufs erhöht sich, wenn der Stromweg zwischen den Kontaktstellen über das Herz führt (Arm – Arm oder Arm – Fuß). Beim Stromfluss an anderen Stellen, z. B. zwischen zwei Fingern, entstehen meist nur lokale thermische Schäden.

Bei Stromunfällen muss die teilweise sehr diskrete sog. Strommarke, d. h. die Kontaktstelle mit dem stromführenden Leiter, am Leichnam gesucht werden.

Die Kontaktstelle kann winzig sein, uncharakteristisch aussehen oder sogar komplett fehlen. Vor allem an breiten und feuchten Kontaktflächen entwickelt

◘ Tab. 5.28 Wirkung von Stromstärke und Stromspannung auf das Herz

Stromstärke	Stromspannung	Wirkung auf das Herz
<25 mA	Bis 65 V	Sog. »Schwachstrom«; ungefährlich
<25 mA	100–130 V	Niederspannung: elektrospezifische Wirkung; kurzer Muskelkrampf, keine Schäden
25–80 mA	110–380 V (haushaltsüblicher Wechselstrom)	Niederspannung: elektrospezifische Wirkung; kurze Asystolie mit Arrythmie oder (reversiblem) Kammerflimmern, potentiell lebensbedrohlich
80 mA–8 A	110–380 V	Niederspannung: elektrospezifische Wirkung; Kammerflimmern (reversibel), potentiell lebensbedrohlich
>8 A	2000–3000 V (bis 100.000 V)	Hochspannung: elektrothermische Verbrennungen und akute Asystolie
>8 A	>100.000 V	Höchstspannung: schwerste elektrothermische Verbrennungen (Temperatur bis 4000 °C), Verkohlung, akute Asystolie; Stromübertritt auch ohne Kontakt mit dem Stromleiter möglich (sog. »Lichtbogen«)

◘ Tab. 5.29 Wirkung von Wechselstrom

Ampere	Wirkung
<0,5 mA	Allenfalls mit der Zunge spürbar
Ab 0,5 mA	Spürbares »Kribbeln«
Ab ca. 5 mA	Erregung der Muskulatur
Ab ca. 15 mA	Muskelkrämpfe, Beugekontrakturen, selbständiges Loslassen der Kontaktstelle nicht mehr möglich
25–50 mA	Herzrhythmusstörungen, evtl. bei längerer Kontaktzeit Bewusstlosigkeit
Ca. 50–80 mA	Risiko des akuten Kammerflimmern
Ab 80 mA	Kurze Kontaktzeit reicht für Kammerflimmern; Atemstillstand infolge Lähmung der Atemmuskulatur möglich
Ab ca. 3 A	Elektrothermische Wirkung mit Verkohlung des Gewebes an der Kontaktstelle

Merke: Bei Gleichstrom können etwa vierfach höhere Grenzwerte angesetzt werden.

sich oft keine Strommarke. Wenn eine Strommarke vorhanden ist, präsentiert sich die lokale elektrothermische Schädigung in der Regel mit folgenden Befunden:
- kraterartige Aufwerfung der Haut mit zentraler Eindellung (eingesunkenes Zentrum) (◘ Abb. 5.69)
- blasser, »porzellanartiger« Randwall, z. T. blasenartig
- »eingebrannte« metallische Materialrückstände vom Stromleiter (sog. »Metallisation«)
- histologisch Blasenbildungen in dem aufgeworfenen Randwall (wabenartiges Muster)
- fischzugartige Ausziehung der basalen Zellen der Epidermis mit Kernelongation (◘ Abb. 5.70)
- Je nach Intensität der lokalen Stromwirkung sind schwärzlich-verkohlte Stromkontaktstellen der Haut nachweisbar (◘ Abb. 5.71).

Beim **Stromtod** in der Badewanne kann gelegentlich in Höhe der Wasserspiegelmarke eine feine streifige Hautrötung festgestellt werden. Auch ohne jeden Befund ist bei einem Tod in der Badewanne immer der Verdacht auf einen Stromtod gegeben. Da Strommarken postmortal beigebracht werden können, sind sie keine Vitalitätszeichen. Die Diagnose »Stromtod« ist

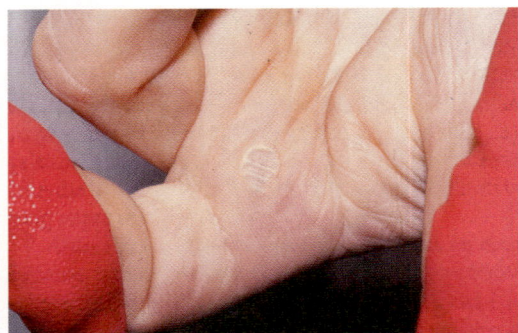

◘ Abb. 5.69 Strommarke. Muldenartig mehrfach einge-
sunkene Strommarke der Handinnenfläche

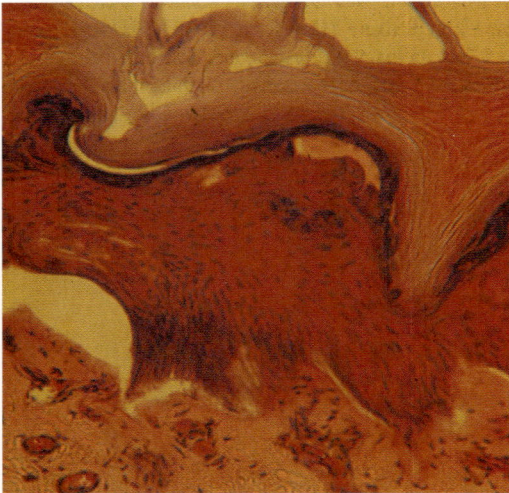

◘ Abb. 5.70 Histologischer Befund einer Strommarke.
Ausziehung der Basalzellen, Elongation und palisaden- bis
fischzugartige Stellung der Zellkerne

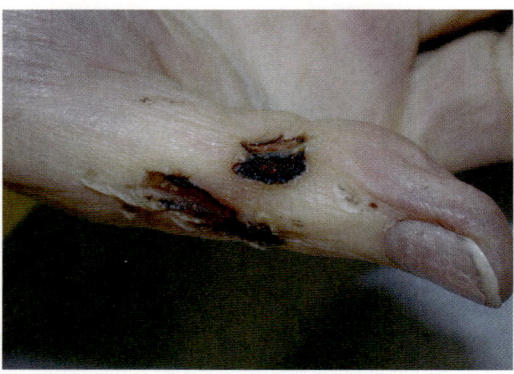

**◘ Abb. 5.71 Schwärzlich-verkohlte Stromkontaktstelle an
der Haut des Fingers**

vor allem deshalb nicht selten eine sog. **Ausschlussdi-
agnose.** In allen Zweifelsfällen muss ein technischer
Sachverständiger herangezogen werden. Ein wichtiges
Ziel ist die Verhinderung weiterer Stromtodesfälle.
Akute Asystolien können bis wenige Minuten nach
dem Stromkontakt auftreten.

Wird der Stromschlag zunächst überlebt, kann es
infolge elektrothermischer Schädigung der Skelett- wie
der Herzmuskulatur (infarktähnliches Schädigungsmuster) zu **Spättodesfällen** im Rahmen eines **Multior-
ganversagens (MOV)** einschließlich eines Nierenver-
sagens (Crush-Niere) kommen.

5.10.2 Blitzschlag

Unfälle infolge Blitzschlags kommen gelegentlich vor,
verbunden mit einer Mortalität bis 40 % bei extremer
Stromstärke innerhalb von weniger als einer Millions-
tel Sekunde. Bei der schädigenden Wirkung des Blitz-
schlages wird unterschieden:
- direkter Blitzschlag (»direct stroke«)
- stufenweise Entladung: Blitz trifft erst den Boden
  oder z. B. einen Baum (»step voltage«)
- Blitzschlag durch Entladung: Blitz »springt« von
  Objekt zu Objekt (»flash discharge«)
- Blitzschlag durch Kontakt: Opfer berührt ein vom
  Blitz getroffenes Objekt (»contact strike«)
- stumpfe Verletzungen: sekundär, z. B. durch Sturz
  des Opfers (»blunt trauma«)

Zum **Schädigungsmuster** gehört das sog. »**Farnkraut-
phänomen**« (farnkrautartige Erytheme) der Haut,
angesengte Haare entlang des Stromweges, Verkohlun-
gen und Zerreißungen der Kleidung, Metallteile mit
Schmelzspuren, zerrissenes Schuhwerk.

> **Schritteffekt**
>
> Dieser meint einen Teilstromdurchfluss bei Blitz-
> schlag durch den Körper (von Bein zu Bein) auch
> noch bei Personen oder auch Tieren in einiger
> Entfernung vom Ort des Blitzeinschlags in den
> Boden.

Nach Blitzschlag kann eine sofortige Reanimation er-
folgreich verlaufen, aber auch danach bestimmt das
Ausmaß der Verbrennungen und der Schädigung in-
nerer Organe den weiteren Verlauf. Bei überlebten
Blitzschlagverletzungen dominieren neurologische
Ausfallerscheinungen unterschiedlicher Intensität und
Dauer.

5.10.3 Tod durch Gase

Todesfälle durch Gase sind Erstickungstodesfälle. Am häufigsten kommen Unfälle mit CO-Intoxikationen vor (siehe oben), zu erwähnen sind aber auch Fäulnisgase und die Caisson-Krankheit.

Fäulnisgase Neben der CO-Intoxikation können sich z. B. in Silos, Klärgruben, Faultürmen abgesunkene Gase ansammeln, die schwerer sind als Sauerstoff. Ohne subjektiv wahrnehmbare Symptome kommt es zum anoxischen Ersticken infolge Sauerstoffmangels mit plötzlichem Eintritt der Bewusstlosigkeit. Gelegentlich ersticken auf gleiche Weise Personen, die ungeschützt Hilfe leisten wollten.

Caisson-Krankheit Ab ca. 13 m Tauchtiefe kann physikalisch im Blut gelöster Stickstoff und Sauerstoff frei werden, es bilden sich Gasblasen, die embolisch wirken (Barotrauma als Tauchunfall).

Tod im Wasser

R. B. Dettmeyer, H. F. Schütz, M. A. Verhoff

R. Dettmeyer et al., *Rechtsmedizin*,
DOI 10.1007/978-3-642-55022-5_6, © Springer-Verlag Berlin Heidelberg 2014

6

Einleitung

Ein gesunder 28-jähriger Mann verabredet sich am Bagger-
see zum Grillen mit 3 Männern und 4 Frauen. Er trinkt
zum Essen eine Flasche Bier. Nach einem ausgiebigen
Sonnenbad einigen sich die Männer gegen 14:30 Uhr auf
ein Wettschwimmen zu der etwa 350 Meter entfernten
Badeinsel. Nach einem Sprint von etwa 30 Metern zum
Ufer machen alle 4 Männer einen Kopfsprung ins Wasser
und schwimmen los. Nachdem 3 Männer das Ziel erreicht
haben, hören sie die Frauen vom Ufer rufen und schwimmen schnell zurück. Circa 20 Meter vom Ufer entfernt
treibt der leblose Körper ihres Freundes unter der Wasseroberfläche. Die Männer bringen ihn zum Ufer und beginnen sofort mit der Reanimation, die von dem sofort alar-
mierten Notarzt erfolglos fortgeführt wird.

Bei der gerichtlich angeordneten Leichenöffnung lässt
sich makroskopisch kein krankhafter Befund feststellen,
Verletzungen können durch Reanimationsmaßnahmen
erklärt werden. Sog. Ertrinkungszeichen finden sich nicht.
Sicherheitshalber werden Proben für eine **Diatomeen-
Untersuchung** asserviert. Auffällig ist ein prall gefüllter
Magen mit Resten von Fleisch und Wurst. Die histologi-
schen Untersuchungen erbringen keinen krankhaften
Organbefund, insbesondere keinen Hinweis auf eine Infektion wie z. B. eine Myokarditis. Die Blutalkoholbestimmung
aus dem Oberschenkelvenenblut ergibt einen Wert von
0,28‰. Mithilfe der forensisch-toxikologischen Analysen
von Herzblut, Mageninhalt und Urin sind lediglich geringe Mengen des Wirkstoffs Paracetamol nachzuweisen,
darüber hinaus keine weiteren Fremdstoffe. Die Diato-
meen-Untersuchung verläuft durchweg negativ.

In der rechtsmedizinischen Beurteilung wird das Fehlen
von krankhaften Organveränderungen, Verletzungszeichen, Ertrinkungszeichen und Vergiftungsnachweis im
Sinne einer Ausschlussdiagnose gewertet. Als Erklärung
verbleibt ein reflektorischer Tod, der dem sog. **Badetod**
zuzuordnen ist. Das fremdanamnestisch beschriebene
Hineinspringen in das Wasser ohne vorheriges Abkühlen
nach längerem Sonnenbad, der volle Magen und die
zusätzliche leichte Alkoholisierung stützen die Diagnose
eines Badetodes.

Wird ein Leichnam im Wasser gefunden, bedarf es immer einer differenzierten Befunderhebung und Interpretation. Die Unterscheidung eines natürlichen von
einem nichtnatürlichen Tod kann schwierig sein. Bei
den nichtnatürlichen Todesfällen müssen die akziden-
tellen von den Fällen mit Fremdverschulden abgegrenzt werden. Einen wichtigen Hinweis auf ein mög-
liches Tötungsdelikt kann die Beantwortung der Frage
geben, ob der Tod im Wasser eingetreten ist oder
außerhalb. Verschiedene mögliche Konstellationen
zeigt ◘ Tab. 6.1.

Ob der Badetod als natürlicher Tod einzuordnen
ist, kann diskutiert werden. Das Eintauchen in das
Wasser ist als äußeres Ereignis eine unabdingbare Voraussetzung. Trotzdem sind innere Voraussetzungen
notwendig, damit dieser reflektorische Tod eintreten
kann: Neben akuten Faktoren wie Überhitzung, voller
Magen, Alkoholisierung und plötzliche Abkühlung
muss wohl eine gewisse Prädisposition bestehen, um
diesen reflektorischen Tod zu verursachen. Es ist davon auszugehen, dass die »Baderegeln« jährlich tau-
sendfach missachtet werden, Badetode aber ein eher
seltenes Phänomen darstellen.

Atypisches Ertrinken Dieser Begriff wird für ein Ertrinken nach wasserunabhängigen Dysregulationen
verwendet. Diese Dysregulationen können auf natürlichen oder nichtnatürlichen Ereignissen basieren, wie
z. B. die Bewusstlosigkeit nach Myokardinfarkt, zere-
ralem Insult aber auch nach Intoxikation, Schädel-
Hirn-Trauma oder Stromschlag. Deshalb lässt sich
dieser Begriff nicht ohne Weiteres in die Systematik
von ◘ Tab. 6.1 einpassen. Insbesondere das Ertrinken
in der Badewanne oder in einer »Pfütze« wird üblicherweise als atypisches Ertrinken einzuordnen sein.

6.1   Ertrinken/Ertränken

Fallbeispiel

Im August wird am Ufer eines langsam strömenden
Flusses im Geäst ein in Bauchlage hängender bis auf
eine Badehose unbekleideter Leichnam eines Mannes
bemerkt. Nach der Bergung sieht man etwas Schaumpilz
um die Atemöffnungen, es zeigen sich Hautschürfungen
an der Stirn, an den Handrücken, streckseitig über den
Kniegelenken und auf den Fußrücken. Die Haut ist teilweise fetzig abgelöst, das Abdomen gedunsen. Die
Kopfhaare sind erleichtert ausziehbar, Finger- und Fußnägel noch fest sitzend. Bei der Obduktion findet sich
wässrige Flüssigkeit in den Keilbeinhöhlen und im Magen. Die geblähten Lungenflügel berühren einander
hinter dem Brustbein in der Körpermittellinie. Wegen
des aromatischen Geruches erfolgt eine Bestimmung
der Blutalkoholkonzentration im Oberschenkelvenenblut (3,46‰). Zusätzlich sieht man seitensymmetrisch
Hämatome an den Oberarmen außen- und innenseitig.
Die Identität des Mannes kann mithilfe des Zahnstatus
geklärt werden. Die Polizei ermittelt, der Mann sei einige
Tage zuvor von zwei anderen Männern regelrecht mit
Alkohol »abgefüllt« worden. Einer der beiden Männer
habe »Kratzspuren« im Gesicht und am Hals. Nach Angaben der Männer habe der Verstorbene von sich aus unbedingt im Fluss baden wollen.

◘ Tab. 6.1 Mögliche Konstellationen der Todesursache beim Auffinden eines Leichnams im Wasser

	Natürlicher Tod	Unfall	Suizid	Fremdverschulden
Tod im Wasser	Reflektorischer Tod (»Badetod«) – grundsätzlich auch möglich im Zusammenhang mit Unfall, Suizid und Fremdverschulden Plötzlicher Tod aus innerer Ursache, z. B. Myokardinfarkt, zerebraler Insult, Myokarditis oder epileptischer Anfall	Ertrinken, z. B. als Badender mit Muskelkrampf oder als ins Wasser gefallener Passagier Hypothermie (Kammerflimmern) nach Sturz ins Wasser/Schiffbruch Sturz aus großer Höhe ins Wasser Verletzung beim Baden durch Sprung ins Wasser (z. B. Kopfsprung) Verletzung als Badender durch ein Wasserfahrzeug Verkehrsunfälle mit Wasserfahrzeugen Verletzung durch im Wasser lebende Tiere, z. B. Haie, Piranhas oder Wasserschlangen Unfall bei Alkoholisierung/Intoxikation	Ertrinken durch »Untertauchen«, »ins Wasser gehen« z. B. Erschießen oder Aufschneiden der Pulsadern, ggf. als zusätzliche Absicherung Selbstvergiftung, Gifteinnahme am ehesten noch außerhalb des Wassers Sprung aus großer Höhe ins Wasser (»Brückensprung«) Absichtliches Herbeiführen einer Situation aus der Kathegorie »Unfall«	Ertränken Ertrinken oder Hypothermie nach Hineinwerfen ins Wasser Tötung durch jede Form der Gewalt, ggf. Einsatz wassertypischer Waffen, wie z. B. eine Harpune Vorsätzliche Tötung eines Badenden mittels eines Wasserfahrzeugs
Tod außerhalb des Wassers	Plötzlicher Tod aus innerer Ursache, z. B. Myokardinfarkt oder zerebraler Insult in Ufernähe oder beim Lehnen über ein Brückengeländer		Jede Form von Suizid in Ufernähe mit postmortalem Hineingeraten in das Wasser Dekompositionsbedingter Wasserkontakt z. B. Verbringung von Leichenteilen durch Tiere oder Abfallen des Leichnams eines Erhängten von einer Brücke	Tötung durch jede Form der Gewalt oder Vergiften und postmortales Verbringen ins Wasser zum Vortäuschen eines Todes im Wasser (typischerweise Ertrinken) Nach defensiver Leichenzerstückelung Verbringung von (ggf. einzelnen) Leichenteilen ins Wasser

Das klassische (typische, unmittelbare) Ertrinken ist Folge eines Verschlusses der Atemöffnungen oder der inneren Atemwege durch Flüssigkeiten. Den Vorgang als Erstickungstod im Wasser zu bezeichnen ist sicher nicht falsch, erfasst ihn jedoch nicht vollständig. Nach dem Überraschungseinatmen (»respiration de surprise«) beim Hineingelangen ins Wasser können **4 Stadien des Ertrinkens** abgebgrenzt werden (◘ Tab. 6.2).

Postmortales Intervall Das postmortale Intervall vom Ertrinken bis zum Auffinden des Leichnams kann unterschiedlich lang sein und der Erhaltungszustand des Leichnams folglich stark differieren. Zunächst wird der Leichnam zum Boden des Gewässers sinken, sein (Wieder-)Auftauchen wird im Wesentlichen durch Gasblähung im Rahmen von Fäulnisprozessen bewirkt. Die Fäulnisprozesse verlaufen vergleichbar wie bei Leichen außerhalb des Wassers, jedoch unterschiedlich schnell. Da diese Prozesse stark temperaturabhängig sind, dauert es bei im Herbst/Winter Er-

◼ Tab. 6.2 Stadien des Ertrinkens

Stadium 1	**Bewusstes Atemanhalten** Dauer: 30 s bis 1 min, bei Trainierten bis max. 2 min
Stadium 2	**Dyspnoe:** Die Atmung kann durch den Atemreiz über das Atemzentrum infolge des angestiegenen CO_2 nicht mehr willkürlich unterdrückt werden. Es kommt zu Inspirationen, denen hustenartige Exspirationen folgen. Bei zunehmender Tiefe der Bewusstlosigkeit sinkt der Hustenreiz, die Atembewegungen sind von wechselnder Intensität. Dauer: 1–3 min
Stadium 3	**Krämpfe:** Tonisch-klonische Krämpfe; weiterhin mit Atemtätigkeit. Dauer: bis 90 s
Stadium 4	**Unbewusstes Atemanhalten und terminale Schnappatmung:** Zunächst präterminale Apnoe, der Kreislauf ist noch erhalten, danach folgt das letzte Ertrinkungsstadium, das durch Herzstillstand beendet wird

6

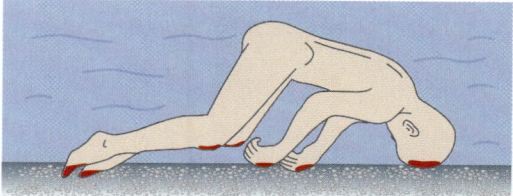

◼ Abb. 6.1 Lokalisation von sog. Treibverletzungen mit typischer Treibhaltung im fließenden Gewässer

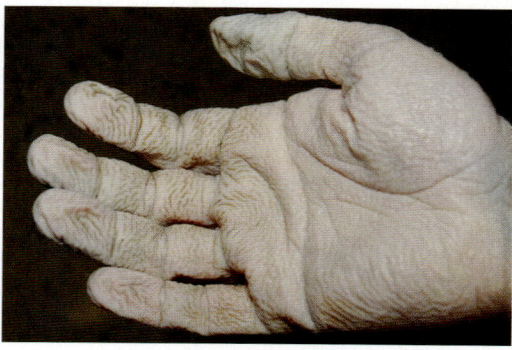

◼ Abb. 6.2 Deutliche Waschhautbildung an den Händen bei einer Leichenliegezeit im Wasser von ca. 15 Tagen (Wassertemperatur 5–7 °C)

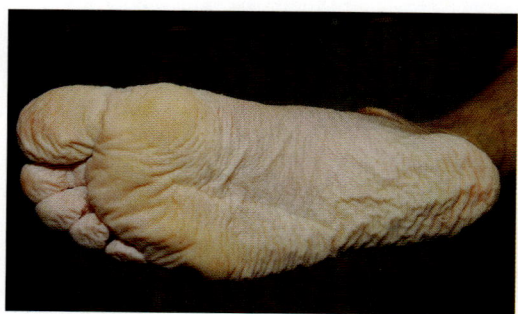

◼ Abb. 6.3 Deutliche Waschhautbildung an den Fußsohlen bei einer Wasserliegezeit von ca. 15 Tagen (Wassertemperatur 5–7 °C)

trunkenen meist deutlich länger bis zum Auffinden des Leichnams als nach einem Ertrinken im Frühling/Sommer. Hingewiesen sei nochmals auf die **Casper-Regel**: Der Fäulnisgrad nach einer Woche an der Luft entspricht dem nach 2 Wochen im Wasser und dem nach 8 Wochen im Erdgrab.

Der frisch ins Wasser gelangte Leichnam eines Ertrunkenen richtet sich meist in Bauchlage aus. In bewegten Gewässern resultieren charakteristische Schleifspuren an Stirn, Handrücken, Knien und Zehen (◼ Abb. 6.1).

In Abhängigkeit von der Leichenliegezeit im Wasser finden sich unterschiedlich fortgeschrittene Leichenveränderungen. Nach wenigen Tagen hat sich die sog. Waschhaut an Händen und Füßen ausgebildet, die bis zum handschuhartigen Ablösen der Haut führen kann (◼ Abb. 6.2 und ◼ Abb. 6.3).

Je nach Art des Wassers (stiller See, modernder Tümpel, fließender Strom) kommt es zu weiteren Veränderungen, z. B. Antragungen von Erdreich, Besiedlung mit Algen (◼ Abb. 6.4), Ablösung der Oberhaut, Gasdunsung des Abdomens, erleichterte Ausziehbarkeit von Haaren, zunehmende Blutleere der Herzhöhlen, Fäulnisflüssigkeit in den Körperhöhlen.

Weiterhin finden sich Fraßdefekte durch Wassertiere, aber auch z. B. postmortale Schiffsschraubenver-

letzungen, die im Einzelfall von zu Lebzeiten beigebrachten Verletzungen abzugrenzen sind.

Osmolarität des Ertrinkungsmediums Im Verhältnis zur Osmolarität des menschlichen Organismus verhält sich Süßwasser hypoton und Salzwasser hyperton. Aber nicht nur Meerwasser ist hyperton, es gibt z. B. Gewässer, meist kleine Bäche, die Wasser von stark überdüngten Feldern aufnehmen und dadurch Teil-

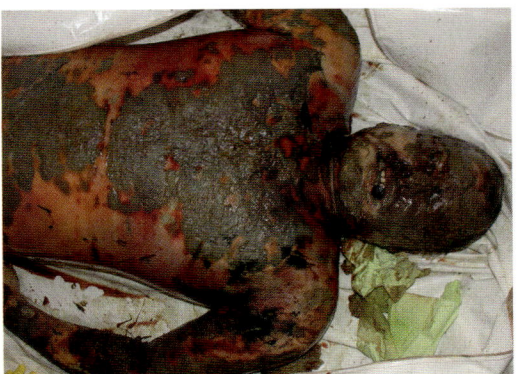

■ **Abb. 6.4 Wasserleiche mit flächenhafter Ablösung der Oberhaut**, ausgedehnten Antragungen von Algen und Erdreich

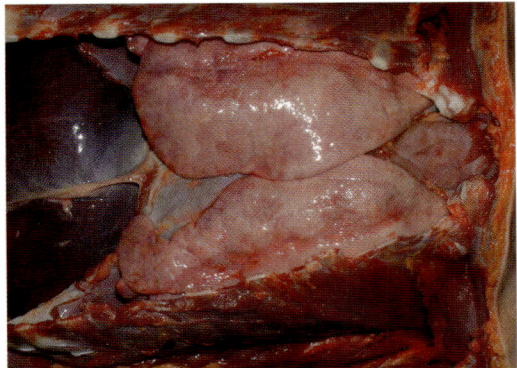

■ **Abb. 6.5 Ausgeprägte Überblähung der Lungen im Sinne eines sog. Emphysema aquosum beim Tod durch Ertrinken**

chenkonzentrationen wie im Salzwasser erreichen. Das Ertrinken in Süß- und Salzwasser weist erhebliche Unterschiede auf:

- **Süßwasserertrinken:** Im Süßwasser kommt es zur hypotonen Hyperhydratation und schnellen Hämolyse. Final wird das Wasser durch den osmotischen Druck aus der zuvor stark überdehnten Lunge herausgezogen, sodass makroskopisch eine trockene überblähte Lunge resultiert, sog. **Emphysema aquosum** (■ Abb. 6.5). Im Obduktionssitus berühren sich die Lungen in der Körpermittellinie hinter dem Sternum oder überlappen sogar. Histologisch sind neben Aufweitungen der Alveolarräume auch Zerreißungen der Alveolarsepten und ödematöse Regionen zu sehen.
- **Salzwasserertrinken:** Das Ertrinken im Salzwasser dauert länger als im Süßwasser. Das Einatmen von Salzwasser führt zu einem Einstrom von NaCl aus der Lunge in das Blut und dem Transport von Proteinen und Flüssigkeit in umgekehrter Richtung. Die Folge ist eine hypertone Hyperhydratation. In die Lunge sammelt sich somit zusätzlich zu dem eingeatmeten Wasser Flüssigkeit aus dem umgebenden Gewebe, was das Bild eines **Oedema aquosum** ergibt: Die Lungen sind makroskpisch massiv erweitert, schwer und flüssigkeitsgefüllt.

Diagnose des Ertrinkungstodes Als äußerliche Befunde werden nach kurzem postmortalem Intervall gelegentlich Zyanosen des Gesichtes, Halses und der Schultern beobachtet. Diese sind jedoch ebenso unspezifisch wie Gänsehaut, Schrumpfung von Penis oder Brustwarzen, Kotabgang oder Zungenbiss. Als

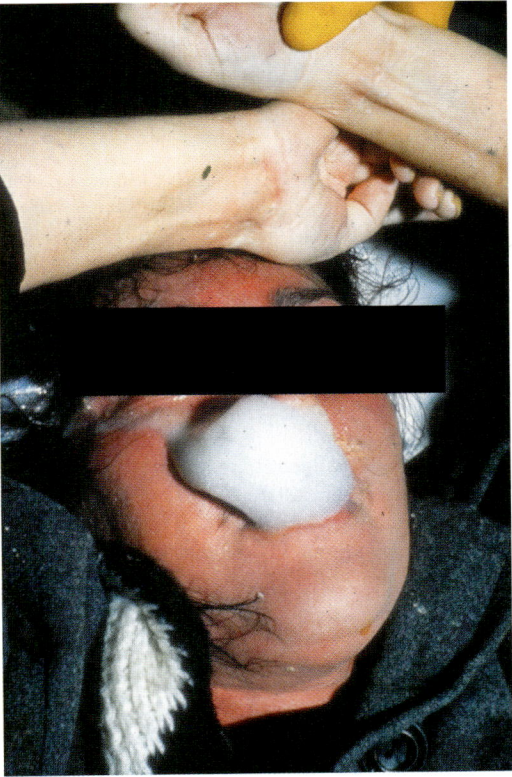

■ **Abb. 6.6 Schaumpilz** vor den Atemöffnungen beim Tod durch Ertrinken bei offenbar früherem Suizidversuch mit sog. Probierschnittnarbe in der Beugeseite des linken Handgelenkes

◘ Tab. 6.3 Ertrinkungszeichen

Ertrinkungszeichen	Morphologie	Genese
Schaumpilz (◘ Abb. 6.6)	Feinblasiger Schaum (wie Rasierschaum) vor Mund und Nase, ggf. mit hämorrhagischer Komponente DD: Grobblasiger Schaumpilz bei kardialem Lungenödem, bei Drogentoten	Ausbildung zeitnah zur Bergung des Leichnams wegen dann eintretender Verringerung des Lungenvolumens durch Vermischung von Luft, Wasser, Ödemflüssigkeit und Bronchialschleim
Emphysema aquosum	Stark überblähte Lungen, makroskopisch trocken, sich in der Körpermittellinie berührend oder sogar überlappend, nach Betasten bleibt eine Delle stehen	Süßwasserertrinken, Diffusion des eingeatmeten Wassers in die Umgebung
Ödema aquosum	Stark aufgequollene Lungen, makroskopisch feucht und schwer, sich in der Körpermittellinie berührend oder sogar überlappend	Salzwasserertrinken, zusätzliche Diffusion von Gewebeflüssigkeit in die Lungen
Paltauf-Flecken	Subpleural, besonders in den Zwischenlappenspalten, blass-rötlich bis -bräunlich, bis fingernagelgroß, verwaschen	Subpleurale Rhexisblutungen nach Zerstörung der Kapillaren durch die massive Überdehnung, zusätzlich Hämolysen, v.a. beim Süßwasserertrinken
Flüssigkeitsnachweis in der Stirn- oder Keilbeinhöhle (Svechnikov-Zeichen)	Sichtbar nach Entfernen der Siebbeinplatte oder Punktion mit einer Spritze: wässrig-klare Flüssigkeit	Eindringen von Wasser in die Nebenhöhlen
Wydler-Zeichen	Dreischichtung des Mageninhaltes nach Abstehen in einem Glas: zuoberst Schaum, in der Mitte wässrig-klare Flüssigkeit und am Gefäßboden festere Bestandteile	Verschlucken von Ertrinkungsflüssigkeit (Schaum) und Wasser (mittlere Schicht), zuunterst lagert der originäre Mageninhalt
Nachweis von Kieselalgen (Diatomeen)	Enzymatische Verdauung des zu untersuchenden Gewebes (Lunge, Niere, Leber, Knochen), im Anschluss mikroskopischer Diatomeen-Nachweis	Einatmung und bei intaktem Kreislauf Transport durch die Gefäße bis in die inneren Organe

entscheidende diagnostische Kriterien sind die sog. Ertrinkungszeichen (◘ Tab. 6.3) zu fordern. Die einzelnen Ertrinkungszeichen werden in unterschiedlicher Häufigkeit nach einem Ertrinkungstod beobachtet.

> **Zur Diagnose des Ertrinkungstodes ist bei entsprechender Vorgeschichte nach Möglichkeit wenigstens ein überzeugendes Ertrinkungszeichen zu fordern.**

Da gerade nach dem Ertrinken ein erhebliches postmortales Intervall bis zum Auffinden des Leichnams vergehen kann, ist zu beachten, dass insbesondere durch Fäulnisprozesse mit resultierender Gasbildung einzelne oder im Extremfall alle zunächst vorhandenen Ertrinkungszeichen verändert bzw. zerstört werden können.

6.2   Badetod

Unter dem Badetod werden verschiedene Formen des reflektorischen Todes im Wasser zusammengefasst. Prinzipiell handelt es sich um eine Ausschlussdiagnose, die erst gestellt werden kann, wenn bei einem im Wasser aufgefundenen Leichnam weder Ertrinkungszeichen noch Verletzungen, krankhafte Veränderungen oder Hinweise auf tödliche Vergiftungen gefunden werden, die den Todeseintritt erklären können. Insbesondere das Fehlen von Zeichen der Wassereinatmung hat zu der Bezeichnung »dry drowning« geführt.

Für den Todeseintritt werden verschiedene mögliche vagale Reflexe diskutiert:

- **Ebbecke-Reflex:** Gesichtshaut als Reflexzone (2. Trigeminusast), Schluckreflex nach dem Eintauchen in kaltes Wasser, Bradykardie, Atemstillstand (»Eintauchreflex«).

- **Aschner-Bulbusdruck-Reflex:** Bradykardie nach Druck auf den Bulbus (okulokardialer Reflex).
- **Hering-Nasenschleimhaut-Reflex:** Bradykardie durch chemische oder thermische Reizung der Nasenschleimhaut. Möglicherweise bedeutsam bei Tötungsdelikten in der Badewanne nach plötzlichem Zug an den Beinen und Untergehen des Kopfes.

Es wird davon ausgegangen, dass durch vorangegangene erhebliche Nahrungsaufnahme das Blut in den Gastrointestinaltrakt und/oder durch Überhitzung in die Peripherie umverteilt wird. Bei zusätzlicher Kreislaufbelastung durch vagale Reizungen fehlt dann Blut. Alkohol bewirkt eine zusätzliche periphere Vasodilatation, möglicherweise auch todesursächlich relevante Veränderungen der Erregungsleitung des Herzens.

Darüber hinaus werden weitere Reaktionen im Sinne von akuten »Schockzuständen« mit dem plötzlichen Tod nach Hineingeraten ins Wasser in Zusammenhang gebracht:

- **Kälteschock:** massive Blutumverteilung durch die periphere Vasokonstriktion
- **Schmerzschock:** starke Reizung z. B. des Plexus solaris beim »Bauchplatscher«, Versacken des Blutes in die reflektorisch erschlafften Eingeweidegefäße
- **Kehlkopfschock:** Stimmritzenkrampf durch an den Kehlkopf gelangtes Wasser
- **Schock nach akuter Trommelfellperforation:** Auslösen von Drehschwindel und Orientierungslosigkeit durch in das Mittelohr eindringendes Wasser

Der Badetod bleibt ein bislang allenfalls teilweise erfasstes Phänomen, möglicherweise multifaktorieller Genese. Es ist zudem davon auszugehen, dass neben akuten Kreislaufbelastungen vorbestehende Erkrankungen des Herz-Kreislauf-Systems eine begünstigende Rolle spielen.

6.3 Suizid und Tötung im Wasser

Für die Annahme eines Todeseintritts im Wasser müssen entweder Ertrinkungszeichen vorliegen oder zumindest fehlen Hinweise auf eine postmortale Verbringung ins Wasser. Wichtige Hinweise zur Differenzierung von Tötung und Selbsttötung können Augenzeugenberichte liefern. Diese sind jedoch oft für im Wasser gefundene Leichen nicht verfügbar.

Eine Obduktion ist für die Unterscheidung von Tötung und Selbsttötung im Wasser daher unverzichtbar.

Suizid im Wasser Bei einem Suizid fehlen üblicherweise vitale Verletzungszeichen, die als sog. Abwehrverletzungen eingeordnet werden können. Anders kann sich das Bild darstellen, wenn sich eine Person in suizidaler Absicht ins Wasser begibt, dort jedoch in Panik gerät und strampelt. Dann kann es zu vitalen Anstoßverletzungen kommen. Als Hinweise auf zurückliegende Suizidversuche können beispielsweise entsprechende Narben an den Handgelenken gewertet werden. Nach der Identifizierung des Leichnams können polizeiliche Ermittlungen z. B. durch Aussagen von Bezugspersonen oder Auffinden eines Abschiedsbriefes die Hypothese eines Suizids weiter stützen. Beim kombiniertem Suizid wird eine zweite Suizidmethode gewählt, z. B. Aufschneiden der Pulsadern im Wasser oder vorherige Einnahme von Tabletten, jeweils mit dem Ziel, nach blutungs- bzw. medikamentenbedingter Bewusstlosigkeit zu ertrinken.

Alkoholbestimmung und Toxikologie Vor dem Suizid wird sich oftmals »Mut angetrunken«, sodass der Nachweis einer mäßiggradigen Alkoholisierung im Femoralvenenblut des Leichnams die Folge wäre. Die Abgrenzung zu einer erheblichen Alkoholisierung, die eher an ein akzidentelles Hineingeraten in das Wasser denken lässt, ist auch abhängig von der individuellen Alkoholtoleranz.

Durch forensisch-toxikologische Analysen feststellbare Fremdstoffe, die über eine mögliche ärztlicherseits verordnete Medikation hinaus gehen, ggf. in Kombination mit Alkohol, können auf eine »Absicherung« des Suizids bzw. einen kombinierten Suizid hindeuten.

Tötung im Wasser Der Nachweis einer Tötung im Wasser ist möglich über den Nachweis vitaler Verletzungen. Anhand dieser vitalen Verletzungen kann u. U. der Verletzungsmechanismus bzw. ein Tatgeschehen besser beurteilt werden, auch zur Abgrenzung eines Tötungsdelikts gegenüber einem Unfallgeschehen. Bei spurenarmen Tötungen oder fortgeschrittener Dekomposition des Leichnams kann der Verletzungsnachweis unmöglich sein.

Tötung in der Badewanne Eine offenbar häufig erfolgreich angewandte Tötungshandlung besteht in dem gleichzeitigen Ziehen an beiden Unterschenkeln, sodass die Atemöffnungen unter Wasser gelangen. Als Todesursache scheint der Hering-Nasenschleimhaut-Reflex (s. o.) eine wichtige Rolle zu spielen. Ein anderer, möglicherweise noch deutlich häufiger eingesetzter Tötungsmechanismus ist der Stromschlag in der Badewanne, z. B. durch Hineinwerfen eines Föns (der nicht eingeschaltet sein muss). Die heutzutage vorgeschriebenen FI-Schutzschalter verhindern jedoch regelmäßig den Erfolg eines derartigen Vorgehens. Im Einzelfall kann jedoch ein eingeschalteter Föhn im Wasser weiter funktionieren und das Wasser derart aufheizen, dass der Leichnam »gekocht« wird.

6

Klinische Rechtsmedizin

R. B. Dettmeyer, H. F. Schütz, M. A. Verhoff

R. Dettmeyer et al., *Rechtsmedizin*,
DOI 10.1007/978-3-642-55022-5_7, © Springer-Verlag Berlin Heidelberg 2014

Einleitung

Eine 13-Jährige wird zur Untersuchung gebracht, 7 Stunden zuvor habe der alkoholisierte Freund ihrer Freundin versucht, sie zu vergewaltigen. Sie sei nur mit einem Handtuch bekleidet aus der Dusche gekommen, habe sich nach Kräften gewehrt, sei jedoch körperlich unterlegen gewesen. Der Mann habe mit seiner linken Hand gegen ihren Hals gedrückt, mit der rechten Hand seine Hose geöffnet und sich zwischen ihre Beine gedrängt. Nachdem sie auf den Boden gedrückt worden sei, habe sie laut geschrien. Daraufhin habe der Mann ihr mit seiner rechten Hand den Mund zugehalten. In diesem Moment sei ihre Freundin nach Hause gekommen und der Mann habe abrupt von ihr gelassen. Das sehr schlanke Mädchen zeigt seitlich am Hals fleckförmige Rötungen der Haut, linksseitig auch eine kleine sichelförmige Oberhautanritzung. In den Lidbindehäuten finden sich einzelne Petechien. An der Innenseite des rechten Oberschenkels sieht man im mittleren Drittel zwei kleine Hämatome, ebenso am Rücken über den Dornfortsätzen zweier Wirbelkörper der unteren Brustwirbelsäule jeweils ein kleines Hämatom. Die Hämatome sind blaulivide und gut demarkiert.

Klinische Rechtsmedizin ────

Sie bezeichnet die Anwendung medizinischen Wissens zur Beurteilung von Verletzungen lebender Personen im Dienste der Rechtspflege.

Die rechtsmedizinische Untersuchung Lebender erlangt zunehmende Bedeutung. Betroffene »Probanden« (lat. zu Untersuchender, zu Begutachtender) werden häufig – aber nicht nur – im Auftrag einer Behörde zur Erhebung und Interpretation eines Befundes zu einer bestimmten Fragestellung untersucht:

- Untersuchung von Opfern und Tatverdächtigen (Geschädigten- und Beschuldigtenuntersuchungen) bei Körperverletzungsdelikten und versuchten Tötungsdelikten (z. B. überlebtes Würgen)
- Misshandlung, sexueller Missbrauch und Vernachlässigung von Kindern
- Opfer von Gewalt im eigenen Wohnumfeld (»häusliche Gewalt«)
- Gewalt gegen alte Menschen (»forensische Gerontologie«) und pflegebedürftige Personen
- Geschädigte (Opfer) und Tatverdächtige/Beschuldigte im Rahmen von Sexualdelikten
- Untersuchungen im Rahmen der forensischen Altersdiagnostik
- Verkehrsunfallbeteiligte, sei es als Fußgänger, Fahrzeugführer, Beifahrer etc. (einschl. der Be-

gutachtung für Zivilverfahren zur Erlangung von Schadensersatzanspruch und Schmerzensgeld, wie z. B. beim HWS-Trauma)
- Begutachtung der Fahreignung (generelle Fahrtauglichkeit) und der Fahrtüchtigkeit (aktuelle Beeinträchtigung)
- Fälle von Selbstbeschädigung bei V. a. auf Versicherungsbetrug
- Befunderhebung bei Opfern von Folter
- forensisch-psychiatrische Erhebung von Befunden und deren Interpretation (▶ Kap. 18)
- Beurteilung der Belehrungsfähigkeit, Vernehmungsfähigkeit, Gewahrsamsfähigkeit, Verhandlungsfähigkeit, Haftfähigkeit, Reise- bzw. Abschiebefähigkeit

7.1   Verletzungen Lebender

Verletzungsmuster können sehr vielfältig sein und sollen dennoch mit einem behaupteten Tatgeschehen abgeglichen werden. Gelegentlich lassen Abdruckkonturen den Rückschluss auf eine bestimmte Form der Gewalteinwirkung zu, z. B. wenn sich nach einem Schlag mit der flachen Hand Konturen der Finger zeigen (◻ Abb. 7.1).

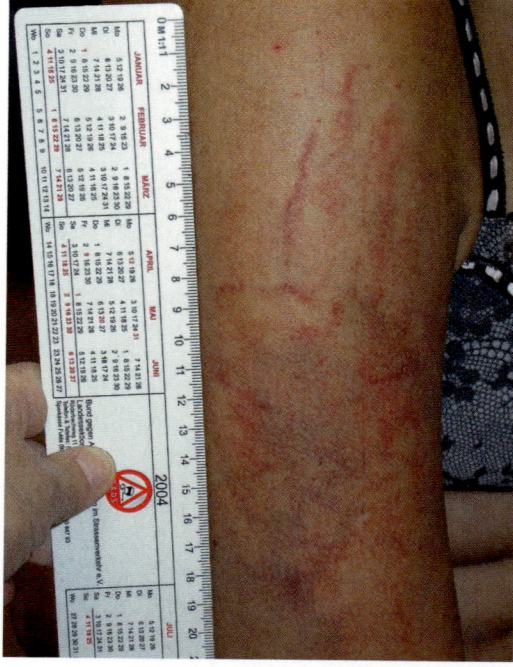

◻ **Abb. 7.1 Abdruckkonturen von Fingern nach Schlag mit der flachen Hand**

Tab. 7.1 Interpretation von Verletzungen in Abhängigkeit von der Lokalisation

Verletzungslokalisation (Auswahl)	Interpretation*
Kopf oberhalb der sog. Hutkrempenlinie	Eher Schlag (außer bei Treppensturz)
Kopf unterhalb der sog. Hutkrempenlinie	Eher sturztypische Lokalisationen: Stirnhöcker, Augenbrauen, Nasenspitze, Kinnspitze (außer Faustschlag ins Gesicht)
Monokelhämatom	Meist Schlag (selten: abgesacktes Blut nach Sturz auf die Augenbraue; frakturiertes Augenhöhlendach mit Monokelhämatom nach Sturz auf den Hinterkopf)
Hämatom am Oberarm (innen- und außenseitig), evtl. beidseits seitensymmetrisch	Griffspur
Hämatome Streckseite Unterarme	Abwehrverletzung
Handrücken	Passive Abwehrverletzung
Handinnenfläche	Abstützverletzung bei Sturz; aktive Abwehrverletzung gegen scharfe Gewalt
Hämatom über den Hüftknochen	Meist Anstoßverletzung
Ellenbogenaußenseite	Eher Sturztypisch
Streckseite der Knie	Eher Sturztypisch
Rücken, Gesäß	Eher Züchtigung
Schleimhaut des Mundvorhofes	Eher Schlag, aber Sturz möglich
Über den Dornfortsätzen der Wirbelkörper	Widerlagerverletzung bei Druck von vorn (mit dem Rücken auf dem harten Boden liegendes Opfer)
Orbitafraktur	Schlag (Blow-out-fracture)
Horizontale Strangmarke	Drosseln
Ansteigende Strangmarke	Hängen
Doppelstriemen	Schlagverletzung
Flächenhafte Halshautrötungen mit kleinen Oberhautanritzungen	Würgen (ein- oder beidhändig)
Einzelne feinfleckige Halshautrötungen	Würgen (DD Knutschflecken)
Schnittverletzungen Beugeseite der Handgelenke	Selbstbeibringung: Versuchter/vollendeter Suizid
Hämatome Innenseite Oberschenkel	Abwehrverletzung bei (versuchter) Vergewaltigung (▶ Abb. 5.14)
Häufig zahlreiche, parallel verlaufende Narben an der Streckseite der Unterarme	Selbstbeibringung (Borderline-Syndrom?)

*Achtung: Die Interpretation umfasst immer das gesamte Verletzungsmuster, im Einzelfall kann es alternative Erklärungen bzw. ungewöhnliche Geschehensabläufe geben.

Dabei ist eine Abgrenzung verschiedener Formen der Gewalteinwirkung erforderlich. Eine wichtige Frage ist die Differenzierung von Sturz- und Schlagverletzungen. Häufig erlaubt bereits die Lokalisation einer Verletzung eine Interpretation (**Tab. 7.1**).

Nicht selten stützt sich die rechtsmedizinische Befundung zunächst allein auf ein erhobenes Verletzungsmuster. Am Ende fließen jedoch In die rechtsmedizinisch-gutachterliche Beurteilung alle erhältlichen Informationen ein: mitgeteilte Vorgeschichte,

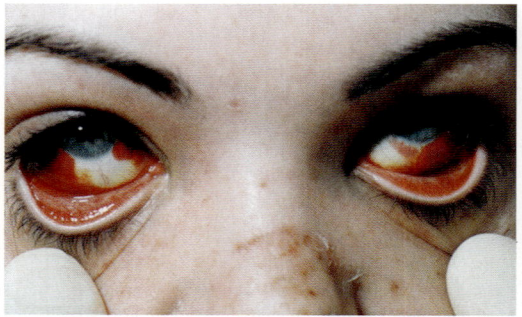

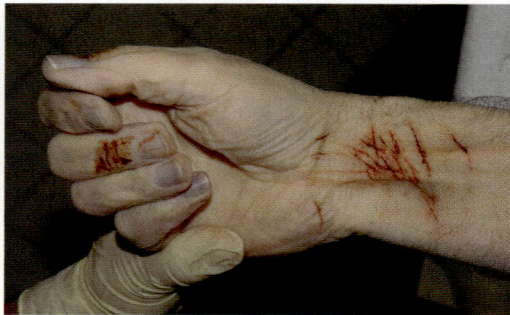

◘ Abb. 7.2 Überlebtes Würgen mit flächenhaften Unterblutungen der Lidbindehäute

◘ Abb. 7.3 Selbstverletzendes Verhalten mit Beibringung sog. Probierschnitte beugeseitig in Höhe des Handgelenkes

Verletzungsmuster bei der Untersuchung, Laborbefunde, evtl. radiologische Befunde. Entscheidend für die rechtsmedizinische Begutachtung ist ein Optimum an Informationen für die Beurteilung von Verletzungen und die Kenntnis weiterer Befunde in der Gesamtschau. Petechiale Hämorrhagien der Lidhäute, der Lidbindehäute und in der Schleimhaut des Mundvorhofes oder z. B. flächenhafte Unterblutungen der Lidbindehäute (◘ Abb. 7.2) sprechen für eine komprimierende Gewalt gegen den Hals (Drosseln, Würgen, atypisches Erhängen mit evtl. gerissenem Strangwerkzeug).

Relativ häufig sieht man in Höhe der Handgelenkbeugen teils quer, teils längs verlaufende Narben, gelegentlich auch frische Schnittverletzungen im Rahmen eines Suizid(versuches) (◘ Abb. 7.3).

Während die sog. Probierschnitte der Handgelenksbeuge sich im Regelfall einem Suizid(versuch) zuordnen lassen, gibt es gelegentlich Verletzungs-

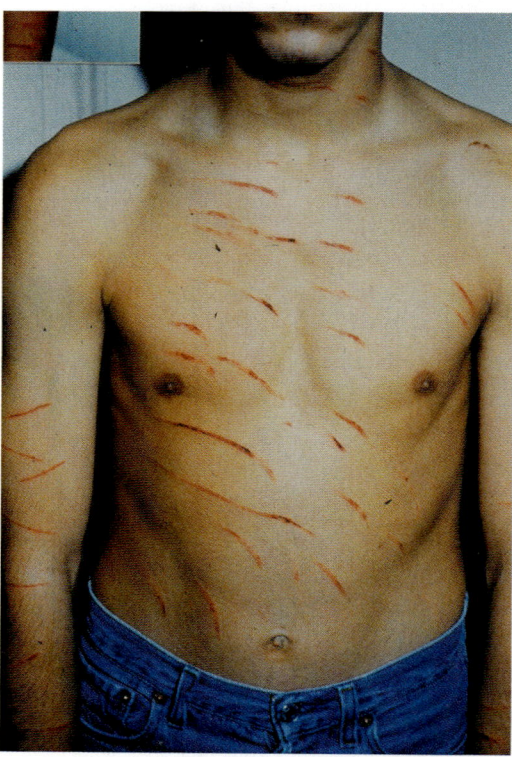

◘ Abb. 7.4 Betroffene Körperregionen bei typischen Verletzungen nach Selbstbeibringung. (Nach König 1987)

◘ Abb. 7.5 Selbstverletzendes Verhalten mit parallelen oberflächlichen Hautanritzungen

◘ Tab. 7.2 Charakteristika selbst- und fremdbeigebrachter Stich-Schnittverletzungen (nach König und Pollak 1987)

Merkmal	Tatsächlicher Überfall	Fingierter Überfall
Art der scharfen Verletzung	Meist Stiche, einige Schnitte, vereinzelt Abkappungen	Ganz überwiegend Schnitte, auch Kratzer und Übergangsformen
Anordnung	Regellos über den Körper verteilt	Gruppenbildung, scharenweise parallel, vereinzelte Reihungen, symmetrische Anordnung
Lokalisation	Alle Körperregionen, empfindliche Stellen nicht ausgespart	Brust, Schambereich und unbekleidete Körperregionen sind bevorzugt betroffen (Arme, Brust, Bauchhaut); empfindliche Stellen (z. B. Brustwarzen, Lippen) und Funktionsbereiche (Augen, Ohren) sind ausgespart; Rücken und schwer erreichbare Regionen sind nicht betroffen; Betonung der Seite, die der Arbeitshand gegenüberliegt
Form der Einzelverletzung	Meist kurze Verläufe, auch unstetige, stark gekrümmte Formen	Oft lange, stetige, nur schwach gekrümmte, konstante Formen
Intensität der Einzelverletzung	Stark variierend; oft tiefreichend	Nahezu konstant; immer oberflächlich; gleichmäßige Verletzungstiefe auch an gewölbten Körperpartien
Anzahl der Einzelverletzungen	Große Anzahl seltener	Auffallend häufig große Anzahl; evtl. Zeichen vorangegangener Selbstverletzungen
Gesamtverletzungsschwere	Meist (sehr) schwer	Durchweg sehr leicht
Begleitverletzungen	Meist zahlreiche Begleitverletzungen anderer Art	Vereinzelt Begleitverletzungen anderer Art (selbst beigebracht)
Einbeziehung der Kleidung	In die Verletzung einbezogen; Träger zahlreicher Kampfspuren	Meist nicht einbezogen; vereinzelt Kampfspuren (selbst erzeugt)
Abwehrverletzungen	Oft typische, tiefe Schnitte an Fingerbeugeseite, Hohlhand, Handrücken und Unterarm	Keine Abwehrverletzungen; untypische, durchweg oberflächliche Schnitte auch an Fingern, Hand und Unterarm

muster, die nicht mit einem behaupteten Tatablauf in Übereinstimmung zu bringen sind und bei denen differenzialdiagnostisch fremd- und selbstbeigebrachte Verletzungen abgegrenzt werden müssen (◘ Tab. 7.2; ◘ Abb. 7.4).

Nicht selten wird bei selbst beigebrachten Verletzungen eine etwas »abenteuerlich« anmutende Geschichte erzählt. Auffallend sind oberflächliche, meist parallel verlaufende Schnittverletzungen bzw. Hautanritzungen in den eigenen Händen zugänglichen Körperregionen (◘ Abb. 7.5 und ◘ Abb. 7.6).

Insbesondere im Rahmen eines Strafverfahrens gibt es unterschiedliche Situationen, die im Einzelfall eine (rechts-)medizinische Beurteilung des Zustandes von Zeugen (Opfern) und Beschuldigten (Tatverdächtigen) erfordert: von der Festnahme mit Belehrung und Vernehmung (Belehrungsfähigkeit, Vernehmungsfähigkeit) über die Ingewahrsamnahme und Verhandlungsfähigkeit bis hin zur Haftfähigkeit. Die

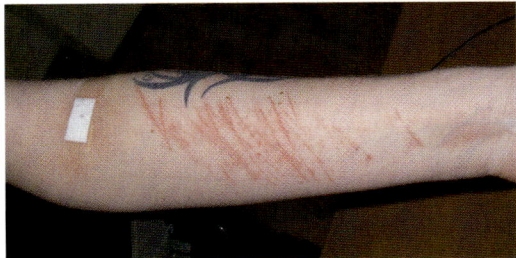

◘ Abb. 7.6 Selbst beigebrachte Oberhautanritzungen bzw. oberflächliche Schnittverletzungen

klinische Rechtsmedizin umfasst auch Begutachtungen zu Verletzungsgeschehen, bei denen der Verdacht auf eine Selbstbeibringung bzw. Selbstverstümmelung aufgekommen ist, um z. B. eine Versicherungssumme ausgezahlt zu bekommen. Derartige Fälle sind etwa inszenierte bzw. vom angeblichen Unfallopfer selbst vorgenommene Abtrennungen von Gliedmaßen (Daumen, Finger) bei einem behaupteten Unfall im Rahmen landwirtschaftlich-handwerklicher Tätigkeiten.

7.2   Vernehmungsfähigkeit

Möglichst zeitnah zu einem Tatgeschehen sollen Zeugen einschließlich der Gewaltopfer und der Beschuldigte vernommen werden. Da – nach Belehrung – die Angaben bzw. Schilderungen des Beschuldigten in einem späteren Gerichtsverfahren verwendet werden sollen, muss der Beschuldigte vernehmungsfähig sein.

> **Vernehmungsfähigkeit**
>
> Die Vernehmungsfähigkeit meint die Fähigkeit, bei der Anhörung (Vernehmung) durch die Ermittlungsbehörden (Polizei, Staatsanwaltschaft) und das Gericht den Sinn von Fragen verstehen und sinnvoll darauf antworten zu können. Es reicht die Fähigkeit zu inhaltlich geordneter Kommunikation.

Bei der Vernehmung darf die Freiheit der Willensbildung nicht durch Erkrankungen, Intoxikationen etc. beeinträchtigt sein. Eine Beeinträchtigung des Beschuldigten durch verbotene Vernehmungsmethoden (§ 136a StPO), z. B. Androhung von Gewalt (Folter), ist unzulässig. **Vernehmungsunfähigkeit** ist z. B. anzunehmen bei **schwerwiegenden Beeinträchtigungen des Bewusstseins, des Denkens, der Fähigkeit zur Willensbildung** oder des **Gedächtnisses**. Akute schwerere **Alkohol-, Drogen und/oder Medikamentenintoxikationen** führen zur Vernehmungsunfähigkeit, aber auch z. B. eine ausgeprägte **Entzugssymptomatik** und schwere **Ermüdungszustände**. So kommt es vor, dass die prozessuale Verwertbarkeit von Aussagen eines Beschuldigten im Alkohol- oder Drogenrausch später geprüft werden muss.

7.3   Gewahrstauglichkeit

Gewahrstauglichkeit und Haftfähigkeit sind zu trennen. Eine Ingewahrsamnahme kann bis zur Vorführung beim Haftrichter erfolgen, aber auch z. B. zum Zwecke der Ausnüchterung. In allen Zweifelsfällen muss die Gewahrstauglichkeit ärztlich kontrolliert bzw. festgestellt werden.

❯ Gewahrstauglichkeit betrifft die medizinische Vertretbarkeit einer zeitlich befristeten Ingewahrsamnahme einer Person durch die Polizei.

Entscheidend ist hier die zunächst zeitlich befristete Verbringung einer Person in dafür von der Polizei bestimmte Räume bzw. Zellen. Einschränkungen der Gewahrstauglichkeit können sich ergeben bei:
- akut therapie- oder operationspflichtigen und/oder psychophysischen Erkrankungen
- internistischen Erkrankungen wie z. B. Diabetes mellitus, hypertone Krise, epileptischer Anfall, Herz-Kreislauf-Erkrankungen etc.
- Intoxikationen mit Alkohol, Drogen, Medikamenten etc.
- psychiatrischen Erkrankungen wie akute Psychosen (Klaustrophobie etc.), wobei in derartigen Fällen evtl. eine zwangsweise Unterbringung gemäß Unterbringungsgesetz des jeweiligen Bundeslandes zu prüfen ist.

7.4   Haftfähigkeit

Soll eine Person in Haft genommen werden (Untersuchungshaft, Strafhaft), so ist zu prüfen, ob eine solche längerfristige Unterbringung in Untersuchungshaft bzw. in einer Haftanstalt medizinisch vertretbar ist (syn. Vollzugstauglichkeit). Entsprechende Einschränkungen der Haftfähigkeit können sein:
- akut lebensbedrohliche Erkrankungen
- schwerwiegende psychiatrische Erkrankungen
- auszehrende chronische Erkrankungen wie Anämien, fortgeschrittene Tumorerkrankungen
- Zustände nach Hungerstreik

Ebenso wie bei anderen Begriffen, gibt es auch für die Haftfähigkeit keine Legaldefinition. Für die Feststellung der Haftfähigkeit können Ärzte der Justizvollzugsanstalten herangezogen werden, ggf. kann eine Untersuchung in einem Justizvollzugskrankenhaus erfolgen.

❯ Haftunfähigkeit setzt eine nahe krankheitsbedingte Lebensgefahr, einen schweren geistigen Verfall oder eine schwere meist chronische Beeinträchtigung des Gesundheitszustandes voraus.

Eine in U-Haft befindliche Person wird erst nach rechtskräftiger Verurteilung am Ende einer Hauptverhandlung in eine reguläre Justizvollzugsanstalt überführt. Die Teilnahme an der Hauptverhandlung vor Gericht setzt voraus, dass der Inhaftierte zur Gerichtsverhandlung reisen und den Termin wahrnehmen kann (**Reise- und Terminfähigkeit**). Die Reise- und Terminfähigkeit ist im Regelfall ebenfalls nur bei schwerwiegenden gesundheitlichen Beeinträchtigungen nicht gegeben, was ärztlich festgestellt werden muss. Häufiger wird infrage gestellt, ob ein Angeklagter verhandlungsfähig ist.

7.5 Verhandlungsfähigkeit

Gelegentlich ist aus medizinischer Sicht zu prüfen, ob eine Person in der Lage ist, an einer Verhandlung vor Gericht teilzunehmen und sich zu verteidigen (Prozessfähigkeit, Verteidigungsfähigkeit). Der medizinische Gutachter hat, meist auf Veranlassung des Gerichts, zur Frage der Verhandlungsfähigkeit Auskunft zu geben. In der Praxis muss bedacht werden, dass Angeklagte gelegentlich ihre eigene Verhandlungsunfähigkeit gezielt herbeiführen durch missbräuchliche Einnahme von Alkohol, Drogen und Medikamenten, die bewusst unterlassene Inanspruchnahme von Behandlungsmöglichkeiten, ein bewusstes sich Hineinsteigern in einen psychischen Ausnahmezustand, einen Suizidversuch oder andere Formen der Selbstbeschädigung, selten durch einen Hungerstreik.

Spezielle Fallkonstellationen bei natürlichen, unklaren und nichtnatürlichen Todesfällen

R. B. Dettmeyer, H. F. Schütz, M. A. Verhoff

R. Dettmeyer et al., *Rechtsmedizin*,
DOI 10.1007/978-3-642-55022-5_8, © Springer-Verlag Berlin Heidelberg 2014

Einleitung

Eine 32-jährige alleinlebende Frau war am Montag nicht zur Arbeit erschienen. Die besorgte Arbeitskollegin informierte die Eltern, die über einen Wohnungsschlüssel verfügten. Bei der Nachschau – gemeinsam mit der Polizei – wurde der Leichnam der Tochter in Rückenlage auf dem Flurboden liegend gefunden, im Wohnzimmer war ein Stuhl umgekippt, auf dem Tisch gab es Zeichen einer vorangegangenen Bewirtung. Allerdings waren Essensreste auf einem Teller bereits leicht angeschimmelt. Die Verschlussverhältnisse (Fenster, Türen) waren intakt. Weitere Ermittlungen ergaben, dass die 32-Jährige am Samstag zum Frühstück einen Freund empfangen hatte. Dieser erzählte, die Frau habe über Kopfschmerzen, Übelkeit und Erbrechen geklagt, dies jedoch auf eine Magen-Darm-Grippe geschoben. Bevor er die Wohnung verließ, habe die Frau noch gesagt, sie werde bei ausbleibender Besserung zum Arzt gehen. Die polizeiliche und die rechtsmedizinische Untersuchung des Leichnams ergaben keinerlei Verletzungen. Bei der Obduktion fand sich eine ausgedehnte Subarachnoidalblutung, ausgehend von einem rupturierten Hirnbasisarterienaneurysma.

8.1   Definition und Einteilungen

In der rechtsmedizinischen Praxis werden neben Todesfällen nach Gewalteinwirkung (Mord, Totschlag, fahrlässige Tötung, Körperverletzung mit Todesfolge, Suizide, Unfälle) unerwartete und ungeklärte Todesfälle bearbeitet. Noch vor der rechtsmedizinischen Untersuchung sind regelmäßig v. a. Notärzte, Notdienstärzte und niedergelassene Ärzte gerufen worden, haben den Tod festgestellt, den Leichnam bewegt und aufgrund eigener Einschätzung die Information der Polizei veranlasst. Bei jedem akuten unerwarteten Todeseintritt stellt sich jedoch die Frage eines gewaltsamen Todes.

> **Plötzlich, unerwarteter Tod**
>
> Der **plötzliche, unerwartete Tod** bei Erwachsenen ist nach der International Classification of Diseases (ICD-10) der World Health Organization (WHO) ein Tod innerhalb von 24 h nach dem Beginn einer Symptomatik.

Zu unklaren Todesfällen kann es in unterschiedlichen Situationen und Umständen hinsichtlich des Ortes, auslösender todesursächlich relevanter Faktoren und zugrunde liegender Erkrankungen kommen. Bedeutsam sind u. a.:

- Todesfälle im staatlichen Gewahrsam (z. B. Polizeigewahrsam, Haftanstalten, Psychiatrische Kliniken)
- Todesfälle in Privatwohnungen
- Tod im Badezimmer (Badewanne/Dusche)
- Tod in besonderen Situationen, z. B. beim Sport, während sexueller Betätigung, auf der Toilette
- tödliche Arbeitsunfälle
- autoerotische Handlungen mit Todesfolge
- Auffinden mehrerer Leichen

Weitere Unterteilungen führen zu Todesfallkollektiven mit plötzlichem Todeseintritt, z. B. am Steuer, in der Sauna, im Rotlichtmilieu, bei Schwangeren.

Betroffen sind auch in staatlichem Gewahrsam befindliche Personen und andererseits werden Menschen plötzlich und unerwartet tot in der eigenen Wohnung gefunden, zunächst ohne Anhaltspunkte für strafrechtlich relevante Umstände des Todeseintritts.

Tod im Polizeigewahrsam Jede von der Polizei in Gewahrsam genommene Person muss gewahrsamstauglich sein, was in Zweifelsfällen medizinisch zu klären ist. Insbesondere bei stark alkoholisierten Menschen kann ein Schädel-Hirn-Trauma verkannt und der Zustand fälschlicherweise allein einem Rausch zugeschrieben werden. Die Gewahrsamsordnungen der Bundesländer sehen keine regelmäßige medizinische Kontrolle von Personen in Gewahrsamszellen vor. Todesfälle – meist Männer zwischen dem 30. und 40. Lebensjahr – betreffen Herz-Kreislauf-Krankheiten, alkoholbedingte Erkrankungen, Lungenerkrankungen, verkannte Schädel-Hirn-Traumen. Bei Intoxikationen (Alkohol, Drogen) besteht die Gefahr der Aspiration. Suizide im Polizeigewahrsam kommen vor, meist Erhängen, gelegentlich Aufschneiden der Pulsadern.

Tod in der stationären Psychiatrie Patienten in der Psychiatrie, vor allem zwischen 20. und 40. Lebensjahr, haben bei den gegebenen Grunderkrankungen (Depression, Schizophrenie, Persönlichkeitsstörungen etc.) eine erhöhte Suizidquote. Selbst unter stationärer Kontrolle ist Suizidalität nicht immer zuverlässig erkennbar. Am häufigsten kommt es zum Erhängen, gefolgt von Intoxikationen, Sprung aus der Höhe, selten Selbst-In-Brand-Setzen. Intoxikierte Patienten haben nicht selten zuvor ärztlich verordnete Medikamente heimlich gesammelt.

Tod in der JVA In den Justizvollzugsanstalten kommen Todesfälle v. a. im Rahmen von Suiziden vor (Erhängen, Eröffnen der Pulsadern, Intoxikationen). Zum Erhängen werden Gürtel, Bettzeug und Elektrokabel benutzt. Betroffen sind v. a. junge Männer zwischen 20 und 30 Jahren, die bei erstmaliger Inhaftierung zu Haftbeginn in einer Einzelzelle untergebracht werden. Tödliche Intoxikationen in der JVA belegen, dass dort Drogen kursieren, außerdem bekommen suchtkranke Straftäter weiterhin im Rahmen einer Substitutionstherapie Methadon.

Todesfälle in Privatwohnungen Sogenannte Wohnungsleichen werden zufällig gefunden, z. T. nach längerer Leichenliegezeit mit meist fortgeschrittenen Leichenveränderungen. Auffällig waren z. B. Fäulnisgeruch, ein nicht geleerter Briefkasten oder fehlendes Erscheinen zu verabredeten Terminen. Betroffen sind eher sozial isoliert lebende Menschen (alte Menschen, Alkoholismus), die Wohnung ist nicht selten verwahrlost (dreckiger Zustand, reichlich leere Alkoholika, zur Kompression sturzbedingter Platzwunden verwendete blutige Tücher). Der Zustand des Leichnams erlaubt häufig keine zweifelsfreie Identifizierung. Anamnestische Angaben zu Vorerkrankungen sind häufig nicht zu bekommen.

Tod im Bad Bei Todesfällen im Badezimmer handelt es sich mehrheitlich um Unfälle oder Suizide, Tötungsdelikte haben einen Anteil von ca. 5 %, natürliche Todesfälle von bis zu 30 %. Es kommen CO-Intoxikationen sowie Intoxikationen mit Medikamenten vor und auch Todesfälle durch Strom.

> ❯ Bei Anhaltspunkten für eine CO-Intoxikation ist immer ein technischer Sachverständiger heranzuziehen, ebenso bei Todesfällen durch Strom.

Bei mit Wasser gefüllter Badewanne ist auf die Wassertemperatur zu achten, den Wasserstand und ob sich die Atemöffnungen ober- oder unterhalb der Wasseroberfläche befunden haben. Lag ein Schaumpilz vor den Atemöffnungen? Gegenstände in der Badewanne (Föhn)? Beim Tod durch Strom in der Badewanne können Strommarken fehlen! Gelegentlich begeben sich Suizidenten ganz oder teilweise bekleidet in die (gefüllte) Badewanne. Werden Personen teilentkleidet in teilweise noch sitzender Position auf der Toilette angetroffen, liegt i. d. R. ein natürlicher Tod vor (Lungenthrombembolie, Myokardinfarkt, rupturiertes Aortenaneurysma).

Tod beim Sport und während sexueller Betätigung (Mors in actu) Unter körperlicher Belastung auftretende Todesfälle beim Sport sind im Regelfall natürliche Todesfälle. Als Todesursache dominieren Herz-Kreislauf-Erkrankungen: koronare Herzkrankheit auf dem Boden einer stenosierenden Koronarsklerose, Myokarditis, Kardiomyopathien, Herzklappenfehler, Herzmuskelhypertrophie (Hypertonus). Bei Todesfällen im Fitness-Studio ist eine Anabolika-Einnahme (Doping) in Betracht zu ziehen. Im Rahmen sexueller Betätigung sind vorwiegend Männer ab dem 50. Lebensjahr betroffen, v. a. bei koronarer Herzkrankheit. Die Todesfälle ereignen sich eher außerhalb der Ehe (Freundin, Rotlichtmilieu) mit unterschiedlichen Auffindeorten (Hotel, Bordell, PKW, im Freien). Unfallbedingte Todesfälle können bei sadomasochistischen Praktiken auftreten, aber auch als autoerotischer Unfall (Fesselung, hypoxieinduzierende Praktiken).

Schwangerschaftsassoziierte Todesfälle Schwangerschaftsassoziierte Todesfälle sind selten. Während der Schwangerschaft ist an fulminante Lungenthrombembolien zu denken oder an eine Intoxikation (drogensüchtige Mütter!), unter der Geburt an eine Fruchtwasserembolie oder eine Uterusruptur. Postpartal wirft eine nicht erkannte atonische Nachblutung die Frage nach einem Behandlungsfehler auf.

Tödliche Arbeitsunfälle An Arbeitsplätzen gibt es vielfältige Gefahren, vor denen z. B. Unfallverhütungsvorschriften der Berufsgenossenschaften schützen sollen. Als **Unfallquellen** ist z. B. an **Strom** zu denken, an **Fehlsteuerungen technischer Systeme und Maschinen**, an **herabstürzende Gegenstände** oder **toxische Substanzen**. Für die Anerkennung als Arbeitsunfall muss ein Zusammenhang mit der versicherten Tätigkeit bestehen. Sogenannte **Wegeunfälle**, d. h. Unfälle auf dem direkten Weg zur Arbeit und zurück, gelten als Arbeitsunfälle. Bei jedem Arbeitsunfall sind die Polizei und die Berufsgenossenschaft als Träger der gesetzlichen Unfallversicherung zu informieren. Aus der Landwirtschaft sind **Unfälle in Silos** bekannt (Fäulnisgase, auch in sog. Faultürmen), in der Chemieindustrie gibt es apoplektiform verlaufende **Intoxikationen**. Schließlich kann die **arbeitsbedingte körperliche Belastung** Auslöser eines plötzlichen Todes sein, z. B. bei vorbestehender Herz-Kreislauf-Erkrankung, was spezielle versicherungsmedizinische Begutachtungsprobleme aufwirft.

Auffinden mehrerer Leichen Beim plötzlichen Tod mehrerer Menschen an einem Ort (Wohnung, Arbeitsplatz, in der Öffentlichkeit) ist im Regelfall ein nichtnatürlicher Tod gegeben: Unfälle mit zwei oder mehr Leichen, Tötungsdelikte, Kombination von Tötungsdelikt mit (versuchtem) Suizid (evtl. ein Überlebender), erweiterter Suizid (◘ Tab. 8.1).

Fast immer ist bei zwei Leichen der Fundort auch der Sterbeort.

◙ **Tab. 8.1** Umstände und Termini bei Suiziden und deren rechtsmedizinisch-kriminalistische Relevanz

Umstände	Beurteilung
Mitwirkung am Suizid	Aktive, über bloße Beihilfe hinausgehende Mitwirkung am Suizid Dritter mit eigener Kontrolle des Tatgeschehens (= strafbare Tötung auf Verlangen)
Erweiterter Suizid	Der Selbsttötung geht die Tötung meist nahestehender Personen (Partner und/oder Kinder) voraus
Tötung und danach Selbsttötung	Zwei Tatgeschehen: ein Tötungsdelikt und nachfolgender Suizid des Täters bzw. der Täterin
Doppelsuizid	Im engeren Sinne gleichzeitiger Suizid, meist von Paaren, jedoch behält jeder die Tatherrschaft über die ihn betreffende Suizidmethode
Kollektiver Suizid (Massensuizid)	In der Neuzeit und außerhalb von kriegsbedingten Situationen bei Sektenanhängern
Mehr- bzw. Vielfachtötung (Amoklauf) und danach Selbsttötung	Dem Suizid vorausgehende Tötung mehrerer bis zahlreicher Personen, die dem Täter näher bekannt sein können aber nicht müssen

◙ **Tab. 8.2** Typen von Leichenzerstückelung

Typ	Begriff	Befund
I	Defensive Mutilation	Zerstückelung zum Transport und um die Identifikation des Leichnams zu erschweren; häufig Abtrennung des Kopfes, Durchtrennung der großen Gelenke – nicht selten erst mit einem gewissen zeitlichen Abstand zum Todeseintritt
II	Aggressive Mutilation	Tatbedingter Exzess mit ungerichteter Zerstückelung und Verstümmelung des Leichnams
IIIa	Offensive Mutilation	Motivation zur Tötung mit der Absicht sexueller Handlungen am Leichnam oder an Teilen des Leichnams nach Zerstückelung
IIIb	Offensive Mutilation	Sexuelle Handlungen mit Verletzungen bis zum Tode und darüber hinaus aus sexuell-sadistischer Veranlagung
IV	Necromanic Mutilation	Vom Leichnam werden Körperteile als Fetisch, Trophäe oder Symbol abgetrennt

Leichenbeseitigung, Leichenverstümmelung, Leichenzerstückelung Die früher gebräuchliche Unterscheidung zwischen defensiver und offensiver Leichenzerstückelung ist aufgegeben worden zugunsten einer Unterteilung, die den motivationalen Zusammenhang und die Befunde berücksichtigt (◙ Tab. 8.2).

Bei der defensiven Leichenzerstückelung müssen die gefundenen Leichenteile anatomisch zugeordnet werden, in unklaren Fällen (mehrere zerstückelte Leichen) sind individualisierende molekulargenetische Untersuchungen erforderlich. Zum Zerlegen des Leichnams erfolgt meist eine Durchtrennung und Abtrennung in den Gelenken, selten ein Durchsägen z. B. der langen Röhrenknochen. Als Werkzeuge werden Sägen, Beile und Messer verwandt, die entsprechende Spuren hinterlassen können (Sägespuren, Anritzungen, Kerben, Rillenverlauf passend zum Werkzeug). Kannibalismus kann im Rahmen von Leichenzerstückelungen – i. d. R. beim Typ III – vorkommen.

8.2   Todesfälle von Alkoholikern und Drogenkonsumenten

Stark alkoholisierte Personen und Drogenkonsumenten können teils direkt, teils indirekt intoxikationsbedingt sterben. Die Mehrzahl der Alkoholtoten hat eine entsprechende Anamnese, ein todesursächlich relevanter paralleler Konsum anderer Drogen ist eher selten. Drogentote sind im Durchschnitt zwischen 30 und 35 Jahre alt, Alkoholtote haben meist ein höheres Lebensalter.

Letale Alkoholintoxikationen Im Allgemeinen bedarf es einer Blutalkoholkonzentration von ca. 3,5‰ und mehr für einen tödlichen Verlauf, bei alkoholungewohnten Menschen können niedrigere Konzentrationen ausreichen. Höhere Konzentrationen bis deutlich über 5‰ können überlebt werden. Bei Kampf- bzw. Wetttrinken oder »Komasaufen« soll eine schnelle Alkoholanflutung den Todeseintritt begünstigen. Todesursache ist eine akute **Kreislauf- und Atemdepression**. Wegen des intoxikationsbedingten Ausfalls der Reflexe kommt auch ein **Ersticken nach Aspiration** von erbrochenem Mageninhalt in Betracht. Bei größeren Speisebreipartikeln bzw. **während des Essens** kann es zum sog. **Bolustod** kommen, z. B. durch Verschluss des Kehlkopfeingangs mittels eines Bratwurststückchens. **Alkoholisierte Personen** können aus größerer Höhe **stürzen**, in ein Gewässer fallen und **ertrinken** oder in eine **tödliche Unterkühlung** geraten. Bei der Obduktion finden sich häufig zum langjährigen Alkoholkonsum passende Befunde. Ergibt sich keine plausible Todesursache und erklärt die Blutalkoholkonzentration allein den Todeseintritt nicht, so muss bei Alkoholkranken an die Aufnahme von Ethylenglykol gedacht werden, aber auch an eine alkoholische Ketoazidose.

Drogentodesfälle Drogensüchtige Patienten können in Abhängigkeit von der Dauer der Drogensucht bei der Leichenschau wegweisende Befunde zeigen:

- Punktionsmale bzw. eine Nadeleinstichstraße (sog. Schussstraße) – meist beugeseitig an den Unterarmen bzw. in der Ellenbeuge
- bei vernarbten subkutanen Venen kommen seltenere Injektionsorte vor: zwischen den Zehen oder Fingern, im Zungengrund, am Penisrücken
- Schaumpilz vor Mund und Nase als Folge des toxischen Lungenödems
- frühpostmortal sind noch eher enge Pupillen anzutreffen (bei Opiatbeteiligung)
- insgesamt fällt ein relativ schlechter Allgemein-, Pflege- und Ernährungszustand auf

---

Drogentod

Der Begriff Drogentod umfasst alle Todesfälle mit einem kausalen Zusammenhang zum missbräuchlichen Konsum von Betäubungsmitteln oder als Substitutionsmittel verwendeter Substanzen (Methadon) einschließlich Suizide und Unglücksfälle.

Nach der meist intravenösen Injektion von Betäubungsmitteln kommt es häufig zu einer längeren Phase

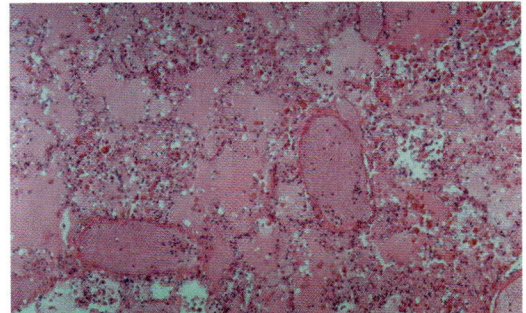

◼ **Abb. 8.1 Drogentod.** Akute Stauungshyperämie und ausgeprägtes Lungenödem mit blass-eosiner Flüssigkeit in den Lungenalveolen (HE, 125×)

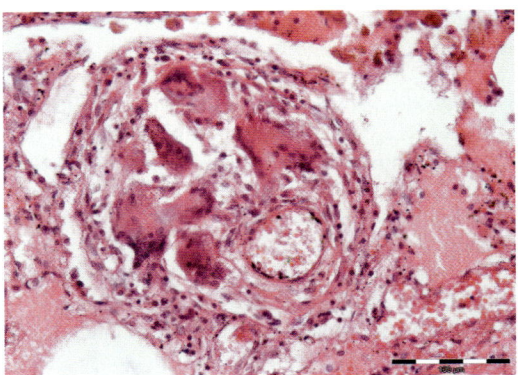

◼ **Abb. 8.2 Ausgeprägte »Fixer-Pneumopathie«** mit multiplen perivasal gelegenen Granulomen, die fremdkörperreaktive Riesenzellen enthalten (HE, 100×)

der Bewusstlosigkeit (beim Heroin: Miosis, Koma, letale Atemdepression). Dann anwesende Mitkonsumenten müssen mit einem Verfahren wegen unterlassener Hilfeleistung (§ 323c StGB) rechnen. Der lebensbedrohliche Zustand kann im Einzelfall verkannt worden sein. Aus Angst vor Entdeckung wird häufig keine ärztliche Hilfe veranlasst. Es kommt vor, dass der Leichnam von Mitkonsumenten zu einem anderen Ort transportiert wird (»Dumping«).

Bei der Obduktion fallen häufig ein sehr ausgeprägtes Hirn- und Lungenödem auf (◼ Abb. 8.1), z. T. schaumiger Inhalt in den Atemwegen, vereinzelt Schaumpilz vor den Atemöffnungen. Mikroskopisch sieht man bei i. v. Drogenkonsumenten häufig eine akute oder chronische Hepatitis, aber auch Fälle von unterschiedlich ausgeprägter pulmonaler Granulomatose (sog. »Fixer-Pneumopathie«; ◼ Abb. 8.2).

8.3   Plötzliche, unerwartete natürliche Todesfälle

Etwa 10–15 % aller Todesfälle ereignen sich plötzlich und unerwartet. Während bei vielen Todesfällen aus der Vorgeschichte eine den Todeseintritt plausibel erklärende Erkrankung bekannt ist, mangelt es gerade bei plötzlichen und unerwarteten Todesfällen an einer eindeutigen zur Todesursache weisenden Anamnese. Entsprechend der Akuität des Todeseintritts handelt es sich v. a. um letale Herz-Kreislauf-Erkrankungen (ca. 50 %) oder chronisch-progrediente Erkrankungen die bis zum Todeszeitpunkt nicht oder nur gering klinisch symptomatisch geworden waren. Erkrankungen des Respirationstraktes können einen Teil der plötzlichen Todesfälle erklären (ca. 15 %), ebenso wie gastrointestinale Erkrankungen (ca. 10 %) und Erkrankungen des zentralen Nervensystems (ca. 10 %), neben akut letalen Infektionskrankheiten.

Koronarsklerose und Myokardinfarkt Morphologisches Korrelat einer Koronaren Herzkrankheit (KHK) ist die stenosierende Koronarsklerose, die trotz unterschiedlichen Schweregrades je nach Lokalisation, Kollateralkreisläufen und der körperlichen Belastung akut zum rhythmogenen Herztod führen kann. Da jedoch selbst hochgradige Koronarsklerosen im Einzelfall lange ohne Todeseintritt bestehen können, kommt die Annahme einer letalen akuten Koronarinsuffizienz nur als Ausschlussdiagnose in Betracht. Erforderlich ist die sorgfältige Präparation der Koronararterien zum Nachweis morphologischer Veränderungen eines akuten Geschehens: unterblutete oder ödematös verquollene atheromatöse Plaques, obturierende Koronarthrombose, frische Plaqueaufbrüche. Myokardinfarkte werden durch einen hämorrhagischen Randsaum sichtbar, nach einer Überlebenszeit von ca. 6–8 h erkennt man eine lehmgelbe Infarktnekrose. Histologisch und immunhistochemisch sind frischere Myokardnekrosen darstellbar (◘ Abb. 8.3).

Ältere Myokardinfarkte sind an weißgrauen Infarktnarben erkennbar. Disseminierte myokardiale Fibrosen, sog. Koronarinsuffizienzschwielen, belegen ebenfalls eine Myokardschädigung, ebenso wie eine Myokardhypertrophie mit Überschreiten des sog. kritischen Herzgewichts von 500 g. Infarktbedingte Myokardrupturen führen zum tödlichen Hämatoperikard nach Einblutung von akut ca. 200–300 ml in den Herzbeutel (klin. Perikardtamponade). Nach überlebtem Myokardinfarkt entstandene Herzwandaneurysmen können thrombosieren (mit erhöhtem Embolierisiko) und zur Herzinsuffizienz führen.

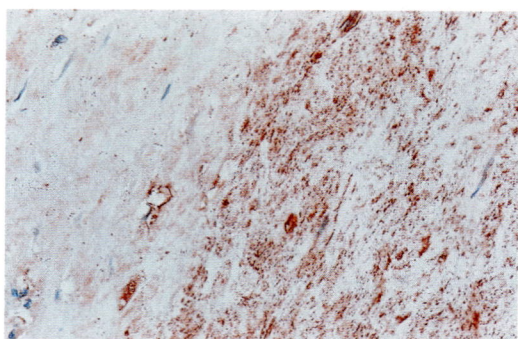

◘ **Abb. 8.3 Immunhistochemisch darstellbarer frischer Myokardinfarkt** mit dem frühen Nekrosemarker C5b-9(m) (200×)

Koronaranomalien Neben koronaren Muskelbrücken, seltenen primären Arteriitiden (Koronariitis) und Dissektionen der Koronararterien (z. B. auch postinterventionell nach Koronarangiographien) können insbesondere angeborene Anomalien der Anlage der Koronarien zu plötzlichen Todesfällen führen, so z. B. der Abgang einer Koronararterie aus der A. pulmonalis (Bland-White-Garland-Syndrom). Koronaranomalien mit Abgang der A. coronaria sinistra aus dem rechten Koronarsinus können erst bei Jugendlichen symptomatisch werden. Plötzliche Todesfälle treten auch auf bei intertrunkalem Verlauf einer Koronararterie mit kompressionsbedingtem Verschluss des Ostiums.

Herzklappenerkrankungen, Endokarditiden Postinflammatorische Stenosen der Herzklappen, insbesondere Zustände nach abgelaufener Endokarditis der Aortenklappe können zu tödlichen Herzrhythmusstörungen führen, ebenso ein Mitralklappenprolaps. Eine Endocarditis ulceropolyposa wird dagegen als Todesursache selten gesehen. Kongenitale Defekte wie ein Atrium- oder Ventrikelseptumdefekt (ASD, VSD) werden hingegen entweder meist klinisch manifest und frühzeitig diagnostiziert oder sind von geringerer hämodynamischer Relevanz, sodass sie als Todesursache im rechtsmedizinischen Obduktionsgut keine Rolle spielen.

Myokarditis Es dominieren virale Myokarditiden, häufig ohne richtungsweisende klinische Symptomatik, die jedoch akut zu Todesfällen führen können. Die betroffenen Personen waren scheinbar gesund oder hatten in den Wochen vor dem Tode eine grippeähnliche Symptomatik. Übermäßige körperliche Belastung während einer Myokarditis scheint das Risiko plötzlicher Todesfälle zu erhöhen. Histologisch findet sich nicht selten eine allenfalls moderat erhöhte leukozytäre Infiltration des Myokards, im Einzelfall kann ein molekulargenetischer Virusnachweis in Myokardproben geführt werden (Enteroviren, Epstein-Barr-Virus, Adenoviren etc.).

Kardiomyopathien Den Kardiomyopathien können sehr unterschiedliche Urshen zugrunde liegen. Neben der inflammatorischen Kardiomyopathie neuerer Klassifikation (makroskopisch häufig dilatative Kardiomyopathie), die einer chronischen Myokarditis entspricht, gibt es verschiedene Formen der genetisch bedingten Kardiomyopathie: die hypertrophe Kardiomyopathie mit häufig asymmetrischer linksventrikulärer Hypertrophie und als subvalvuläre Aortenstenose, die arrhythmogene rechtsventrikuläre Kardiomyopathie (ARVC), die erst in jüngerer Zeit beschriebene linksventrikuläre Non-compaction-Kardiomyopathie (LVNC) und weitere Formen.

Hypertonus und Cor pulmonale Ein langjähriger, nicht selten unerkannter und unbehandelter Hypertonus kann – meist einhergehend mit einer Myokardhypertrophie (sog. Hypertonikerherz) – zu akuten letalen Herzrhythmusstörungen führen. Plötzliche Todesfälle gibt es beim akuten Cor pulmonale (Lungenembolie) wie beim chronischen Cor pulmonale (z. B. Silikose, Asbestose, ausgeprägte sog. Fixer-Pneumopathie, weitere Lungenerkrankungen).

Vaskuläre Ursachen akuter Todesfälle Relativ häufig sind akut rupturierte arteriosklerotische **(Bauch-) Aortenaneurysmen**. Gelegentlich kommen dissezierende Aneurysmen bei definierten Grunderkrankungen (Marfan-Syndrom, idiopathische zystische Medianekrose Erdheim-Gsell) vor, bei Einbeziehung der Aorta ascendens mit Ausdehnung der Dissektion bis an das Perikard und letaler Perikardtamponade. Selten ist eine dissektionsbedingte Kompression und Stenose der Lichtung einer A. coronaria mit akuter letaler Myokardischämie ohne massive Blutung (sog. »bloodless aortic dissection«). Aneurysmen in anderen Lokalisationen, insbesondere **Hirnbasisarterienaneurysmen** (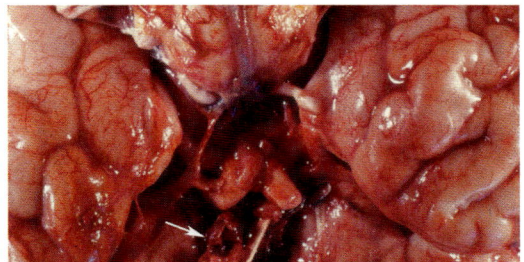 Abb. 8.4) sowie Aneurysmen der Koronararterien, können ebenfalls zu plötzlichen Todesfällen führen, deren Ursache erst durch eine Obduktion aufgeklärt werden kann. Aneurysmen der Hirnbasisarterien (ca. 1–2 % der Bevölkerung sind betroffen), führen zu Subarachnoidalblutungen. Sehr selten sind letale unentdeckte Arteriitiden (Aortitis, Koronariitis).

◻ **Abb. 8.4 Rupturiertes Hirnbasisarterienaneurysma**

Respirationsstrakt und Lungenembolien Insbesondere abwehrgeschwächte Personen (Alte, Kranke, Obdachlose, Alkoholiker) können eine **akute Pneumonie** entwickeln, teils als akute eitrige Bronchopneumonie, teils als Lobärpneumonie, aber auch **tuberkulöse Pneumonien** kommen vor. Die Tuberkulose kann über eine inflammatorische Arrosion von Blutgefäßwänden zur **akuten Hämoptoe** mit massiver Aspiration von Blut führen. Bei immobilisationsbedingten Pneumonien ist die Ursache der Immobilisation (meist Bettlägerigkeit) zu klären: posttraumatisch (z. B. Schenkelhalsfrakturen mit hypostatischer Pneumonie in hilfloser Lage), organische Erkrankung (z. B. sog. Retentionspneumonie bei obturierendem Bronchialkarzinom), gravierende Intoxikation (intoxikationsbedingte Aspirationspneumonie?). Andere Ursachen einer akuten Hämoptoe als Todesursache können v. a. metastasierte Tumorerkrankungen mit Arrosion von Lungengefäßwänden sein. Ein **akuter Asthmaanfall** kann ebenfalls Ursache eines plötzlichen Todes sein. Bei den Lungenembolien dominieren die **Lungenthrombembolien**, teils als akute, teils als chronisch-rezidivierte partiell wandadhärente obturierende Thrombembolien. Emboliequellen sind vorwiegend die tiefen Bein- und Beckenvenen. Bei Verschluss von mehr als 50 % der pulmonalen Strombahn resultiert ein akutes tödliches Cor pulmonale.

Fallbeispiel

Ein 57-jähriger Radfahrer erleidet im April bei einem Verkehrsunfall eine offene linksseitige Unterschenkelfraktur. Nach mehrmonatiger stationärer Behandlung ist die Mobilität des Radfahrers wieder gegeben. Nach erneuter Radtour im Mai des Folgejahres wird der Mann vermisst. Bei der Nachschau findet man den Leichnam neben dem unbeschädigten Fahrrad am Straßenrand liegend. Dem Leichenschauarzt fallen keine äußeren Verletzungen auf, jedoch eine leichte Umfangszunahme des linken Unter- und Oberschenkels im Vergleich

▼

zum rechten Bein. Bei der Obduktion findet sich eine frische fulminante Lungenthrombembolie bei tiefer Beinvenenthrombose ausschließlich im linken Bein, dort bis in die Wadenvenen in Höhe der früheren Unterschenkelfraktur reichend. Die Ehefrau des Radfahrers und seine Kinder beanspruchen eine Witwen- bzw. Halbwaisenrente.

Erkrankungen des Zentralen Nervensystems Ursache eines plötzlichen Todes sind einerseits **intrazerebrale Massenblutungen**, am häufigsten als hypertone Massenblutung, und andererseits ein akuter Schlaganfall. Beide Erkrankungen können zu agonalen Sturzverletzungen führen. Gutachterlich ist gelegentlich zu klären, ob ein **Schlaganfall** Ursache eines Sturzes war (natürlicher Tod) oder ob es erst als Folge eines Sturzes zur intrazerebralen Blutung kam (nichtnatürlicher Tod). Weitere Todesursachen sind, neben **Hirntumoren, foudroyant verlaufende Meningitiden** (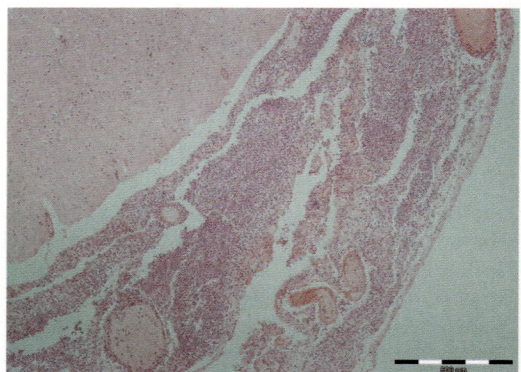 Abb. 8.5), meist als eitrige Leptomeningitis. Diese können akut zum Tode führen. Bei akut verstorbenen jüngeren Menschen ist an eine **Meningokokkensepsis** mit bilateralen Nebennierenhämorrhagien zu denken (Waterhouse-Friderichsen-Syndrom). Plötzliche Todesfälle bei **Epilepsie** sind bekannt, Hinweis bei der Obduktion kann eine Zungenbissverletzung sein. Weitere krampfbedingte Verletzungen sind nicht zwingend vorhanden. Von »Sudden Unexpected Death of Epileptics« (SUDEP) spricht man erst nach Ausschluss aller anderen Todesursachen.

Gastrointestinaltrakt Als Ursache eines plötzlichen Todes ist zunächst an Blutungen des oberen Gastrointestinaltraktes, v. a. **Ösophagusvarizenblutungen** bei portaler Leberzirrhose oder **Ulkusarrosionsblutungen** (Ulcus pepticum ventriculi, Ulcus duodeni) zu denken (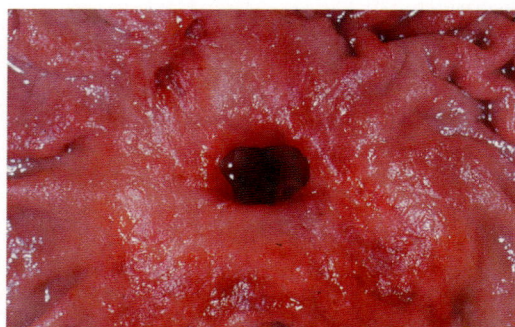 Abb. 8.6). Blutantragungen in Umgebung des Leichnams müssen dann nicht auf Verletzungen nach tätlicher Auseinandersetzung hindeuten, kaffeesatzartige Antragungen lassen an eine Ulkusblutung denken. Bei Alkoholikern können zahlreiche Hämatome in sturz- wie anstoßtypischer Lokalisation vorhanden sein, v. a. auf dem Boden einer gestörten Blutgerinnung infolge alkohologener portaler Leberzirrhose.

Selten ist eine akute hämorrhagisch-nekrotisierende Pankreatitis Ursache eines plötzlichen Todes, meist wird aufgrund der Schmerzhaftigkeit des Prozesses ebenso wie bei Peritonitiden (perforierte Appendizitis, perforiertes Ulkus, perforierte Divertikulitis) rasch die Klinik aufgesucht, allerdings kann eine eitrige Peritonitis innerhalb von Stunden zum Tode führen.

◻ **Abb. 8.5 Ausgedehnte eitrige Meningokokkenmeningitis** (HE, 40×)

◻ **Abb. 8.6 Großes Ulcus pepticum ventrikuli**

Infektionen Schwere Infektionen können zu einer foudroyant verlaufenden tödlichen **Sepsis** führen (bilaterale Nebennierenhämorrhagien, Zeichen der disseminierten intravasalen Gerinnung, Petechien der Haut, der Schleimhäute und der serösen Häute). Der Erregernachweis erfordert eine entsprechende mikrobiologische und virale Diagnostik, sollte jedoch geführt werden. Gegebenenfalls sind Meldepflichten nach dem Infektionsschutzgesetz zu beachten.

Erkrankungen endokriner Organe Bedeutsam ist die nicht erkannte **diabetische Stoffwechselentgleisung** mit Tod im **Coma diabeticum**. Bei der Obduktion sind makroskopisch unspezifische Befunde gegeben (Hirnödem, evtl. beginnende hypostatische Pneumonie), bei einer Glomerulosklerose Kimmelstiel-Wilson finden sich rote, feste, fein granulierte Nieren. Entscheidend sind postmortal biochemische Untersuchungen zur Konzentration von Glukose und HbA$_{1c}$, hilfreich sind histologische Befunde (◻ Tab. 8.3). Plötzliche unerwartete Todesfälle kommen vor bei unentdeckten

◘ Tab. 8.3 Diagnostik bei Verdacht auf ein letales Coma diabeticum

Untersuchung	Befund bei langjährigem Diabetes mellitus und diabetischem Coma
Schädelkalotte, subkutanes Fettgewebe	Xanthochromie
Lunge	Evtl. beginnende hämorrhagische Pneumonie
Urin	Urinzuckerdiagnostik orientierend am Obduktionstisch
Niere (histologisch)	Glomerulosklerose Kimmelstiel-Wilson; Armanni-Epstein-Zellen (lichtoptisch leere Tubulusepithelien an der Mark-Rinden-Grenze)
Pankreas (histologisch)	Unspezifisch; bei akutem Coma junger Menschen evtl. Pankreatitis; Insulitis
Liquor	Summenwert aus Glukose und Laktat beim diabetischen Coma: 500–600 mg/dl; erhöhte HbA1c-Werte (>12,1 %)
Glaskörperflüssigkeit	Erhöhter Summenwert aus Glukose und Laktat
Leber	Häufig feintropfige Leberzellverfettung

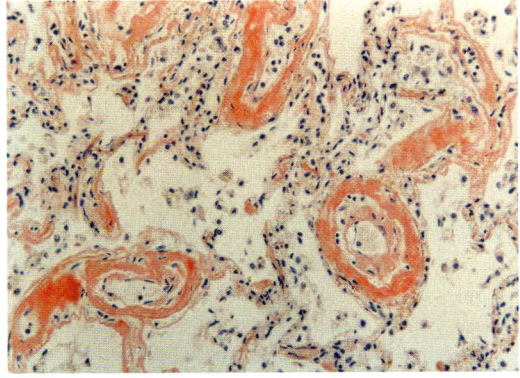

◘ Abb. 8.7 Amyloidose vom kardiovaskulären Typ. Massive Amyloidablagerungen in intrapulmonalen Gefäßwänden bei einer akut kollabierten 82-jährigen Frau (Kongorot, 200×)

Phäochromozytomen – Katecholamine (Adrenalin/Noradrenalin) produzierende Tumore – **des Nebennierenmarks**, gelegentlich bei unerkanntem **Morbus Addison**. Seltene Ursache eines plötzlichen Todes können bestimmte Stoffwechselerkrankungen sein, wie z. B. eine ausgeprägte Am yloidose vom kardiovaskulären Typ (◘ Abb. 8.7).

8.4 Plötzlicher Kindstod (SIDS)

Als häufigste Todesursache im 1. Lebensjahr ist der sog. plötzliche Kindstod (SIDS: Sudden Infant Death Syndrome) zu nennen. Die **Ätiologie** ist **ungeklärt**, die Inzidenz liegt in Deutschland derzeit bei 0,5‰ (vor 30 Jahren lag die Inzidenz noch bei 1,2–1,8‰). Das Häufigkeitsmaximum liegt zwischen dem 2. und 4. Lebensmonat.

> **Plötzlicher Kindstod**
>
> Plötzlicher Tod jedes Säuglings oder Kleinkindes, der unerwartet eintritt und bei dem sich durch eine sorgfältige postmortale Untersuchung keine adäquate Todesursache nachweisen lässt (Beckwith 1970).
> Die **Stavanger-Definition von 1994** präzisiert: Plötzlicher Tod im Säuglingsalter, der nach Überprüfung der Vorgeschichte, Untersuchung der Todesumstände und den Ergebnissen der Obduktion ungeklärt bleibt.

Der plötzliche Kindstod ist keine Diagnose und keine Todesursache, er ist ein Phänomen, dem ungeklärte Todesfälle zugeordnet werden.

> ❯ **Erst nach Ausschöpfung aller diagnostischen Möglichkeiten – Obduktion und nachfolgende morphologische, toxikologische, molekularpathologische und postmortal-biochemische Untersuchungen – kann ein Todesfall dem sog. plötzlichen Kindstod zugeordnet werden, wenn keine plausible Todesursache nachweisbar ist.**

Auffindesituation Am häufigsten wird der Säugling nach einer längeren Schlafphase morgens in Bauchlage (ca. 60–70 %) im Bett oder Kinderwagen leblos gefun-

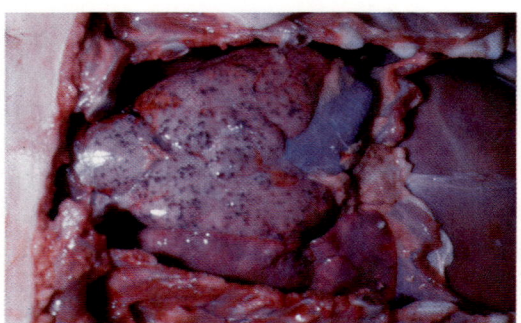

Abb. 8.8 Plötzlicher Kindstod. Zahlreiche Petechien unter der Thymuskapsel in einem Fall von mutmaßlichem plötzlichem Säuglingstod

den, in Nordeuropa vermehrt während der kalten Jahreszeit. Nicht selten findet sich Erbrochenes. Manche Säuglinge sind verschwitzt (feucht-klamme Kleidung), bei zeitnah zum Todeseintritt erfolgter Messung der Körperkerntemperatur sollen teilweise deutlich erhöhte Temperaturen festgestellt worden sein. Männliche Säuglinge sind häufiger betroffen als weibliche Säuglinge (ca. 60:40).

Obduktionsbefunde Die makroskopischen Obduktionsbefunde können den Todeseintritt nicht erklären, anzutreffende Befunde sind:
- Totenfleckverteilung entsprechend einer Bauchlage
- Lippen- und Fingerzyanose
- partiell hämorrhagisches Lungenödem
- schaumiger Inhalt im oberen Respirationstrakt und in den Atemöffnungen
- oft zahlreiche subseröse Petechien, insbesondere unter der Thymuskapsel (Abb. 8.8), aber auch innerhalb des Thymusgewebes, subpleural und subepikardial

- zuweilen eine uni- oder bilaterale mukopurulente Otitis media
- keinerlei Fehlbildungen innerer Organe
- keine Anhaltspunkte für eine unmittelbar vor dem Tode erfolgte grobe äußere Gewalteinwirkung

> **Bei jedem SIDS-Todesfall soll, wenn möglich, eine Abgrenzung gegenüber einem spurenarmen oder spurenfreien Tötungsdelikt erfolgen, insbesondere gegenüber dem Ersticken durch weiche Bedeckung mit Verschluss der Atemöffnungen.**

Es gibt wiederholte Fälle von angenommenem SIDS in derselben Familie, die tatsächlich Tötungen von Säuglingen waren. Insbesondere im Zusammenhang mit dem Münchhausen-Syndrom-by-proxy (MSbP) soll es zu Tötungsdelikten mittels Ersticken durch weiche Bedeckung gekommen sein, die fälschlicherweise als SIDS-Todesfälle angesehen wurden.

Die International Society for the Prevention of Sudden Infant Death (ISPID) hat die dem plötzlichen Kindstod bzw. Säuglingstod zugeordneten Todesfälle weitergehend differenziert (Tab. 8.4).

Studien aus den letzten Jahrzehnten konnten **Risikofaktoren** für den plötzlichen Kindstod identifizieren, deren Vermeidung zu einer teilweise erheblichen Reduktion der SIDS-Fälle geführt hat. Als besonders gefährdet gelten **frühgeborene Säuglinge** mit einem **Geburtsgewicht <2000 g** sowie Säuglinge mit einem **Atemnotsyndrom** oder **bronchopulmonaler Dysplasie**, die postnatal Störungen der Atemregulation wie obstruktive und zentrale Apnoen zeigen, sowie **Infekte**. Betroffen sind häufiger besonders junge Mütter (<19 Jahre), Spätgebärende (>40 Jahre), Vielgebärende, drogenabhängige Mütter und Raucherinnen. Als weitere Risikofaktoren sind das unterlassene Stillen zu nennen, die Bauchlage als Schlafposition sowie eine

Tab. 8.4 SIDS-Klassifizierung der ISPID

Gruppe	Charakteristika
SIDS im engeren Sinne	Obduktion und klinische Befunde lassen keine Todesursache erkennen
Borderline-SIDS	Vorbestehende angeborene Krankheiten oder klinische Symptome und/oder pathologische Befunde bei der Obduktion ergeben keine hinreichende Erklärung für die Todesursache
Non-SIDS	Todesursache ist durch klinische Informationen und durch das Ergebnis der Obduktion hinreichend geklärt
Verdacht auf SIDS	Fälle, bei denen keine Obduktion durchgeführt wurde

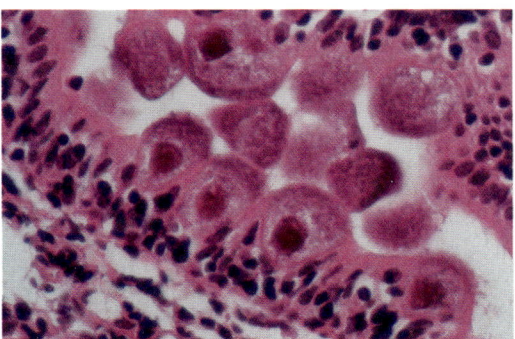

◻ **Abb. 8.9 Durch das Zytomegalievirus induzierte Sialo-
adenitis der Glandula parotis** bei gleichzeitiger fokaler
viraler Myokarditis (HE, 400×)

Wärmebelastung des Säuglings (zu warm zugedeckt,
zu hohe Raumtemperatur, Schlafen im Elternbett).

Dem Phänomen des plötzlichen Kindstodes liegen
sicherlich vielfältige Ursachen zugrunde. Spezielle Prä-
parationsmethoden weisen häufig Infektionen des
Nasen-Rachen-Raumes nach. Immunhistochemische
und molekularpathologische Untersuchungen am
Myokard erlauben den Rückschluss, dass in einem Teil
der Fälle konventionell-histologisch nicht fassbare
Myokarditiden als plausible Todesursache in Betracht
kommen. Ebenso gibt es Hinweise auf interstitielle
lymphomonozytäre virale pneumonische Infekte bzw.
Pneumonien. Gelegentlich kann eine virale Sialoade-
nitis (◻ Abb. 8.9) nachgewiesen werden.

Kindesmisshandlung

R. B. Dettmeyer, H. F. Schütz, M. A. Verhoff

R. Dettmeyer et al., *Rechtsmedizin*,
DOI 10.1007/978-3-642-55022-5_9, © Springer-Verlag Berlin Heidelberg 2014

Einleitung

Eine 22-jährige kommt mit ihrem neuen Freund und ihrem 3-jährigen Sohn in die Ambulanz. Sie berichtet, ihr Sohn sei am Tag zuvor vom Klettergerüst gestürzt, gegen die Kante des Sandkastens geprallt und mit dem Kopf aufgeschlagen. Zu Hause habe sich der Sohn übergeben müssen. Jetzt sind größere blaue Flecken zu sehen. Das weinerliche Kind zeigt auf der linken Wange streifige Hautrötungen, am Rücken zwei parallel verlaufende rötliche Striemen in einem Abstand von ca. 1 cm. Auf Nachfrage meint die Mutter, ihr Sohn sei wohl mit dem Rücken auf die Sandkastenkante geprallt und dann mit der Wange auf den Boden. Sie sei aber nicht dabei gewesen, ihr Freund habe aufgepasst. Der Freund, 27 Jahre, meint, er habe gerade weggesehen, als es passiert sei. Der hinzugerufene Rechtsmediziner ordnet die Verletzungen als Schlag auf den Rücken mit z. B. einem Gürtel ein, die streifigen Rötungen der Wangenhaut als Folge eines Schlages mit der flachen Hand und das Erbrechen als Folge einer schlagbedingten Gehirnerschütterung. Der behandelnde Arzt teilt der allein sorgeberechtigten Mutter mit, dass der Verdacht auf eine Kindesmisshandlung bestehe. Die Mutter will empört die Ambulanz mit ihrem Sohn verlassen. Der Arzt besteht auf weitere stationäre Abklärung, insbesondere zum Ausschluss intrakranieller Blutungen.

Fälle von Kindesmisshandlung, Kindesmissbrauch und Kindestötung einschließlich der Neugeborenentötung werfen spezielle Fragen auf. Neben den unterschiedlichen Gewaltformen, die zu differenzieren sind, stellt sich die Frage nach einer adäquaten Reaktion bei begründetem Verdacht auf eine Kindesmisshandlung.

> **Kindesmisshandlung**
>
> Die nicht zufällige, bewusste oder unbewusste gewaltsame körperliche und/oder seelische Schädigung eines Kindes in Familien oder Institutionen, die zu Verletzungen und/oder Entwicklungshemmungen und im Einzelfall bis zum Tode führt.

Häufig wird für die physische Kindesmisshandlung der Begriff »Battered Child« gewählt, die jüngere Literatur spricht von nichtakzidenteller Verletzung (»Non Accidental Injury«: NAI) oder Misshandlungsverletzung (»Abusive Injury«; »Inflicted Injury«). Das Spektrum an Gewalt gegen Kinder umfasst vor allem die stumpfe Gewalt und thermische Verletzungen (Verbrennungen, Verbrühungen) neben Sonderformen wie dem Schütteltrauma-Syndrom sowie die Folgen von psychischer Gewalt und Vernachlässigung. Zwar werden in Deutschland jährlich mehrere tausend Fälle von Kindesmisshandlung in der polizeilichen Kriminalstatistik erfasst, die Dunkelziffer wird jedoch auf bis zu 100.000 Fälle/Jahr geschätzt.

9.1   Verdachtsmomente

Besonders gefährdet sind Kleinkinder vom 2. bis 4. Lebensjahr, außerdem unerwünschte, entwicklungsgestörte, behinderte und vernachlässigte Kinder. Die »aktiv« misshandelnden Täter stammen überwiegend aus dem Kreis jüngerer Erwachsener, Frauen misshandeln eher »passiv«. Hinweise auf eine Kindesmisshandlung können sich aus den Gesamtumständen in Kombination mit medizinischen Befunden ergeben:

- Anamnese bzw. behaupteter Geschehensablauf und der Verletzungsbefund passen nicht zueinander.
- Über den primären Vorstellungsgrund hinaus werden zusätzliche Verletzungen gefunden.
- Die Angaben zum vorangegangenen Geschehen wechseln und/oder bleiben vage.
- Anamnestische Angaben von verschiedenen Betreuungspersonen sind sehr unterschiedlich.
- Ein behaupteter Unfallmechanismus passt nicht zum Alter des Kindes.
- Der Arztbesuch erfolgt zeitlich deutlich verzögert.
- Es werden mehrere Ärzte bzw. Kliniken aufgesucht.
- Es wird behauptet, das Kind habe sich selbst verletzt oder ein Geschwisterkind habe die Verletzungen verursacht.
- In der Vergangenheit gab es bereits stationäre Aufenthalte wegen Verletzungen oder unspezifischer Störungen (z. B. Gedeihstörung, Nahrungsverweigerung).
- Auffällige Häufung von »Unfällen«
- Vorbestehende Kontakte zum Jugendamt (auffällige Sozial- bzw. Familienanamnese, häusliche Gewalt und Misshandlungen in der Vorgeschichte auch der Betreuungspersonen, Alkohol- und Drogenmissbrauch).

Handelt es sich um ein echtes Unfallgeschehen, dann wird nahezu immer sehr zeitnah der Arzt aufgesucht und das Unfallgeschehen kann als plausible Erklärung für die Verletzungen angesehen werden.

Verletzungen an typischen Lokalisationen für eine nichtakzidentelle Beibringung begründen den Verdacht auf eine Kindesmisshandlung. Solche Lokalisationen sind u. a.:

- Innenseiten der Lippen, Frenulum der Lippen und der Zunge
- Verletzungen der Schleimhaut des Gaumens und der Wangen
- Verletzungen retroaurikulär, in der behaarten Kopfhaut und des Gesäßes.

Die Lokalisationen von Verletzungen nach einer Misshandlung im Vergleich zu sturzbedingten Verletzungen sind in ◘ Abb. 9.1 dargestellt.

Neben der Lokalisation kann die Art der Verletzung den Verdacht auf eine Kindesmisshandlung begründen (z. B. sog. »Doppelstriemen«). Die Anforderungen an die klinische Untersuchung bei Verdacht auf körperliche Kindesmisshandlung enthält ◘ Tab. 9.1.

Je nach Befunden kommen apparative Untersuchungen bzw. bildgebende Verfahren in Betracht: Das Röntgen-Skelettscreening ist einsetzbar bei allen Kindern <2–3 Jahre mit begründetem V. a. körperliche Misshandlung, ggf. Wiederholung nach 14 Tagen. Grundsätzlich einsetzbare Untersuchungsmethoden, jedoch mit Einschränkungen: Schädelsonographie, konventionelles Röntgen, Skelettszintigraphie, zerebrale Computertomographie (CCT), Kernspintomographie (MRT), Augenhintergrunduntersuchung, labordiagnostische Untersuchungen. Die Aussagekraft von Verletzungen im Hinblick auf eine mögliche Kindesmisshandlung ist unterschiedlich (◘ Tab. 9.2).

Ebenso wie bei sonstigen Verletzungen ist auch bei Frakturen immer die Einordnung in das gesamte Bild erforderlich, bevor die Frage nach dem Verdacht auf eine Kindesmisshandlung kommentiert wird (◘ Tab. 9.3).

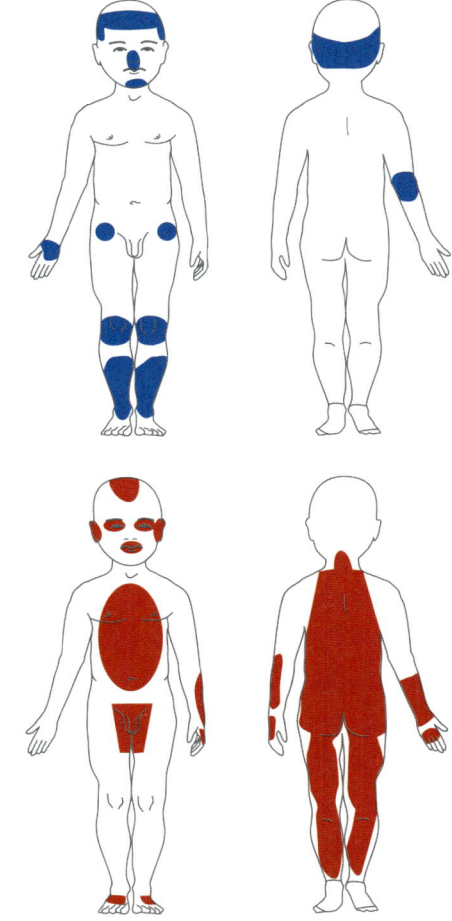

◘ **Abb. 9.1** Lokalisation von Verletzungen bzw. Hämatomen bei Unfällen (blau) und Misshandlungen (rot)

◘ **Tab. 9.1** Klinische Untersuchung bei Verdacht auf körperliche Kindesmisshandlung (nach Herrmann et al. 2010)

Befund/Parameter	Maßnahme
Wachstumsparameter	Körperlänge, Körpergewicht, Kopfumfang, Perzentilenverlauf
Ganzkörperuntersuchung	Erhebung des vollständigen Status: körperlich einschl. Anogenitalregion nach vollständiger Entkleidung, neurologisch, Berücksichtigung von Prädilektionsstellen
Befundbeschreibung und Dokumentation	Lokalisation, Art, Farbe, Größe, Form bzw. Formung, Gruppierung, Zeichen der Wundheilung. Ausmessen aller Verletzungen, immer Skizze mit Messungen dokumentieren, zusätzlich mit Maßstab fotografieren. Übersichts- und Detailaufnahmen
Frische Bissspuren	Für forensischen DNA-Nachweis steriler Abstrich, an der Luft trocknen lassen
Verhalten/Aussagen	Keine Suggestivfragen! Aussagen wörtlich dokumentieren!
Geschwister	Gegebenenfalls Geschwisterkinder wegen erhöhtem Misshandlungsrisiko auch untersuchen

■ **Tab. 9.2** Spezifität von Verletzungen zum Nachweis einer nichtakzidentellen Genese (ohne Frakturen) (modifiziert nach Herrmann 2002)

Hohe Aussagekraft

ZNS	Subdurale Hämatome mit retinalen Blutungen und Gehirnschädigung, retinale Blutung, Retinoschisis, Glaskörperblutung
Haut	Bissverletzungen, geformte Hämatomabdrucke (Hände, Griffspuren, Fingerabdrücke, Striemen, Gürtelmarken, Riemenabdrucke, Schlaufenkonfigurationen, schlingenförmige Abdrucke, Stockschläge) Geformte Verbrennungen (Zigarettenabdruck, Herdplatte, Bügeleisen, Heizrost etc.), Immersionsverbrühungen (sog. »Handschuh- oder Strumpfmuster«)
Abdomen	Intramurale Duodenalhämatome, Hohlorganperforationen

Mittlere Aussagekraft

ZNS	Subdurale Hämatome (v. a. über der Konvexität, interhemisphärisch, subarachnoidal)
Haut	Multiple Hämatome (ungewöhnliche Lokalisation), Hämatome im Säuglingsalter, retroaurikuläre Hämatome, Einrisse des labialen oder lingualen Frenulums, Verbrennungen/Verbrühungen an Händen, Füßen, Anogenitalregion
HNO	Hypopharynxperforationen
Abdomen	Verletzungen des linken Leberlappens, der Nieren, des Pankreas, Pankreaspseudozysten
Sonstige	Rezidivierende Apnoen (ALTE = Apparent Life Threatening Event)

Niedrige Aussagekraft

ZNS	Epidurale Hämatome
Abdomen	Milzverletzungen
Haut	Multiple Hämatome im Lauflernalter an »führenden« Körperpartien, verschiedenfarbige Hämatome, Verbrennungen/Verbrühungen mit inhomogenem »Spritz- und Tropfmuster«

Im Einzelfall ist immer zu prüfen, ob ein plausibles Unfallgeschehen oder eine andere Erkrankung vorliegt!

■ **Tab. 9.3** Radiologische Spezifität von Frakturen im Hinblick auf eine Kindesmisshandlung (nach Herrmann et al. 2010)

Spezifität	Befunde
Hohe Spezifität	Klassische metaphysäre Fraktur, Rippenfrakturen, v. a. dorsal, Frakturen von Skapula, Processus spinosus und Sternum; Frakturen im 1. Lebenshalbjahr und bei prämobilen Säuglingen
Mittlere Spezifität	Multiple, v. a. bilaterale Frakturen, Frakturen verschiedenen Alters, Epiphysiolysen, Wirbelkörperfrakturen oder Subluxationen, Frakturen an Fingern, Händen und Füßen, komplexe Schädelfrakturen, Mandibulafrakturen, periostale Reaktionen, Frakturen im Säuglingsalter
Niedrige Spezifität	Klavikulafrakturen, Schaftfrakturen langer Röhrenknochen, einfach-lineare Schädelfraktur, diaphysäre Frakturen

Im Einzelfall ist immer zu prüfen, ob ein plausibles Unfallgeschehen oder eine andere Erkrankung vorliegt!

9.2 Stumpfe Gewalt und Kindesmisshandlung

In der rechtsmedizinischen Praxis überwiegen bei der Kindesmisshandlung Fälle von stumpfer Gewalt, insbesondere durch Schläge mit länglichen Gegenständen, die sog. Doppelstriemen hinterlassen, bestehend aus streifigen parallelen Hämatomen (Abb. 9.2). Frakturen betreffen v. a. Kinder <3 Jahren, wo sich häufiger subperiostale Hämatome bilden können, da das Periost noch leichter abhebbar ist. Schädelfrakturen bei Säuglingen und Kleinkindern können im Regelfall nicht durch eine Sturzhöhe von bis zu 150 cm erklärt werden, auch wenn differenzialdiagnostisch immer an ein Unfallgeschehen gedacht werden muss. Je nach Art der einwirkenden stumpfen Gewalt ergeben sich unterschiedliche Verletzungen von Einrissen der Ohrläppchen beim Ziehen an den Ohren über Schuhprofilabdrucke auf der Haut beim Treten mit dem beschuhten Fuß bis zu halbkreisartigen Hämatomen als Folge von Bissen. Bei sog. Bissspuren kann die Ausdehnung gemessen werden mit dem Ziel der Abgrenzung eines Erwachsenengebisses von einem Kindergebiss (gelegentliche Schutzbehauptung: ein anderes Kind habe gebissen!). Bei grober stumpfer Gewalt, Frakturverdacht und begründetem Verdacht auf eine wiederholte Kindesmisshandlung sind radiologische Untersuchungen indiziert, deren Befunde ggf. der Beurteilung bedürfen (Tab. 9.2 und Tab. 9.3). Bei stumpfer Gewalt gegen den Oberbauch (Faustschlag in die sog. Magengrube) kann es, auch ohne äußerlich sichtbare Verletzungen, zu intraabdominellen Verletzungen kommen: Einriss des linken Leberlappens, des Pankreaskopfes und Umblutung des Duodenums (Abb. 9.3). Schließlich kann es als Folge von Schlägen mit der flachen Hand, der Faust oder mit Gegenständen zu charakteristischen Verletzungen kommen (Monokel- oder Brillenhämatom, geformte Hämatome wie streifige Fingerabdruckkonturen), bei Schlägen gegen die Ohren kann ein HNO-ärztlicher Ausschluss einer Trommelfellruptur geboten sein. Hinsichtlich weiterer Folgen stumpfer Gewalt bei Kindern gelten überwiegend die Ausführungen zur Interpretation von Verletzungen in Abhängigkeit von der Lokalisation wie bei Erwachsenen (▶Tab. 7.1; ausführlich auch: Herrmann, Dettmeyer, Banaschak, Thyen, Kindesmisshandlung, Springer-Verlag, 2. Aufl. 2010). Bis zu 95 % der schwereren Kopfverletzungen im 1. Lebensjahr sollen Folge einer Misshandlung sein. Als Sonderform der groben stumpfen Gewalteinwirkung ist das sog. Schütteltrauma-Syndrom (STS) zu nennen, bei dem Anschlagverletzungen des Kopfes ebenfalls Schädelfrakturen erklären können.

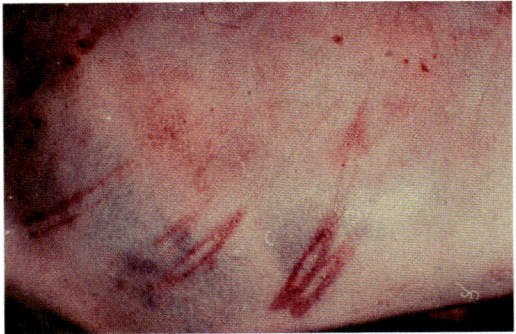

 Abb. 9.2 Stumpfe Gewalt mit schlagbedingten sog. Doppelstriemen. (Aus Dettmeyer/Verhoff/Schütz, Forensic Medicine, Springer 2014, S. 292)

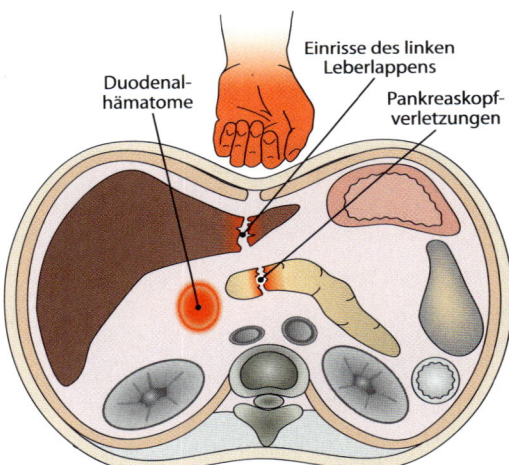

Einrisse des linken Leberlappens
Duodenal-hämatome
Pankreaskopfverletzungen

 Abb. 9.3 Schematische Darstellung häufiger abdomineller Verletzungen durch Misshandlung. (Modifiziert nach Herrmann et al. 2010)

9.3 Thermische Verletzungen und Kindesmisshandlung

Während Verletzungen infolge scharfer oder halbscharfer Gewalt bei Kindesmisshandlungen eine eher geringe Bedeutung haben, finden sich misshandlungsbedingte Verbrühungen und Verbrennungen relativ häufig. Bei Verbrühungen (Immersion) spricht eine sog. Wasserspiegelmarke für eine Misshandlung ebenso wie geformte Konturen oder socken- bzw. handschuhartige Verbrühungen (Abb. 9.4), während ein unregelmäßig-spritzartiges Muster und sog. Fließspuren zu einem Unfallgeschehen passen. Entsprechend hinterlassen Verbrennungen mit heißen Gegen-

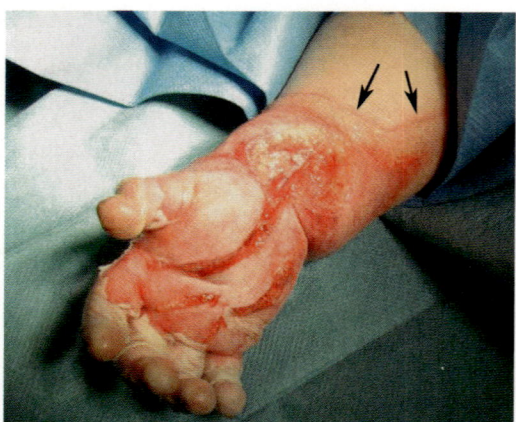

⬛ Abb. 9.4 Thermische Kindesmisshandlung mit hand-schuhartiger Verbrühung der rechten Hand und scharf be-grenzter sog. Wasserspiegelmarke (siehe Pfeile; postoperativer Zustand. (Aus Dettmeyer/Verhoff/Schütz, Forensic Medicine, Springer 2014, S. 295)

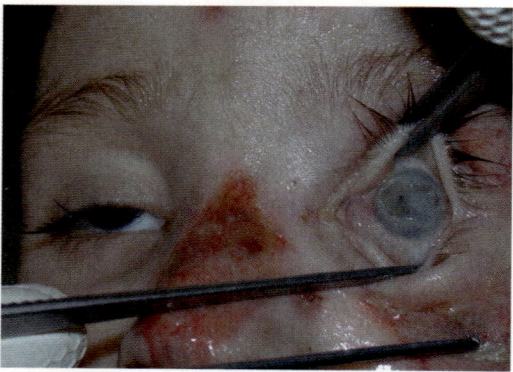

⬛ Abb. 9.5 Misshandlungsbedingte Verbrühung mit Beteiligung des linken Auges

ständen (Zigarre, Zigarette, Herdplatte etc.) geformte Verletzungen.

Verletzungen durch Kälte (z. B. Einsperren in kalte Räume, Stellen in kaltes Wasser) kommen selten vor, am ehesten noch im Rahmen von Vernachlässigungen. Auch bei thermischen Verletzungen ist differenzialdiagnostisch ein Unfallgeschehen abzugrenzen.

Misshandlungsbedingte Verbrühungen bei Kindern, die eine Hand, einen Fuß oder das Gesäß betreffen, zeigen eine auffällige wasserspiegelartige Begrenzung. Im Einzelfall können im Rahmen des Tatgeschehens Spritzer heißen Wassers in ein Auge gelangen (⬛ Abb. 9.5).

9.4   Schütteltrauma-Syndrom (STS)

Das Schütteltrauma-Syndrom (»shaken-baby-syndrome«: SBS) betrifft vorwiegend Säuglinge, gelegentlich Kinder bis zum 2. Lebensjahr. Prädisponierend ist das physiologische »Hauptschreialter« (2.–5. Lebensmonat) der Säuglinge. Dabei wird der Säugling an den Oberarmen oder am Thorax (⬛ Abb. 9.6) gefasst, manchmal auch an den Schultern oder den Extremitäten gehalten. Bei festem Griff am Thorax kommen paravertebrale Rippenfrakturen vor. Der Kopf wird »peitschenschnurartig« vor- und zurückgeschleudert.

> ❯ **Ein Schütteltrauma-Syndrom ist von derartiger Schwere, dass auch medizinisch nicht gebildeten Personen das Schädigende und potenziell Lebensbedrohliche des heftigen Schüttelns offensichtlich sein muss.**

Als Folge des heftigen Schüttelns finden sich klinische Symptome und Verletzungen, in der Regel gibt es kein oder nur ein sehr kurzes neurologisch symptomfreies Intervall. Im Rahmen des Schütteltrauma-Syndroms können klinische Hinweise auf nichtakzidentelle Kopfverletzungen auffallen: reduzierter Allgemeinzustand, Trinkschwäche, Trinkunlust, Nahrungsverweigerung, Irritabilität, Schläfrigkeit, Erbrechen (Hirndruck!), Muskelhypotonie, zerebrale Krampfanfälle, Apnoe, Temperaturregulationsstörungen, Bradykardie, Somnolenz, Apathie, Koma und Tod.

Die klinischen Symptome sind variabel, trotz schwerer neurologischer Symptome finden sich häufig keine äußerlich sichtbaren Verletzungen. Zu den inneren Verletzungen gehören in unterschiedlicher Ausprägung:
— subdurales und subarachnoidales Hämatom (⬛ Abb. 9.7), häufig ohne Raumforderungscharakter
— uni- oder bilaterale retinale Hämorrhagien (⬛ Abb. 9.8)

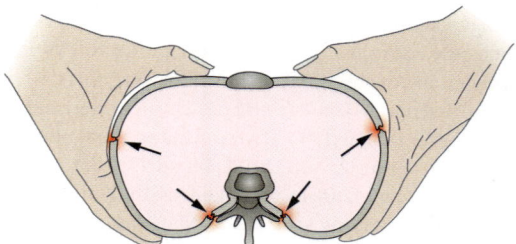

⬛ Abb. 9.6 Griffhaltung am Thorax beim Schütteltrauma mit Rippenserienfrakturen durch festes Zugreifen

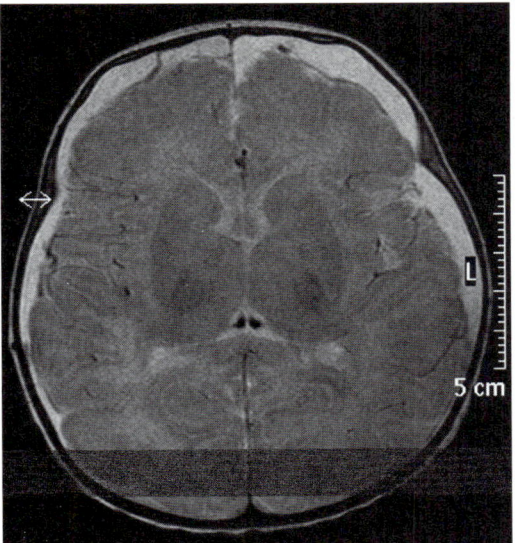

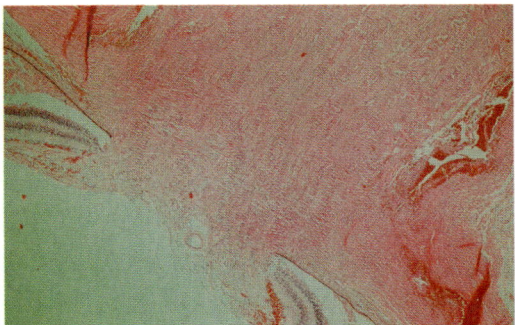

Abb. 9.9 Schütteltrauma-Syndrom (STS) mit Hämor-rhagien um den Abgang des N. opticus (HE, 40×)

> Bei Verdacht auf ein Schütteltrauma muss eine augenärztliche Untersuchung durchgeführt werden, insbesondere bei Kindern <4 Jahren. Zerebrale Krampfanfälle, Hustenattacken und Reanimationen führen nicht zu retinalen Blutungen.

Das Schütteltrauma-Syndrom hat eine Mortalität von 12–27 %. Von den Überlebenden leiden 2/3 unter neurologischen Folgeschäden unterschiedlicher Ausprägung (u. a. Hirnatrophien, subdurale Hygrome, multizystische Enzephalopathien, zerebrale Anfallsleiden, mentale Retardierung, Atrophie der Sehnerven).

Abb. 9.7 Akutes subdurales Hämatom (Doppelpfeil) im MRT bei Schütteltrauma-Syndrom; keine relevante intrakranielle Raumforderung (nach Herrmann et al. 2010)

9.5 Besondere Formen der Kindesmisshandlung

Fallbeispiel
Eine Mutter berichtet von ständigen Durchfällen ihres Säuglings und begibt sich nach Konsultation des Hausarztes und des Kinderarztes in die Klinik. Die dortige stationäre Abklärung ergibt keinerlei pathologischen Befund, das Kind zeigt stationär auch keine Diarrhöen mehr. Als die Mutter einige Wochen später berichtet, die Beschwerden seien erneut aufgetreten, wird eine Urinprobe vom Säugling chemisch-toxikologisch untersucht. Diese führt zu dem Nachweis, dass dem Kind Abführmittel gegeben wurden.

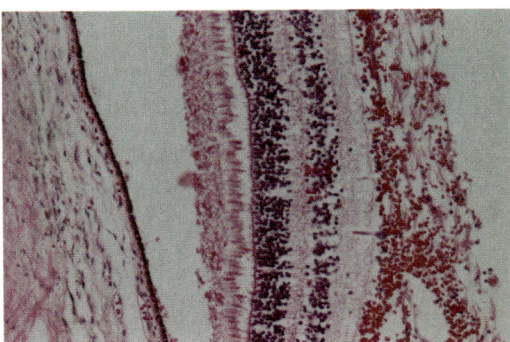

Abb. 9.8 Mikroskopisch nachweisbare retinale Hämor-rhagien beim Schütteltrauma-Syndrom (HE, 200×)

Spezielle Formen der Kindesmisshandlung sind beschrieben, teils bei einer bestimmten Verletzungskonstellation, teils aufgrund des besonderen Tatgeschehens.

- Ablösung der Retina
- Hämorrhagien in Höhe des Abganges des N. opticus (**Abb. 9.9**)
- Glaskörperhämorrhagien
- Griffspuren (Oberarme, Thorax)
- Frakturen, auch dorsale Rippenserienfrakturen
- diffuses axonales Trauma (»diffuse axonal injury«: DAI) mit erheblichem diffusem Hirnparenchymschaden
- evtl. Anschlagverletzungen am Kopf
- sog. subperiostale Zerrungsblutungen in Höhe des Ansatzes der Halsmuskulatur an den Claviculae

Tin-ear-Syndrom Der Kopf des Kindes wird durch eine heftige Ohrfeige in rotierende Akzeleration versetzt. Klinisch findet sich ein isoliertes Hämatom des Ohres, ein ipsilaterales subdurales Hämatom, retinale Blutungen und ein Hirnödem bzw. eine diffuse axonale Schädigung.

Caffey-Syndrom Auftreten von chronischen subduralen Hämatomen in Kombination mit meist multiplen Frakturen der langen Röhrenknochen.

Shaken-Impact-Syndrom Heftiges Schütteln des Säuglings mit Anprall des Kopfes und dadurch bedingter Potenzierung der Akzelerations- und Dezelerationskräfte sowie schwerwiegenderen Folgeschäden.

Münchhausen-Syndrom-by-Proxy (MSbP) Das sog. Münchhausen-Stellvertreter-Syndrom, bei dem das Kind betreffende Krankheitssymptome meist durch die Mutter behauptet und/oder durch Manipulation hervorgerufen werden. Auch können vorhandene Erkrankungen verstärkt werden. Ziel dieses Vorgehens sind wiederholte ärztliche Untersuchungen des Kindes, es geht aber um Erlangung von Aufmerksamkeit und Zuwendung für die Mutter. Dabei wirkt die Mutter eher überfürsorglich, sucht Kontakt zum Pflegepersonal und den Ärzten, bemüht sich um medizinisches Wissen. Zahlreiche Manipulationen kommen in Betracht, wie z. B. das Beibringen von Medikamenten (v. a. Schlaf- und Beruhigungsmittel). Dabei kommt sogar das Herbeiführen lebensbedrohlicher Situationen vor (z. B. sog. »Anersticken«). Fehldiagnosen mit fälschlicher Zuordnung zum sog. plötzlichen Kindstod sind bekannt.

Zu achten ist auf Diskrepanzen zwischen den Schilderungen der Mutter und den klinischen Befunden. Die Symptome klingen meist ab, wenn der Säugling stationär aufgenommen wurde. Auch klinische Befunde und diagnostische Ergebnisse, die sich keiner bekannten Krankheit zuordnen lassen oder die vermeintliche Entdeckung neuer oder seltener Krankheitsbilder muss an ein MSbP denken lassen. Das MSbP wird bisher als eine Sonderform der Kindesmisshandlung gesehen, nicht als eigentliche psychiatrische Diagnose der Mutter, wenngleich eine Persönlichkeitsstörung teilweise angenommen wird.

Kindesmissbrauch

R. B. Dettmeyer, H. F. Schütz, M. A. Verhoff

R. Dettmeyer et al., *Rechtsmedizin*,
DOI 10.1007/978-3-642-55022-5_10, © Springer-Verlag Berlin Heidelberg 2014

Einleitung

An einem Sonntag erscheinen gegen 13:00 Uhr eine 13-Jährige in Begleitung ihrer Mutter in der Ambulanz. Die Mutter berichtet, ihre Tochter habe anlässlich einer Geburtstagsfeier am Samstag bei der Freundin ihrer älteren Schwester übernachtet. Nach dem Bericht der Tochter habe sie dort vor dem Fernseher nur Mineralwasser getrunken, könne sich aber nur an die Zeit bis gegen 01:00 Uhr erinnern. Am Sonntag sei sie gegen 10:00 Uhr mit Kopfschmerzen auf einer Couch aufgewacht, wisse aber nicht, wie sie dort hingekommen sei. Sie habe bemerkt, dass ihre Kleidung einschließlich Unterwäsche nicht richtig saß und dass sie Schmerzen zwischen den Beinen hatte. Die 13-Jährige bestätigt die Angaben der Mutter. Bei der gynäkologischen Untersuchung zeigt sich eine einzelne kleine gering umblutete Einkerbung des Hymenalsaumes, auch fallen diskrete Sekretantragungen auf. Neben Abstrichen von vaginal und anal wird eine Blutprobe entnommen, einerseits zum Nachweis von GHB (K.-o-Tropfen), andererseits zum Ausschluss einer vorbestehenden sexuell übertragbaren Erkrankung. Die Schamhaare werden ausgekämmt, dabei bleibt ein Haar im Kamm hängen. Die weitere körperliche Untersuchung lässt lediglich an einem Oberarm im mittleren Drittel außenseitig ein ca. 1,5 cm durchmessendes blau-livides Hämatom erkennen. Zusätzlich werden Teile der Kleidung für die Spurensicherung asserviert. Die untersuchende Ärztin rät Mutter und Tochter, die Polizei zu informieren.

Bei Verdacht auf sexuellen Kindesmissbrauch muss ebenso wie bei anderen Formen der Kindesmisshandlung eine Ganzkörperuntersuchung erfolgen, wegen der erforderlichen Sicherung von Spuren möglichst zeitnah zum Tatgeschehen. Hinsichtlich der Beweissicherung und Dokumentation gelten die gleichen Vorgaben wie bei Sexualdelikten mit erwachsenen Opfern.

Sexueller Missbrauch

Sexueller Missbrauch von Kindern wird definiert als die Einbeziehung und Nötigung von Kindern (bis 14. Lebensjahr) oder Jugendlichen (14.–18. Lebensjahr) zu sexuellen Aktivitäten, die sie aufgrund entwicklungsbedingter Unreife nicht vollständig erfassen können, bei denen sie außerstande sind, bewusst einzuwilligen und bei dem soziale Tabus der Familie bzw. der Gesellschaft verletzt werden. Es handelt sich um sexuelle Handlungen mit Körperkontakt (v. a. Brust- und Genitalregion; sog. »Hands-on-Taten«) sowie das

▼

Herstellen und Präsentieren von pornographischem Material, um Exhibitionismus und die Bestimmung zu sexualbezogenem Verhalten (sog. »Hands-off-Taten«). Täter sind i. d. R. wesentlich ältere jugendliche oder erwachsene Personen, die bestehende Abhängigkeitsverhältnisse ausnutzen.

Auch wenn der Gesetzgeber exakte Altersgrenzen nennt, so muss im Einzelfall bei gleichrangigen Beziehungen unter Pubertierenden/Jugendlichen (sie 13 J., er 15 J.) kein sexueller Missbrauch vorliegen, insbesondere wenn der Altersunterschied zwischen den Geschlechtern nicht sehr groß ist und die Gesamtumstände für eine Liebesbeziehung bzw. einen einvernehmlichen Sexualkontakt sprechen.

Die Prävalenz von sexuellem Missbrauch während der Kindheit und Jugend mit Körperkontakt wird mit 10–15 % bei Mädchen und 5–10 % bei Jungen geschätzt. Bis zu 20 % der Täter sind Jugendliche, 80–90 % männlich, bei männlichen Opfern bis zu 25 % weibliche Täter.

> ❯ **Ein den sexuellen Missbrauch beweisendes Missbrauchssyndrom gibt es weder für den aktuellen Missbrauch noch für die Langzeitfolgen eines Kindesmissbrauchs.**

Die Quote an Befunden, mit denen sich ein sexueller Missbrauch belegen lässt, ist niedriger als allgemein angenommen.

> ❗ **Normalbefunde der Anogenitalregion schließen einen aktuellen penetrierenden sexuellen Kindesmissbrauch nicht aus.**

Bei der anogenitalen Untersuchung können für Mädchen unterschiedliche Untersuchungspositionen gewählt werden (sog. »Froschhaltung«, Knie-Brust-Lage, Seitenlage). Auch kommt die Untersuchung des Kindes auf dem Schoß der Mutter in Betracht.

Ziel einer sorgfältigen Untersuchung muss sein, auch diskretere Verletzungen der Anogenitalregion zu erfassen einschließlich solcher des Hymens. Es gibt allerdings unfallbedingte anale und/oder genitale bzw. vaginale Penetrationsverletzungen (als sog. Pfählungsverletzungen). Bei sog. Spreizungsverletzungen finden sich zwar seitenbetonte Hämatome, jedoch im Regelfall keine Verletzungen des Hymens. Bei der Untersuchung des Kindes beim Verdacht auf sexuellen Kindesmissbrauch sind allgemeine Grundsätze, ein spezifischer Untersuchungsablauf, Untersuchungspositionen und -techniken ebenso zu beachten wie Fragen der Beweissicherung:

Allgemeine Grundsätze bei der Untersuchung:
- Niemals Zwang, keinen verbalen Druck ausüben!
- Untersuchungszeitpunkt variabel nach forensischer Dringlichkeit wählen.
- Potenzielle Ängste antizipieren.
- Grenzen respektieren, Zeit lassen.
- Altersgerechte Sprache verwenden.
- Geschlecht des Untersuchers variabel halten, Wahlmöglichkeiten und möglichst viel Kontrolle durch das Kind ermöglichen.
- Verhalten und Ängste registrieren.
- Sprachlich positive Aspekte betonen.
- Kind für das Gelingen der Untersuchung loben.
- Eine Sedierung ist i. d. R. nicht indiziert, allenfalls bei schwereren akut blutenden anogenitalen Verletzungen.

Für den Untersuchungsablauf gilt, dass verschiedene Untersuchungspositionen in Betracht kommen. Die Rückenlage, die Knie-Brust-Lage, ggf. die Linksseitenlage oder eine Position auf dem Schoß der Mutter (◘ Abb. 10.1a–c). Eine Ganzkörperuntersuchung ist obligatorisch, präpubertär werden keine Spekula benutzt, pubertär ist dies möglich, aber selten hilfreich. Keine vaginale/anale Palpation, Handschuhe müssen getragen werden. Neben einer Fotodokumentation ist an die übrige Dokumentation (Aussagen zum Geschehen etc.) zu denken, auch an beweissichernde und sonstige Abstriche. Die wichtigsten bei der Untersuchung der Anogenitalregion zu erhebenden Befunde sind in ◘ Tab. 10.1 genannt.

> Der Nachweis einer sexuell übertragbaren Krankheit (STD: sexual transmitted disease) bei einem Kind bedarf immer der Abklärung des Infektionsweges.

Allerdings ist der Beweiswert für einen sexuellen Kindesmissbrauch bei sexuell übertragbaren Erkrankungen unterschiedlich, auch hier bedarf es einer Betrachtung der Gesamtsituation (◘ Tab. 10.2).

Spurenkundliche Untersuchungen verlangen Abstriche von anal, vaginal und oral zum Nachweis von Spermien. Wird von oralen Hautkontakten (Lecken, Küssen, Beißen etc.) berichtet, sollten die entsprechenden Hautareale mit einem feuchten Wattestieltupfer vorsichtig abgerollt werden, auch wenn dort mit bloßem Auge keine Antragungen zu erkennen sind. Alle Abstriche müssen ebenso wie sonstige Asservate mit den persönlichen Daten beschriftet werden sowie Angaben zum Ort, der Uhrzeit und des Datums der Entnahme.

Die anogenitalen Untersuchungsbefunde sollen durch Klassifizierung in Bezug gesetzt werden zu ei-

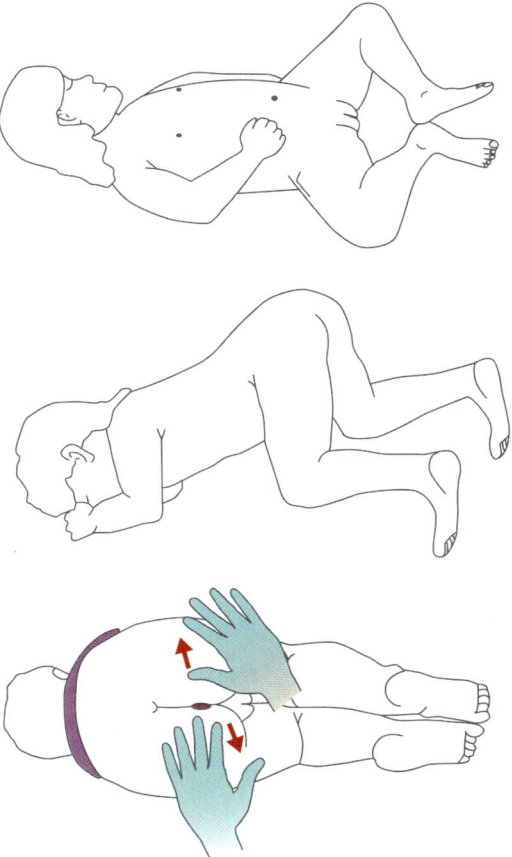

◘ **Abb. 10.1a–c Untersuchungspositionen. a** Froschhaltung.
b Knie-Brust-Lage. **c** Seitenlage

nem möglichen sexuellen Missbrauch als Ursache. Die Klassifikationen wurden jedoch häufiger revidiert, aktuell wird Bezug genommen auf die dreistufige Adams-Klassifikation (◘ Tab. 10.3).

Die **psychopathologischen Langzeitfolgen** der (wiederholten) Kindesmisshandlung wie auch des sexuellen Kindesmissbrauchs können zu den in der Kinder- und Jugendpsychiatrie bekannten Folgeerkrankungen bzw. posttraumatischen Belastungsstörungen führen (siehe ICD-10 F43.1 bzw. DSM-IV 309.81). **An psychopathologischen Symptomen** werden genannt:
- Auffälligkeiten in der Interaktion wie z. B. ein sog. »gefrorenes Lächeln« bzw. eine sog. »gefrorene Wachsamkeit« (»frozen watchfulness«).
- Angstzustände können in Situationen auftreten, die an den Misshandlungs- bzw. Missbrauchskontext erinnern (z. B. Baden oder Duschen).
- Störungen der Nähe-Distanz-Relation

Tab. 10.1 Beim sexuellem Missbrauch zu erhebende Befunde der Anogenitalregion

Kriterium	Möglicher Befund
Form des Hymens	Anulär – semilunar – fimbrienartig – seltener: septiert, kribriform, mikroperforiertes Hymen – Sonderform
Lage der Hymenalöffnung	Anterior, zentral oder posterior
Beschaffenheit des Hymens	Zart-durchscheinend = Ruhephase; fleischig = Östrogeneinfluss
Breite des Hymenalsaumes	Gleichmäßig – unregelmäßig
Aussehen des freien Hymenalsaumes	Glatt – gewellt – Kerben – Tiefe der Kerben – Lücken
Durchmesser	Angabe des transhymenalen Durchmessers
Dehnungsfähigkeit der Hymenalöffnung	Soweit beurteilbar; **Beachte:** Fremdkörper hinter dem Hymen sind verdächtig auf eine Fremdbeibringung, v. a. bei kleineren Mädchen mit noch leicht verletzlichem und schmerzempfindlichem Hymen
Lokalisation von Verletzungen	Einrisse, Unterblutungen, Fibrinbeläge
Inspektion der Dammregion	Einrisse, Hämatome
Sekret- und sonstige Antragungen	Beschaffenheit des Sekretes; Abstrich
Analregion: akuter Missbrauch	Perianale Schwellung, marginale Hämatome, radiäre (blutende?) Fissuren, klaffender Anus, lineare Hautabschürfungen
Analregion: chronischer Missbrauch	Verdickung der Analhaut, Verlust des Faltenreliefs, verminderter Sphinktertonus, anale Dilatation, venöse Stauung, chronische Fissuren, keilförmige Vernarbungen und Hautanhängsel (»tags« – nicht in der Körpermittellinie), Warzen; an sexuell übertragbare Erkrankungen denken
Extragenitale und extraanale Befunde beachten	Zum Beispiel: Misshandlungsbefunde wie Griffspuren, Abwehrverletzungen, Schlagverletzungen etc.

Tab. 10.2 Implikationen nachgewiesener und bestätigter Geschlechtskrankheiten. (Aus: Herrmann/Dettmeyer/Banaschak/Thyen, Kindesmisshandlung, Springer, 2. Aufl. 2010)

Geschlechtskrankheit	Nachweis
Gonorrhö	Diagnostisch[1]
Syphilis	Diagnostisch[1]
HIV	Diagnostisch[1]
Chlamydien (>3. Lebensjahr)	Diagnostisch[1]
Trichomonas (>1. Lebensjahr)	Diagnostisch[3] – hochverdächtig[2]
Kondylome (HPV) (>3–4 Lebensjahre)	Unklare Spezifität[3] – verdächtig[2]
Herpes simplex (genitale Lokalisation)	Ungewiss, möglich – verdächtig[2]
Hepatitis B	Ungewiss, selten möglich
Filzläuse (Pediculosis pubis)	Ungewiss, isoliert kein Hinweis
Bakterielle Vaginose[4]	Ungewiss, unwahrscheinlich
Isolierter Nachweis von Gardnerella vag.	Kein Hinweis
Candida	Kein Hinweis

[1] Wenn nicht perinatal übertragen; »diagnostisch« = die Annahme eines sexuellen Missbrauchs beweisend. [2] AAP 2005, CDC 2006. [3] Adams 2005. [4] Polymikrobielle Mischinfektion mit Gardnerella vaginalis, Anaerobiern, Mykoplasmen.

◻ Tab. 10.3 Dreistufige Adams-Klassifikation bei Kindesmissbrauch

Klasse	Befund
Adams I	Normalbefunde und medizinisch anderweitig erklärbare Befunde
Adams II	Befunde mit unklarer Signifikanz, verdächtig auf ursächlichen sexuellen Missbrauch
Adams III	Verletzungsbefunde, die die Diagnose eines sexuellen Missbrauchs erlauben

- Altersinadäquate Ängste bei körperlicher Untersuchung
- Sexualisiertes Verhalten, altersunangemessenes Sexualwissen, sexualisierte Sprache, sexuelle Handlungen an Gleichaltrigen, sexuelle Distanzlosigkeit gegenüber Erwachsenen
- Stark vernachlässigte Kinder mit Deprivationssyndrom können schwere Störungen im Bereich des Schlafes, der Versorgung und/oder der Ernährung zeigen, auch Polydipsie.

> **Die psychopathologischen Langzeitfolgen von Kindesmisshandlung und Kindesmissbrauch werden erheblich unterschätzt.**

Kindestötung

R. B. Dettmeyer, H. F. Schütz, M. A. Verhoff,

R. Dettmeyer et al., *Rechtsmedizin*,
DOI 10.1007/978-3-642-55022-5_11, © Springer-Verlag Berlin Heidelberg 2014

11

Einleitung

Die Polizei erhält von einer älteren Frau den Hinweis, in ihrem Ort habe eine 32-Jährige, immer schon etwas adipöse Frau erst stark zugenommen und sei jetzt seit 2 Tagen plötzlich auffällig schlank. Die Hinweisgeberin habe die Frau einmal beim Bäcker angesprochen, ob sie schwanger sei. Dies habe die Frau aber verneint. Die Polizei sucht die Wohnung der 32-Jährigen auf. Der Freund ist für 2 Wochen wieder auf Montage. Nach anfänglichem Bestreiten gesteht die Frau unter Tränen, sie habe allein in ihrem Badezimmer entbunden, das Neugeborene sei aber schon tot zur Welt gekommen. Der Säugling wird in einer Plastiktüte eingerollt in einem blutigen Handtuch in der Mülltonne gefunden. Die rechtsmedizinische Untersuchung ergibt, dass es sich um ein reifes Neugeborenes gehandelt haben muss (Körpergewicht 3150 g, Körperlänge 48 cm). Die Lungen- und die Magen-Darm-Schwimmprobe verlaufen positiv. Die Nabelschnur ist scharfrandig durchtrennt, die Plazenta bleibt unauffindbar. Eine Todesursache ist zunächst mit bloßem Auge nicht erkennbar, es wird der Verdacht auf ein Ersticken durch weiche Bedeckung geäußert. Mit dem Ergebnis der Obduktion konfrontiert, gibt die beschuldigte Frau an, das Neugeborene habe so geschrien, da habe sie es beruhigen wollen und deshalb länger fest an sich gedrückt. Irgendwann habe es dann nicht mehr geschrien.

Bei der Tötung von Kindern sind verschiedene Fallkonstellationen zu unterscheiden:

- Tötung durch Gewalteinwirkung (stumpfe Gewalt, Schütteltraumasyndrom, Ersticken, tödliche thermische Schädigung, Vergiftung, Ertränken)
- Neugeborenentötung (unter und unmittelbar nach der Geburt bis zum maximal 8. Lebenstag)
- Tötung im Rahmen eines sog. erweiterten Suizids
- Verdeckungstötung nach sexuellem Missbrauch
- Tötung durch Vernachlässigung

11.1 Neugeborenentötung

Die Tötung von Neugeborenen wird u. a. nach verdrängter/verheimlichter Schwangerschaft beobachtet. Häufig versichern auch die Kindsväter, die Schwangerschaft nicht bemerkt zu haben. Das Töten eines Neugeborenen kann z. B. erfolgen durch Unterlassen gebotener Hilfs- und Schutzmaßnahmen: inneres Ersticken durch Liegenlassen nach Mekonium- oder Blutaspiration, Ertrinkenlassen z. B. im Toilettenbecken, sehr selten Verblutenlassen, Unterkühlenlassen oder die unterlassene Versorgung mit Flüssigkeit. Aber auch aktive Tötungshandlungen kommen vor, insbesondere das Ersticken durch weiche Bedeckung.

Die Umstände der Neugeborenentötung zeigen bei den Säuglingsmüttern und den Umständen der Schwangerschaft häufig Besonderheiten. So sollen die Kindesmütter

- mehrheitlich nicht älter als 25 Jahre sein (16–38 Jahre),
- häufig allein oder noch im Elternhaus leben,
- zu mehr als 80 % nicht verheiratet sein,
- die Schwangerschaft verdrängt oder geleugnet haben,
- selbst gegenüber dem Kindsvater und nahen Angehörigen die Schwangerschaft verschwiegen haben,
- von den einsetzenden Wehen unvorbereitet getroffen worden sein,
- selten bereits Kinder haben,
- tendenziell eher infantil, passiv und gefühlskalt sein.

Wird ein Neugeborenes tot gefunden und gibt es eine Tatverdächtige, so konzentrieren sich die rechtsmedizinischen Untersuchungen auf die in ◘ Tab. 11.1 genannten Punkte.

Zu den bei der Obduktion festzustellenden Reifezeichen eines Neugeborenen gehören:

- Körperlänge (Scheitel-Fersen- und Scheitel-Steiß-Länge)?
- Körpergewicht?
- Hoden deszendiert? Bedecken die Labia majora die Labia minora?
- Überragen die Fingernägel und Zehennägel die Finger- bzw. Zehenkuppen? (◘ Abb. 11.3)
- Antragungen von sog. Käseschmiere (Vernix caseosa)?
- Nachweis des sog. Béclard-Knochenkerns (distale Femurepiphyse)?

Bei begründetem Tatverdacht kann eine Frau als Beschuldigte einer ärztlichen Untersuchung zugeführt werden, auch zur Abklärung der Frage nach einer kürzlich stattgehabten Schwangerschaft (Rechtsgrundlage: § 81a StPO). Bei der gynäkologischen Untersuchung sind folgende Punkte zu klären:

- Größe und Konsistenz des Uterus
- Fundusstand
- Lage des Uterus
- Weite von Portio und Cervix uteri
- Abgang von Lochialsekret
- Zustand der Mammae einschließlich der Mamillen
- Eingrenzung des Geburtszeitpunktes
- gegebenenfalls Probenentnahme für eine DNA-Analyse zur Klärung der Mutterschaft (Rechtsgrundlage: § 81e StPO)

◘ Tab. 11.1 Fragestellungen bei einem tot gefundenen Neugeborenen und der Kindesmutter

Neugeborenes	Tatverdächtige Kindesmutter
Schwangerschaftsdauer bzw. Reife/Alter	Identifikation der Kindesmutter
Nachweis der Lebensfähigkeit des Neugeborenen	Diagnose der kurz zuvor erfolgten Geburt
Lebensdauer nach der Geburt (positive Lungenschwimmprobe (◘ Abb. 11.1) und/oder positive Magen-Darm-Schwimmprobe (◘ Abb. 11.2)	Zeitliche Eingrenzung des Zeitpunktes der Geburt
Zeichen des Neugeborenseins und Art der Abnabelung	Korrelation von Geburtszeitpunkt und Liegezeit des Neugeborenen
Klärung der Todesursache	Aussage zur Geburt und zum Tathergang
Rekonstruktive Aussagen zum Tatgeschehen anhand der Befunde bei Leichenschau und Obduktion	Klärung des Verbleibs von Plazenta und Nabelschnur

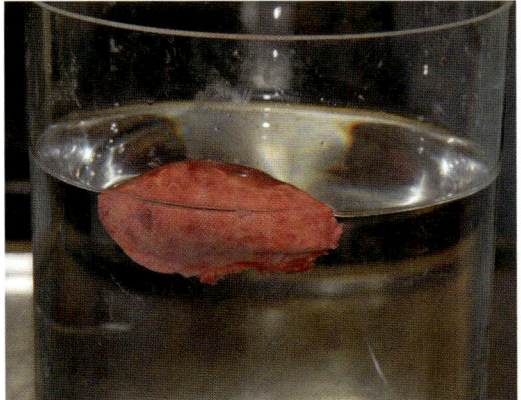

◘ Abb. 11.1 Lungenschwimmprobe. Positive Lungenschwimmprobe als Zeichen des Gelebthabens nach der Geburt

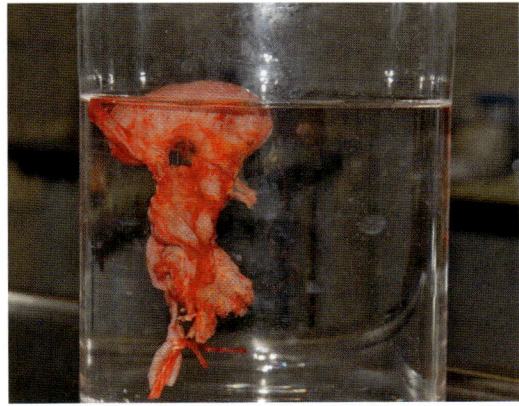

◘ Abb. 11.2 Magen-Darm-Schwimmprobe. Positive Magen-Darm-Schwimmprobe als Zeichen des Gelebthabens nach der Geburt

Kommt eine größere Gruppe oder eine Vielzahl von Frauen als Kindesmutter in Betracht, so ist auf der Grundlage des § 81h StPO ein sog. Massengentest möglich.

11.2 Tödliche Misshandlung von Kindern

Todesfälle von Säuglingen, Kleinkindern und Kindern als Folge stumpfer Gewalteinwirkung oder thermischer Verletzungen zeigen zwar überwiegend, aber keinesfalls regelmäßig äußerlich sichtbare Verletzungen. Circa 10 % der tödlichen Kindesmisshandlungen sollen keine Verletzungen erkennen lassen.

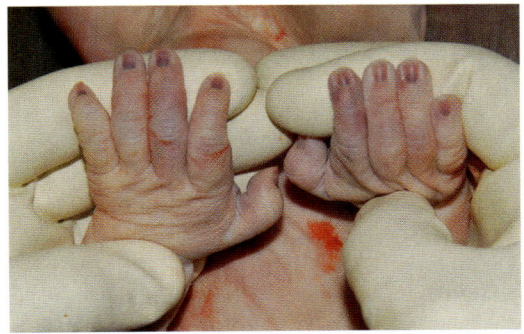

◘ Abb. 11.3 Reifezeichen. Fingernägel überragen die Fingerkuppen; tot gefundenes reifes Neugeborenes (Körpergewicht 3050 g, Körperlänge 51 cm)

Tab. 11.2 Vergleichende Daten zur Abgrenzung von sog. plötzlichem Säuglingstod, Tötungsdelikt (Infantizid) und Münchhausen-Syndrom-by-Proxy (MSbP) in Form des Erstickens (modifiziert nach und orientiert an Noeker u. Keller 2002 sowie Häßler 2007)

Plötzlicher Säuglingstod (SIDS)	Infantizid	MSbP
1.–12. Lebensmonat	Grundsätzlich jedes Alter	Säuglinge und Kleinkinder; letale Verläufe in ca. 10–15 %
Auffinden nach längerer Schlafphase, d.h. Intervall zwischen letztem Kontakt und Tod >2 h	Akutes Geschehen, selten nach längerer Schlafphase	Kaum nach längerer Schlafphase
Todeseintritt unbeobachtet im Schlaf	Tötung zumindest in Anwesenheit des Täters	Täter(in) war allein mit dem Kind
Säugling meist ohne klinische Krankheitssymptome	Säugling/Kleinkind ohne relevante Krankheitssymptome	Täter(in) berichtet häufig von akuter, lebensbedrohlich imponierender Symptomatik (Schreien, Augen verdrehen, blau anlaufen etc.)
Obduktion und Folgeuntersuchungen decken keine Todesursache auf	Obduktion und Folgeuntersuchungen führen in der Regel zum Nachweis der Todesursache	Obduktion und Folgeuntersuchungen z.T. wie beim plötzlichen Kindstod, gelegentlich diskrete suspekte Petechien in der Gesichtshaut und/oder in den Lidbindehäuten beim Ersticken durch weiche Bedeckung; bei lebenden Opfern: Symptome finden keine Erklärung
Kein Täter; natürlicher Tod	Täter mehrheitlich männlich	Täter(in) mehrheitlich weiblich
Auffindesituation häufig morgens in Bauchlage	Unterschiedliche Auffindezeiten	Geschehen häufiger am späten Nachmittag und am Abend
In der Regel kein Wiederholungsfall in der Familie	In der Regel keine Wiederholungstat	Nicht selten mehrere Kinder betroffen
Eltern psychisch unauffällig	Tatspezifische psychische Besonderheiten möglich	Täter(in) häufig psychisch auffällig, jedoch ohne eindeutige psychiatrische Diagnose
Keine vorherige stationäre Behandlung des Säuglings	Besondere Umstände im Einzelfall	Auffällig häufig mehrfache ambulante und/oder stationäre ärztliche Konsultation; Rückbildung der Symptome, wenn das Kind von dem/der Täter(in) getrennt wird
Mütter verheiratet oder eher in fester Beziehung lebend	Besondere Umstände im Einzelfall	Eher distanzierte Partnerschaft; vordergründig überbesorgte Mutter, Beziehungssuche zum Klinikpersonal
Vorangegangene Apnoen oder sog. ALTE werden kaum berichtet	Gelegentlich »unklare Verletzungen« in der Vorgeschichte	Häufiger zuvor Einweisungen zur Behandlung, z.T. mit sog. ALTE-Symptomatik

SIDS = Sudden Infant Death Syndrome (plötzlicher Säuglingstod); MSbP = Münchhausen-Syndrom-by-Proxy; ALTE = »apparent life threatening event«.

> **Gerade bei Säuglingen, Kleinkindern und Kindern gibt es spurenarme Tötungsdelikte. Todesursache können bei der Leichenschau nicht erkennbare innere Blutungen sein (Schlag in den Bauch), Intoxikationen oder das Ersticken durch weiche Bedeckung.**

Differenzialdiagnostisch ist bei spurenarmen Todesfällen im Säuglingsalter ein Tötungsdelikt – auch im Rahmen eines Münchhausen-Syndrom-by-Proxy in Form des Erstickens – abzugrenzen vom sog. plötzlichen Säuglingstod (■ Tab. 11.2).

11.3 Körperliche Vernachlässigung mit Todesfolge

Als Risikokonstellation für eine tödliche Vernachlässigung gilt die Geburt eines unerwünschten Kindes durch eine überforderte und/oder kranke Mutter (psychische Erkrankung, Suchtkrankheit). Bei der Vernachlässigung ist zu unterscheiden:

> **Emotionale und körperliche Vernachlässigung**
>
> **Emotionale Vernachlässigung** (Deprivation) meint ein nicht hinreichendes oder ständig wechselndes und nicht ausreichendes emotionales Beziehungsangebot.
> **Körperliche Vernachlässigung** meint eine nicht ausreichende Versorgung und Gesundheitsfürsorge, die zu schweren Gedeih- und Entwicklungsstörungen führen kann, bis zum psychosozialen Minderwuchs.

Bei tödlich verlaufenden Fällen von körperlicher Vernachlässigung kommt es final zum Verhungern und/oder Verdursten. Unmittelbare Todesursache ist bei der Obduktion nicht selten ein Infekt, insbesondere eine Pneumonie oder eine aszendierte eitrige Harnwegsinfektion mit Sepsis. Fälle von letaler Unterkühlung im Rahmen von Vernachlässigung kommen vor.

Der körperlichen Vernachlässigung mit Todesfolge (Verdursten, Verhungern) geht eine erhebliche Unterernährung voraus. Bei der ärztlichen Leichenschau finden sich Symptome der Vernachlässigung:

- hochgradige Abmagerung bis zur »Skelettierung«
- vertrocknete Haut mit stehenden Hautfalten (Exsikkose) (Abb. 11.4)
- Verschmutzungen und Verkrustungen in den Hautfalten
- nicht selten eine schwere sog. Windeldermatitis (Abb. 11.5)
- sog. »Greisengesicht« mit eingesunkenen Augen
- fehlendes Unterhautfettgewebe
- selten: (selbst) ausgerissene Haare
- Ulzera an Aufliegestellen: Steiß, Hüfte, Ferse, Hinterkopf, Rücken, Kniekehlen
- verfilzte Haare (Läuse?)
- extreme Anämie
- sog. »Urinekzem« sowie urindurchtränkte und kotbeschmierte Kleidung
- eventuell Tod durch Unterkühlung
- Zeichen einer Rachitis: bei unzureichender Versorgung mit Vitamin D und fehlender UV-Lichtexposition (Unterbringung in dunklen Räumen)

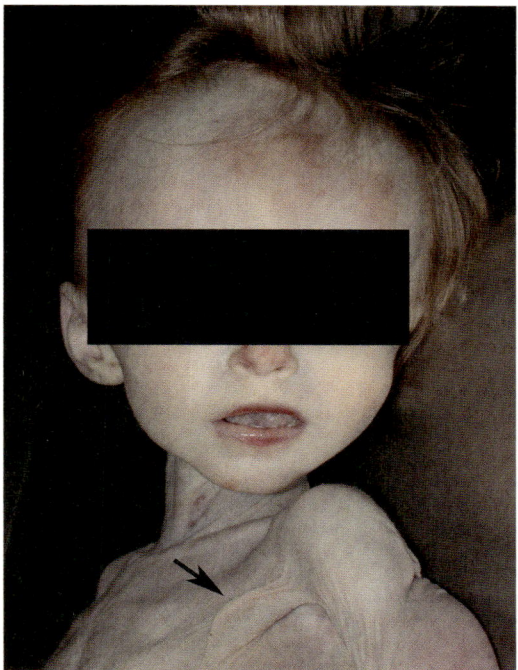

◻ **Abb. 11.4 Tödliches Verhungernlassen**, hochgradige Exsikkose mit deutlich stehenden Hautfalten (14 Monate alt gewordenes Mädchen)

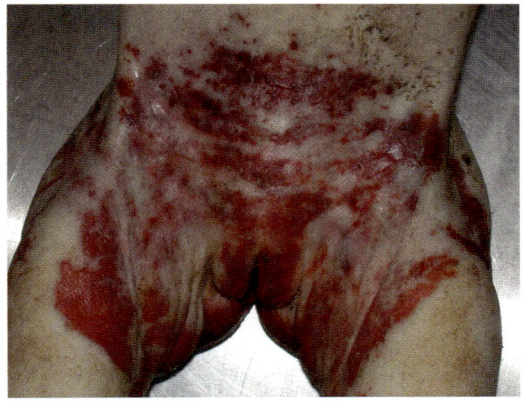

◻ **Abb. 11.5 Tödliches Verhungernlassen** mit schwerster sog. Windeldermatitis (14 Monate alt gewordenes Mädchen)

- radiologisch ein zurückgebliebenes Skelettalter mit deutlicher Entkalkung (u. a. schmale Kompakta der langen, gebogenen Röhrenknochen)

Bei der Obduktion kann das subkutane Fettgewebe nahezu komplett fehlen, ebenso der Wangenfettpfropf

(Bichat-Fettpfropf), ubiquitäre Ödeme sind Ausdruck eines hochgradigen Proteinmangelsyndroms (Hungerödeme). Die Organgewichte sind reduziert, bezogen auf das Alter des Kindes. Im Dickdarm finden sich gelegentlich steinharte Kotballen. Das Längenwachstum ist reduziert (Abgleich der individuellen Perzentile mit früheren Messwerten). Die unzureichende Versorgung mit Flüssigkeit und Nahrung kann postmortal durch biochemische Befunde nachgewiesen werden: erhöhter Harnstoffgehalt in der Glaskörperflüssigkeit, entsprechend dem sog. Dehydratationsmuster. Die Unterernährung kann graduiert werden, z. B. nach der häufig verwendeten Waterlow-Klassifikation (Graduierung der Proteinenergiemalnutrition). Neben finalen Infekten wie einer Pneumonie kommt gelegentlich eine Aspiration von Mageninhalt vor, histologisch finden sich Knochenumbauzonen mit vermehrten mehrkernigen Osteoklasten sowie Resorptionslakunen im Sinne einer Rachitis.

Verkehrsmedizin

R. B. Dettmeyer, H. F. Schütz, M. A. Verhoff

R. Dettmeyer et al., *Rechtsmedizin*,
DOI 10.1007/978-3-642-55022-5_12, © Springer-Verlag Berlin Heidelberg 2014

12

Einleitung

Ein 19-Jähriger ruft um 5:05 Uhr bei der Polizei an und sagt, er habe einen Unfall als Beifahrer in einem PKW gehabt, der Fahrer sei schwer verletzt. Vor Ort ergibt sich folgendes Bild: Ein PKW ist in einer Rechtskurve nach rechts von der Fahrbahn abgekommen, hat mit der Beifahrertür einen Baum gestreift, sich zweimal überschlagen und ist mit den Rädern aufgekommen. Der 19-Jährige kniet vor dem leblosen Körper eines jungen Mannes, der nach dem Spurenbild im Gras von der Fahrertür aus etwa 10 Meter in Richtung Straße geschleift wurde. Der Notarzt stellt den Tod fest. Es ist der 18-jährige Sohn der Fahrzeughalterin. Der 19-Jährige, äußerlich kaum verletzt, wird in das Krankenhaus gebracht. Vom Leichnam wird eine Blutprobe zur Alkoholbestimmung entnommen. Diese ergibt einen Wert von 0,69‰, außerdem werden mittels Gaschromatographie/Massenspektroskopie THC mit 1,2 µg/l, das aktive Stoffwechselprodukt 11-OH-THC mit 2,2 µg/l sowie THC-COOH mit 72,8 µg/l gemessen.
Der Leichnam des 18-Jährigen wird obduziert, als Todesursache wird ein HWS-Überstrecktrauma mit Halsmarkschädigung diagnostiziert. Bei Präparation des Fettgewebes vorderseitig fällt eine angedeutet bandförmige, bis 20 cm breite Blutung von der rechten Beckenschaufel zur linken und etwas schwächer von der linken Beckenschaufel zur rechten Schulter auf, die als sog. Gurtmarke interpretiert wird. Eine klinisch-rechtsmedizinische Untersuchung des 19-Jährigen findet 2 Tage nach dem Unfall statt. Bei Inspektion der Körperoberfläche sind grobfleckige, jedoch insgesamt bandförmige blaue bis lilafarbene Hämatome horizontal am Unterbauch und schräg von der linken Schulter bis zur rechten Flanke reichend zu sehen, die als Gurtmarke eingeordnet werden.
Der 19-Jährige berichtet nunmehr, dass man sich am Samstag zu einer Diskothek begeben habe, wobei der 18-Jährige das Fahrzeug seiner Mutter gefahren habe. In der Diskothek habe man Alkohol getrunken und Haschisch geraucht, der Jüngere habe deutlich mehr Alkohol getrunken. Danach habe der 18-Jährige ihn gefragt, ob er nicht fahren könne. Da er selbst sich nüchtern gefühlt habe, sei er darauf eingegangen. In einer Kurve habe er sich verschätzt und so den Unfall verursacht. Nach dem Unfall habe er den leblosen Beifahrer aus dem Auto gerettet, doch seien bei dem anderen weder Atmung noch Puls festzustellen gewesen. Jetzt sei ihm klar geworden, dass er »echte Probleme« bekommen könne, und er habe den Entschluss gefasst, seinen Kumpel als Fahrer anzugeben.

Die Verkehrsmedizin ist ein interdisziplinäres Gebiet, das Medizin, Psychologie, Unfallforschung und Fahrzeugkonstruktion vereint und traditionell Bestandteil der Rechtsmedizin ist. Ziel der Verkehrsmedizin ist der Einsatz medizinisch-naturwissenschaftlicher Kenntnisse zur Erhöhung der Verkehrssicherheit. Bei der Verkehrsunfallanalyse werden u. a. die Verletzungen von Verkehrsteilnehmern aufgenommen, um Erkenntnisse für die passive Sicherheit von Unfallbeteiligten zu gewinnen.

12.1 Verkehrsunfall

Die Anzahl der Verkehrsunfälle nahm in Deutschland nach dem Zweiten Weltkrieg ständig zu, was mit einer sich kontinuierlich erhöhenden Verkehrsdichte zu erklären ist. Seit den 1990er Jahren nimmt die jährliche Zahl der Verkehrstoten stetig ab, was vor allen den aktiven und passiven Sicherheitskonzepten beim Automobilbau zugeschrieben werden kann.

> **Verkehrsunfall**
>
> Der **Verkehrsunfall** ist ein meist durch stumpfe Gewalteinwirkung verletzendes oder tödliches Ereignis, das bei der Teilnahme am Straßen-, Schienen, Schiffs-, Flug- oder Luftverkehr eintritt.

Unfallursachen Es werden externe von internen Ursachen unterschieden. Zu den **externen Ursachen** zählen die Verkehrsführung, die Straßen- und Witterungsverhältnisse und der Fahrzeugzustand. Die Beurteilung der äußeren Unfallursachen gehört zum Aufgabengebiet des technischen Sachverständigen (Kfz-Sachverständiger). **Interne** oder sog. **subjektive Unfallursachen** können ein psychophysisches Leistungsdefizit durch Übermüdung, Fremdstoffbeeinträchtigung u. a. sein.

Krafteinwirkung Grundlage für die stumpfe Gewalteinwirkung auf einen Unfallbeteiligten ist eine Kollision, die einen Kraftstoß verursacht. Dadurch entsteht eine Geschwindigkeitsänderung (Δv) als Beschleunigung oder Verzögerung; durch den unelastischen Stoß kommt es zur Deformation und bei Überschreitung der Elastizitätsgrenze von Material oder Gewebe zu Zerstörungen und Läsionen.

Geschwindigkeitsänderung Da Δv für die Impulsübertragung den entscheidenden Parameter darstellt, hat die Ermittlung der Kollisionsgeschwindigkeit eine hohe Priorität.

Todesursachen Der Tod nach einem Verkehrsunfall tritt meist als unmittelbare Folge der Gewalteinwirkungen/des Polytraumas ein: mehrere gleichzeitig ent-

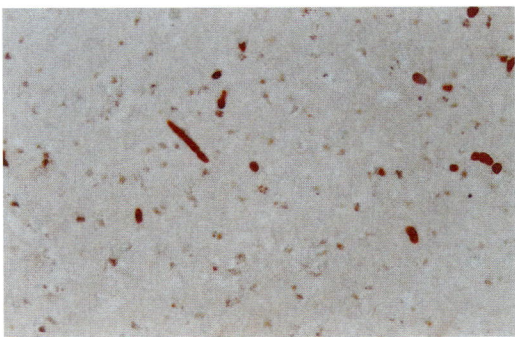

◘ **Abb. 12.1 Fettembolie im Gehirn** (ca. 9 h überlebter Verkehrsunfall mit Polytrauma)

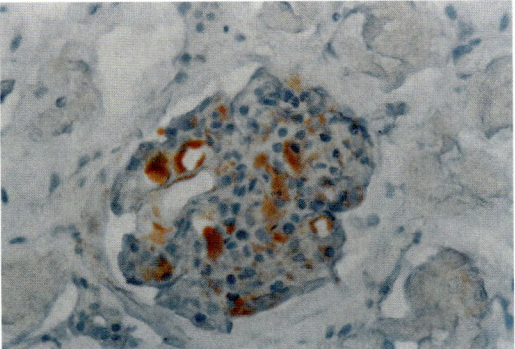

◘ **Abb. 12.2 Fettembolie** in den Glomerulumschlingen beider Nieren (ca. 9 h überlebter Verkehrsunfall mit Polytrauma)

standene Verletzungen verschiedener Körperregionen, wobei mindestens eine oder die Kombination mehrerer Verletzungen lebensbedrohlich ist. Rechtsmedizinisch bedeutsam sind auch **Spättodesfälle**, bei denen der Unfall die Funktion einer mittelbaren Todesursache erhält. In den ersten Stunden nach Knochenbrüchen oder Fettgewebezerstörungen kann es zu Fettembolien kommen, z. B. in den Lungen, im Gehirn und in den Nieren (◘ Abb. 12.1 und ◘ Abb. 12.2).

12.1.1 Rekonstruktion von Verkehrsunfällen

Technische und medizinische Rekonstruktion eines Verkehrsunfalls sollten Hand in Hand verlaufen. Aus dem Schädigungsmuster von Mensch und Maschine werden Rückschlüsse auf die Dynamik und die Kinetik des Unfalls gezogen und letztlich der Ablauf rekonstruiert.

Aufgaben des Arztes Jeder mit einem Unfallopfer in Berührung kommende Arzt sollte die rekonstruktiv wichtigen Befunde kennen und dokumentieren können. Bei der unfallchirurgischen Versorgung wird die ausreichende Dokumentation von Befunden häufig mit dem Argument der prioritären lebensrettenden Maßnahmen versäumt. Oftmals müssen die behandelnden Ärzte als sachverständige Zeugen in Gerichtsverfahren Stellung dazu nehmen, ob das Verletzungsbild mit einem bestimmten Unfallablauf zu vereinbaren ist. Nicht selten sind derartige Aussagen anhand der vorliegenden Dokumentation nicht möglich. In den meisten dieser Fälle wären wenige digitale Fotografien des Ausgangsbefundes im Nachhinein ausreichend gewesen, strittige Fragen zu klären.

Rechtsmedizinische Aufgaben Die Obduktion eines Unfallopfers beginnt mit einer detaillierten äußeren Besichtigung, bei der jede Hautveränderung genau beschrieben sowie in sich und ihrem Abstand zur Fußsohle vermessen wird. Die Präparation wird Schicht für Schicht durchgeführt und beginnt im Fettgewebe. Falls notwendig, wird die Haut der gesamten Körperoberfläche präpariert. Zuletzt werden alle Knochenbrüche dargestellt. Bei der obligaten Eröffnung der 3 Körperhöhlen werden intrakranielle Blutungen, Verletzungen des Gehirns sowie der Brust- und Bauchorgane diagnostiziert. Die Dokumentation (Echtzeit-Diktat), wird ergänzt durch Fotografien der einzelnen Präparationsschritte oder durch Zeichnungen. Vor der Obduktion angefertigte postmortale Röntgenaufnahmen oder ein postmortales Ganzkörper-CT können zur Planung der Sektion beitragen und eine Dokumentation v. a. knöcherner Verletzungen liefern.

12.1.2 Isolierte PKW- und PKW-PKW-Unfälle

Bei PKW-PKW-Unfällen und Kollisionen von PKW mit anderen beweglichen oder unbeweglichen Gegenständen können Kollisionsarten unterschieden werden, die Häufigkeitsangaben sind orientierend: Frontalaufprall: 60 % (davon etwa 15 % mit vollständiger Überdeckung, 15 % mit rechtsseitiger Überdeckung, 30–50 % mit linksseitiger Überdeckung), Seitenaufprall: 20 %, Heckaufprall: 10 %, Überschlagen und frontale Unterfahrung. Das entstehende Verletzungsmuster ist außer von der Kollisionsart abhängig von verschiedenen Faktoren wie gefahrene Geschwindigkeit, Verhalten der Fahrgastzelle, Gurt, Airbag, Beschaffenheit des Materials, an das der Körper anstößt.

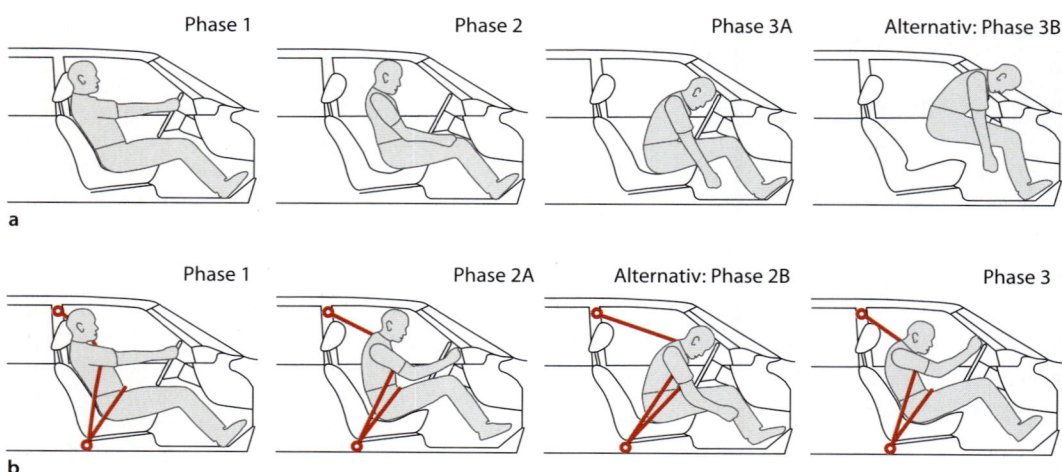

a

b

Abb. 12.3 PKW-Frontalaufprall. Fahrerdynamik bei Frontalaufprall ohne Gurt (obere Reihe) und mit Gurt (untere Reihe)

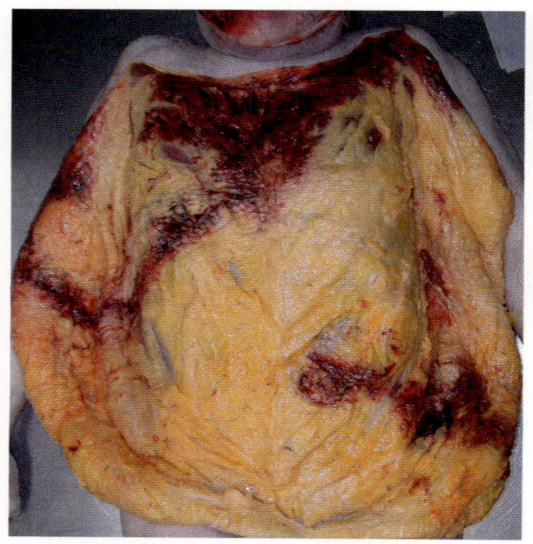

Abb. 12.4 Gurtmarke. Bei Präparation des subkutanen Fettgewebes erkennbare streifig von links oben nach rechts unten sowie quer verlaufende sog. Gurtmarke als Blutung im subkutanen Fettgewebe, passend zur Fahrerposition

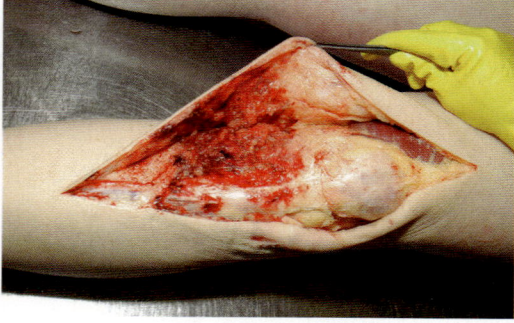

Abb. 12.5 Knieverletzung. Anprall des Knies an das Armaturenbrett mit Dislokation des Unterschenkels gegenüber dem Femur

marke, deren Verlauf die Position als Fahrer oder Beifahrer anzeigen kann (**D** Abb. 12.4), aber auch Anprallverletzungen wie z. B. Knieverletzungen als Folge des Anpralls an das Armaturenbrett (**D** Abb. 12.5).

> Bei modernen PKW ist der Gurt mit Rückhaltesystem und Airbags ein zentrales Element des passiven Sicherheitskonzepts. Ein angelegter Sicherheitsgurt kann bei Kollisionsgeschwindigkeiten bis etwa 45 km/h, in Einzelfällen bis 100 km/h, tödliche Verletzungen verhindern. Das **Nichtanlegen des Sicherheitsgurtes** kann bei niedrigen Kollisionsgeschwindigkeiten zu erheblichen **Verletzungen durch die Airbags** führen.

Frontalaufprall Die Fahrzeuginsassen werden nach vorn beschleunigt (**D** Abb. 12.3). Sind sie nicht angeschnallt, kommt es zur Kollision mit Fahrzeugeinbauten im Sinne einer geformten stumpfen Gewalt.

Verletzungen des Fahrers Typische Verletzungen des PKW-Fahrers nach Frontalaufprall enthält **D** Tab. 12.1. Dazu zählen z. B. die Ausbildung einer sog. Gurt-

12

◻ Tab. 12.1 Typische Verletzungen von PKW-Fahrern nach Frontalkollision

Verletzungen	Ursache
Hämatome, Schürfwunden und Quetsch-Riss-Wunden am Knie, Patellafraktur, kniegelenknahe Femur- und Tibiafrakturen	Anschlag des Knies am Armaturenbrett
Hüftgelenkluxationen, Beckenbrüche	Stauchung des Oberschenkels
Sprunggelenk- und Mittelfußfrakturen	Reflektorisches Stemmen der Füße gegen die Pedale bzw. Fußplatte
Ober- und Unterarmfrakturen	Abstützen am Lenkrad
Sternum- und Rippenbrüche	Aufschlagen am Lenkrad; Öffnen des Airbags
Herz- und Lungenkontusionen, Lungenrupturen, Leber- und Milzrisse	Kompression von Thorax und Abdomen; direkte und indirekte Kräfte (Massenträgheit der Organe)
Lungenhilus- und Mesenterialblutungen	Intrathorakale und -abdominale Schleuderbewegungen
Quetsch-Riss-Wunden an Unterkiefer und Kinn	Kontakt mit dem Lenkrad
Feine Schnitt- und Schürfverletzungen im Gesicht	Kontakt des Gesichts mit der Windschutzscheibe und Bruch derselben
Luxationen und Brüche der Halswirbelsäule, v. a. HWK 6 und 7	Fehlen oder falsches Einstellen der Kopfstütze: Rückschleuderung des Körpers und Peitscheneffekt an Kopf und Hals
Bandartige Vertrocknungen oder Hämatome horizontal am Unterbauch und meist vom rechten Unterbauch zur linken Schulter	»Gurtmarke«: Stumpfe Gewalt durch den Druck des Gurtes und zusätzliche tangentiale Bewegung auf der Haut

Verletzungen der weiteren Fahrzeuginsassen Besonders der nichtangeschnallte Beifahrer wird regelmäßig eine Kollision des Kopfes mit der Windschutzscheibe erleiden. Die übrigen Verletzungen sind geprägt durch die Fahrzeugeinbauten und ggf. Airbags. Die Verletzungen sind meist bei allen Fahrzeuginsassen in vergleichbarer Intensität ausgebildet. Die Verletzungen der Fondpassagiere sind zudem abhängig von der Beladung des PKW; gehäuft treten Schädel- und Brustkorbverletzungen sowie Frakturen der unteren Extremitäten auf.

Seitenaufprall PKW bieten an der Seite wenig deformierbares Material. Kommt es zur seitlichen Kollision mit einem frontal auftreffenden PKW, dringt dieser meist tief in die Fahrgastzelle ein und die Dezelerationsstrecke des Oberkörpers ist kurz. Innere Organverletzungen sind häufig die Folge. Die abrupte Seitwärtsbewegung des Kopfes bedingt Verletzungen der Halswirbelsäule. Die Ausstattung der PKW mit Airbagsystemen hat erhebliche Vorteile für Fahrzeuginsassen beim Seitenaufprall gebracht.

Heckaufprall Ein leichter Heckaufprall ist ein häufiges Ereignis, vorwiegend beim Auffahren auf ein stehendes Fahrzeug an Ampeln, am Straßenrand oder am Ende eines Staus. Typische Folge ist das sog. HWS-Schleudertrauma.

HWS-Schleudertrauma Klinisch werden von den Betroffenen Kopf-, Nacken-, Schulter-, Arm-, Rückenschmerzen, Schluckbeschwerden, Schwindel, Schlaf- und Konzentrationsstörungen angegeben. Ursächlich ist offenbar nicht die Hyperextension sondern die Translations- und Rotationsbeschleunigung beim Stoß von hinten und sekundäres Kippen des Kopfes nach vorn (◻ Abb. 12.6). So wirken Zug, Druck und Scherkräfte. Manche Autoren gehen von einer notwendigen minimalen Δv von 10 km/h aus; andere lehnen diesen starren Wert ab und sehen vielmehr die fehlende Erwartungshaltung mit dem reduzierten Muskeltonus als wichtigste Voraussetzung an. In den Zivilverfahren werden zunehmend **morphologische Korrelate** zur Untermauerung der Diagnose gefordert. Diese können fast nur mit **bildgebenden Verfahren** gesichert werden:

- mechanische Beeinträchtigungen der zervikalen Nervenwurzeln
- Schädigungen der Nervenendigungen der Halsmuskulatur

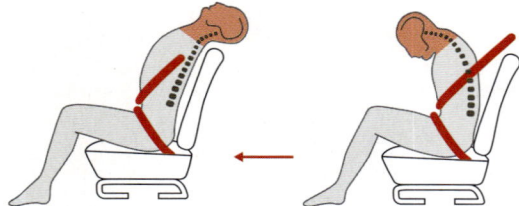

Abb. 12.6 HWS-Schleudertrauma. Translations- und Rotationsbeschleunigung des Kopfes und des Halses beim sog. HWS-Trauma

- Zerrungen oder Rupturen der gelben Bänder, des vorderen Längsbandes oder der Kapselbänder der Facettengelenke
- Verletzungen der Flügelbänder
- Hämatome (nicht durch direkte Traumafolge verursachte!)

Schwere Heckkollision Die schwere Heckkollision führt zur Weiterleitung der Kraft über die Sitzlehne an den Rumpf. Der Kopf erfährt primär eine Scherbewegung nach hinten mit forcierter Reklination und sekundär eine Flexion (Peitschenschlagphänomen). Verletzungsfolgen sind Beckenringfrakturen, Wirbelsäulenverletzungen, Aortenrisse. Auch bei Heckkollisionen können Airbagsysteme die Verletzungen reduzieren, nämlich die in der sekundären Phase des Unfallablaufes entstehenden.

Kombinierte Kollisionsarten Die wenigsten Unfälle werden streng und ausschließlich nach den aufgeführten Kollisionsarten einzuordnen sein. Neben Überschneidungen der Kollisionsarten können leicht abweichende Kollisionsrichtungen zu Abweichungen der Kraftvektoren von den 4 Richtungen führen. Deshalb werden häufig Kombinationen der Kollisionsarten und der daraus resultierenden Verletzungen beobachtet. Unfallgeschehen mit mehreren Kollisionen erschweren die Zuordnung zu den Kollisionsarten ebenfalls.

Rekonstruktion der Sitzpositionen Eine regelmäßige Aufgabe für Rechtsmedizin und technische Sachverständige nach einem PKW-Unfall mit verletzten oder getöteten Insassen ist die Rekonstruktion von deren Sitzposition. Folgende Verletzungen sprechen für die **Fahrereigenschaft** in einem verunfallten PKW: Gurtmarke, bei den meisten PKW mit Verlauf von der linken Schulter zur rechten Flanke (siehe Fallbeispiel), Lenkradverletzungen am Gesicht, Abstützfrakturen an Händen und Unterarmen, Pedalverletzungen in der Haut der rechten Sprunggelenkregion und Mittelfußluxationen.

12.1.3 Fußgänger-PKW-Unfall

Bei der Kollision eines Fußgängers mit einem PKW handelt es sich physikalisch um einen nicht elastischen Stoß mit sehr ungleichen Massenverteilungen. Überwiegend wird der Fußgänger mit der Fahrzeugfront getroffen. Es gibt jedoch Fälle, bei denen ein PKW, ein LKW oder ein Bus beim Rückwärtsfahren den Fußgänger angefahren hat. Aus **rechtsmedizinischer Sicht** sind durch die Untersuchung des verletzten oder getöteten Fußgängers folgende **Fragen** zu beantworten:

- Anstoßrichtung (von vorn, hinten oder der Seite)
- Position zum Zeitpunkt des Anstoßes (stehend, liegend, sitzend, kniend)
- Anzahl der mit dem Fußgänger kollidierten Fahrzeuge
- Reihenfolge der einzelnen Verletzungen und ggf. der Beteiligung mehrerer Unfallfahrzeuge
- Geeignetheit eines bestimmten Fahrzeuges zur Verursachung aller oder eines Teils der festgestellten Verletzungen
- akute Beeinträchtigung des Fußgängers zum Unfall-/Todeszeitpunkt durch Fremdstoffe (forensisch-toxikologische Analysen und Blutalkoholbestimmung) oder z. B. eine Herz-Kreislauf-Erkrankung mit akut zerebralem Insult oder Myokardinfarkt

Beim im Gehen oder Stehen angefahrenen Fußgänger kann der Unfall in **3 Phasen** aufgeteilt werden: **Anstoß-, Auflade und Abwurfphase.** Je nach Bauart des Kraftfahrzeuges (z. B. LKW mit gerader hoher Front) oder Körpergröße (z. B. Kinder) und Position (z. B. Hocken) kann das Aufladen unterbleiben und der Fußgänger direkt niedergeworfen werden. In liegender Position, nach einem Abwurf nach vorn, kann der Fußgänger zusätzlich von dem PKW überrollt oder überfahren werden (Abb. 12.7). Weitere Überroll- oder Überfahrvorgänge können von nachfolgenden Kraftfahrzeugen ausgehen.

Anstoßphase Der erste **Anstoßpunkt** befindet sich üblicherweise in **Stoßstangenhöhe.** Bei einem **PKW** wäre das in Höhe des **Unterschenkels** des Fußgängers. Es kann jedoch zu Abweichungen von der am ruhenden PKW gemessenen Stoßstangenhöhe kommen: Bei einem Abbremsvorgang führt der PKW eine »Nickbewegung« aus, wodurch die Stoßstange tiefer positioniert wird. Befindet sich der PKW zum Kollisionszeitpunkt in einer Beschleunigungsphase wird seine Front angehoben mit Verlagerung des Anstoßpunktes nach oben. Der Anstoßpunkt beim **LKW-Fußgänger-Unfall** liegt höher, oftmals im **Bereich der Oberschenkel.** Bei

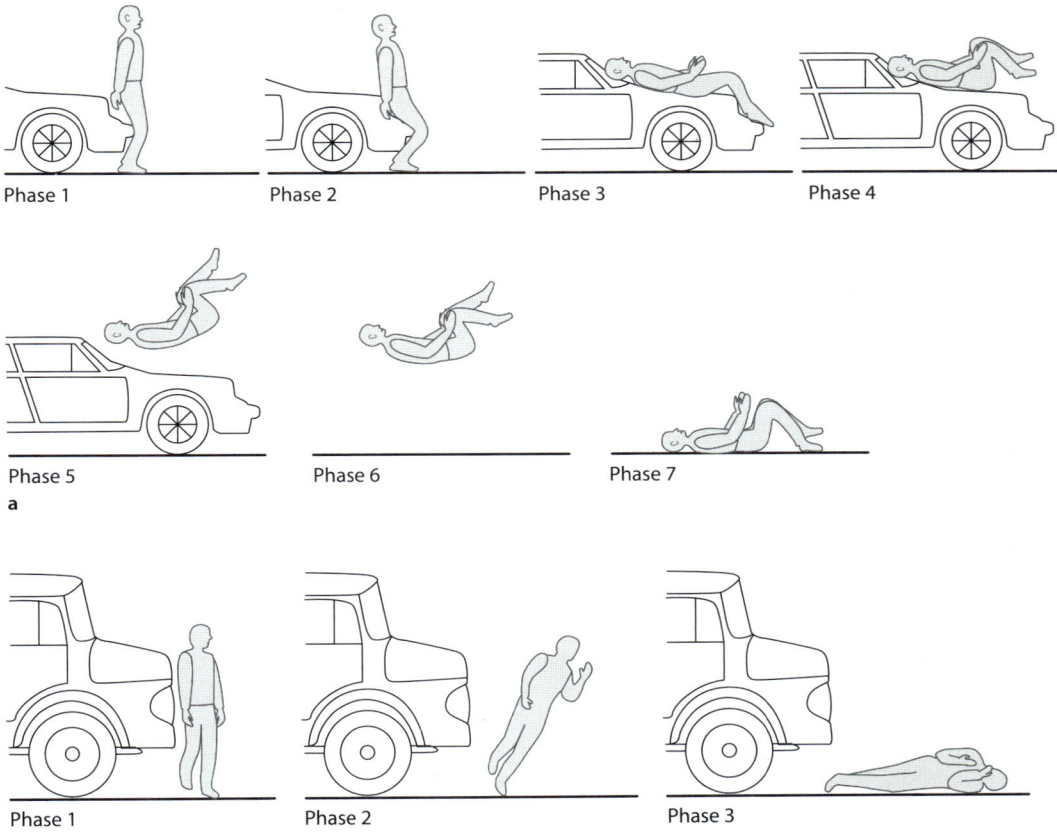

Phase 1   Phase 2   Phase 3   Phase 4

Phase 5   Phase 6   Phase 7
a

Phase 1   Phase 2   Phase 3
b

Abb. 12.7a-b Fußgänger-Kollision mit einem PKW (**a**) und einem LKW (**b**)

einer sehr plan gestalteten LKW-Front kann eine differenzierbare primäre Anstoßstelle fehlen.

Befunde am Verletzten/Verstorbenen An der Kleidung (Hosenbein) können Kunststoffabriebe oder Beschädigungen des Stoffs zu sehen sein. Dazu korrespondierend finden sich am Unterschenkel Schürfungen oder Vertrocknungen und Einblutungen in das Unterhautfettgewebe und die darunter gelegene Muskulatur. Reicht die einwirkende Gewalt des Anstoßes aus, entsteht die typische knöcherne Anstoßverletzung – der sog. **Messerer-Keil** (■ Abb. 12.8 und ■ Abb. 12.9). Dieser ist gekennzeichnet durch einen Bruchkeil, dessen Spitze in die gleiche Richtung wie die einwirkende Gewalt zeigt. Damit ist es möglich, die exakte Position des Fußgängers zum Anstoßzeitpunkt zu rekonstruieren. Für die juristische Würdigung ist es z. B. wichtig, ob der Fußgänger beim Überqueren der Straße aus seiner Sicht von rechts (langer Weg über die Fahrbahn mit besserer Möglichkeit des Wahrnehmens durch den

PKW-Fahrer) oder links (möglicherweise spontanes Hervortreten zwischen geparkten Autos) angefahren wurde. Gänzlich andere Umstände können sich ergeben, wenn der Fußgänger von vorn oder hinten angefahren wurde.

Begutachtung der Schuhsohlen Schleifspuren an den Schuhsohlen belegen, dass sich der Fußgänger zum Kollisionszeitpunkt in aufrechter Position befand. Die Position der Schleifspuren lässt Rückschlüsse auf die Anstoßrichtung zu. Ist nur die Schuhsohle einer der beiden Schuhe mit einer Schleifspur beschädigt, weist dies auf das Standbein und somit auf einen dynamischen Prozess (Gehen) hin.

Aufladephase Die Aufladephase ist gekennzeichnet durch das Aufladen des Fußgängers auf die Motorhaube, Rotation des Körpers sowie Aufschlagen auf und Gleiten über Motorhaube, Frontscheibe und Frontscheibeneinfassung. Betroffen sind zunächst Be-

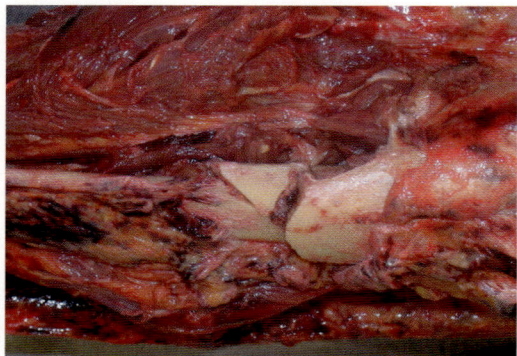

■ **Abb. 12.8 Sog. Messerer-Keil** bei PKW-Fußgänger-Kollision

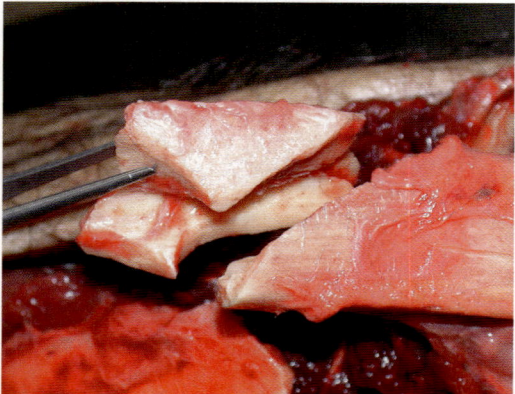

■ **Abb. 12.9 Präparierter sog. Messerer-Keil** bei PKW-Fußgänger-Kollision

cken und Rumpf. Je nach Auftreffrichtung und Intensität entstehen Textilabriebe, Schürfungen, **stumpfe Thoraxverletzungen** (Rippenfrakturen, ggf. durchspießend mit Pneumothorax, Lungen- oder Herzkontusion), **stumpfe Bauchtraumen** (Organkontusionen oder -rupturen), **Frakturen der Brust- oder Lendenwirbelsäule.** Je nach Geschwindigkeit kann der Kopf am unteren oder oberen Ende der Windschutzscheibe oder deren oberer Einfassung auftreffen mit dadurch verursachten Quetsch-Riss-Wunden und Brüchen des Gesichts- oder Hirnschädels sowie Hirnkontusionen. Wird die Frontscheibe dabei beschädigt, sind zusätzlich Glassplitterverletzungen die Folge. Bei hohen Geschwindigkeiten berührt der Kopf nicht die Fahrzeugfront. In derartigen Fällen wird durch das »Hängenbleiben« des Rumpfes an der oberen Windschutzscheibeneinfassung ein Überstreck- oder Dezelerationstrauma der Halswirbelsäule und an den

Hals-Kopf-Gelenken beobachtet mit entsprechender Schädigung des Halsmarks. In extremen Fällen mit sehr hohen Kollisionsgeschwindigkeiten kann es dazu kommen, dass der Fußgänger nach dem primären Anstoß den PKW »überfliegt«, also eine Aufladephase ausbleibt.

Abwurfphase Durch den Bremsvorgang des PKW kommt es nach dem Aufladen zum Abwurf des Fußgängers vor das Fahrzeug, also in Fahrtrichtung. In Abhängigkeit von der Dynamik des Fußgängers, der Fahrzeuggeschwindigkeit und des Auftreffpunkts am Fahrzeug kann ein leicht seitlicher Versatz des Abwurfs nach vorn bis hin zu einem seitlichen Abweisen ohne Bewegung des Fußgängers in Fahrtrichtung des Fahrzeugs jedoch mit Rotation und ggf. Aufprall an seitlichen Fahrzeugteilen (A- oder B-Säule) resultieren. Die Abwurfphase endet mit dem Aufkommen am Boden und einem sich anschließenden Rutschvorgang. Die Folgen sind **großflächige Hautschürfungen und -ablederungen**, zusätzliche **Verletzungen des Gesichts, Rippenserienfrakturen, Knie- oder Handrückenverletzungen.**

Überrollen und Überfahren Der primär liegende oder nach der Abwurfphase zum Liegen gekommene Fußgänger kann überrollt (mit einem oder mehreren Reifen) oder überfahren (ohne Überrollen durch Reifen) werden. Beim Abschleudern nach vorn kann das primär mit dem Fußgänger kollidierende Fahrzeug diesen zusätzlich überrollen oder überfahren. Darüber hinaus besteht die Gefahr des Überfahren- oder Überrolltwerdens durch nachfolgende Fahrzeuge. Nach dem **Überrollen** zeigen sich typischerweise **Abdruckmuster der Reifen an Kleidung oder Haut** (■ Abb. 12.10). Weiterhin finden sich **Dehnungsrisse in der Haut** und bei der Präparation sog. **Décollements** – große Wundhöhlen durch Abscherung der Haut vom Unterhautfettgewebe bzw. Abscherungen innerhalb des Unterhautfettgewebes. Die Décollements befinden sich meist an der Seite an Rumpf oder Extremitäten, von der aus das Rad den Körper erfasst hat. Am Rumpf können **Rippenserienfrakturen** und **Brüche von Becken und Wirbelsäule** entstehen, an den **Extremitäten** weitere **Brüche.** Der Kopf wird üblicherweise in Richtung des geringsten Durchmessers überrollt, also in Querrichtung. Die biparietale Kompression verursacht **Querbrüche in Schädelbasis** und **Kalotte.** Äußerlich sind oftmals Dehnungsrisse hinter den Ohren zu erkennen.

Zum **Überfahren** ohne Überrollen ist eine Lage des Opfers längs oder leicht schräg zur Längsachse des Fahrzeugs, eine geringe Körpergröße (Kinder!) oder ein sehr breites Fahrzeug (LKW, Bus) notwendig. Die

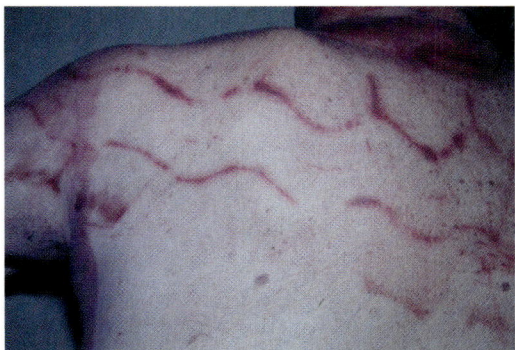

◨ Abb. 12.10 **Reifenprofilabdruck in der Haut nach Überrollen durch einen LKW**

entstehenden Verletzungen sind abhängig von der Unterbodenhöhe und am Unterboden befindlichen Bauteilen. Ein weiteres Phänomen ist das Mitschleifen des (teilweise) überrollten oder überfahrenen Opfers. Voraussetzungen sind eine ausreichende Unterbodenhöhe und ggf. ein Hängenbleiben an Bauteilen des Fahrzeugbodens. Als Folgen werden massive flächenhafte Hautschürfungen und thermische Hautschädigungen beobachtet. Bei Kindern können nach Überfahren oder Überrollen mit einem PKW weder äußerliche Verletzungen sichtbar noch Knochenbrüche vorhanden sein. In derartigen Fällen ist aber mit **schweren inneren Verletzungen** in der Brust- und Bauchhöhle zu rechnen.

12.1.4 Zweirad-PKW-Unfall

Die Mechanismen bei Kollisionen von motorisierten und nicht motorisierten Zweiradfahrern sind ähnlich, die Kollisionsgeschwindigkeiten können aber erheblich variieren. Selten sind Frontalkollisionen mit Zweirad und PKW. Häufiger erfasst der PKW mit seiner Front das Zweirad von dessen Seite oder das Zweirad fährt in die Seite des PKW.

Seitliche Kollision des Zweirads mit der PKW-Front Nach dem Anstoß erfährt der Zweiradfahrer eine seitliche Beschleunigung, die sich zusammen mit der bestehenden Geschwindigkeit in frontaler Richtung zu einer Rotationsbewegung addiert. Dabei wird er auf die Motorhaube und ggf. auf die Windschutzscheibe aufgeladen. Erster **Anstoßpunkt** ist meist die **Beckenregion** an der Windschutzscheibeneinfassung. Daraus resultieren Becken-, Hüftgelenks-, Oberschenkelhals- und -schaftfrakturen. Beim Aufladevorgang können Brust- und Bauchorgane verletzt werden, außerdem Becken- und Wirbelsäulenfrakturen entstehen. Falls der Kopf aufschlägt und in Abhängigkeit davon, ob ein Helm getragen wird, ist mit schweren Schädel-Hirn-Traumen zu rechnen. Der nach dem Aufladen folgende Abwurf geht mit typischen Verletzungen einher, wie sie auch bei Fußgängern beobachtet werden (◨ Abb. 12.11).

Frontale Kollision des Zweirads mit der Seite des PKW Trifft das Zweirad seitlich auf die Fahrgastzelle, ist die Primärkollision mit Kopf oder Oberkörper am Dachrahmen lokalisiert. Zusätzlich stoßen meist die Knie an die Türen oder Seitenfenster. Es ergeben sich die typischen Folgen einer stumpfen Gewalteinwirkung an den genannten Stellen. Gelegentlich werden Mittelhandfrakturen durch Abstützungsversuche am Lenker beobachtet. Sekundär entstehen Sturzverletzungen nach Passieren des PKW und Aufkommen gegenüber der Anstoßstelle.

Komplexer und variationsreicher ist das mögliche Geschehen bei einem seitlichen Anprall in Höhe der

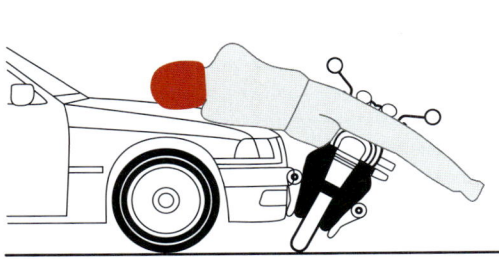

Phase 1   a

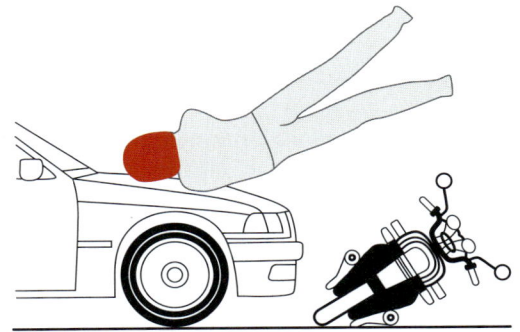

Phase 2   b

◨ Abb. 12.11a-b **Seitliche Kollision des Zweirads mit der PKW-Front**

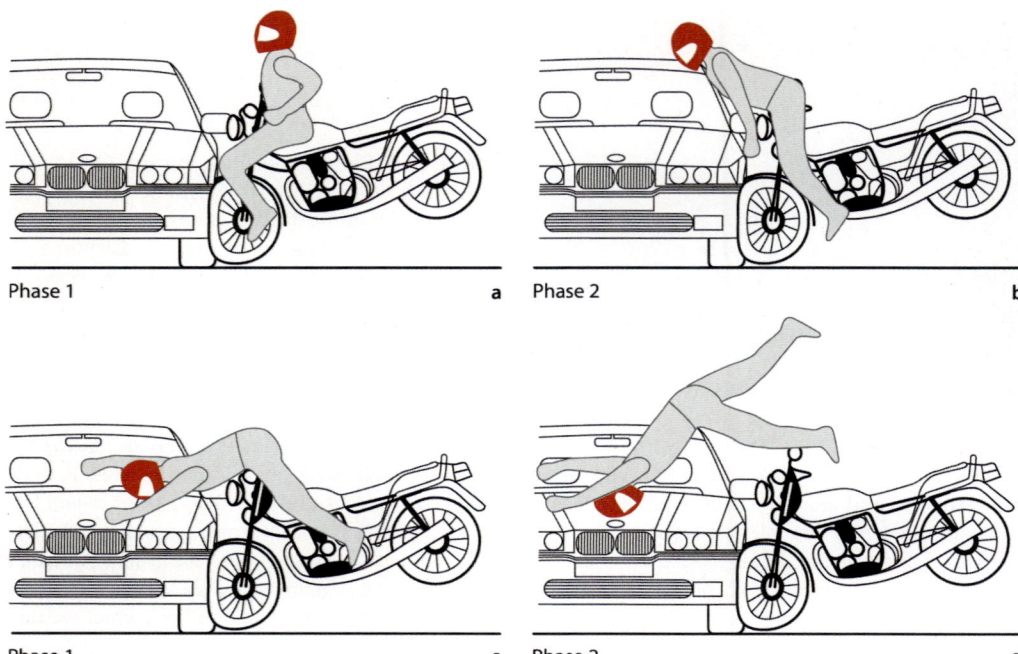

Phase 1   a   Phase 2   b

Phase 1   c   Phase 2   d

◻ Abb. 12.12a–d Frontale Kollision des Zweirads mit der Seite des PKW. a und **b** Obere Reihe: Anprall in Höhe der Fahrgastzelle. **c** und **d** Untere Reihe: Anprall in Höhe der Motorhaube

12

Motorhaube. Abhängig von den Größenverhältnissen beider Fahrzeuge, der genauen Auftreffstelle und den Geschwindigkeiten kann es sein, dass der Zweiradfahrer den PKW gar nicht oder nur mit den Unterschenkeln berührt und im Wesentlichen Sturzverletzungen durch das Aufkommen auf dem Boden nach Passieren der Motorhaube davonträgt. Begünstigt durch eine höhere Geschwindigkeit des PKW und einer näher zur Fahrgastzelle gelegenen Kollisionsstelle kann die Seite des Zweiradfahrers mit der Frontscheibe und deren Einfassung kollidieren. Der Kopf kann je nach Positionierung direkte und indirekte Verletzungen erleiden (◻ Abb. 12.12).

Tragen eines Helms als gutachterliche Frage Eine häufige Frage nach Unfällen von Motorradfahrern ist, ob ein Helm getragen wurde und ggf. ob dieser korrekt aufgesetzt war. Zunächst würde das Fehlen eines Schädel-Hirn-Traumas grundsätzlich für das Tragen eines Helms sprechen. Weitere Hinweise auf einen getragenen und korrekt verschlossenen Helm können Hautschürfungen und Hämatome am vorderen und seitlichen Hals und Mundboden sein, die vom Kinnriemen herrühren. Aus technischer Sicht wird als Beweis für

das Tragen eines Helms die entsprechende Kompression seiner Stoßpolsterung angesehen.

12.2 Fahrtüchtigkeit – Fahrtauglichkeit

Die Fahrsicherheit kann beeinträchtigt werden durch: Alkoholisierung, Einnahme von Drogen oder Medikamenten, Übermüdung, psychische Erkrankungen, physische Erkrankungen.

> **Fahrtauglichkeit, -tüchtigkeit, -untauglichkeit**
>
> **Fahrtauglichkeit (syn. Fahreignung)** meint die zeitlich stabile, von aktuellen Situationsparametern unabhängige Fähigkeit zum sicheren Führen eines Kraftfahrzeugs im Straßenverkehr.
> **Fahrtüchtigkeit (syn. Fahrsicherheit)** meint die konkrete, situations- und zeitbezogene Fähigkeit zum sicheren Führen eines Kraftfahrzeuges.
> **Fahruntauglichkeit bzw. Fahruntüchtigkeit** bedeutet die fehlende Fähigkeit zum sicheren Führen eines Kraftfahrzeuges.

◻ **Tab. 12.2** Früh- und Spätsymptome der Übermüdung	
Frühsymptome	**Spätsymptome**
Lidschwere	Gefühl, zu schnell zu fahren
Konvergenzschwäche	Phantasiebilder
Sehen von Doppelbildern	Wunsch zu schlafen
Fremdkörperreiz im Auge	Plötzlicher Tonusverlust der Nackenmuskulatur
Mundtrockenheit	Plötzliches Erschrecken mit Schweißausbruch bei Änderung der Fahrsituation
Häufiges Gähnen	Plötzliches Erschrecken mit Herzklopfen bei Änderung der Fahrsituation
Frösteln oder Wärmegefühl	Plötzliche, kurze Absenzen
Missempfindungen beim Schalten und Kuppeln	Plötzliche, kurze Absenzen bei offenen Augen mit folgendem Erschrecken

Der Begriff »**Fahrunsicherheit**« meint einen Kraftfahrzeugführer, dessen Gesamtleistungsfähigkeit entweder infolge Enthemmung oder geistig-seelischer und körperlicher (psycho-physischer) Leistungsausfälle so weit herabgesetzt ist, dass er nicht mehr fähig ist, sein Fahrzeug im Straßenverkehr eine längere Strecke, und zwar auch bei plötzlichem Auftreten schwieriger Verkehrslagen, sicher zu steuern.

12.2.1 Fahruntüchtigkeit infolge Übermüdung

Die Übermüdung stellt die häufigste nicht fremdstoffbedingte Ursache der Fahruntüchtigkeit dar und kann außerdem eine Fremdstoffbeeinträchtigung zusätzlich verstärken. Im Allgemeinen ist davon auszugehen, dass die Übermüdung für den Kraftfahrer frühzeitig erkennbar ist. Man unterscheidet zwischen frühen und späten Symptomen (◻ Tab. 12.2).

12.2.2 Fahruntauglichkeit aufgrund von Krankheiten

In die Begutachtungsleitlinien zur Kraftfahreignung des gemeinsamen Beirats für Verkehrsmedizin beim Bundesverkehrsministerium wurden körperliche und geistige Mängel einbezogen, die häufig auf längere Zeit die Leistungsfähigkeit eines Kraftfahrers erheblich beeinträchtigen oder sogar aufheben. Die wichtigsten Erkrankungen sind in ◻ Tab. 12.3 zusammengefasst.

12.2.3 Fahruntauglichkeit aufgrund charakterlicher Mängel

Liegt ein schweres Fehlverhalten im Straßenverkehr vor, z. B. Überholvorgang innerhalb einer geschlossenen Ortschaft mit 100 km/h, wird man zunächst an eine Enthemmung und erhöhte Risikobereitschaft durch Alkohol oder andere Fremdstoffe denken. Wird dann in einer kurz danach entnommenen Blutprobe weder Ethanol noch eine andere Substanz nachgewiesen, ist eine Krankheit in Betracht zu ziehen. Kann auch eine Krankheit ausgeschlossen werden, ist davon auszugehen, dass charakterliche Mängel vorliegen, die den Betroffenen zum Führen von Kraftfahrzeugen ungeeignet erscheinen lassen. Erhärtet wird dieser Verdacht bei Wiederholung solcher Vorfälle.

◘ **Tab. 12.3** Erkrankungen und Erkrankungsgruppen mit Einfluss auf die Fahrtauglichkeit

Gruppe	Erkrankung	Auswirkung/Anmerkungen
Optik	Sehstörungen	Wenn nicht durch Sehhilfen kompensierbar
Akustik/Innenohr	Schwerhörigkeit	Nur bei weiteren Einschränkungen von Sinnesorganen oder intellektuellen Defiziten
Motorische Behinderungen	Verschiedene	Motorische Grundfertigkeiten zum Führen des Fahrzeugs nicht vorhanden/durch entsprechende Hilfsmittel (z. B. Lenkhilfen, manueller Pedalersatz) nicht ausgleichbare Defizite
Herz- und Gefäßerkrankungen	Kardiale Arrhythmien	Gefahr der plötzlichen Bewusstlosigkeit
	Hypertonie	Gefahr des plötzlichen Herzversagens oder zerebralen Insults, Netzhautblutungen mit Sehschäden, Nierenschäden
	Hypotonie	Schnelle Ermüdung, Gefahr von anfallsartiger Bewusstlosigkeit
	KHK	Herzinfarktrisiko, Arrhythmien, Angina pectoris, plötzlicher Herztod
	Herzinsuffizienz	Kollapsgefahr
	Periphere AVK	Kontroll- und Kraftverlust an Beinen oder Armen
	Kreislaufabhängige Störungen der Hirntätigkeit	Transitorisch-ischämische Attacken (TIA), Leistungseinbußen bei Mikroangiopathien; Rezidivgefahr bei Z. n. Apoplexien
Stoffwechselerkrankungen	Diabetes mellitus	Gefahr labiler Stoffwechsellagen, vermehrte Erschöpfbarkeit, Verlangsamung, Vigilanzstörungen; Spätkomplikationen: Netzhautschäden, diabetische Neuropathie, Nierenschäden
Chronische Nierenerkrankungen	Verschiedene	Insbesondere bei Dialysepflicht: verminderte Leistungs- und Reaktionsfähigkeit, labile Stoffwechselsituation, Gefahr von Elektrolytentgleisungen, Herzversagen, Vigilanz- und Sehstörungen
Z. n. Organtransplantation	Verschiedene	Arzneiwirkungen, Funktionsstörungen, psychoreaktive Beeinträchtigungen
Atmung und Lunge	Schwere COPD	Auswirkungen auf den Kreislauf mit plötzlichen Synkopen
	Schlafapnoe-Syndrom	Tagesmüdigkeit, »Sekundenschlaf«
Nervensystem	Z. n. Rückenmarkverletzung	Abhängig von der Schwere der motorischen und sensiblen Defizite
	Neuromuskuläre Peripherie	Plötzlich einsetzende Aktionsunfähigkeit bei periodischen Lähmungen; Einschränkung der Leistungsfähigkeit bei Myatrophien
	Morbus Parkinson, pyramidale und zerebellare Störungen	Verlangsamung, Desintegration der Motorik, organische Psychosyndrome
	Z. n. Hirnverletzungen oder -operationen, angeborene oder frühkindlich erworbene Hirnschäden	Gefahr von hirnorganischem Psychosyndrom, Krampfanfällen, Wesensänderungen
	Epilepsie	Plötzliche Vigilanzänderungen

12

◨ **Tab. 12.3** (Fortsetzung)

Gruppe	Erkrankung	Auswirkung/Anmerkungen
Psychische Störungen/psychiatrische Erkrankungen	Hirnorganische Störungen	Plötzliche Bewusstseinsstörungen, Verkennung der Realität
	Demenz	Verlangsamung, Gedächtnis- und andere kognitive Störungen
	Affektive Störungen	Depression, Verlangsamung, Antriebsminderung, Manie, Beeinträchtigung der Anpassungsfähigkeit
	Psychosen	Gestörter Realitätssinn, allgemein verminderte Konzentrations- und Leistungsfähigkeit
Alkohol	Missbrauch	Verminderung der Reaktionsfähigkeit, Veränderung der Stimmungslage
	Abhängigkeit	Zusätzlich psychomotorische Beeinträchtigung
Betäubungsmittel und Arzneimittel	Abhängigkeit (Sucht) und akute Intoxikationen	Schwere körperliche und geistige Schäden mit Selbstüberschätzung, Gleichgültigkeit, Reizbarkeit sowie Entdifferenzierung und Deprivation der Persönlichkeit
	Dauertherapie mit Arzneimitteln	Gefahr von Verlangsamung und Konzentrationsstörungen, kardialen Arrhythmien, Blutungen, Schwindel, Kollapszuständen

Forensische Alkohologie und Toxikologie

R. B. Dettmeyer, H. F. Schütz, M. A. Verhoff

R. Dettmeyer et al., *Rechtsmedizin*,
DOI 10.1007/978-3-642-55022-5_13, © Springer-Verlag Berlin Heidelberg 2014

Einleitung

Die Fahrerin eines Geländewagens verursacht einen Unfall, in dessen Verlauf sie zahlreiche parkende Pkw streift und erheblich beschädigt. Sie kann flüchten und wird ca. 2 Stunden später von der Polizei zu Hause angetroffen. Zum Alkoholkonsum befragt gibt sie an, dass sie vor dem Unfall keine alkoholischen Getränke, danach aber aus Angst vor dem Ehemann als Besitzer des nagelneuen und teuren Fahrzeugs Obstler getrunken habe. Das Ergebnis einer Begleitstoffanalyse stützt den kurzfristig vor der Blutentnahme erfolgten Konsum dieses begleitstofffreien Getränks. Eine vom Gericht nachträglich angeordnete toxikologische Analyse der Restblutprobe führte jedoch zum Nachweis hoher Konzentrationen des Benzodiazepins Lorazepam, das vor dem Unfall eingenommen wurde und unfallursächlich war.

Die dominierende Rolle des Alkohols im Vergleich zu dem Konsum bzw. Missbrauch von Drogen und Medikamenten führt dazu, dass die Forensische Alkohologie neben der Forensischen Toxikologie gesondert betrachtet wird, auch wenn Alkohol als solcher selbstverständlich eine toxische Substanz ist.

13.1 Forensische Alkohologie

Nicht Haschisch oder Heroin sind die häufigsten Rauschdrogen, sondern Ethanol (Ethylalkohol, C_2H_5OH, ältere Schreibweise Äthanol, manchmal als »Trink«- oder »Speisealkohol« bezeichnet) kommt diese Rolle zu. Wenn im Folgenden von Alkohol die Rede ist, so ist damit stets Ethanol gemeint. Bei der sog. Begleitstoffanalyse (▶ Kap. 13.1.8) spielen neben Ethanol jedoch auch andere Alkohole eine Rolle.

13.1.1 Gesundheitliche und volkswirtschaftliche Bedeutung des Alkohols

Die »Alltagsdroge« Alkohol verursacht bei einer großen Zahl von Menschen schwerwiegende gesundheitliche Probleme. 9,5 Mio. Menschen in Deutschland konsumieren Alkohol in gesundheitlich riskanter Form und etwa 1,3 Mio. Menschen gelten als alkoholabhängig. Jedes Jahr sterben in Deutschland nach neuen Berechnungen mindestens 74.000 Menschen direkt (durch Alkoholmissbrauch) oder indirekt (z. B. durch alkoholbedingte Unfälle) an den Folgen ihres Alkoholkonsums. Die volkswirtschaftlichen Kosten alkoholbezogener Krankheiten werden auf mehr als

26,7 Milliarden Euro pro Jahr geschätzt, davon allein 7,4 Milliarden direkte Kosten für das Gesundheitssystem. In der Gesellschaft herrscht eine weit verbreitete unkritisch positive Einstellung zum Alkohol vor. Durchschnittlich werden pro Kopf der Bevölkerung jährlich etwa 10 Liter reinen Alkohols konsumiert. Gegenüber den Vorjahren ist allerdings eine leicht rückläufige Tendenz des Alkoholkonsums zu registrieren. Dennoch liegt Deutschland im internationalen Vergleich unverändert im oberen Zehntel (Daten aus dem Jahresbericht 2013 der Drogenbeauftragten der Bundesregierung).

Diese Zahlen belegen eindrucksvoll, dass große Teile der Bevölkerung der Bundesrepublik Deutschland ein Alkoholproblem haben. Darunter befinden sich naturgemäß viele Verkehrsteilnehmer, bei denen es sich dann häufig um keine »trinkenden Fahrer«, sondern eher um »fahrende Trinker« handelt.

13.1.2 Erkennen von Alkohol (Screening)

Häufig wird versucht, aufgrund des äußeren Erscheinungsbildes einer Person **Rückschlüsse auf den Alkoholisierungsgrad** oder die Blutalkoholkonzentration (BAK) zu ziehen. Hierzu zwei wichtige **Hinweise:**

▬ Das Fehlen einer sog. »Alkoholfahne« spricht vor allem bei bewusstlosen Patienten keinesfalls gegen eine schwere Alkoholintoxikation. Ursachen für das Fehlen einer Alkoholfahne können beispielsweise sein:
  ▬ geringer Eigengeruch bestimmter Getränke (Wodka u. a.)
  ▬ kaum erkennbare »flache« Atmung des Patienten
  ▬ Beeinträchtigung des Riechvermögens des Beobachters durch Erkältungskrankheiten oder andere Einschränkungen.
▬ Andererseits kann bereits durch den Genuss geringer Alkoholmengen (z. B. eines Schluckes Bier) unter Umständen eine starke Alkoholfahne hervorgerufen werden.

Es ist sehr schwierig und problematisch, eine bestimmte Symptomatik einer konkreten Blutalkoholkonzentration zuzuordnen. Zuordnungstabellen (◘ Tab. 13.1) sind zur Orientierung hinsichtlich des Zusammenhanges zwischen einer bestimmten Blutalkoholkonzentration und den häufig zu erwartenden Ausfallerscheinungen (Leistungseinbußen) geeignet. Es werden jedoch ständig Ausnahmen von diesen mehr oder weniger groben Zuordnungsregeln beobachtet.

BAK [‰]	Stadium der Alkoholisierung	Symptome
0–0,3		Meist klinisch keine auffälligen Veränderungen (außer bei Intoleranz)
0,3–0,5		Bereits feststellbare Leistungseinbußen
0,5–1,5	Leichte Trunkenheit	Euphorie, Kritikschwäche, Nachlassen der Aufmerksamkeit und Konzentrationsfähigkeit, Antriebsvermehrung, Rededrang, leichte Gleichgewichtsstörung, Pupillenreaktion verlangsamt, Nystagmus, Spinalreflex abgeschwächt
1,5–2,5	Mittlere Trunkenheit	Symptome des vorigen Stadiums verstärkt, dazu Sehstörungen, Gehstörungen, Distanzlosigkeit, Uneinsichtigkeit
2,5–3,5	Schwere Trunkenheit	Starke Geh- und Sprechstörungen (Torkeln, Lallen), zunehmende psychische Verwirrtheit, Orientierungsstörungen, Erinnerungslosigkeit
Über 3,5	Schwerste Trunkenheit	Unmittelbare Lebensgefahr, Bewusstsein meist stark getrübt bis aufgehoben, »alkoholische Narkose«, Reflexlosigkeit, Gefahr der Aspiration von Erbrochenem und des Erstickens in hilfloser Lage, häufig Tod durch Unterkühlung oder Atemlähmung

◻ Tab. 13.1 Häufig beobachtete Stadien der Alkoholwirkung (modifiziert nach Schwerd)

Die Ausprägung der klinischen Symptome wird von zahlreichen individuellen, physischen und psychischen Faktoren beeinflusst, wie z. B. Alter, Geschlecht, Konstitution, Ermüdung, Alkoholgewöhnung (insbesondere genetisch bedingte Ethanolüberempfindlichkeit) sowie Anflutungs- oder Eliminationsphase. Ähnliche Symptome können auch durch andere, nicht alkoholbedingte Ursachen, wie z. B. Medikamenten- und Drogeneinwirkung, Stoffwechselentgleisungen oder Schädel-Hirn-Traumata (SHT) hervorgerufen werden. Klinisch-chemisch können eine metabolische Azidose, Hyperlaktatämie, Erhöhung der Serum-Osmolalität, Hyperurikämie sowie erhöhte Aktivitäten der Serumenzyme GGT und CK und eine Hypoglykämie zusätzliche laborchemisch fassbare Auswirkungen der schweren Ethanolintoxikation sein.

13.1.3 Alkohol im Atem, Urin und Speichel

Die **Atemalkoholanalyse** wurde 1998 in Deutschland als Beweismittel im Bußgeldverfahren zugelassen. **Prinzip:** In den Lungenbläschen (Alveolen) geht der Alkohol aus dem arteriellen Blut in die eingeatmete Frischluft über. Beim Ausatmen wird deshalb Alkohol abgegeben, was u. a. am Geruch (»Fahne«) feststellbar ist. Im Hinblick auf den invasiven Charakter einer Blutentnahme und die nicht unerheblichen Kosten der Messung der Blutalkoholkonzentration kann es daher zweckmäßig sein, zunächst den Alkoholgehalt der Atemluft zu messen, der innerhalb gewisser Schwankungsbreiten Rückschlüsse auf die vorliegende Blutalkoholkonzentration (BAK) gestattet.

Aussagewert der Atemalkoholkonzentration (AAK)
Als Screeningverfahren für Alkohol eignen sich elektronische Geräte (z. B. Alcomat®, Alcometer® und Alcotest® 7010/7310/7410), seit einigen Jahren insbesondere der Alkotest 7110 Evidential MK III®, der auch eine relativ genaue Messung der Atemalkoholkonzentration gestattet. Problematisch ist jedoch die Umrechnung von der Atemalkoholkonzentration (AAK) auf die BAK, da kein konstanter Faktor existiert. Der durchschnittliche Wert beträgt 1:2100, es wurden aber auch Extremwerte zwischen 1:700 und 1: >3000 beobachtet. Jedem AAK-Wert kann somit aufgrund der zahlreichen Einflussfaktoren eine »gewisse Bandbreite von BAK-Werten« entsprechen. In der Resorptionsphase ist die AAK z. B. häufig größer, in der späteren Eliminationsphase dagegen kleiner als die venöse BAK.

Weil es keine konstante Relation zwischen Blut- und Atemalkoholkonzentration gibt, die durch Verwendung eines einheitlichen Faktors eine direkte Umrechnung von AAK in BAK ermöglichen würde, hat der Gesetzgeber in **§ 24a Straßenverkehrsgesetz (StVG)** alternativ zu dem BAK-Grenzwert von 0,5‰ einen eigenständigen AAK-Grenzwert von 0,25 mg/l definiert, dessen Überschreitung die gleichen Rechtsfolgen hat, wie der dort genannte BAK-Wert (Ordnungswidrigkeit).

❯ Die Atemalkoholkontrolle ist als aktive Handlung im Gegensatz zur Blutentnahme nicht erzwingbar. Beim Fehlen einer Blutprobe ist jedoch eine spätere Untersuchung auf andere Fremdstoffe (Drogen, Medikamente, Begleitalkohole u. a.) nicht mehr möglich, ebenso wenig eine Überprüfung der Identität bei Verwechslungsbehauptungen.

Aussagewert der Alkoholkonzentration im Urin (UAK) Urin kann ebenfalls als Untersuchungsmaterial dienen. Zwischen Urinalkohol und Blutalkohol besteht statistisch eine direkte Beziehung, die im Einzelfall jedoch so stark streuen kann, dass eine zuverlässige Umrechnung des Ethanolgehaltes des Urins auf den des Blutes nicht möglich ist.

Grundsätzlich gilt der Erfahrungssatz, dass die Urinethanolkonzentration nach Abschluss der Resorption der Blutethanolkonzentration »nachhinkt«. Dies bedeutet, dass man im Urin noch Ethanol feststellen kann, wenn der Abbau im Blut bereits abgeschlossen ist. Die Ethanolbestimmung im Morgenurin von Patienten während der Entzugsbehandlung erlaubt somit die diskrete Überwachung hinsichtlich eines Alkoholkonsums am Vorabend, den der Patient möglicherweise außerhalb einer Anstalt verbrachte.

Aussagewert der Alkoholkonzentration im Speichel (SAK) Speichel ist grundsätzlich als Untersuchungsmaterial geeignet. Es ergibt sich eine recht hohe Korrelation der Blutalkoholkonzentration (BAK) und der Speichelalkoholkonzentration (SAK), unabhängig von der Art der Alkoholzufuhr (Trinkversuche, Infusion) und auch kurze Zeit nach dem Trink-Ende, falls der Mund vorher gründlich gespült wurde.

13.1.4 Toxikokinetik des Alkohols

Auch ohne eine externe Zufuhr befinden sich bereits geringe Mengen von Alkohol aus dem intermediären Stoffwechsel im Organismus. Dieser endogene (körpereigene) Alkohol verursacht jedoch lediglich Blutspiegel von maximal 0,015‰.

Durch Inhalation von extrem stark alkoholhaltigen Dämpfen lassen sich allenfalls maximale BAK-Werte von 0,2‰ erklären. Die Aufnahme über die intakte Haut (transdermale Resorption) führt zu keinen forensisch relevanten Konzentrationen. Allerdings werden tödliche Vergiftungen bei Kindern nach großflächigen Umschlägen mit Alkohol beschrieben.

Resorptionsphase (Absorption)

Alkohol wird dem Organismus fast ausschließlich durch Getränke zugeführt. Nach oraler Aufnahme werden aber im Mund nur geringe Mengen und im Magen maximal 15 % des Alkohols resorbiert. **Hauptresorptionsorte des Alkohols** sind der **Zwölffingerdarm** und vor allem der **obere Dünndarm**, wobei die Resorptionsgeschwindigkeit vom Konzentrationsgefälle zwischen Darm und Blutbahn abhängig ist. Die Resorption hängt von zahlreichen Faktoren ab. Als Einflussgrößen gelten insbesondere die allgemeine körperliche Verfassung und Konstitution, die Art des Getränkes (Konzentration, Begleitstoffe), die Nahrungsbestandteile im Magen-Darm-Trakt (Fettanteil, Konsistenz, Gewürze, pH-Wert), der Grad der Magenfüllung, die Temperatur der Getränke, eine Verabreichung bestimmter Medikamente, evtl. Magenoperationen und Krankheiten, gleichzeitige Nikotinaufnahme, Veränderungen der Peristaltik, der allgemeinen Motilität und der Durchblutung sowie psychische Faktoren. Dies alles führt dazu, dass die Resorption keinesfalls mathematisch exakt zu erfassen ist.

Die Resorption ist i. d. R. nach 60–90 Minuten abgeschlossen, oft wesentlich früher, z. B. wenn hochprozentige Getränke »auf nüchternen Magen« getrunken wurden. Bei starker Magenfüllung (z. B. nach einer üppigen Mahlzeit) kann eine längere Resorptionsdauer resultieren, ebenso wenn sich der Magenausgang (Pförtner) verschließt und der Magen somit als länger wirkendes Speicherorgan fungiert. Ein solcher Krampf des Pförtners (Pylorus-Spasmus) kann beispielsweise durch hochprozentige Spirituosen ausgelöst werden. Umgekehrt kann nach Magenresektionen die Speicherfunktion des Magens wegfallen und daher eine besonders rasche Resorption erfolgen. Beim langzeitigen mäßigen Genuss geringer Alkoholmengen können Resorptionsende und Trinkende sogar zusammenfallen.

Daraus ergibt sich, dass Resorptionsgeschwindigkeit und Resorptionsdauer den für einen lebenden Organismus typischen großen Schwankungsbreiten unterliegen und normalerweise nur schätzbar sind. Allerdings existiert aus vielen Trinkversuchen ein umfangreiches experimentelles Erfahrungsmaterial, und die in der Rechtsprechung (BGH St. 25, 246) veranschlagte maximale Resorptionsdauer von 120 Minuten ist sicher ein Wert, der praktisch jede Benachteiligung ausschließt.

Wird vor oder während der Alkoholaufnahme gegessen, erscheint ein Teil des genossenen Alkohols nicht im Blut, d. h. die Resorptionsquote liegt unter 100 %. Die Differenz, das sog. Resorptions- oder Alkoholdefizit, bei dem offensichtlich auch ein sofortiger Abbau bei der ersten Leberpassage (First-Pass-Effekt) sowie durch magenwandständige ADH eine Rolle spielen, kann 10–20%, unter Umständen aber auch 30% oder sogar mehr betragen. Die Ursache ist noch nicht vollständig geklärt.

> ❯ **Beim Menschen findet die Biotransformation in erster Linie (90–95%) in der Leber statt: Ethanol wird vom Enzym Alkoholdehydrogenase (ADH) zu Acetaldehyd oxidiert.**

Resorptionsdefizit

Das durchschnittliche Resorptionsdefizit nach Aufnahme »normaler« Getränkemengen beträgt bei:

- Spirituosen im Konzentrationsbereich von etwa 40 Vol.-%: ca. 10%
- Wein und Sekt im Konzentrationsbereich von etwa 10 Vol.-%: ca. 20%
- Bier im Konzentrationsbereich von etwa 5 Vol.-%: ca. 30%

In der Resorptionsphase kommt es zur Anflutung von Alkohol im Gehirn, die i.d.R. mit stärkeren psychophysischen Ausfällen verbunden ist als bei vergleichbaren Konzentrationen in der sog. postresorptiven Phase. Mit besonders starken Alkoholwirkungen ist nach einem Sturztrunk zu rechnen. Darunter versteht man die Aufnahme großer Alkoholmengen in kürzester Zeit (z.B. 1–1,5‰/h).

Verteilungsphase (Distribution)

Der Alkohol verteilt sich keinesfalls nur im Blut, sondern im gesamten Körperwasser. Dessen Anteil liegt beim normal konstituierten Mann zwischen 60 und 70% des Körpergewichts (Körpermasse). Abweichungen beobachtet man bei Pyknikern (50–60%) und schlanken Personen (70–80%). Bei Frauen ist der Wassergehalt wegen des konstitutionsbedingten höheren Fettanteils meist um etwa 10% niedriger.

Abgeleitet vom unterschiedlichen Wassergehalt ist der Widmark-Faktor »r« (auch als Reduktions- oder Konstitutionsfaktor bezeichnet), der bei Berechnungen von Trinkmengen und Blutalkoholkonzentrationen mithilfe der Widmark-Formel (► Abschn. 13.1.6) benutzt wird. Durchschnittliche Werte sind bei Männern mit $r = 0,7$ und bei Frauen mit $r = 0,6$ anzusetzen.

Das mit dem Widmark-Faktor r multiplizierte Körpergewicht wird als »reduziertes Körpergewicht« bezeichnet und entspricht in etwa dem Alkoholverteilungsvolumen (Körperwasser).

Elimination und Biotransformation

Die Elimination beginnt bereits kurz nach Trinkbeginn. In Tierversuchen konnte gezeigt werden, dass bereits wenige Minuten nach der Verabreichung von ^{14}C-radioaktiv markiertem Alkohol radioaktives $^{14}CO_2$ (Kohlendioxid) abgeatmet wird.

Nur unbedeutende Anteile des resorbierten Ethanols werden über die Lunge (2–5%), die Nieren (1–2%) oder die Haut (1–2%) unverändert ausgeschieden. Es verlassen höchstens etwa 10% des im Blut erscheinenden Ethanols den Organismus, ohne eine intensive Biotransformation (»Verstoffwechselung«) erfahren zu haben.

Die sich anschließende Verstoffwechselung über das Enzym ALDH (Aldehyddehydrogenase) führt zu Essigsäure, die im Zitronensäurezyklus zu Kohlendioxid und Wasser abgebaut wird.

Ist die ALDH-Aktivität eingeschränkt, so kann Acetaldehyd im Organismus kumulieren und zum Flush-Syndrom führen, das z.B. durch Hautrötungen, Übelkeit, Blutdruckabfall und andere Symptome gekennzeichnet ist, die unter dem Begriff Alkoholunverträglichkeitsreaktion zusammengefasst werden. Die Ursachen können genetisch (bei vielen Asiaten beobachtet) oder fremdstoffbedingt (Gabe des »Entwöhnungsmittels« Antabus oder Aufnahme des Düngemittels Kalkstickstoff) sein.

Eine weitere Möglichkeit der Biotransformation stellt das MEOS (Microsomal-Ethanol-Oxidizing-System) dar. Dieses ist nicht abhängig von der Menge des zur weiteren Oxidation zu Essigsäure erforderlichen Nicotinamidadenindinucleotids (NAD^+) und kann durch chronischen Alkoholgebrauch angeregt (induziert) werden. Bei Alkoholgewöhnten resultieren dann erhöhte stündliche Abbauwerte (bis 0,20‰), die bei schweren Alkoholikern 0,29‰ (Durchschnitt) bis 0,35‰ (sehr seltene Ausnahmefälle) betragen können.

Neuerdings spielt Ethylglucuronid, ein weiteres Stoffwechselprodukt des Alkohols, eine wichtige Rolle beispielsweise bei der Abstinenzkontrolle (s. Alkoholmarker).

Die **Kinetik des Ethanols** zeigt eine Besonderheit, die für die forensische Praxis von außerordentlicher Bedeutung ist: Sie besteht darin, dass weitestgehend unabhängig von der Blutalkoholkonzentration pro Zeiteinheit praktisch immer nur die gleiche Menge abgebaut wird und zwar sinkt die Blutalkoholkonzentration bis zum nahezu völligen Verschwinden des Alkohols um 0,1 bis 0,2 ‰, d.h. durchschnittlich etwa 0,15‰ in der Stunde. Man spricht auch von einer **linearen Abbaucharakteristik**, weil die graphische Darstellung der Blutalkoholkonzentration gegen die Zeit eine Gerade ergibt. Dies ist für Biotransformationsvorgänge ungewöhnlich, denn bei zahlreichen anderen

13

Fremdstoffen (z. B. Medikamenten) richtet sich die in der Zeiteinheit umgesetzte Menge nach der Konzentration der abzubauenden Substanz. Der Grund für die lineare Eliminationscharakteristik des Ethanols ist in der begrenzten NAD^+-Menge zu sehen.

> Unterhalb einer BAK von 0,15‰ verläuft die Elimination nicht mehr gleichförmig linear, sondern mehr oder weniger asymptotisch. Daher dürfen Werte unter 0,15‰ nicht mehr als Ausgangspunkt für Rückrechnungen herangezogen werden.

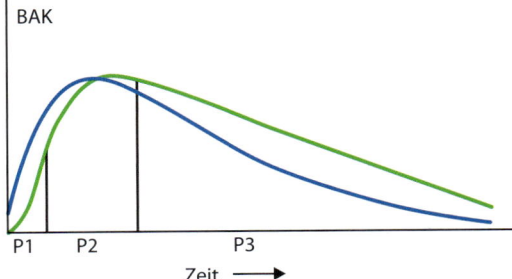

◻ **Abb. 13.1 Blutalkoholkurve** (grüner Kurvenzug) und **Bateman-Funktion** (blauer Kurvenverlauf)

Blutalkoholkurve

Der in ◻ Abb. 13.1 blau wiedergegebene Kurvenverlauf (Bateman-Funktion) eignet sich gut zur Erläuterung des antagonistischen Charakters von Invasion (Resorption) und Elimination. Er gilt für die meisten Medikamente, deren Elimination nichtlinear ist, trifft aber auf die praktisch lineare Elimination des Alkohols nicht zu.

Unter der Blutalkoholkurve versteht man die Darstellung des zeitlichen Verlaufs der Blutalkoholkonzentration. Die Resorptionsgeschwindigkeit des Ethanols hängt von der Konzentration und damit von der Menge ab, während der Abbau im weiten Umfang linear erfolgt. Durch die Überlagerung beider Phänomene entsteht die in ◻ Abb. 13.1 grün wiedergegebene Blutalkoholkurve. Nach einer »Resorptionsphase« (P1), in deren Verlauf bereits eliminiert wird, beginnt die »Verteilungsphase« (P2), die erst nach dem Maximum der Kurve abgeschlossen ist. In dieser Phase verteilt sich der aufgenommene Alkohol vom Hauptort der Resorption, dem oberen Dünndarm, gleichmäßig auf das Blut. Allerdings kann es auch nach dem Maximum noch zu Nachresorptionen (z. B. von Alkohol-Einschlüssen im Nahrungsbrei) kommen.

Es folgt der Abschnitt, der hauptsächlich von der Elimination geprägt ist. Typisch ist der lineare Abfall der Blutalkoholkonzentration (P3). Die Elimination setzt aber bereits lange vorher ein (praktisch mit dem Eintreffen der ersten Ethanol-Moleküle in der Leber, wenige Minuten nach der Einnahme alkoholischer Getränke). Es wäre daher nicht ganz korrekt, den aufsteigenden Teil der Blutalkoholkurve als reine Resorptionsphase und den fallenden Kurvenzug als reine Eliminationsphase zu bezeichnen. Man kann lediglich sagen, dass im steigenden Teil der Kurve die Resorption und im fallenden Teil die Elimination überwiegt. Als reine Eliminationsphase wäre der Kurvenabschnitt anzusehen, der nahezu geradlinig abfällt, da hier offenbar die Resorption abgeschlossen ist (postresorptive Phase). Im Bereich des Maximums kann die Bilanz

zwischen Zunahme und Abnahme der Blutalkoholkonzentration ausgeglichen sein, was einen mehr oder weniger horizontalen Verlauf der Blutalkoholkurve verursacht (sog. Gréhant'sches Plateau).

Als weiterer Effekt ist der »Diffusionssturz« bekannt, der folgende Ursache hat: Bei sehr rascher Resorption nach Aufnahme konzentrierter alkoholischer Getränke kommt es zunächst zur weitgehenden Anreicherung des Ethanols im Blut; die Diffusion in die Gewebe erfolgt nicht mit gleicher Geschwindigkeit. Nach dem Erreichen des Maximums der Blutalkoholkurve diffundiert der Alkohol aus dem Blut ins Gewebe, was zunächst zu einem stärkerem Abfall der Blutalkoholkurve (»Diffusionssturz«) führt. Erst dann kann sich die gleichmäßige Elimination anschließen. Bei langsamem Trinken (z. B. einiger Schnäpse während einer länger dauernden Mahlzeit) kann die Blutalkoholkurve auch ohne deutlich ausgeprägtes Maximum in den abfallenden »postresorptiven Teil« übergehen.

13.1.5 Fragliche und tatsächliche Einflussgrößen auf die Blutalkoholkonzentration

Die folgenden Themen spielen insbesondere im Rahmen von sog. Schutzbehauptungen bei Gerichtsverfahren häufig eine Rolle, spiegeln aber auch verbreitete laienhafte Ansichten wider.

Ernüchterungsmittel bzw. »Promille-Killer« Hierbei ist zu unterscheiden zwischen Präparaten, die eine Senkung der Blutalkoholkonzentration bewirken sollen, und solchen, die bei unveränderter Blutalkoholkonzentration angeblich die Wirkung des Alkohols vermindern. Es handelt sich um Kapseln, Pulver oder Limonaden, die häufig als so genannte Nahrungsergänzungsmittel lebensmittelrechtlich zugelassen sind und beispielsweise im Internet angeboten werden.

Eine forensisch relevante Wirkung ist bisher jedoch bei keinem dieser Produkte wissenschaftlich nachgewiesen worden.

Alcopops Weit verbreitet ist die Meinung, dass sog. Alcopops keinen oder kaum Alkohol enthalten, da man diesen häufig nicht schmeckt. Tatsächlich beträgt der Alkoholgehalt üblicherweise 5–6 Vol.-% (in Ausnahmefällen mehr). Es wird lediglich der Eigengeschmack des Alkohols durch Zusätze von beispielsweise Fruchtaromen (Limonaden) überdeckt.

Entstehung von Alkohol durch Gärung im Körper Die Entstehung nennenswerter Mengen von Alkohol durch Gärung (z. B. von Erdbeeren im Magen oder Darm), die zu einer messbaren Blutalkoholkonzentration führen würde, ist auszuschließen.

Alkoholfreies Bier und Diätbier Nach dem Lebensmittelgesetz ist es erlaubt, Getränke bis zu einem Alkoholgehalt von 0,5 Vol.-% als »alkoholfrei« zu bezeichnen. Dieser Alkoholgehalt ist verkehrsmedizinisch gesehen ebenfalls kaum relevant. So müsste etwa eine erwachsene männliche Person mit einem Körpergewicht von 75 kg und normaler Konstitution mindestens 26 g Ethanol trinken, um theoretisch (!) auf 0,5‰ zu kommen, und diese Menge wäre erst in etwa 6½ Liter eines solchen Bieres enthalten. Zu warnen ist allerdings vor der weit verbreiteten Auffassung, dass die sog. Diätbiere keinen oder weniger Alkohol enthielten. Geringer ist lediglich der Gehalt an Kohlenhydraten. Der Ethanolgehalt kann sogar über dem normaler Biere liegen.

Klosterfrau Melissengeist Dieses Destillat enthält 79 Vol.-% Alkohol und ist in Flaschen im Handel, die 47, 95, 155, 235, 330, 475 oder 950 ml enthalten (Rote Liste 2014). Der Konsum des Inhaltes einer 47-ml-Flasche könnte bei einer männlichen Person mit einem Körpergewicht von 80 kg und normaler Konstitution zu einer maximalen Blutalkoholkonzentration von etwa 0,6‰, der einer 330-ml-Flasche entsprechend zu einem theoretischen maximalen Wert von etwa 3,7‰ führen. Es ist allerdings davon auszugehen, dass auch bei Unkenntnis des Alkoholgehaltes die berauschende Wirkung beim Genuss größerer Mengen subjektiv erkannt wird.

Einatmen oder Einreiben von Ethanol bzw. anderen Mitteln Selbst beim Einatmen von Ethanol-Dämpfen, deren Konzentration das 20- bis 50-fache der zugelassenen MAK-Werte (Maximale Arbeitsplatz-Konzentration) betrug, konnte lediglich eine maximale Blutal-

koholkonzentration von 0,055‰ gemessen werden. Nur bei extrem hohen Konzentrationen mit starker Reizwirkung auf Augen und Atmung lassen sich BAK-Werte bis zu 0,2‰ erklären.

Schlaf und Restalkohol Es besteht kein relevanter Unterschied zwischen der Abbaugeschwindigkeit des Alkohols im Schlaf- und Wachzustand.

Ein häufig bei Gericht zu begutachtendes Phänomen ist der sog. Restalkohol. Geht man nach einem größeren Alkoholgenuss, der zu einer BAK von 2,5‰ führte, etwa um 01:00 Uhr zu Bett, so ist damit zu rechnen, dass morgens um 07:00 Uhr (beispielsweise bei der Fahrt zur Arbeitsstätte) immer noch eine wahrscheinliche Blutalkoholkonzentration von 1,6‰ vorliegt (2,5‰ abzüglich 6 h × 0,15‰). Selbst bei einem sehr hohen Abbau von 0,2‰ pro Stunde wäre immer noch mit einer Mindestblutalkoholkonzentration um 1,3‰ zu rechnen (2,5‰ abzüglich 6 h × 0,2‰).

Besonders verhängnisvoll kann es sich auswirken, wenn ein erneuter Alkoholkonsum (z. B. Frühschoppen) auf einen Restalkohol »aufgesetzt« wird, da dann häufig hohe Blutalkoholkonzentrationen resultieren, die – subjektiv betrachtet – oftmals nicht als solche erkennbar sind.

Arbeit, Sport, Sauna, Dusche Zahlreiche Untersuchungen ergaben keine Anhaltspunkte dafür, dass für Arbeit, Sport, Ruhe oder Schlaf, Schwitzen oder Kältebehandlung verschiedene Rückrechnungswerte angewendet werden müssen.

Kaffee, Tee, Koffein Kaffee, Tee und das darin enthaltene Koffein haben keinesfalls die »ernüchternden« Eigenschaften, die ihnen die Volksmeinung häufig zuschreibt. Zwar gelingt es oft, die durch Alkohol verursachte längere Reaktionszeit zu verkürzen, in vielen Fällen verschlechtert sich jedoch die »Reaktionsqualität«, d. h. Versuchspersonen reagieren nach Koffeingabe zwar schneller als bei alleiniger Alkoholverabreichung, sie machen jedoch mehr Fehler.

Besonderheiten bei Zuckerkrankheit Bei Diabetikern mit schwersten Krankheitsbildern können im Präkoma oder Koma zwar hohe Acetonkonzentrationen im Blut auftreten, die spezifischen Methoden zur Messung der Blutalkoholkonzentration (ADH und insbesondere die Gaschromatographie) zeigen jedoch den wahren Wert der Blutalkoholkonzentration an. Bei schwereren Krankheitszuständen muss stets diskutiert werden, ob nicht bereits das Leiden allein eine Leistungsminderung bewirkt, die eine Teilnahme am Straßenverkehr verbietet.

Forensisch relevante Einflüsse auf den Verlauf der Blutalkoholkurve Wie die zahlreichen Beispiele verdeutlichen, gibt es keine Patentrezepte oder spezielle Mittel zur Erniedrigung der Blutalkoholkonzentration. Der Verlauf der Blutalkoholkurve wird praktisch nur durch die Höhe der aufgenommenen Alkoholmenge, das Körpergewicht, den Verteilungsfaktor (r), die Trinkzeit und die Resorptionsverhältnisse gesteuert. In beschränktem Umfang kann man die Resorption jedoch beeinflussen, sodass u. U. forensisch relevante Blutalkoholkonzentrationen nicht erreicht werden. Die ◘ Abb. 13.2 zeigt den Verlauf der Blutalkoholkurve bei derselben Person nach Aufnahme gleich großer Alkoholmengen in Abhängigkeit von Trinkzeit, Konzentration und zusätzlicher Nahrungsaufnahme. Der kurzzeitige Genuss der gesamten Alkoholmenge (oberes Diagramm) führt bei praktisch leerem Magen nach einem raschen Anstieg der Blutalkoholkurve zu einem Maximalwert, der sehr viel höher liegt als bei Aufnahme der gleichen Alkoholmenge im Rahmen einer umfangreichen Mahlzeit (mittleres Diagramm). Auf diese Weise könnte die oft als Hausrezept kolportierte Dose Ölsardinen tatsächlich im Einzelfall Einfluss auf den Verlauf der Blutalkoholkurve haben. Aber auch andere Nahrungsmittel können zum gleichen Effekt führen.

Verteilt man die Alkoholmenge innerhalb mehrerer Stunden auf Einzelportionen (unteres Diagramm), so liegt die höchste erreichte Blutalkoholkonzentration in jedem Falle sehr viel niedriger. Steht ausreichend Zeit zur Verfügung, entspricht der Maximalwert sogar dem einer Einzelportion.

13.1.6 Berechnung der Blutalkoholkonzentration (BAK) aus Trinkdaten (Widmark-Formel) oder durch Rückrechnung

Es besteht grundsätzlich die Möglichkeit, eine Blutalkoholkonzentration rein rechnerisch abzuschätzen anhand bekannter Alkoholkonzentrationen in dem aufgenommenen Getränk (◘ Tab. 13.2). Dies ist beispielsweise dann erforderlich, wenn keine Blutprobe entnommen werden konnte oder der zeitliche Abstand zwischen Vorfall und Blutentnahme so groß ist, dass die Alkoholbestimmung der Blutprobe kein verwertbares Ergebnis mehr lieferte.

Die näherungsweise BAK-Berechnung aus Trinkdaten Man ist bei derartigen Berechnungen darauf angewiesen, den Trinkablauf möglichst genau zu rekonstruieren, was in vielen Fällen nachträglich kaum

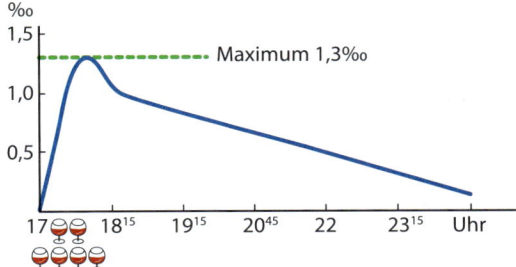

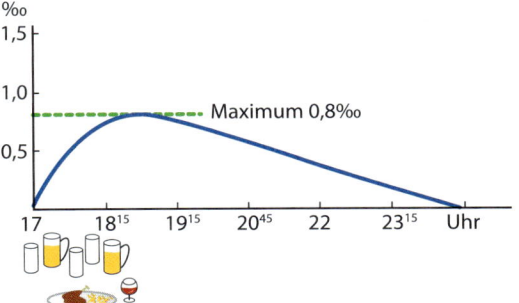

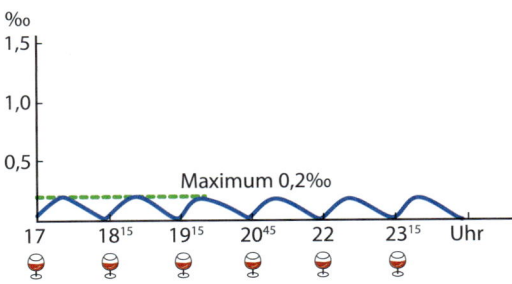

◘ **Abb. 13.2** Der Einfluss von Trinkgewohnheiten auf den Verlauf der Blutalkoholkurve. (Nach Schwerd)

mehr möglich ist, da diesbezügliche Aussagen (etwa von Zeugen) oft sehr lückenhaft und divergent sind.

Grundlage für die Berechnung ist die Widmark-Formel:

$$A = c \times p \times r$$

wobei **A** die im Organismus befindliche Alkoholmenge in Gramm (mit Ausnahme der evtl. noch nicht resorbierten Menge), **c** die Blutalkoholkonzentration (in Gramm Ethanol pro kg Blut = Promille [‰]), **p** das Körpergewicht in kg und **r** den Reduktionsfaktor oder Verteilungsfaktor bedeuten. r hängt hauptsächlich von der körperlichen Konstitution ab. Personen mit relativ hohem Fettgewebsanteil (Pykniker, konstitutionsmäßig auch die meisten Frauen) haben einen relativ niedrigen r-Wert (etwa 0,6) und damit bei sonst gleichen Parametern in der Widmark-Formel eine höhere Blutalkoholkonzentration, während hagere Personen (Leptosome) u. U. einen r-Wert von 0,8 oder sogar höher aufweisen können. Für eine männliche Person »normaler Konstitution« bringt eine Rechnung mit r = 0,7 meist experimentell gut zu bestätigende Werte.

Die Widmark-Formel in der obigen Form kann (näherungsweise) zur Berechnung der resorbierten Alkoholmenge dienen, wenn c, p und r bekannt sind.

Zum Alkoholgehalt wichtiger Getränke (Auswahl) siehe ◘ Tab. 13.2

Nach Umformung zu

$$c = \frac{A}{p \times r}$$

kann man umgekehrt die Blutalkoholkonzentration (BAK) berechnen, wenn A, p und r bekannt sind.

Fallbeispiel
Anwendung der Widmark-Formel
Trinkt ein Kind (10 kg Körpergewicht) 2 große Esslöffel (Trinkvolumen 30 ml) einer ethanolhaltigen Tinktur mit 62 Vol.-% (entsprechend 62 Vol.-% × 8 = ca. 500 g Ethanol pro Liter), so lässt sich nach der Widmark-Formel folgende maximale Blutethanolkonzentration errechnen (zum Umrechnungsfaktor 8 s. u.):

$$\frac{15\,g\,Ethanol}{10\,kg\,KG \times 0,7} = 2,1\text{‰}\ (g\,Ethanol\,pro\,kg\,Blut)$$

Bei einer erwachsenen männlichen Person mit einem Körpergewicht von 70 kg würden dagegen nur etwa 0,3‰ (g Ethanol pro kg Blut) erreicht. Das Beispiel zeigt deutlich, dass auch kleinere Ethanolmengen für Kinder gefährlich sein können.

Um einigermaßen realitätsbezogene Werte zu erhalten, müssen weitere wichtige Größen (unterschiedliche Resorptionsdefizite und Abbauwerte) berücksichtigt werden. Die Zusammenhänge lassen sich anhand von praktischen Rechenbeispielen besonders anschaulich darlegen.

> **Die Rückrechnung auf der Basis einer analytisch exakt ermittelten Blutalkoholkonzentration liefert i. d. R. zuverlässigere Werte als die Berechnung aus Angaben zum Trinkverlauf.**

Der Alkoholgehalt in Vol.-% ist auf dem Etikett der Flasche deklariert. Umrechnung:
- Vol.-% × 8 = Gramm Alkohol pro Liter
- Beispiel: 40 Vol.-% × 8 = 320 g Alkohol pro Liter

◘ **Tab. 13.2** Alkoholgehalt von Getränken (Auswahl)

Getränkeart	Vol.-%	Alkoholmenge* (g/l)
»Alkoholfreies Bier«	0,5	4
Export- oder Pilsbier	5	40
Doppelbock	8	64
Weißwein	9–13	72–104
Rotwein	10–14	80–112
Sekt	8–12	64–96
Likörweine	14–20	112–160
Korn	32	256
Kräuterliköre	35	280
Doppelkorn	38	304
Weinbrand	36	288
Wodka/Whisky	40	320
Obstbrände	40–60	320–480
Inländerrum (Strohrum)	40–80	320–640

*Die Werte sind gemittelt, zahlreiche Ausnahmen sind möglich.

Der Alkoholgehalt ausgewählter Getränke in Vol.-% und in g/l kann ◘ Tab. 13.2 entnommen werden.

Die Rückrechnung vom Entnahmewert auf die Tatzeitkonzentration Die in der Blutprobe gemessene Alkoholkonzentration bezieht sich auf den Zeitpunkt der Blutentnahme. Liegt zwischen der zu einem späteren Zeitpunkt erfolgten Blutentnahme und einer zu beurteilenden Situation (z. B. Unfall) ein zeitliches Intervall, so muss zu der in der Blutprobe festgestellten Ethanolkonzentration ein Wert hinzugerechnet werden, der der Elimination des Ethanols in dieser Zeit entspricht. Voraussetzung ist allerdings, dass der Zeitpunkt, auf den zurückgerechnet wird, nicht in der Resorptionsphase lag.

> **Der gesicherte Mindestrückrechnungswert beträgt pro Stunde 0,1‰, der mögliche Höchstwert 0,2–0,3‰. Der wahrscheinliche Wert ist mit etwa 0,15‰ anzusetzen; er liegt beim Alkoholiker jedoch meist etwas darüber.**

Bei der Rückrechnung von Mindestwerten kann ein besonderes Problem auftreten, das in ◘ Abb. 13.3 verdeutlicht wird. Während die Rückrechnung vom Wert

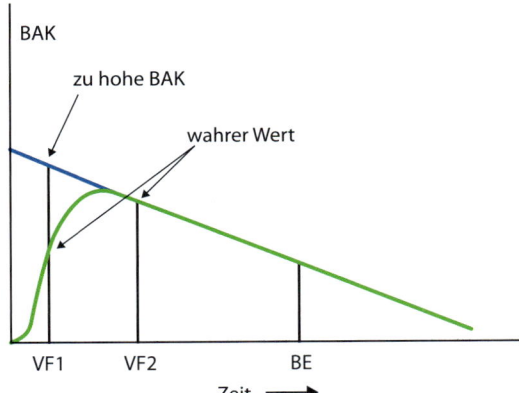

● Abb. 13.3 Die unterschiedlichen Resorptionsverhältnisse

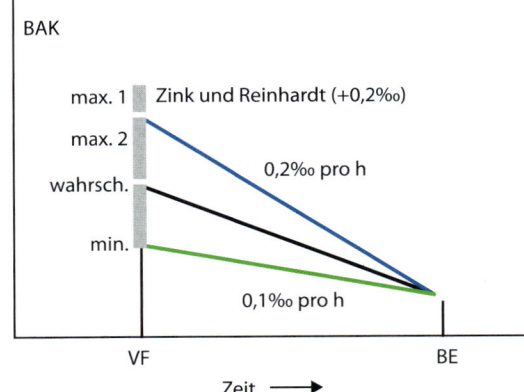

● Abb. 13.4 Die unterschiedlichen Rückrechnungsmög-
lichkeiten

der Blutentnahme (BE) auf den Vorfallszeitpunkt 2
(VF2) statthaft und ohne weitere Schwierigkeiten auch
möglich ist, da dieser Zeitpunkt bereits im geradlini-
gen Teil der Blutalkoholkurve liegt (die Resorption
also bereits weitestgehend abgeschlossen ist), würde
die lineare Rückrechnung auf einen in der Resorptionsphase liegenden Vorfallszeitpunkt 1 (VF1) einen
zu hohen Wert ergeben und den einer Verkehrsstraftat
Verdächtigen benachteiligen. Voraussetzung für eine
korrekte Rückrechnung ist daher, dass die Resorptionsphase zum Zeitpunkt des Vorfalls abgeschlossen
war. Somit kann für die Berechnung einer Blutalkoholkonzentration der Rekonstruktion des Trink-Endes
(z. B. im Rahmen einer Hauptverhandlung vor Gericht) größere Bedeutung zukommen als der Ermittlung des tatsächlichen Vorfallszeitpunkts, da nach
BGH St 25, 246 lediglich auf den Zeitpunkt des sicheren Resorptionsendes (maximal 120 min nach Trink-
Ende) zurückgerechnet werden darf.

Während der Minimalwert 0,1‰/h weitgehend
unumstritten ist, werden hinsichtlich des maximalen
Rückrechnungswertes, der bei der Beurteilung der
Schuldfähigkeit (strafrechtlichen Verantwortlichkeit)
zugrunde zu legen ist, unterschiedliche Auffassungen
vertreten. Häufig wird ein Wert von 0,2‰/h ange-
wandt. Zink und Reinhardt fanden aufgrund statisti-
scher Überlegungen in Verbindung mit zahlreichen
Trinkversuchen (Auswertung von 1486 Blutalkohol-
kurven), dass die maximale Blutalkoholkonzentration,
berechnet nach der Formel

$$BAK_{max} = BAK_{(Blutprobe)} + t \times 0{,}20^0/oo + 0{,}20^0/oo$$

in mehr als 99 % der Fälle eine Benachteiligung (im
Sinne fälschlich zugrunde gelegter zu niedriger
Maximalkonzentration) ausschließt, wobei t die Zeit

in Stunden zwischen Vorfall und Blutentnahme bedeutet.

In ● Abb. 13.4 sind die einzelnen Möglichkeiten der
Rückrechnung graphisch dargestellt: Ausgehend vom
Wert der Blutentnahme (BE) führt die Rückrechnung
auf den Vorfallszeitpunkt (VF) mit einem extrem niedrigen Wert von 0,1‰/h zum Mindestwert (»min«), der
i. d. R. für die Beurteilung der Verkehrstüchtigkeit am
günstigsten ist. Bei Rückrechnung mit 0,2‰/h ergibt
sich ein Maximalwert (»max 2«), der nach dem Verfahren von Zink und Reinhardt noch um den Zuschlag
0,2‰ zu erhöhen wäre (»max 1«) und der Beurteilung
der Schuldfähigkeit zum Vorfallzeitpunkt (VF) zugrunde gelegt werden kann. Der wahrscheinlichste Wert
(»wahrsch.«) ist dagegen im Mittelfeld zu suchen.

Die Differenz zwischen Mindest- und Maximalwert wird mit zunehmendem zeitlichem Abstand der
Blutentnahme vom Vorfallzeitpunkt größer, was häufig zu wenig realitätsbezogenen Werten führt.

Schließlich erhebt sich die Frage, ab welcher Alkoholkonzentration der Blutprobe (Entnahmewert) eine
Rückrechnung überhaupt zulässig ist. Im Allgemeinen wird die Rückrechnung von einem Blutentnahme-
wert von 0,15‰ mit einem Rückrechnungswert von
0,1‰/h für unbedenklich gehalten, wenn der Aus-
gangswert mit einem alkoholspezifischen Verfahren
(► Abschn. 13.1.8) bestimmt wurde.

Fallbeispiel
Berechnung der Blutalkoholkonzentration
Ein Angeklagter mit einem Körpergewicht von 65 kg
(r = 0,7) gibt an, von 16:00–20:00 Uhr 6 Gläser Bier
(5 Vol.-% × 8 = 40 g/l) zu je 0,4 l und 4 Gläser Korn
(32 Vol.-% × 8 = 256 g/l) zu je 2 cl (entsprechend 0,02 l)
getrunken zu haben. Welche Blutalkoholkonzentration
▼

kann zum Unfallzeitpunkt 23:30 Uhr als Maximalwert, Mindestwert und als wahrscheinlicher Wert vorgelegen haben?

Rechnung

Zunächst kann man berechnen, welche theoretische maximale Blutalkoholkonzentration durch den in den angegebenen Getränken enthaltenen Alkohol verursacht werden kann. 6 Gläser Bier zu je 0,4 l enthalten etwa 96 g Alkohol (2,4 Liter x 40 g/l) und 4 Gläser Korn zu je 2 cl enthalten etwa 20 g Alkohol (4 × 0,02 Liter = 0,08 Liter × 256 g/l = etwa 20 g). Es ergibt sich demnach eine Gesamtalkoholmenge von 116 g. Diese kann bei einer Person mit dem Reduktionsfaktor r = 0,7 und 65 kg Körpergewicht eine theoretische maximale Blutalkoholkonzentration von

$$c = \frac{A}{p \times r} = \frac{116\,g}{65\,kg \times 0{,}7} = 2{,}55‰$$

verursachen.

Berechnung des Maximalwertes: Zunächst ist unter der Annahme, dass sich ein möglichst hoher Wert günstig (z. B. auf die Beurteilung der strafrechtlichen Verantwortlichkeit) auswirkt, davon auszugehen, dass fast sämtlicher Alkohol resorbiert wurde, das von der BGH-Rechtsprechung geforderte Mindest-Resorptionsdefizit also lediglich 10 % betrug. Dies entspricht einer Alkoholmenge von 116 g × 0,9 = etwa 104 g. Weiterhin ist es günstig, von Trinkbeginn an einen möglichst niedrigen stündlichen Rückrechnungswert von 0,1‰ zugrunde zu legen. Trinkbeginn soll um 16:00 Uhr gewesen sein, der Vorfall um 23:30 Uhr. In dieser Zeit (7,5 h) sind mindestens 7,5 × 0,1‰ = 0,75‰ abgebaut worden, die vom Maximalwert abzuziehen sind. Für den Vorfallszeitpunkt 23:30 Uhr ergibt sich somit ein nicht mit Sicherheit ausschließbarer Maximalwert der Blutalkoholkonzentration von 2,29‰ minus 0,75‰ = etwa 1,54‰.

$$c = \frac{A}{p \times r} = \frac{104\,g}{65\,kg \times 0{,}7} = 2{,}29‰ - 0{,}75‰ = 1{,}54‰$$

Berechnung des Mindestwertes: Hier ist es für den Angeklagten günstig, wenn möglichst wenig Alkohol resorbiert wurde. Unter der Annahme eines hohen Resorptionsdefizits von 30 % (d. h. nur 70 % der Gesamtmenge von 116 g Alkohol, also etwa 81 g, wären resorbiert worden) ergibt sich zunächst eine Blutalkoholkonzentration von etwa 1,78‰. Weiterhin ist es für die Berechnung eines Mindestwertes und damit meist auch für die Beurteilung der Verkehrstüchtigkeit günstig, wenn man da- ▼

von ausgeht, dass von Trinkbeginn an möglichst viel Alkohol abgebaut wurde. Nimmt man im vorliegenden Fall an, dass in der gesamten Zeit zwischen Trinkbeginn (16:00 Uhr) und Vorfall (23:30 Uhr) pro Stunde 0,2‰ abgebaut wurden, so wäre vom Wert 1,78‰ für 7,5 h Abbau eine Konzentration von 7,5 × 0,2‰ = 1,50‰ in Abzug zu bringen, sodass sich für den Vorfallszeitpunkt 23:30 Uhr ein (allerdings wenig realistischer) Mindestwert von 1,78‰ minus 1,50‰ = 0,28‰ errechnen lässt.

$$c = \frac{A}{p \times r} = \frac{81\,g}{65\,kg \times 0{,}7} = 1{,}78‰ - 1{,}5‰ = 0{,}28‰$$

Berechnung des wahrscheinlichen Wertes: Bei dieser Berechnungsart sollen so weit wie möglich die tatsächlichen physiologischen Bedingungen in die Rechnung eingebracht werden, so etwa ein Resorptionsdefizit von 20 % und ein stündlicher Rückrechnungswert von 0,15‰. Die Rechnung sieht dann folgendermaßen aus: 80 % des Gesamtalkohols sind 0,8 × 116 g = etwa 93 g. Diese Menge kann eine BAK von etwa 2,04‰ verursachen. Von diesem Wert ist noch der wahrscheinliche Abbau von 7,5 × 0,15‰ = 1,13‰ abzuziehen, sodass sich eine wahrscheinliche Blutalkoholkonzentration von 2,04‰ minus 1,13‰ = 0,91‰, errechnen lässt.

$$c = \frac{A}{p \times r} = \frac{93\,g}{65\,kg \times 0{,}7} = 2{,}04‰ - 1{,}13‰ = 0{,}91‰$$

Es ergeben sich somit für das Fallbeispiel folgende aus Falldaten theoretisch berechenbare BAK-Werte als Tatzeitkonzentrationen:

- maximal: 1,54‰
- minimal: 0,28‰
- wahrscheinlich: 0,91‰.

Das Beispiel zeigt, wie bei einer Berechnung vorzugehen wäre, wenn man nach dem Grundsatz »in dubio pro reo« (Im Zweifel für den Angeklagten) die für einen Beschuldigten günstigsten Möglichkeiten (niedriger Wert bei der Beurteilung der Verkehrstüchtigkeit, möglichst hoher Wert bei der Begutachtung der strafrechtlichen Verantwortlichkeit) unterstellt und die bei der Berechnung zu beachtenden Variablen so wählt, dass sich jeweils der gewünschte Extremwert ergibt. Tatsächlich dürften aber bei einem Trinkversuch mit einer größeren Anzahl von Versuchspersonen, die den im Beispiel geschilderten Fall nachvollziehen, nur wenige Testpersonen oder gar keine die errechneten Extremwerte zeigen. Der weitaus größte Teil der Versuchsteilnehmer hätte eine Blutalkoholkonzentration im Bereich des wahrscheinlichen Wertes (um 0,9‰), wobei die Verteilung große Ähnlichkeit mit einer

Gauß-Glockenkurve hätte: Je weiter man sich vom wahrscheinlichen Wert entfernt, umso geringer wäre die Wahrscheinlichkeit einer solchen Blutalkoholkonzentration. Die Extremwerte haben also eher hypothetischen Charakter, sind aber in foro mit letzter Sicherheit nicht auszuschließen.

13.1.7 Nachtrunk und Doppelblutentnahme

Ein Nachtrunk, d. h. der Genuss alkoholischer Getränke nach einem rechtserheblichen Ereignis (beispielsweise einem Verkehrsunfall mit anschließender Flucht) spielt in der forensischen Gutachterpraxis eine große Rolle. Nach einem feuchtfröhlichen Abend (Vortrunk) kommt es zu einem Unfall. Der Fahrer kann flüchten und präsentiert der erst später eintreffenden Polizei eine kurz vorher entleerte Flasche mit der Bemerkung, er habe diese erst nach der Rückkehr in seiner Wohnung ausgetrunken (Nachtrunk).

Die ◘ Abb. 13.5 soll die wichtigsten Zusammenhänge verdeutlichen: Vor einem Unfall (VF) habe Alkoholkonsum stattgefunden, die Resorption war zum Vorfallszeitpunkt praktisch abgeschlossen, was sich in weitgehend linearem Verlauf der Blutalkoholkurve (postresorptive Phase) ausdrückt. Einige Zeit nach dem Vorfall (VF) sei ein Nachtrunk (NT) erfolgt, der anschließend zu einem erneuten Anstieg der Blutalkoholkonzentration führte. Auf den Eliminations-Ast der ersten Blutalkoholkurve wurde somit quasi eine neue Blutalkoholkurve »aufgepfropft«. Zu verschiedenen Zeiten nach dem Nachtrunk wurden Blutentnahmen (1. bis 4. BE) durchgeführt, deren Aussagefähigkeit nachfolgend diskutiert werden soll:

Zunächst ist festzuhalten, dass eine Rückrechnung auf den Vorfallszeitpunkt VF (► Abschn. 13.1.6) ohne Berücksichtigung des Nachtrunkes in jedem Fall zu einer höheren Blutalkoholkonzentration (Tatzeitkonzentration) führt als sie tatsächlich vorhanden war. Bei linearer Rückrechnung würden sich die Rückrechnungskonzentrationen R1, R2 und R3 + 4 ergeben. Von diesen zu hohen Werten, die für die Beurteilung beispielsweise der Verkehrstüchtigkeit ungünstig sind, ist also ein Anteil abzuziehen, der den Nachtrunk berücksichtigt. Um einen für die Beurteilung der Verkehrstüchtigkeit i. d. R. günstigsten Mindestwert zu ermitteln, zieht man vom ohne Nachtrunk ermittelten Mindestwert den mithilfe der Widmark-Formel berechneten Maximalwert des Nachtrunkes ab.

An dieser Stelle soll kurz auf die sog. Doppelblutentnahme eingegangen werden: Würde man im vorliegenden Fall (◘ Abb. 13.5) kurz nach dem Nachtrunk

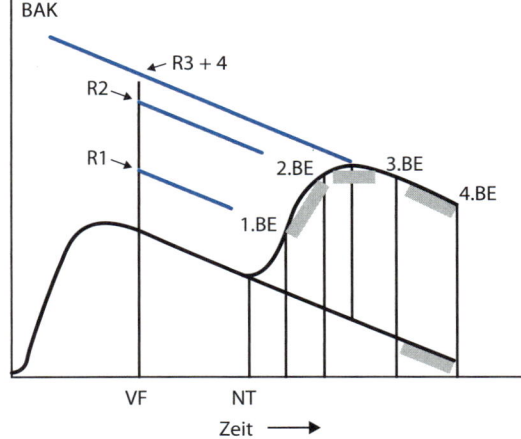

◘ **Abb. 13.5 Verlauf der Blutalkoholkurve bei Nachtrunk**

innerhalb der Resorptionsphase zwei Blutproben (1. und 2. BE) in einem zeitlichen Abstand von beispielsweise 20 min entnehmen und analysieren, so wäre damit zu rechnen, dass die Alkoholkonzentration der ersten Blutprobe (1. BE) kleiner ist als die der zweiten (2. BE). Dies könnte man als deutlichen Hinweis auf einen Nachtrunk interpretieren, ebenso wie den Fall, dass beide Blutentnahmen etwa gleiche Werte aufweisen. Letzteres würde dafür sprechen, dass die Doppelblutentnahme im Bereich des Maximums der (Nachtrunks-)Blutalkoholkurve erfolgt ist. Bei Entnahme der beiden Blutproben längere Zeit nach dem Nachtrunk in der sog. postresorptiven Phase ergibt sich für die Blutalkoholkurve mit oder ohne Nachtrunk ein weitgehend identischer Verlauf, dadurch charakterisiert, dass die zeitlich früher entnommene Blutprobe (3. BE) eine höhere Konzentration aufweist als die später (4. BE) gewonnene. Der letztere Befund ist somit nicht geeignet, einen Nachtrunk auszuschließen, er stützt ihn allerdings auch nicht. Auch im Bereich des Kurvenmaximums spricht ein gemessener Abfall der Blutalkoholkurve keinesfalls gegen einen Nachtrunk: Ein Diffusionssturz könnte den »fallenden Charakter« verursacht haben. Eine Doppelblutentnahme ist nur dann aussagekräftig, wenn zwischen dem Ende des Nachtrunks und der 1. Blutentnahme ein Zeitintervall <1 Stunde liegt und sie sollte als flankierendes Beweismittel im Rahmen einer Gesamtbewertung des Falles unter Einbeziehung anderer Kriterien (z. B. Ausfallerscheinungen anlässlich der Sistierung und Blutentnahme, Veränderung des Zustandsbildes im zeitlichen Verlauf) herangezogen werden.

Wegen der eingeschränkten Aussagefähigkeit der Doppelblutentnahme stellt die Begleitstoffanalyse

(▶ Abschn. 13.1.8) inzwischen eine meist validere Grundlage für die Begutachtung von Nachtrunkangaben dar.

13.1.8 Analytik

Blutentnahme und Bestimmung der Blutalkoholkonzentration (BAK)

Die sich an die Blutentnahme anschließende Bestimmung der Blutalkoholkonzentration (BAK) muss insbesondere im forensischen Bereich mit den tiefgreifenden strafrechtlichen Konsequenzen (◘ Tab. 13.4) höchsten Anforderungen an die Genauigkeit und Spezifität genügen, die auch vom Gesetzgeber und der Gesellschaft für Toxikologische und Forensische Chemie (GTFCh) gefordert werden.

Blutentnahme Die Blutentnahme muss durch einen Arzt nach den Regeln der ärztlichen Kunst erfolgen. Rechtsgrundlage ist der § 81a StPO. Sie ist vom Probanden zu dulden und kann (im Gegensatz zur Atemalkoholprobe) erforderlichenfalls von der Polizei mit körperlicher Gewalt durchgesetzt werden. Beim Lebenden sollte die Entnahme aus der Kubitalvene (Ellenbeuge), bei der Leiche dagegen aus der Femoralvene (Oberschenkel) erfolgen. Dieser magenferne Entnahmeort stellt sicher, dass während einer längeren Liegezeit der Leiche kein Alkohol aus dem Magen zum Entnahmeort der Blutprobe diffundieren und hier den Alkoholgehalt verändern kann, was beispielsweise bei Herzblut beobachtet wurde.

Analysenverfahren zur BAK-Bestimmung Grundsätzlich muss zwischen der Alkoholbestimmung für klinische und der für forensische Zwecke differenziert werden, da je nach Fragestellung höchst unterschiedliche Anforderungen hinsichtlich der Genauigkeit der Messergebnisse bestehen. Für die klinische Einschätzung des Grades einer Alkoholvergiftung bedarf es keiner Blutalkoholbestimmung, die zwei Stellen hinter dem Komma berücksichtigt, wie dies bei der Messung für forensische Zwecke gefordert wird. Grundsätzlich ist aber auch in der Klinik damit zu rechnen, dass Messergebnisse forensisch relevant werden können, d. h. in Gerichtsverfahren verwertet werden. Dies betrifft beispielsweise Arbeitsunfälle. In diesem Zusammenhang ist häufig die Frage nach der Validität einer Blutalkoholbestimmung zu beantworten, der lediglich ein Messwert mit einem enzymatischen Verfahren zugrunde liegt. Da in vielen klinisch-chemischen Untersuchungsstellen keine Möglichkeit zur Blutalkoholbestimmung für forensische Zwecke, d. h. nach den strengen Richtlinien des früheren Bundesgesundheitsamtes (jetzt Bundesinstitut für Arzneimittel und Medizinprodukte) besteht, sollte eine gesonderte Blutprobe mit einer hierzu geeigneten Venüle entnommen und fest verschlossen im Kühlschrank bei etwa +4 °C (keinesfalls aber tiefgefroren) gelagert werden.

> ❯ Nach den Vorschriften des früheren Bundesgesundheitsamtes muss die Bestimmung der Blutalkoholkonzentration (BAK) nach zwei unabhängigen Methoden bzw. zugelassenen Varianten erfolgen. Es ist ein Mittelwert aus 4 Einzelwerten (pro Methode 2 Werte) zu bilden, die eine bestimmte Variationsbreite nicht überschreiten dürfen.

Folgende Verfahren sind zugelassen:
- **Methode nach Widmark:** Dieses Verfahren benutzt das Reduktionsvermögen des Ethanols gegenüber gelbem Chromat (Cr^{6+}) in Schwefelsäure, das zu grünem Cr^{3+} reagiert. Messtechnische Grundlage ist eine isotherme Mikrodestillation mit anschließender fotometrischer oder titrimetrischer Bestimmung. Das bereits 1922 von Widmark entwickelte Verfahren ist künftig nicht mehr vorgesehen und zugelassen.
- **ADH-Verfahren:** Die enzymatische Ethanolbestimmung verläuft analog der Biotransformation des Alkohols in der Leber. Alkoholdehydrogenase katalysiert die Oxidation von Ethanol zu Acetaldehyd bei gleichzeitiger Reduktion von Nicotinamidadenindinucleotid (NAD^+) zu NADH, das anhand seines Wellenlängenmaximums bei 340 nm fotometrisch gemessen wird.
- **Die gaschromatographische Methode in der Head-Space-Variante:** Bei diesem Verfahren wird nicht die Blutprobe selbst, sondern der Dampfraum darüber untersucht und im Gaschromatographen in die Einzelkomponenten (Alkohole und andere flüchtige Substanzen) aufgetrennt. Die zeitliche Abfolge der Signale im Gaschromatogramm ist charakteristisch für die Art der Substanz, während die Höhe des Signals der Menge bzw. Konzentration entspricht.

Spezifität der Verfahren Die gaschromatographische Blutalkoholbestimmung ist die spezifischste aller erwähnten Methoden. Während das Widmark-Verfahren auf alle flüchtigen und leicht oxidierbaren Substanzen anspricht, und auch die ADH-Methode noch durch andere Alkohole (z. B. Isopropylalkohol aus Kosmetika) gestört werden kann, wird bei einwandfrei durchgeführter gaschromatographischer Alkoholbestimmung selbst bei faulen Blutproben mit Sicherheit nur Ethanol erfasst.

Faktoren Die verfügbaren Serumkontrollproben geben die Sollwerte in g/l (bzw. mg/dl) an, also in **Gewicht-pro-Volumen-Prozenten**, die Blutalkoholkonzentration muss aber in g/kg angegeben werden (**Gewicht-pro-Gewicht-Prozente** = »forensische Promille«).

Umrechnungsmöglichkeit:

$$\frac{g/l}{spez.\,Gewicht\,Serum} = \frac{g}{kg}\,(\text{»forensische Promille«})$$

Wert für das spez. Gewicht (Dichte) des Serums (Dimension [kg/l]): 1,03 (nach Forster und Joachim)

Wenn man eine Eichkurve mit g/l-**Serum**kontrollen angefertigt hat, müssen also alle Werte durch die Dichte (1,03) dividiert werden, um das Ergebnis in g/kg zu erhalten (= »forensische Promille«).

Außerdem fordert die Rechtsprechung die Angabe der **Blut**alkoholkonzentration und nicht die der **Serum**alkoholkonzentration.

Umrechnungsmöglichkeit:

$$\frac{\textbf{Serum}\text{alkoholkonzentration}}{1,2} = \textbf{Blut}\text{alkoholkonzentration}$$

Der Divisor kann zwar schwanken, man hat sich aber auf **1,2 geeinigt**.

Beide Divisoren werden in der Laborpraxis häufig zusammengezogen:

$$1,03 \times 1,2 = 1,236$$

Begleitstoffanalyse

Die Messung der Ethanolkonzentration im Blut lässt lediglich Rückschlüsse auf die Menge des konsumierten Alkohols zu. Viele alkoholische Getränke enthalten jedoch außer Ethanol noch andere flüchtige Substanzen (z. B. Methanol, 1-Propanol, iso-Butanol, 1-Butanol und 2-Butanol), die im Rahmen der Begleitstoffanalyse gaschromatographisch ebenfalls nachgewiesen und quantifiziert werden können. Da die Begleitstoffprofile der meisten Getränkesorten bekannt sind oder mit Vergleichsproben ermittelt werden können, ist es möglich, Aussagen über die Art und Menge der aufgenommenen Getränke zu machen. Die Begleitstoffanalyse hat sich inzwischen als Methode zur Überprüfung von Nachtrunkbehauptungen etabliert und die Doppelblutentnahme in den Hintergrund gedrängt.

Alkoholkonsummarker

Alkohol wird relativ rasch aus dem Organismus eliminiert und auch ein Mensch mit Alkoholproblemen ist häufig noch in der Lage, beispielsweise zu einer Untersuchung nüchtern zu erscheinen. Von Interesse sind daher Indikatoren, die im Nüchternzustand Aussagen über die Alkoholgewöhnung und andere evtl. damit in Zusammenhang stehende Probleme ermöglichen. Solche Fragen stellen sich beispielsweise in Verbindung mit der Überwachung einer Therapie oder Beurteilung der Fahreignung durch die Zulassungsbehörde im Rahmen der Medizinisch-Psychologischen-Untersuchung (MPU).

Methanol Erhöhte Methanolkonzentrationen im Blut werden als Hinweis auf chronischen Alkoholkonsum angesehen. Methanol befindet sich in fast allen alkoholischen Getränken. Die toxikokinetische Basis für Methanol als Alkoholismusmarker ist die Beobachtung, dass die Methanolkonzentration im Blut im Wesentlichen erst bei Blutethanolkonzentrationen unterhalb von etwa 0,2‰ abzusinken beginnt. Dies bedeutet wiederum, dass bei Personen, die über längere Zeiträume Blutalkoholkonzentrationen oberhalb dieses Bereichs aufweisen, mit einer Kumulation von Methanol zu rechnen ist. Inzwischen wird eine Entscheidungsgrenze von 10 mg Methanol pro Liter Blut vorgeschlagen. Werte darüber deuten auf chronischen Alkoholkonsum hin, falls keine methanolreichen Getränke (z. B. einige Obstbranntweine) konsumiert wurden. Derartige Rückschlüsse sollen jedoch nicht isoliert erfolgen. Vielmehr müssen weitere Beurteilungskriterien herangezogen werden, z. B. der ärztliche Untersuchungsbericht anlässlich der Blutentnahme (unauffälliges Verhalten trotz hoher Blutalkoholkonzentration).

γ-GT und MCV Als weitere sog. Alkoholismusmarker dienen die γ-GT (Gamma-GT = Gamma-Glutamyltransferase) und das MCV (mittleres korpuläres Erythrozytenvolumen). Häufig werden das Auftreten von Aceton und iso-Propanol als Indikator für alkoholinduzierte Stoffwechselstörungen angesehen, die allerdings auch andere Entstehungsursachen haben können.

In diesem Zusammenhang spielt außerdem das CDT (Carbohydrate Deficient Transferrin) eine wichtige Rolle. CDT ist eine Variante des Transferrins. Bei längerem Alkoholkonsum (meist täglichen Mengen über 60 Gramm Ethanol über mehrere Wochen hinweg) treten Strukturänderungen der Transferrinmoleküle auf, die in Form des CDT messbar sind. Die diagnostische Spezifität und Sensitivität von CDT werden als relativ hoch bezeichnet.

□ **Tab. 13.3** Wichtige Alkoholkonsummarker. (Modifiziert nach Iffland und Grassnack 1995, »Epidemiologische Untersuchungen…« Blutalkohol 32, 26–41 sowie Thierauf et al. 2011, »Alkoholkonsummarker«. Rechtsmedizin 21, 69–79)

Indikator (Marker)	Hinweis
Blutalkoholkonzentration (BAK)	Akuter Alkoholkonsum Momentaufnahme der Alkoholisierung
CDT	Mehrwöchiger massiver Alkoholkonsum (ca. 60 – 80 g Alkohol täglich)
γ –GT	Langfristiger (chronischer) Alkoholkonsum (ca. 80 – 200 g Alkohol täglich)
Mittleres korpuläres Erythrozyten- Volumen (MCV)	Längerfristiger Konsum moderater Alkoholmengen (< 40 g Alkohol täglich)
Methanol	Alkoholkonsum ohne wesentl. Nüchternphase
Aceton und iso-Propanol	Alkoholinduzierte Stoffwechselstörungen
Fettsäureethylester (FSEE)	Kurzzeitmarker im Blut
Ethylglucuronid (EtG)	Valider Abstinenzmarker (spezifisch für Alkohol)*
Ethylsulfat (EtS)	Ebenfalls valider Abstinenzmarker*

* z. B. außerhalb des diagnostischen Fensters der Blut- und Urinalkoholbestimmung (insbesondere zur effektiven Abstinenzkontrolle)

Bedeutung von Ethylglucuronid (EtG) und Fettsäureethylester (FSEE) Ethylglucuronid und Fettsäureethylester sind ausschließlich aus Ethanol gebildete nicht flüchtige Stoffwechselprodukte, die daher auch in die Haare eingelagert werden und somit eine längerfristige Abstinenzkontrolle gestatten. Ein Nachweis von EtG bzw. FSEE im Blut und Harn beweist eine Alkoholaufnahme selbst dann, wenn kein Alkohol mehr in diesen Körperflüssigkeiten feststellbar ist. Das diagnostische Zeitfenster hängt von der konsumierten Alkoholmenge ab und wird mit bis zu 18 h im Serum und 36 h im Harn angegeben.

Zur Orientierung hinsichtlich der Aussagekraft der einzelnen Indikatoren kann eine von Iffland und Grassnack sowie Thierauf et al. publizierte Übersicht dienen (□ Tab. 13.3).

13.1.9 Verdachtsgewinnung und Beweissicherung

Substanzbezogene Vortests (Alkohol, Drogenvortests) werden meist erst aufgrund eines konkreten Verdachts durchgeführt und dienen der Beweissicherung. Als besonders effektiv hat sich ein Schulungsprogramm **»Drogenerkennung im Straßenverkehr«** der Bundes-

anstalt für Straßenwesen (BAST) erwiesen. Darin werden Erkennungsstrategien für Alkohol- und Drogenbeeinflussung beschrieben, die sich auf folgende Situationen bzw. Merkmale beziehen:

- **Phase 1: Fahrzeug im fließenden Verkehr:**
  - Fahrweise (z. B. Schlangenlinien, Missachtung von Verkehrsampeln, Orientierung an der Fahrbahnmitte, Befahren der Mittellinie, unangepasste Geschwindigkeit, Missachtung der Vorfahrt von anderen Verkehrsteilnehmern, offensichtliches Benutzen von Umwegen und gesperrten Straßen, zu dichtes Auffahren, grundloses Anhalten, abruptes Bremsen und Beschleunigen), insbesondere aber Unfälle aufgrund obiger Fahrweise bzw. Fahrfehler
  - Fahrzeugbedienung (Fahren ohne Licht, keine oder fehlerhafte Betätigung der Fahrtrichtungsanzeiger, grundloses Betätigen von Fernlicht und Hupsignalen)
  - Fahrzeugmängel und Fahrzeugzustand (z. B. auffälliges Design)
  - Verhalten der Insassen während der Fahrt (z. B. Werfen von Drogen oder Drogenutensilien aus dem Fahrzeug)
  - Beobachtungen beim Anhalten (Reagieren auf optische und akustische Zeichen)

- **Phase 2: Kontakt mit dem Fahrer:**
  - insbesondere die Reaktion des Fahrers auf die Anhalteaufforderung
  - Auffälligkeiten beim Fahrer und den Insassen
  - Verhalten des Fahrers und der Insassen
  - Aussteigen aus dem Fahrzeug, Gang
  - verdächtige Utensilien
- **Phase 3: Sistierung, Tests, ärztliche Untersuchung, Probennahme:** Im »Protokoll und Antrag zur Feststellung von Alkohol im Blut bzw. von Drogen/Medikamenten im Blut und Harn« (Teil B. »Ärztlicher Untersuchungsbericht«) werden wichtige Beobachtungen und Befunde protokolliert, die sich allerdings auf den Zeitpunkt der Blutentnahme(n) beziehen und nicht unbedingt das Zustandsbild des Probanden zum Vorfallszeitpunkt wiedergeben (Beachte! – Nachtrunk).
  - Nach einer Befragung zu Narkose, Blutverlust, Schock und Erbrechen werden insbesondere Angaben zur Fremdstoffeinnahme (Medikamente/Drogen) sowie zu Krankheiten und Verletzungen protokolliert. Es folgt der eigentliche Untersuchungsbefund mit zahlreichen Proben, Beobachtungen und Tests, z. B.:
    - Schriftprobe
    - Gangproben (inkl. plötzlicher Kehrtwendung nach vorherigem Gehen)
    - Pupillengröße und -reaktion,
    - Drehnystagmus (in 10 Sekunden 5-mal mit offenen Augen um die Körperlängsachse Drehen, danach Fixieren des in ca. 30 cm vorgehaltenen Zeigefingers: Werte über ca. 6 Sekunden sind auffällig)
    - Romberg-Test (Prüfung des Schwankens beim Stehen mit geschlossenen Augen, geschlossen stehenden Füßen und vorgehaltenen Armen)
    - Finger-Finger- und Nasen-Finger-Probe
    - Beurteilt werden weiterhin Sprache, Bewusstsein, Denkablauf, Verhalten, Stimmung, Vortäuschung von Trunkenheitssymptomen sowie der Gesamteindruck

Seit einigen Jahren werden diese Beobachtungen durch einen polizeilichen »Bericht zu auffälligen Merkmalen insbesondere z. B. Alkohol und Drogen« ergänzt. Dieser ist zeitlich meist näher am Vorfallzeitpunkt, da er i. d. R. bereits die Beobachtungen der Polizei anlässlich der Sistierung enthält.

Auffälligkeiten hinsichtlich der genannten Beobachtungsphasen sind geeignet, einen Verdacht auf Drogen- und/oder Medikamentenbeeinflussung zu begründen. Dabei sind allerdings zahlreiche Ausfälle

abzugrenzen, die nicht auf Alkohol- und Drogenwirkungen zurückgehen, sondern aufgrund von Krankheiten, Schlafmangel und anderen fremdstoffunabhängigen Einschränkungen ausgelöst sein können. Hierzu gehören beispielsweise Leistungseinbußen bei Gang (Behinderungen) und Sprache (Sprachfehler, Stottern). Treten diese auch im nüchternen Zustand auf (z. B. bei einer erneuten polizeilichen Vernehmung oder anlässlich der Hauptverhandlung bei Gericht), können sie nicht mehr als Beweisanzeichen für eine Fremdstoffbeeinflussung dienen.

13.1.10 Toxikodynamik des Alkohols

Hierbei ist vor allem zwischen verkehrsmedizinisch und klinisch-toxikologisch bedeutsamen Wirkungen zu unterscheiden.

Verkehrsmedizinische Relevanz

Zahlreiche verkehrsmedizinisch bedeutsame Ausfälle und Leistungseinbußen sind bereits beschrieben und in ◻ Tab. 13.1 dargestellt. Untersuchungen zeigen, dass das Verkehrsunfallrisiko bei 0,6‰ bereits verdoppelt und bei 1,5‰ sogar 25-mal höher als beim Nüchternen ist.

Nach Alkohol- und Drogenkonsum treten vor allem folgende Störungen auf, die auch häufige Ursachen für Fahrfehler sind:

- alkoholbedingte Enthemmung und gesteigerte Risikobereitschaft (dadurch häufig überhöhte Geschwindigkeit, Imponiergehabe und rücksichtsloses Verhalten)
- Störung der distributiven Aufmerksamkeit (mehrere Aufgaben können nicht gleichzeitig bewältigt werden, z. B. Bedienen des Radios oder Aufheben einer heruntergefallenen Zigarette während des Fahrens)
- Verlängerung der Reaktionszeit (z. B. Auffahrunfälle oder zu spätes Erkennen von Gefahrensituationen)
- Einschränkung des Gesichtsfelds (»Tunnelblick«)
- eingeschränkte Hell-Dunkel-Adaption (optische Blackouts)
- Erhöhte Blendempfindlichkeit (insbesondere bei nasser Fahrbahn und im Dunkeln)
- Beeinträchtigungen der Sehschärfe (z. B. bereits bei 0,4–0,7‰ um etwa 15 % und zwischen 0,8 und 1,1‰ um 25–30 % verminderte Sehschärfe in die Ferne)
- Beeinträchtigungen des Tiefensehens (z. B. zwischen 0,6 und 1,2‰ richtige Endeinstellung, aber doppelte Zeit und zwischen 0,8 und 1,1‰ um knapp die Hälfte der Nüchternleistung vermindert)

— Eingeschränkte Wahrnehmung für rotes Licht (z. B. von Verkehrsampeln und Bremsleuchten)
— Orientierungsverlust (z. B. beim Kurvenfahren).

❗ **In der Resorptionsphase treten alkoholbedingte Fahrfehler häufiger und stärker auf als bei vergleichbaren Werten in der postresorptiven Phase (Eliminationsphase).**

Die Alkoholwirkung (psychophysische Leistungsfähigkeit) kann nicht nur interindividuell, hauptsächlich durch die erworbene Alkoholgewöhnung (Toleranz) bedingt, sondern auch intraindividuell z. B. durch Ermüdung, Stress, Erkrankungen, Medikamente, Hangover (»Kater«) unterschiedlich stark ausgeprägt sein.

Klinisch-toxikologische Relevanz

Wegen seiner großen Verbreitung und leichten Verfügbarkeit spielt der Alkohol in der klinisch-toxikologischen Praxis eine große Rolle. Im Rahmen letaler Monointoxikationen werden häufig Werte über 3,5‰ festgestellt. Allerdings werden wesentlich höhere Konzentrationen überlebt. Eine große Rolle spielen beispielsweise die allgemeine körperliche Verfassung und (Vor-)Erkrankungen, daneben aber auch äußere Faktoren wie etwa die Umgebungstemperatur. Der Tod tritt häufig erst nach Stunden durch Atemlähmung bzw. zunehmende Hirnschwellung (Ödem) ein.

Zur häufigen Interaktionen zwischen Alkohol und anderen Fremdstoffen siehe ▶ Abschn. 13.2).

13.1.11   Forensische Aspekte zur Beurteilung der Fahrtüchtigkeit (Fahrsicherheit)

Vom Führer eines Kraftfahrzeugs wird grundsätzlich die **Fahreignung** (Fahrtauglichkeit) gefordert, die beispielsweise bei bestimmten körperlichen, geistigen oder charakterlichen Mängeln nicht gegeben sein kann. Die einer fehlenden Fahreignung zugrunde liegenden Einschränkungen beziehen sich i. d. R. auf einen längeren Zeitabschnitt.

Bezogen auf eine konkrete Verkehrssituation ist generell zwischen der **Fahrfähigkeit** (Fahrfertigkeit) und der **Fahrtüchtigkeit** (Fahrsicherheit) zu unterscheiden. Fahrfähig ist schlechthin auch ein erheblich alkoholisierter Kraftfahrer, der sein Fahrzeug noch bewegen kann. Fahrtüchtig ist er aber nur dann, wenn er situations- und zeitbezogen in der Lage ist, psychophysisch den hohen Anforderungen des modernen Straßenverkehrs zu genügen.

In der Bundesrepublik Deutschland existieren für Kraftfahrer die in ◻ Tab. 13.4 genannten Grenzwerte.

Weiterhin: Ab einem BAK-Wert von 1,6‰ oder einer AAK von 0,8 mg/l oder mehr ist zur Wiedererlangung der Fahrerlaubnis eine erfolgreiche medizinisch-psychologische Untersuchung (MPU) erforderlich (§ 13 Nr. 3c FeV).

Die umfangreichen Vorschriften wirken auf den Laien oft verwirrend. Auf der einen Seite kann er sich beispielsweise bereits ab einer Blutalkoholkonzentration von »nur« 0,3‰ strafbar machen, falls es deswegen zu einem Unfall kommt. Andererseits ist aber bei deutlich höheren BAK-Werten zwischen 0,5 und 1,09‰ lediglich ein Bußgeldtatbestand erfüllt, falls sonst keine Ausfallerscheinungen vorliegen.

Zum **Nachweis der absoluten Fahruntüchtigkeit** genügt eine BAK von 1,1‰ oder darüber, bzw. eine Alkoholmenge im Körper, die auch später zu einer BAK von mindestens 1,1‰ führte.

Für den **Nachweis der relativen Fahruntüchtigkeit** werden dagegen zusätzliche Beweisanzeichen gefordert, wie etwa alkoholtypische Fahrfehler (z. B. Schlangenlinien, Auffahrunfall, Abkommen von der Fahrbahn im Kurvenbereich), alkoholtypische Ausfallerscheinungen (z. B. lallende Sprache und schwankender Gang) oder Fahren unter erschwerten Bedingungen (z. B. mangelnde Alkoholgewöhnung, Müdigkeit, Resorptionsphase, Dunkelheit, Krankheit).

❯ **Grundsätzlich gilt: Je höher die verlangte Leistung zur Tatzeit ist, umso eher tritt unter Alkoholeinfluss Versagen auf. Außerdem sind zum Nachweis der relativen Fahruntüchtigkeit die Anforderungen an die Qualität der Beweisanzeichen umso höher, je niedriger die festgestellte BAK im Bereich zwischen 0,3 und 1,09‰ ist.**

Grenzwerte für absolute Fahruntüchtigkeit nach dem Konsum von **Drogen** und anderen **berauschenden Mitteln** (z. B. Medikamenten) existieren derzeit nicht. Diese Problematik wird im Abschnitt Forensische Toxikologie (▶ Abschn. 13.2) bei der Behandlung der Drogen und Medikamente eingehender erörtert.

Wichtig sind folgende Rechtsvorschriften: § 24a Straßenverkehrsgesetz (StVG), wonach das Führen eines Kraftfahrzeuges im Straßenverkehr unter dem Einfluss von Alkohol und andern berauschenden Mitteln eine Ordnungswidrigkeit ist:

§ 24a StVG [Ordnungswidrigkeiten wegen Genusses von Alkohol oder anderen berauschenden Mitteln]
(1) Ordnungswidrig handelt, wer im Straßenverkehr ein Kraftfahrzeug führt, obwohl er 0,25 mg/l oder mehr Alkohol in der Atemluft oder 0,5 Promille oder mehr Alkohol im Blut oder eine Alkoholmenge im Körper hat, die zu einer solchen Atem- oder Blutalkoholkonzentration führt.
▼

☐ **Tab. 13.4** Grenzwerte für Kraftfahrer (Zusammenstellung: B.A.D.S. Stand 2011)

BAK	Erläuterungen
0,0‰	Fahrern oder Fahrerinnen, die sich noch in der Probezeit gem. § 2 a Abs. 1 StVG befinden, oder das 21. Lebensjahr noch nicht vollendet haben, ist es untersagt, als Führer eines Kraftfahrzeugs im Straßenverkehr alkoholische Getränke zu sich zu nehmen oder die Fahrt anzutreten, obwohl sie noch unter der Wirkung eines solchen Getränks stehen. Werte bis 0,2‰ werden jedoch toleriert (s. Anmerkung zu § 24c StVG)
≥ 0,3‰ und < 1,1‰	Werden bei einem/einer Kraftfahrzeugführer/in während der Fahrt **Ausfallerscheinungen** bemerkt oder verursacht er/sie eine gefährliche Verkehrssituation oder gar einen Unfall und wird zum Vorfallszeitpunkt eine BAK von 0,3‰ oder mehr festgestellt, dann ist nach ständiger Rechtsprechung die Möglichkeit in Betracht zu ziehen, dass der Alkohol (eine) der Ursachen für diese **relative Fahruntüchtigkeit** gewesen ist. Kann dies nachgewiesen werden, dann kommt, je nachdem, ob der Vorfall folgenlos geblieben ist oder zu einer konkreten Gefahr oder gar zu einem Unfall geführt hat, eine Verurteilung wegen Trunkenheit im Verkehr (**§ 316 StGB**) oder wegen Gefährdung des Straßenverkehrs (**§ 315c Abs. 1 Nr. 1a StGB**) in Betracht.
≥ 0,5‰ und < 1,1‰	Wer als Kraftfahrer/-in mit einer BAK von 0,5‰ oder mehr oder mit einer Atemalkoholkonzentration von 0,25 mg/l oder mehr angetroffen wird, wird wegen einer Ordnungswidrigkeit nach **§ 24a Abs. 1 StVG** verfolgt, selbst wenn es zu keinerlei alkoholbedingten Ausfallerscheinungen gekommen ist. Die so genannten Gefahrengrenzwerte von 0,5‰ BAK bzw. 0,25 mg/l AAK sind seit dem 01.04.2001 an die Stelle der früheren »0,8‰-Grenze« getreten.
≥ 1,1‰	Ab einem BAK-Wert von 1,1‰ beginnt nach ständiger Rechtsprechung der Bereich der **absoluten Fahruntüchtigkeit**. Wer als Kraftfahrer/-in so viel oder mehr Alkohol im Blut hat, gilt allein deswegen und ohne dass der Beweis des Gegenteils möglich wäre, als unfähig, am motorisierten Straßenverkehr teilzunehmen und macht sich wegen Trunkenheit im Verkehr (**§ 316 StGB**) oder – wenn ein Unfall passiert oder beinahe passiert wäre – wegen Gefährdung des Straßenverkehrs (§ 315c Abs. 1 Nr. 1a StGB) strafbar.
≥ 1,6‰	Ab einem BAK-Wert von 1,6‰ liegt bei Radfahrern absolute Fahruntüchtigkeit vor.

(2) Ordnungswidrig handelt, wer unter der Wirkung eines in der Anlage zu dieser Vorschrift genannten berauschenden Mittels im Straßenverkehr ein Kraftfahrzeug führt. Eine solche Wirkung liegt vor, wenn eine in dieser Anlage* genannte Substanz im Blut nachgewiesen wird. Satz 1 gilt nicht, wenn die Substanz aus der bestimmungsgemäßen Einnahme eines für einen konkreten Krankheitsfall verschriebenen Arzneimittels herrührt … (* Auf diese Anlage wird im ▶ Abschn. 13.2 eingegangen)

§ 24c StVG regelt das Alkoholverbot für Fahranfängerinnen und Fahranfänger.

§ 24c StVG [Alkoholverbot für Fahranfänger und Fahranfängerinnen]
(1) Ordnungswidrig handelt, wer in der Probezeit nach § 2a Abs. 1 StVG oder vor Vollendung des 21. Lebensjahres als Führer eines Kraftfahrzeugs im Straßenverkehr alkoholische Getränke zu sich nimmt oder die Fahrt antritt, obwohl er unter der Wirkung eines solchen Getränks steht …

❯ Das Verbot des § 24c StVG bezieht sich nur auf alkoholische Getränke und nicht auf Lebensmittel und Medikamente, die Alkohol enthalten. Aus analytischen Gründen (z. B. Messunsicherheit, Spuren von Alkohol in Lebensmitteln) wird allerdings erst ab 0,2‰ von einer Alkoholaufnahme ausgegangen.

Während Ordnungswidrigkeiten üblicherweise mit einer Geldbuße und/oder einem befristeten Fahrverbot geahndet werden, sind bei Straftaten nach dem Strafgesetzbuch (StGB) schärfere Sanktionen vorgesehen. So regelt § 316 StGB den Straftatbestand der Trunkenheit im Verkehr.

§ 316 StGB [Trunkenheit im Verkehr]
(1) Wer im Verkehr ein Fahrzeug führt, obwohl er infolge des Genusses alkoholischer Getränke oder anderer berauschender Mittel nicht in der Lage ist, das Fahrzeug sicher zu führen, wird mit Freiheitsstrafe bis zu 1 Jahr oder mit Geldstrafe bestraft ….

Kommt es bei der Trunkenheitsfahrt zu einer Gefährdung des Straßenverkehrs, so ist der Straftatbestand des § 315c StGB zu prüfen.

§ 315c StGB [Gefährdung des Straßenverkehrs]
(1) Wer im Straßenverkehr
1. ein Fahrzeug führt, obwohl er
(a) infolge des Genusses alkoholischer Getränke oder anderer berauschender Mittel oder
(b) infolge geistiger oder körperlicher Mängel nicht in der Lage ist, das Fahrzeug
sicher zu führen
... und dadurch Leib oder Leben eines anderen oder fremde Sachen von bedeutendem Wert gefährdet, wird mit Freiheitsstrafe bis zu 5 Jahren oder mit Geldstrafe bestraft...

> Unter »anderen berauschenden Mitteln« versteht man außer Drogen auch Arzneistoffe oder andere Substanzen mit psychotroper Wirkung, die mit Alkohol vergleichbar ist.

13.1.12 Beurteilung der strafrechtlichen Verantwortlichkeit

Bei Delikten unter Alkohol und Drogen spielt neben der Verkehrstüchtigkeit häufig auch die Schuldfähigkeit eine wichtige Rolle (z. B. bei Unfallflucht und Widerstandshandlungen; ▶ Kap. 18).

Während bei Verkehrsdelikten durch den Gesetzgeber eindeutige Grenzwerte (0,3, 0,5 bzw. 1,1‰) definiert werden konnten, ist dies bei der Beurteilung der strafrechtlichen Verantwortlichkeit in dieser Klarheit nicht möglich. Hauptursache dafür ist die unterschiedliche Gewöhnung an Alkohol (Toleranz). So können Alkoholungewöhnte bereits bei BAK-Werten deutlich unter 2‰ schwerste Ausfallerscheinungen zeigen, während bei chronischem Missbrauch großer Alkoholmengen selbst BAK-Werte über 3‰ ohne größere Auffälligkeiten toleriert werden.

Hauptgrundlage der Begutachtung sollte daher das konkrete psychophysische Erscheinungs- und Leistungsbild vor, während und nach der Tat sein.

13.1.13 Alkohol, Drogen und Medikamente

Mit der zunehmenden Verbreitung von Drogen und Medikamenten ist häufig auch ihre Wechselwirkung (Interaktion) mit Alkohol zu beurteilen.

Toxikokinetische Interaktion

Unter einer toxikokinetischen Interaktion würde man den Einfluss eines Fremdstoffes (z. B. eines Medikamentes) auf die Kinetik des Alkohols, also den Verlauf der Blutalkoholkurve, verstehen. In Internetforen wird beispielsweise kolportiert, dass die H_2-Rezeptorblocker Cimetidin und Ranitidin einen starken Anstieg der BAK verursachen könnten. Untersuchungen ergaben jedoch, dass keine forensisch relevante Beeinflussung vorliegt. Lediglich bei BAK-Werten unter 0,5‰ kann eine Erhöhung um maximal 0,02‰ auftreten.

> Abgesehen von alkoholhaltigen Zubereitungen (z. B. Melissengeist) ist kein Medikament bekannt, das nach therapeutischer Dosierung Alkohol im Organismus erzeugt, vortäuscht, maskiert oder die zur BAK-Bestimmung herangezogenen Analysenverfahren in ihrer Richtigkeit, Präzision oder Zuverlässigkeit beeinträchtigt.

Toxikodynamische Interaktion

Alkohol ist ein häufiger Interaktionspartner bei Mischintoxikationen, meist unter Beteiligung anderer zentral wirksamer Fremdstoffe (z. B. Medikamenten und Drogen). Dabei kann die Wechselwirkung additiv (Gesamtwirkung entspricht der Summe der Einzelwirkungen) oder überadditiv bzw. potenziert (Gesamtwirkung ist größer als die Summe der Einzelwirkungen) ausgeprägt sein. Im Rahmen einer Interaktion kann es neben einer Verstärkung auch zu einer Veränderung des Wirkprofils (u. a. sogar paradoxen Reaktionen) kommen. Eine Beurteilung muss im jeweiligen Einzelfall erfolgen.

13.2 Forensische Toxikologie

Die Allgemeine Toxikologie (altgriechisch τοξικολογία, toxikologia – die Giftkunde) befasst sich im weitesten Umfang mit den Giftstoffen (Toxinen) und Vergiftungen (Intoxikationen). Sie ist ein interdisziplinäres Fachgebiet, das meist der Pharmakologie angegliedert ist. Die Gesellschaft für Klinische Toxikologie (GfKT) legt ihren Schwerpunkt auf klinische Aspekte. Eine wichtige Rolle spielen dabei die Giftinformationszentren (GIZ). Innerhalb der Gesellschaft für Toxikologische und Forensische Chemie (GTFCh) beschäftigt sich insbesondere der Arbeitskreis Klinische Toxikologie mit der Analytik und Bewertung von Intoxikationen.

Die Forensische Toxikologie ist die Lehre von den Giftstoffen (Drogen, Medikamenten und anderen Fremdstoffen) sowie deren Nachweis und Wirkung im menschlichen Körper im Zusammenhang mit einem rechtserheblichen Hintergrund. Daher ist sie ein zentrales Arbeitsfeld der Rechtsmedizin. Einsatzgebiete

13

◻ **Tab. 13.5** Verteilung der wichtigsten Intoxikationen im Kindes- und Erwachsenenalter	
Vergiftungen im Kindesalter	**Vergiftungen im Erwachsenenalter**
27,1 % humane Arzneimittel	59,8 % humane Arzneimittel
17,7 % Pflanzen	8,5 % Reinigungs-, Putz- und Pflegemittel
13,4 % Reinigungs-, Putz- und Pflegemittel	3,1 % Pflanzen
8,2 % Kosmetika	1,5 % Kosmetika

sind vor allem die Untersuchung von Vergiftungen bei Lebenden, Todesfällen (Leichentoxikologie) sowie Drogen- und Medikamentenmissbrauch.

Weitere Teilgebiete der Toxikologie sind die Nahrungsmitteltoxikologie, Gewerbetoxikologie, Umwelttoxikologie und Strahlentoxikologie.

13.2.1 Informationen und Grundlagen

Bei der Frage nach der Giftigkeit (Toxizität) eines Stoffes sind i. d. R. dessen Menge bzw. Konzentration von Bedeutung. Manche Substanzen wirken in therapeutischen Dosen günstig auf den Organismus, sind aber in höheren Konzentrationen toxisch. Grundsätzlich gilt nach Paracelsus (1493–1541):

» »All Ding' sind Gift und nichts ohn' Gift;
allein die Dosis macht, das ein Ding kein Gift ist.«

Die Vergiftung (Intoxikation) ist ein pathophysiologischer Zustand, der als Folge der Aufnahme von toxischen Substanzen (Giften) in den Körper auftritt und akut oder chronisch bedingt sein kann. Das Krankheitsbild wird Toxikose (griechisch τοξίκωση) genannt. Vergiftungen mit mehreren Stoffen bezeichnet man als Misch- oder Polyintoxikationen.

Häufigkeit von Vergiftungen und Art der Gifte Man schätzt, dass in der Bundesrepublik Deutschland (BRD) jährlich etwa 150.000–200.000 Vergiftungsfälle, meist als Notfälle, in die Krankenhäuser eingeliefert werden. Die Patienten müssen häufig auf bloßen Verdacht hin mit teilweise invasiven Methoden symptomatisch behandelt werden, da in den meisten Fällen keine Möglichkeit zur raschen Durchführung toxikologischer Analysen besteht. Diese sind jedoch unverzichtbar, da bei etwa einem Viertel aller Vergiftungen nicht das zunächst vermutete, sondern ein ganz anderes und oft auch zusätzliches Gift aufgenommen wurde.

Aus einem aktuellen Bericht des Giftinformationszentrums (GIZ) der Länder Rheinland-Pfalz und Hessen geht hervor, dass Erwachsene und Kinder bei einer Letalitätsrate von etwa 0,2 % (aufgrund anderer Statistiken etwa 1,5 %) praktisch gleich beteiligt sind. Als Vergiftungsumstände werden versehentliche (65 %), suizidale (22 %), durch Suchtverhalten bedingte (5,2 %), gewerbliche (2,5 %) und unerwünschte Arzneimittel(neben)wirkungen (1,8 %) genannt. Interessant ist jedoch die unterschiedliche Verteilung der Vergiftungsursachen auf Kinder und Erwachsene (◻ Tab. 13.5).

❯ **In Deutschland liegt die Zahl der Vergiftungen in der Größenordnung der Herzinfarkte. Häufig wird bei Vergiftungen auf eine toxikologische Analyse verzichtet und lediglich symptomatisch behandelt. Dies wäre vergleichbar der Behandlung eines Herzinfarktes ohne klinisch-chemische Diagnostik oder einer Knochenfraktur ohne Röntgenaufnahme.**

13.2.2 Wichtige pharmako- bzw. toxikokinetische Parameter

Der Verlauf und die Schwere einer Vergiftung werden im Wesentlichen durch pharmako- bzw. toxikokinetische Parameter bestimmt. Dazu zählen neben der Aufnahmedosis (Giftmenge) hauptsächlich die Bioverfügbarkeit (u. a. abhängig von der galenischen Zubereitung), die Verteilung (Leber, Nieren und Gehirn sind beispielsweise besser durchblutet als Fettgewebe), das Verteilungsvolumen, die Clearance und die Elimination. Besonders relevant ist die Eliminationshalbwertszeit. Darunter versteht man das Zeitintervall, in dem eine Konzentration im Blut oder Plasma auf die Hälfte des Ausgangswertes abgesunken ist. Dieses kann sehr unterschiedlich sein und z. B. bei GHB (Liquid Ecstasy) wenige Minuten, bei Stoffwechselprodukten des Diazepam dagegen fast 300 Stunden betragen. Nikotin wird bei einer Eliminationshalbwertszeit von 30–90 Minuten ebenfalls relativ rasch ausgeschieden, an-

◻ **Tab. 13.6** Beispiele zur Bedeutung der Biotransformation	
Muttersubstanz	**Stoffwechselprodukt (Metabolit)**
Diazepam (wirksam)	Oxazepam (ebenfalls wirksam)
Procain (wirksam)	p-Aminobenzoesäure (unwirksam)
Parathion (unwirksam)	Paraoxon (wirksam)

Wenn ein Blutspiegel nur langsam abklingt ist stets ein enterohepatischer Kreislauf in Betracht zu ziehen, bei dem sich im Blut vorhandene Fremdstoffe (z. B. Morphin) beim Passieren der Leber in der Galle anreichern, die in den Darm abgesondert wird. Von dort können Substanzen wieder in den Blutkreislauf rückresorbiert werden und so unter Umständen mehrfach und damit recht lange zirkulieren.

Bei Vergiftungen helfen somit Kenntnisse der Toxikokinetik des Giftstoffes, die Folgen der Vergiftung sowie die Notwendigkeit und den Sinn einer Therapie abzuschätzen.

sonsten wäre Kettenrauchen tödlich. Die Halbwertszeiten der Elimination sind darüber hinaus auch stark abhängig von anderen Parametern (z. B. dem Lebensalter sowie Vorschädigungen der Eliminationsorgane Leber und Nieren) und können dann die genannten Werte deutlich überschreiten. Es besteht dann auch bei bestimmungsgemäßer Einnahme die Gefahr der Kumulation. Andererseits kann aber durch Enzyminduktion, beispielsweise nach langfristigem Gebrauch von Medikamenten (Barbituraten u. a.), die Biotransformation beschleunigt werden.

> **Wesentliche Vergiftungserscheinungen sind i. d. R. nach 2–3 Eliminationshalbwertszeiten abgeklungen. Eine Ausnahme bilden allerdings Fremdstoffe mit irreversiblem Wirkungsmechanismus.**

Einen wesentlichen Einfluss auf die Toxizität eines Stoffes hat weiterhin die Biotransformation (Metabolisierung). Deren Hauptziel ist die Verbesserung der Ausscheidung aus dem Körper. Man unterscheidet dabei Phase-I-Reaktionen (Funktionalisierung) und Phase-II-Reaktionen (Hydrophilisierung). Die Reaktionsprodukte dieser Reaktionen bezeichnet man als Metaboliten eines Arzneistoffes. Dabei muss aber nicht immer eine Entgiftung erfolgen (◻ Tab. 13.6).

13.2.3 Einteilung von Vergiftungen

Die Schweregradeinteilung von Vergiftungen erfolgt nach dem Poisoning Severity Score (PSS; ◻ Tab. 13.7).

Die ebenfalls verbreitete Glasgow Coma Scale (GCS) stellt eine einfache Skala zur Abschätzung einer Bewusstseinsstörung dar (◻ Tab. 5.10). Sie wird häufig in der Intensivmedizin zur Beurteilung einer Schädel-Hirn-Verletzung eingesetzt, es lassen sich damit jedoch auch allgemeine Bewusstseinsstörungen quantifizieren. Dieses inzwischen weit verbreitete Bewertungsschema zur Beschreibung der Bewusstseinslage benutzt 3 Kategorien, denen jeweils Punkte zugeteilt werden:

- Augenöffnung
- Verbale Kommunikation
- Motorische (Bewegungs-)Reaktion

Die Punkte werden für jede Rubrik einzeln vergeben und anschließend addiert. Die maximale Punktzahl ist 15 (volles Bewusstsein), die minimale 3 Punkte (Tod oder tiefes Koma). Bei 8 oder weniger Punkten ist von einer sehr schweren Funktionsstörung des Gehirns auszugehen und es besteht die Gefahr von lebensbedrohlichen Atmungsstörungen, sodass bei einem GCS kleiner oder gleich 8 eine Sicherung der Atemwege

◻ **Tab. 13.7** Einteilung der Schweregrade von Vergiftungen nach dem Poisoning Severity Score (PSS)		
Score	**Einstufung**	**Symptomatik**
PSS 0	Keine	Asymptomatischer Verlauf, keine Symptome
PSS 1	Leicht	Leichte, passagere und spontan sistierende Symptomatik
PSS 2	Mittelschwer	Deutliche oder protrahierte Symptomatik
PSS 3	Schwer	Schwere oder lebensbedrohliche Symptomatik
PSS 4	Fatal	Tödlicher Verlauf bzw. tödlicher Ausgang der Vergiftung

durch endotracheale Intubation erwogen werden muss. Die Glasgow Coma Scale ist auch Bestandteil anderer Scoring-Systeme, zum Beispiel des Mainz Emergency Evaluation Score oder des APACHE II Scores.

13.2.4 Symptome und Syndrome

Vergiftungen sind oft durch mehr oder weniger charakteristische Symptome gekennzeichnet. Diese können jedoch bei Giftstoffen mit fehlender Initialsymptomatik (z. B. Paracetamol u. a.) im Anfangsstadium völlig fehlen, während sie bei anderen Giftstoffen bereits unmittelbar nach der Verabreichung auftreten (z. B. Kohlenmonoxid u. a.). Beispiele für Symptome bei Intoxikationen nennt ◘ Tab. 13.8.

Zahlreiche weitere Symptome beziehen sich auf den Gastrointestinaltrakt, die Nieren und Harnwege, die Haut und Schleimhäute, den Stoffwechsel sowie den Elektrolyt- und Wärmeaushalt. Ausführliche Beschreibung und Zusammenfassung siehe in: Peters FT, Mall G (2009) Klinische Symptomatik bei Vergiftungsverdacht. Rechtsmedizin 4: 247-256.

Vergiftungen sind häufig durch mehrere simultan in Erscheinung tretende Symptome, d. h. einen Symptomenkomplex gekennzeichnet, der auch **Toxidrom** genannt wird. Können mehrere Symptome einem Toxidrom zugeordnet werden, dann erhöht sich die Sicherheit einer Verdachtsdiagnose beträchtlich (◘ Tab. 13.9).

Weiterhin lassen sich aus einigen klinisch-chemischen Parametern Hinweise auf bestimmte Gifte bzw. Wirkstoffgruppen gewinnen. Eine Azidose wird häufig nach Vergiftungen mit Ethylenglykol, Methanol, Salicylaten und Zyaniden beobachtet, während eine Hypoglykämie einen Verdacht auf Insulin, orale Antidiabetika sowie Ethanol lenken kann. Veränderungen des Hämoglobins sind bei Vergiftungen mit Kohlenmonoxid, Zyaniden und Methämoglobinämiebildnern (z. B. Nitrit, Nitrat, Anilinderivaten und insbesondere Phenacetinmetaboliten) augenfällig.

Neben diesen primär substanzspezifischen Symptomen und Syndromen gibt es auffällige Situationen bzw. Warnsignale, die auch für den Laien erkennbar sind und sachdienliche Hinweise geben können.

Die Möglichkeit einer Vergiftung sollte stets in Betracht gezogen werden bei:
- unerwarteten Todesfällen junger, bis dahin gesunder Menschen
- allen bewusstlosen Patienten
- plötzlichen Erkrankungen von Kindern ohne bekannte Vorerkrankungen
- gleichzeitiger Erkrankung mehrerer Personen (z. B. bei Kohlenmonoxidaustritt)
- Rauschgiftabhängigen (auch als »clean« angesehenen)
- Personen mit erleichtertem Zugang zu Giften (Chemikalien, Pestiziden, Pharmaka)
- speziellen Konstellationen (z. B. streitigen Erbfällen, Bedrohungen, Feindschaften u. a.)
- Rauchgaseinwirkung oder Bränden
- allen Krankheitsformen, deren Symptome Ähnlichkeiten mit denen einer bestimmten Vergiftung zeigen (z. B. ähnelt das klinische Bild einer Arsenvergiftung dem einer Cholera)

Ein wichtiges Erkennungszeichen insbesondere für Drogeneinfluss ist die Pupillengröße. Weite Pupillen (Mydriasis) treten z. B. auf nach dem Konsum von Amphetaminen, Cannabis (aber nicht immer), Designerdrogen (Ecstasy), Halluzinogenen (LSD), Kokain und vielen Schnüffelstoffen.

Enge Pupillen (Miosis) werden hauptsächlich bei der Einwirkung von Opiaten (z. B. Heroin) und Parathion (E 605) beobachtet.

> Bei Mischintoxikationen (z. B. Heroin und Kokain) ist die Pupillengröße häufig unauffällig, da sich die Effekte weitgehend kompensieren können.

Weiterhin liefert die Pupillen-Lichtreaktion deutliche Hinweise auf Fremdstoffe. Sie ist bei zahlreichen Substanzen (z. B. Amphetaminen, Cannabis, Designerdrogen, Hypnotika, Kokain und Tranquilizern) deutlich verlangsamt. Der Drehnystagmus wird hauptsächlich bei der Prüfung der Alkoholbeeinflussung eingesetzt. Alle genannten Tests können jedoch auch durch Krankheiten, Müdigkeit und andere Effekte beeinflusst werden.

Besonders wichtig im verkehrsmedizinischen Bereich sind Beobachtungen zur »geteilten Aufmerksamkeit«, die gerade bei Drogen und Medikamenten häufig erheblich beeinträchtigt und somit ein relativ zuverlässiges Erkennungszeichen sein kann. Darunter versteht man das Zusammenspiel mehrerer einzelner Handlungen, das vom nüchternen, gesunden und ausgeruhten Verkehrsteilnehmer mühelos beherrscht wird (z. B. koordiniertes Gasgeben, Bremsen, Lenken Kuppeln und Schalten). Ein Drogenbeeinflusster dagegen fährt häufig wie ein Anfänger. Zahlreiche Aufmerksamkeitstest, wie beispielsweise das simultane Fragen nach zwei Dokumenten (z. B. Führerschein und Fahrzeugzulassungspapieren), das Stellen einfacher, aber ungewöhnlicher sowie ablenkender oder unterbrechender Fragen, werden in einem Schulungsprogramm »Drogenerkennung im Straßenverkehr« der Bundesanstalt für Straßenwesen vorgestellt.

◘ Tab. 13.8 Beispiele für Symptome bei Intoxikationen (Auswahl aus: Peters FT, Mall G (2009) Klinische Symptomatik bei Vergiftungsverdacht. Rechtsmedizin 19: 247-256)

Symptome	Mögliche Ursachen (Auswahl)
Zentrales Nervensystem (ZNS)	
Somnolenz bis Koma	Alkohol, Barbiturate, Benzodiazepine, β-Rezeptorenblocker, Butyrophenone, Kalziumkanal-blocker, Chloralhydrat, Kohlenmonoxid, GHB, Opiate, Opioide, Organophosphate, Phenothiazine, trizyklische Antidepressiva, Zaleplon, Zolpidem und Zopiclon
Agitation, Unruhe Desorientiertheit	Amphetamine, Atropin, Scopolamin, Kokain, Lithium, Phenothiazine, Salicylate, selektiv wirkende Serotonin-Reuptake-Inhibitoren, trizyklische Antidepressiva, Theophyllin
Euphorie	Alkohol, Amphetamine, Cannabinoide, Kokain, Opiate, Opioide
Halluzinationen	Amphetamine, Atropin, Scopolamin, LSD, Psilocin, trizyklische Antidepressiva
Motorisches System	
Krampfanfälle	Amphetamine, β-Rezeptorenblocker, Butyrophenone, Kalziumkanalblocker, Kohlen-monoxid, Kokain, Zyanid, Ethylenglykol, nichtsteroidale Antirheumatika, Organophospha-te, Phenothiazine, selektiv wirkende Serotonin-Reuptake-Inhibitoren, trizyklische Antidepressiva, Theophyllin
Ataxie, Dysarthrie	Alkohol, Barbiturate, Benzodiazepine, Phenothiazine, Zaleplon, Zolpidem und Zopiclon
Muskelzucken	Lithium, Organophosphate, selektiv wirkende Serotonin-Reuptake- Inhibitoren, trizykli-sche Antidepressiva
Tremor	Amphetamine, Butyrophenone, Kokain, Insulin/Glinide/Sulfonyl-Harnstoffe, Lithium, Organophosphate, Phenothiazine, selektiv wirkende Serotonin-Reuptake-Inhibitoren
Respiratorisches System	
Zentrale Atemdepres-sion	Alkohol, Barbiturate, Opiate, Opioide, Phenothiazine, trizyklische Antidepressiva
Erhöhte Bronchial-sekretion	Organophosphate
Dyspnoe, Atemnot	Kohlenmonoxid, Zyanid
Hyperventilation, Hyperpnoe, Tachypnoe	Kokain, Ethylenglykol, Methanol, Salicylate
Lungenödem	Barbiturate, Kohlenmonoxid, Paraquat, Salicylate, Reizgase
Kardiovaskuläres System	
Sinusbradykardie	Amiodaron, β-Rezeptorenblocker, Clonidin, Kalziumkanalblocker, Digitalis, Opiate, Opio-ide, Organophosphate
Sinustachykardie	Trizyklische Antidepressiva, Amphetamine, Atropin, Scopolamin, Butyrophenone, Kalziumkanalblocker, Kokain, H_1-Antihistaminika, L-Thyroxin, nichtsteroidale Antirheuma-tika, Organophosphate, Phenothiazine, selektiv wirkende Serotonin-Reuptake-Inhibitoren, Theophyllin
Vorhoftachykardie, -flattern u. -flimmern	Digitalis, Klasse-I-Antiarrhythmika, L-Thyroxin, trizyklische Antidepressiva
Kammertachykardie, -flattern u. -flimmern, Extrasystolen	Kokain, Zyanid, Digitalis, H_1-Antihistaminika, Klasse-I-Antiarrhythmika, Phenothiazine, trizyklische Antidepressiva

13

◻ **Tab. 13.8** (Fortsetzung)

Symptome	Mögliche Ursachen (Auswahl)
Pectanginöse Beschwerden	Kohlenmonoxid, Kokain, Zyanid
Hypertension	Amphetamine, Kokain, Organophosphate
Hypotension, Kreislauf-schock	Alkohol, Amiodaron, Amphetamin, ACE-Hemmer, Barbiturate, Benzodiazepine, β-Rezeptorenblocker, Butyrophenone, Kalziumkanalblocker, H₁-Antihistaminika, Klasse-I-Antiarrhythmika, nichtsteroidale Antirheumatika, Opiate, Opioide, Phenothiazine, trizyklische Antidepressiva, Theophyllin

◻ **Tab. 13.9** Wichtige Toxidrome (Auswahl aus: Peters FT, Mall G (2009) Klinische Symptomatik bei Vergiftungsverdacht. Rechtsmedizin 19: 247-256)

Toxidrom	Symptome	Auswahl verursachender Substanzen
Opiatsyndrom oder Narkotisches Syndrom	Somnolenz bis Koma, Miosis, Zyanose, Atemdepression	Opiate und Opioide (z. B. Morphin, Heroin, Oxycodon, Methadon, Fentanyl)
Anticholinerges Syndrom	Somnolenz bis Koma, Halluzinationen, Mydriasis, Sehstörungen, Tachykardie, trockene Haut und Schleimhäute, Hyperthermie, Harnverhalt, reduzierte Magen-Darm-Motilität, Durst, Schluck- und Atembeschwerden	Anticholinerg wirksame Substanzen (z. B. Atropin, Scopolamin, Dihenhydramin, Doxylamin, trizyklische Antidepressiva, atropin-/scopolaminhaltige Pflanzen (z. B. Engelstrompete, Tollkirsche, Stechapfel, Bilsenkraut)
M-cholinerges Syndrom	Miosis, Bradykardie, Stuhl- und Harnabgang, Erbrechen, erhöhter Tränen- und Speichelfluss	Acetylcholinesterasehemmer (z. B. Organophosphate), Muscarin (z. B. aus Risspilzen)
N-cholinerges Syndrom	Tachykardie, Hypertonie, fibrilläre Zuckungen, Paralyse	Acetylcholinesterasehemmer (z. B. Organophosphate)
(Nor)adrenerges oder sympatho-mimetisches Syndrom	Erregung, Euphorie, Angst, Verwirrtheit, Tremor, Krampfanfälle, Hypertonie, Tachykardie, Hyperthermie, Schwitzen	Sympathomimetika (z. B. Amphetamin, Kokain)
Serotonin-Syndrom	Agitiertheit, Verwirrtheit, Hyperthermie, Myoklonien, Tremor, Hyperreflexie	Serotonerg wirksame Substanzen (besonders in Kombination), z. B. selektiv wirkende Serotonin-Reuptake-Inhibitoren, Monoaminooxidasehemmer, MDMA (Ecstasy)

Folgende Warnsignale können auf Drogen-probleme hinweisen und sind daher für Eltern und Erzieher wichtig:
- plötzliches Absinken der Schulleistungen auf allen Gebieten (nicht nur in einem Fach!)
- Aufgabe oder ständiger Wechsel des Freundeskreises
- Rückzug in eine totale Isolation
- Aufgabe bisheriger Interessen bis zur Teilnahmslosigkeit
- unerklärlicher Geldmangel und Schulden

13.2.5 Klassifizierung der Gifte

Viele Gifte lassen sich hinsichtlich der Wirkung bestimmten Klassen zuordnen. Beispiele für **schnell wirkende Gifte** sind:
- **Zyanid** (»Sekundentod« aber nur bei aziden Verhältnissen im Magen und dadurch bedingter rascher Freisetzung von Blausäure, bei vollem Magen dagegen häufig nur Hydrolyse zu Kalilauge aus Kaliumzyanid und qualvoller Tod durch Verätzung)

- **Kohlenmonoxid** (z. B. in Auspuffgasen enthalten, aber auch bei jeder anderen unvollständigen Verbrennung organischer Materialien gebildet)
- **Kohlendioxid** (z. B. aus Bergwerken, Gärkellern, Futtersilos)
- **Chloroform** und **Ether** (häufige K.o.-Mittel zum Betäuben von Opfern bei Straftaten)
- **Parathion (E 605)** (Pestizid, das allerdings auch erst nach lang andauernden heftigen Krämpfen tödlich wirken kann; Antidot: Atropin)
- **Alkohol** (z. B. bei unsinnigen Trinkwetten)

Beispiele für **Gifte mit fehlender Initialsymptomatik,** deren Wirkung erst nach Stunden oder Tagen einsetzt, sind:

- **Paracetamol** (nicht verschreibungspflichtiges Analgetikum): Letale Dosis etwa 8 Gramm beim Erwachsenen, bei Kindern tödliche Vergiftungen bereits nach 2 Gramm beschrieben. Tod durch fulminantes Leberversagen. Antidot: N-Acetylcystein.
- **Paraquat (Totalherbizid):** Nach der Latenzzeit von mehreren Tagen tödliche Lungenparenchymschäden (Lungenfibrose). Inzwischen in Deutschland selten.
- **Ethylenglykol** (Frostschutzmittel, Verwendung im »Weinpansch-Skandal«): Nach der Latenzzeit Gefahr schwerer Nierenschäden. Therapie bzw. Antidot: kontrollierte Ethanol-Zufuhr bis ca. 1‰, dadurch Substratkonkurrenz und Blockierung des Abbaus zur hochtoxischen Glyoxylsäure und Oxalsäure (Nierenschädigungen bis zur Anurie).
- **Methanol** (vergällter Alkohol, schlecht gebrannte Schnäpse, Reinigungsmittel): Ab 10 ml Erblindungsgefahr. Latenzzeit einige Stunden, Beeinträchtigung des Sehvermögens ab dem 3. Tag; Therapie bzw. Antidot: kontrollierte Ethanol-Zufuhr bis ca. 1‰, dadurch Substratkonkurrenz und Blockierung des Abbaus zum hochtoxischen Formaldehyd und zur Ameisensäure (Schädigung des Sehnervs).
- **Thallium** (Pestizid/Rodentizid): Neurotoxische Symptomatik häufig erst nach 2–3 Tagen voll ausgeprägt, Haarausfall meist nach 2–3 Wochen, Mees-Nagelbänder nach 4–8 Wochen. Antidot: Kalium-Eisen(III)-hexacyanoferrat(II). Inzwischen in der BRD nicht mehr häufig.
- **Pilzgifte** (z. B. Knollenblätterpilz): Nach einer Latenzzeit von meist 12 Stunden Bauchkrämpfe und z.T. blutige Brechdurchfälle, nach 4–7 Tagen akute Leberdystrophie mit meist letalem Verlauf.

13.2.6 Therapeutische Breite

Eine weitere wichtige Kenngröße für Fremdstoffe (z. B. Medikamente) ist die therapeutische Breite. Ein Arzneimittel ist umso gefährlicher, je kleiner die therapeutische Breite ist.

Bei Medikamenten mit geringer therapeutischer Breite muss im Rahmen des therapeutischen Drug Monitoring (TDM) durch regelmäßige Kontrollen des Blutspiegels sichergestellt werden, dass der therapeutische Bereich nicht überschritten wird. Im Hinblick auf eine optimale therapeutische Wirksamkeit darf er allerdings auch nicht unterschritten werden. Beispiele für Gifte mit **geringer therapeutischer Breite** sind:

- **Antikoagulanzien vom Cumarintyp:** Bei Überdosierung Blutungs- bzw. Verblutungsgefahr, Antidot: Vitamin K
- **herzwirksame Glykoside** (Herzglykoside): kardiotoxische Wirkungen bei Überdosierung
- **Lithium** (Psychopharmakon): bei Überdosierung Unruhe und Verwirrtheit sowie grobschlägiger Tremor, Schwindel und Herzrhythmusstörungen
- **Paracetamol** (s. unter »Gifte mit fehlender Initialsymptomatik«)
- **Theophyllin** (Bronchospasmolytikum): Bei Überdosierung Tremor, Tachykardie, Arrhythmien, Krämpfe
- **Alkohol** (Ethanol): Eine Blutalkoholkonzentration (BAK) von 2‰ wird (von einem möglichen »Kater« oder evtl. polizeilichen Ermittlungen abgesehen) i. d. R. mehr oder weniger komplikationslos und ohne Spätfolgen vertragen, 4‰ liegen dagegen bereits im letalen Bereich.

Beispiele für Wirkstoffe mit **großer therapeutischer Breite** sind:

- **Benzodiazepine** (z. B. Diazepam und andere klassische Benzodiazepine; Ausnahme: Flunitrazepam und Triazolam)
- **Glukokortikoide** (Cortisol)
- **Penicillin** (Antibiotikum)

Schließlich können Gifte auch hinsichtlich ihrer Spätfolgen beim Überleben eingeteilt werden. Ohne größere Komplikationen verlaufen bei adäquater Therapie i. d. R. Monointoxikationen mit Benzodiazepinen und selbst nach der überlebten Blausäure- oder Kohlenmonoxidvergiftung ist nicht unbedingt mit gravierenden Spätschäden zu rechnen. Andererseits sind aber beispielsweise Paracetamol oder Paraquat wegen der häufig langfristigen Folgeschäden gefürchtet.

Besonders schwierige Fallumstände liegen vor, wenn beispielsweise bei hilflosen Patienten Medikamente (z. B. Herzglykoside oder Insulin) durch Angehörige überdosiert werden oder eine lebensnotwendige Medikation durch Angehörige oder Patienten abgesetzt wird.

13.2.7 Therapiestrategien

Bei jeder Vergiftung ist grundsätzlich ärztliche Hilfe notwendig. Über den Giftnotruf können sich sowohl Betroffene als auch das Fachpersonal zunächst rasch und rund um die Uhr hinsichtlich einer Einschätzung der Gefährdungslage und Behandlungsmöglichkeiten informieren. Primärziel der Ersten Hilfe bei Vergiftungen ist die **Aufrechterhaltung der Vitalfunktion.** Eine unspezifische Giftentfernung kann über Spülungen mit Wasser (Auge, Haut) bzw. über eine Verdünnung oral aufgenommener Substanzen mit anschließendem Erbrechen durch Emetika (Brechmittel) vorgenommen werden. Kontraindiziert ist das Erbrechen jedoch bei Bewusstlosigkeit und bestimmten Vergiftungen, z. B. mit Säuren, Laugen oder Lösungsmitteln (Gefahr von Rupturen). Für manche Vergiftungen stehen mehr oder weniger spezifische Gegengifte (Antidote) zur Verfügung.

Nach erfolgter Resorption von Giftstoffen besteht grundsätzlich noch die Möglichkeit der sekundären Giftentfernung mittels Hämodialyse, Hämoperfusion, Plasmapherese, Peritonealdialyse, forcierter Diurese, Unterbrechung des enterohepatischen Kreislaufs oder Austauschtransfusion. Beim sinnvollen Einsatz dieser größtenteils invasiven Maßnahmen sind möglichst genaue Kenntnisse der toxikokinetischen Eigenschaften der zu eliminierenden Substanz unverzichtbar.

Ohne klinisch-toxikologische bzw. forensisch-toxikologische Analytik ist eine sichere Diagnose und Therapie bei Vergiftungsverdacht nicht möglich. Aber auch der Ausschluss einer Vergiftung kann wichtig sein, wenn dadurch z. B. im forensischen Bereich ein belastender Verdacht entkräftet oder bei der klinischen Behandlung auf die Anwendung risikoreicher oder invasiver Therapiemaßnahmen verzichtet werden kann.

> Der sichere Ausschluss einer Vergiftung, sofern er mit den jeweils benutzten Nachweismethoden überhaupt möglich ist, kann beim Vorliegen anderer schwerer und zunächst übersehener Erkrankungen (z. B. Hirnblutung) häufig sogar lebensrettend sein.

13.2.8 Leichentoxikologie

Intoxikationen geben sich beim Lebenden meist durch die im ▶ Abschn. 13.2.4 beschriebenen Symptome bzw. Syndrome zu erkennen. Bei der Leichenschau fehlen derartige Hinweise naturgemäß häufig oder sie wurden durch Therapiemaßnahmen (z. B. Antidote) verdeckt. Wichtig ist vor allem, dass die Möglichkeit einer Vergiftung überhaupt in Betracht gezogen wird.

> Bei jedem unklaren Todesfall sollte grundsätzlich an eine Vergiftung gedacht werden.

Obwohl typische Beweisanzeichen für letale Vergiftungen meist fehlen, können anlässlich der Leichenschau oder Obduktion dennoch Befunde erhoben werden, die einen Verdacht auf bestimmte Gifte oder Giftstoffgruppen lenken (◨ Tab. 13.10).

Beispielsweise werden zahlreiche handelsübliche Präparate des Pflanzenschutzmittels Parathion (E 605) mit einem Warnfarbstoff intensiv blau gefärbt und sind dann beispielsweise am Mund oder im Magen des Opfers zu erkennen. Auch Verätzungsspuren (z. B. durch Säuren oder Laugen) und auffällige Gerüche (z. B. Bittermandelgeruch) deuten unmittelbar auf eine Vergiftung hin. Leere Tablettenpackungen, Injektionsspritzen oder andere Utensilien am Leichenfundort können wertvolle und zeitsparende Hinweise auf die Art eines Giftes liefern und einen Primärverdacht begründen, der sich allerdings nicht bestätigen muss. Es kommt immer wieder vor, dass Dritte (darunter sog. »Sterbehelfer«) oder sogar das Opfer selbst derartiges Material beseitigen (häufige Motive: Angst vor Komplikationen mit der Lebensversicherung, Fragen der »Familienehre«, Vermeidung einer Obduktion). Gezielte Hinweise auf eine Vergiftung und das Motiv kann weiterhin ein Abschiedsbrief geben.

Bei der Auswertung quantitativer toxikologischer Befunde (insbesondere von Blutspiegeln) ist zu berücksichtigen, dass es in der Agonie und auch danach zu starken Veränderungen der Konzentrationen von Fremdstoffen kommen kann. Ursache für dieses Phänomen, das auch mit »post-mortem release« bezeichnet wird, ist hauptsächlich der Zusammenbruch von Fließgleichgewichten, die nur im lebenden Organismus gewährleistet sind. Durch diesen Vorgang der postmortalen Redistribution kann die Interpretation toxikologischer Befunde erheblich erschwert werden. Sehr große Unterschiede zwischen den Konzentrationen im Femoral- und Herzblut findet man z. B. bei Digoxin, Propoxyphen und trizyklischen Antidepressiva, geringere dagegen bei Kokain, Paracetamol und Salicylaten.

◩ **Tab. 13.10** Beispiele für auffällige Befunde bei der Leichenschau (Auswahl)

Auffälligkeit	Mögliche Ursache (Beispiele)
Dunkler Zahnfleischsaum	Blei oder Quecksilber (chronisch)
Haarausfall	Thallium
Hirnödem	Unspezifischer Hinweis auf Hirndrucksymptomatik bei verzögertem Eintritt des Todes
Ikterus	Lebergifte
Injektionsstelle bzw. Punktionsmal	BTM (i.v.), Insulin (s.c.)
Lungenödem	Hämorrhagisch, z. B. bei Opiaten durch zentrales Atemversagen
Miosis*	Barbiturate, Opiate, Nikotin, Opioide, Phosphorsäureester
Mydriasis*	Alkohol, Amatoxine, Atropin, Cannabinoide, Colchicin, Kokain, Methanol, Scopolamin, Zyanide
Schaumpilz	Parathion (E 605), Opiate
Totenfleckfarbe	Kohlenmonoxid (hellrot), Methanol (grau), Methämoglobinbildner, z. B. Nitrit, Phenacetin (bräunlich)
Mees-Nagelbänder	Arsen oder Thallium (chronisch!)

* Nur sehr früh postmortal verwertbar, da durch Totenstarre beeinflusst.

Häufig wird ein Vergiftungsverdacht erst nach dem Tod erhoben. Bei Erdbestattungen können forensisch-toxikologische Untersuchungen aber auch noch nach einer Exhumierung erfolgen. Um sicher zu stellen, ob und ggf. in welchem Ausmaß Fremdstoffe von der Leiche aufgenommen (z. B. Schwermetalle aus der benachbarten Friedhofserde) oder abgegeben wurden (z. B. durch postmortale Ausscheidungen), sollen außer Leichenteilen zusätzlich Proben asserviert werden (z. B. Erdproben aus verschiedenen Bereichen, Sargbeigaben, Kissen, Holzwolle, Sägespäne sowie verschiedene Sargteile).

Nach einer Feuerbestattung, in deren Verlauf alles organische Material (darunter auch die meisten Giftstoffe) zerstört wird, wäre allenfalls noch die Untersuchung auf anorganische Gifte (z. B. Thallium und andere Metalle) möglich.

13.2.9 Aussagekraft der einzelnen Asservatarten

Die Auswahl eines bestimmten Asservates wird hauptsächlich durch die toxikologische und analytische Fragestellung bestimmt.

Mageninhalt und Magenspülflüssigkeit Diese Untersuchungsmaterialien fallen bei akuten Vergiftungen an. Kurz nach der Einnahme können sogar noch Tablettenreste vorhanden sein, die häufig anhand äußerer Merkmale (z. B. Form, Farbe, Beschriftung bzw. Prägung) einem bestimmten Präparat (Spezialität) zugeordnet werden können und so einen ersten gezielten Verdacht begründen. Die quantitative Bestimmung der noch nicht resorbierten Menge eines Giftstoffes kann weiterhin Konsequenzen für Art und Umfang weiterer Entgiftungsmaßnahmen haben.

Urin Für Suchanalysen (sog. Screeninganalysen) bei keinem konkreten Verdacht auf einen Fremdstoff wird i. d. R. Harn benötigt. Vorteile dieses Untersuchungsmaterials:

- Fremdstoffe sind im Harn meist in höheren Konzentrationen vorhanden als im Blut.
- Fremdstoffe können im Harn meist länger nachgewiesen werden als im Blut.
- Der Nachweis der im Harn besonders zahlreich enthaltenen Stoffwechselprodukte (Metaboliten) kann eine wertvolle zusätzliche Interpretationshilfe sein.
- Harn kann ohne invasive Entnahmetechniken gewonnen werden.

Diesen Vorteilen von Harn als Untersuchungsmaterial für Screeninganalysen stehen kaum Nachteile gegenüber. Lediglich kurze Zeit nach der Einnahme eines Fremdstoffes kann der Fall eintreten, dass trotz bereits deutlich messbarer Konzentrationen im Blut ein Nachweis im Harn noch nicht möglich ist (»lag-times«). Viel häufiger ist jedoch der umgekehrte Fall zu beobachten, dass beispielsweise Drogen (Amphetamine, Kokain oder Opiate) oder andere Fremdstoffe im Blut bzw. Serum nach wenigen Stunden überhaupt nicht mehr, im Harn dagegen noch einige Tage oder sogar Wochen (z. B. Cannabinoide) nachweisbar sind. Vielfach kann dann zwar der ursprünglich eingenommene Wirkstoff nicht mehr nachgewiesen werden, wohl aber mehr oder weniger charakteristische Stoffwechselprodukte (Metaboliten).

Blut Die Vorteile von Blut als Untersuchungsmaterial sind in der Aktualität der Aussage zu sehen, falls Blut in zeitlicher Nähe zum Vorfall (z. B. Straftat oder Vergiftung) entnommen wurde. Der exakt festgestellte oder zurückgerechnete Blutspiegel eines Fremdstoffes reflektiert die Wirkung bzw. toxische Situation etwa zum Tatzeitpunkt wesentlich besser als dies eine Harnkonzentration je könnte.

Bei der Leichentoxikologie ist zu beachten, dass die quantitative Untersuchung von Femoralvenenblut i. d. R. validere Hinweise auf die Konzentration zum Todeszeitpunkt liefert als beispielsweise Herzblut, bei dem grundsätzlich eine erhöhte Gefahr des »postmortem release« und der Einwanderung von Fremdstoffen (z. B. Alkohol) beispielsweise aus dem Magen besteht (Redistribution).

Kopfhaare Fremdstoffe unterschiedlichster Art (Medikamente, Drogen, Metallgifte und sogar Alkohol in Form seines festen Stoffwechselproduktes Ethylglucuronid) werden über die Haarfollikel und Haarwurzel in das Haar eingelagert, das mit einer Geschwindigkeit von etwa 1 cm pro Monat wächst. Die Haaranalyse gestattet somit die längerfristige Rekonstruktion einer Fremdstoffaufnahme (z. B. »Drogenkarriere«) und über eine segmentale Analyse sogar Einblick in konkrete Zeitabschnitte, z. B. bei einer chronischen Vergiftung. Sie versagt jedoch meist bei einmaliger Aufnahme vor der Tat (z. B. bei K.-o.-Mitteln). Allerdings werden neuerdings Verfahren beschrieben, die auch einen Nachweis, z. B. von Liquid Ecstasy (s. Abschnitt 13.2.24), in diesen Fällen ermöglichen sollen. Es genügen keinesfalls wenige Einzelhaare. Spezielle Asservierungstechniken müssen beachtet und ggf. bei forensisch-toxikologischen Laboratorien erfragt werden.

Fallbeispiel

Forensisch-toxikologischer Nachweis einer Kindstötung
Das Kind war im August 1988 geboren worden; bekannt sind 4 Krankenhausaufenthalte im Abstand von mehreren Wochen aufgrund von Hyperthermie und Blutbildveränderungen; die Verdachtsdiagnose lautete: seltener Stoffwechseldefekt. Das Kind verstarb im April 1990. Auf dem Leichenschauschein war eine »natürliche Todesursache« vermerkt. Bei der klinischen Sektion wird ebenfalls ein seltenes Stoffwechselleiden vermutet. Anschließend erfolgt die Beerdigung. Nach über einem Jahr kommt ein erster Verdacht auf, da die Geschwisterkinder ähnliche »Vergiftungs«-Symptome aufweisen. Konsequenz: Exhumierung der Leiche. In der Haaranalyse wird das hochtoxische Psychopharmakon Clozapin (Neuroleptikum) nachgewiesen. Es erfolgte die Anklage wegen Mordverdacht. Das Urteil lautet: schwere Körperverletzung mit Todesfolge.
Der Nachweis in den Haaren war möglich, weil die Mutter den Wirkstoff Clozapin vor dem Tod des Kindes mehrmals verabreichte, um die Wirkung einer ansteigenden Dosis zu testen (daher auch die 4 Krankenhausaufenthalte). Bei einmaliger Verabreichung wäre ein Nachweis in den Haaren allerdings kaum zu erwarten gewesen.

Als weitere Untersuchungsmaterialien kommen grundsätzlich in Betracht:

- Beim Vergifteten aufgefundenes Material (z. B. Tabletten, Flüssigkeiten, leere Packungen (Abfalleimer und Hausapotheke durchsuchen!). Der Fundort ist genau zu inspizieren. Von Interesse sind auch die Medikation der Angehörigen und das berufliche Umfeld bzw. die Beschaffungsmöglichkeiten des Opfers.
- Speichel und Schweiß sind z. B. bei Drogenverdacht auf nichtinvasive Art zu erhalten und dienen hauptsächlich der Suchanalyse (Screening).
- Leber und Nieren (Klärung der Gesamtverteilung und Abschätzung der Giftmenge)
- Muskelgewebe (wichtiges Asservat bei Fäulnis und Verbrennung)
- Galle (Hinweise auf enterohepatischen Kreislauf und späte Detektionsmöglichkeit für Opiate)
- Gehirn (Nachweis von lipophilen flüchtigen Giften, Abschätzung der Überlebenszeit)
- Lunge (Nachweis flüchtiger Fremdstoffe wie z. B. Brandbeschleuniger)
- Darminhalt (Nachweismöglichkeit für pflanzliche Gifte [Pilze] sowie rektale Beibringung)
- Finger- und Fußnägel (z. B. Nachweis von Metallgiften)
- Knochen (chronische Metallvergiftung)

- Injektionsorte (Nachweis von Insulin und anderen injizierten Substanzen)
- Pflaster oder Verbände (z. B. Fentanylpflaster)
- »exotische« Asservate (abhängig von der jeweiligen Fragestellung), z. B. Tampon (s. Fallbericht)

Fallbeispiel

Eine junge Frau wird von ihrem Ehemann nach dessen Rückkehr von einer längeren Geschäftsreise mit lückenlosem Alibi tot in der Wohnung aufgefunden. Ergebnis der Obduktion und chemisch-toxikologischen Untersuchung: Zyanidvergiftung.
Fall trotzdem unklar, da im Magen kein Zyanid nachweisbar war sondern lediglich im Blut letale Konzentrationen vorlagen.
Klärung: Zyanid wurde vom Ehemann vor Antritt der Reise in einen Tampon gebracht und von dort über die Vaginalschleimhaut resorbiert.

❯ **Bei unklarem Vergiftungsverdacht ist hinsichtlich der Art und Menge des Untersuchungsmaterials besonders sorgfältig und umfangreich zu asservieren.**

Aufbewahrung und Transport von Untersuchungsmaterial Transportgefäße dürfen dem Asservat nichts hinzufügen (Beachte augenscheinlich leere Arzneimittelflaschen, die aber oft noch kaum erkennbare, dennoch aber hochrelevante Wirkstoffreste enthalten können), aber auch nichts daraus entfernen (Beachte Einwanderung lipophiler Substanzen in Kunststoffgefäße). Bis zum Erreichen des Labors genügt meist Kühlung. Der früher empfohlene Zusatz von Säuren oder Konservierungsmitteln ist nicht erforderlich, er könnte sogar schaden. Im Labor erfolgt abhängig von der Art des Fremdstoffes und Asservates eine besondere Behandlung (z. B. Phasenseparation, Tiefkühlung, Zusatz von Natriumfluorid u. a.).

13.2.10 Asservierungsstrategien, Asservatarten und Mengen

Wegen der meist beträchtlichen Konsequenzen eines Drogennachweises für die Betroffenen kommt es gelegentlich zu Manipulationsversuchen.

Manipulation und Verfälschung von Proben

Meist geht es darum, Drogenfreiheit nachzuweisen, um wieder in den Besitz der Fahrerlaubnis zu gelangen. Es sind aber andererseits Fälle bekannt geworden, wo beispielsweise durch Auflösen von Tabletten in

Urinproben versucht wurde, eine massive »Drogenbeeinflussung« mit Konsequenzen für die Beurteilung der strafrechtlichen Verantwortlichkeit (Schuldfähigkeit) vorzutäuschen. Die Gefahr von Manipulationen besteht hauptsächlich dann, wenn sich Probanden auf einen bestimmten Untersuchungstermin einstellen können. Daher werden in vielen Untersuchungsstellen Kontrolltermine nach dem Zufallsprinzip festgelegt und erst dann telefonisch mitgeteilt, wenn die geplante Probenahme noch innerhalb des diagnostischen Fensters liegt, die meisten Fremdstoffe also selbst dann noch nachweisbar sind, falls sie nach Kenntnis des Untersuchungstermins rasch abgesetzt wurden. Im rechtsmedizinischen Bereich ist die Gefahr von Manipulationen wesentlich geringer, da die Probengewinnung nicht vorhersehbar ist, beispielsweise anlässlich einer Verkehrskontrolle oder nach einem Verkehrsunfall. Grundsätzlich muss zwischen 3 Manipulationsmöglichkeiten unterschieden werden:

- Die eigene Harnprobe wird mit Wasser, Tee, drogenfreiem Urin oder anderen geeignet erscheinenden Flüssigkeiten verdünnt, um die Nachweisgrenze zu unterschreiten. Hier kann eine Manipulation durch Messung des Kreatinin-Wertes, der Temperatur und des pH-Wertes häufig bereits unmittelbar nach der Probennahme aufgedeckt werden.
- Es wird versucht, die eigene Harnprobe durch den Zusatz oder die Einnahme bestimmter Mittel so zu verändern, dass ein falsch-negatives Screeningergebnis resultiert.
- Mithilfe spezieller über das Internet angebotener Mittel (z. B. dem Whizzinator, einem künstlichen Penis) wird versucht, einen drogenfreien Fremdharn unterzuschieben.

❯ **Man sollte Harnproben nur unter Aufsicht asservieren. Außerdem sollten sich in dem Asservierungsraum kein Wasser und keine Toilettenreiniger, Handwaschmittel, Desinfektionslösungen oder ähnliches befinden, da solche Dinge häufig zur Verfälschung benutzt werden.**

Grundsätzlich sollten beim **Lebenden** asserviert werden:

- Harn (nach Möglichkeit 50–100 ml): Fragestellung: Was wurde eingenommen?
- Blut (nach Möglichkeit 5–10 ml): Fragestellung: Wie viel wurde eingenommen?
- Mageninhalt bzw. Erbrochenes (bei Vergiftungen): Fragestellung: Wie lange liegt die Aufnahme zurück und welcher Anteil ist evtl. noch nicht resorbiert?

◼ **Tab. 13.11** Nachweisbarkeitsdauer (diagnostisches Fenster) zahlreicher Fremdstoffe in wichtigen Untersuchungsmaterialien beim Lebenden

Asservat	Nachweisbarkeit
Mageninhalt	Beginn unmittelbar nach der oralen Aufnahme. Ende bei Abschluss der Resorption **Beachte:** Rück-resorptionen vor allem basischer Substanzen aus dem Blut (i.v. Injektion) in den sauren Mageninhalt sind möglich, dadurch Gefahr der Fehlinterpretation (fälschliche Annahme einer oralen Applikation).
Blut	Beginn nach i.v. Injektion und Inhalation sofort, nach oraler Aufnahme abhängig von den auch vom Alkohol her bekannten Resorptionsparametern nach mehreren Minuten bis zu etwa einer Stunde. Ende abhängig von den pharmako- bzw. toxikokinetischen Parametern (insbesondere der Eliminationshalbwertszeit).
Harn	Beginn abhängig von den vom Alkohol bekannten Resorptionsparametern nach mehreren Minuten bis zu etwa einer Stunde. **Beachte:** Selbst nach der Aufnahme höherer Dosen können Nachweis-lücken (»lag times«) bis zu maximal 1–2 h auftreten. Daher bei Vergiftungsfällen grundsätzlich Harn und Blut untersuchen. Ende abhängig von den pharmako- bzw. toxikokinetischen Parametern (insbesondere der Eliminationshalbwertszeit). Es besteht auch eine starke Abhängigkeit vom pH-Wert des Harnes (basische Substanzen werden bei saurem pH-Wert rasch und bei alkalischem pH-Wert langsam ausgeschieden; bei sauren Fremdstoffen (Barbiturate u. a.) umgekehrte Verhältnisse. Weiterhin spielt die Lipophilie des Fremdstoffes eine wichtige Rolle (THC wird nach Aufnahme in fettreiche Kompartimente zeitverzögert freigegeben und metabolisiert, dadurch bei Dauerkonsum bis zu mehreren Wochen nachweisbar; Einzelfälle bis 3 Monate).
Speichel	Ähnlich Blut (Werte korrelieren oft gut mit den Blutspiegeln)
Schweiß	Ähnlich Blut. **Beachte:** »lag-times« möglich, da der Übergang auf die Hautoberfläche u. U. erst mit erheblicher zeitlicher Verzögerung erfolgt. Außerdem können bei mangelnder Hygiene eingetrock-nete Drogenspuren noch nach längerer Zeit einen positiven Testausfall verursachen, obwohl sich im Blut und Harn keine Drogen mehr befinden.
Haare	Beginn: Wenige Tage nach der meist wiederholten Aufnahme, Einzelapplikation nur schwer erfassbar (Ausnahmen sind aber insbesondere nach Intoxikationen beschrieben). Ende: Monate bis u. U. Jahre, im Wesentlichen durch die Haarlänge und -behandlung bestimmt.

— Kopfhaare zur evtl. Abklärung von Fragen bei Verdacht auf längerfristige Applikation (z. B. zur Abschätzung der Gewöhnung und Compliance, weiterhin zur Abstinenzkontrolle im Zusammenhang mit der Wiedererlangung der Fahrerlaubnis). Dabei sind die Asservierungsvorschriften einzuhalten (etwa bleistiftdicken Haarstrang nach Fixieren mit einem Faden vom Hinterhauptshöcker abschneiden, ein Verschieben der Haare in Längsrichtung würde die zeitliche Zuordnung der Fremdstoffaufnahme beeinträchtigen).

Nachweisbarkeitsdauer

Bei der Auswahl der Asservate und Interpretation der Ergebnisse spielt die Frage der Nachweisbarkeitsdauer eine wesentliche Rolle. Diese auch als »diagnostisches Fenster« bezeichnete Größe ist hauptsächlich von der Art des Fremdstoffes, der Menge (Dosis) und Applikationsfrequenz, daneben von zahlreichen anderen pharmako- bzw. toxikokinetischen Parametern abhängig. Eine allgemeine asservatspezifische Übersicht enthält

◼ Tab. 13.11. Angaben zu substanzspezifischen »lag-times« finden sich auch bei der späteren Beschreibung wichtiger Einzelsubstanzen.

Wichtige **Asservate bei Obduktionen** sind:
— Herzblut (ca. 100 ml)
— Femoralvenenblut (ca. 10 ml, z. B. für die Blutalkoholbestimmung)
— Urin (ca. 100 ml, zur Bilanzierung, vorher Gesamtvolumen feststellen)
— Mageninhalt (ca. 100 ml, auch hier Gesamtmenge messen)
— Leber-, Nieren- und Lungengewebe (jeweils ca. 100 g); Lungengewebe insbesondere bei flüchtigen Gasen (Asservierung in Headspace-Röhrchen!)
— Gallenflüssigkeit (Nachweis von Substanzen im enterohepatischen Kreislauf)
— Gehirn und Fettgewebe (Nachweis lipophiler und flüchtiger Fremdstoffe)
— Haut, Nägel, Knochen (bei Verdacht auf Metallvergiftungen)

- Kot (bei Verdacht auf Vergiftungen mit Pflanzen (z. B. Pilzen)
- Glaskörperflüssigkeit
- Haare
- Liquor

Mit dem Eintritt des Todes sistiert der vitale Abbau von Fremdstoffen. Die Nachweisbarkeitsdauer wird im Wesentlichen durch die Lagerungsbedingungen der Leiche bestimmt (z. B. Liegezeit, Temperatur, Feuchtigkeit, pH-Wert). Orientierungswerte für die Nachweisbarkeit von Giften in der Leiche sind:

- anorganische Gifte (z. B. Arsen, Blei, Thallium): Jahrhunderte
- organische Gifte (z. B. Morphin, Strychnin): Jahrzehnte

Selbst Kohlenmonoxid kann als CO-Hb-Komplex oft noch nach Wochen bzw. Monaten nachgewiesen werden.

> ❯ **Es besteht grundsätzlich die Gefahr der Einwanderung von Fremdstoffen aus der Umgebung in den Leichnam.**

Bei bestimmten Obduktionen ist eine vorherige Rücksprache mit einem forensischen Toxikologen zu empfehlen, da besondere Fallumstände spezielle Asservate (z. B. Glaskörperflüssigkeit oder Liquor) bzw. Asservierungsstrategien (z. B. bei leicht flüchtigen oder exotischen Giftstoffen) erforderlich machen können.

13.2.11 Analytische Nachweis- und Bestimmungsmethoden

Gerichtete und ungerichtete Analysen

Je nach Fragestellung des Auftraggebers und Fallsituation können für die Planung einer Analyse unterschiedliche Vorgehensweisen notwendig werden.

Liegen aufgrund bestimmter Symptome, Syndrome oder beispielsweise aufgefundener Substanzen konkrete Hinweise auf die Art eines Fremdstoffes vor, so wird sich die Analysenstrategie i. d. R. zunächst auf diesen Primärverdacht konzentrieren. Man spricht dann von **gerichteten Analysen**. Beispiel: Werden bei einem Drogenabhängigen typische Utensilien (Heroinbesteck) entdeckt und liegen stecknadelgroßen Pupillen (Miosis) vor, so ist zunächst an eine Opiatvergiftung zu denken. Allerdings darf auch in diesen Fällen auf zusätzliche Screening-Untersuchungen nicht verzichtet werden.

Häufig fehlen jedoch jegliche Hinweise auf Fremdstoffe. Weiterhin kann Unklarheit darüber bestehen, ob es sich nur um eine Monointoxikation handelt oder ob noch andere Substanzen an einer Vergiftung beteiligt sind. In diesen Fällen muss im Rahmen einer **ungerichteten Analysenstrategie** (sog. General-unknown-Analytik) mit speziellen chromatographischen und spektroskopischen Suchprogrammen im weitesten Umfang auf Fremdstoffe geprüft werden. Man nennt diese Art der Untersuchung, die häufig mehrere 1000 Fremdstoffe umfassen kann, auch systematische toxikologische Analyse (STA). Solche Analysen können sehr geräte- und zeitaufwändig sein und werden auch als Screeningtests (engl. screen: etwa Sieb, Raster, Filter) bezeichnet. Führen sie zu keinem Nachweis, so kann eine Vergiftung mit einer extrem seltenen oder auch neuartigen Substanz trotzdem nicht sicher ausgeschlossen werden.

Immunchemische Screeningverfahren (Immunoassays)

Insbesondere im Bereich der Drogenanalytik setzt man zunächst als Screeningverfahren sog. Immunoassays ein, die es gestatten, auch hohe Probenzahlen in kurzer Zeit und ohne aufwändige Vorbereitung in »negative« und »positive« Fälle zu unterteilen. Häufig wird nach einem negativen Screeningbefund keine weitere Untersuchung mehr durchgeführt. Fällt ein Screeningbefund dagegen positiv aus, so sind bestätigende und differenzierende Untersuchungen erforderlich, die mit Analysenverfahren durchgeführt werden sollen, denen ein anderes physikalisch-chemisches Prinzip zugrunde liegt. Hierbei handelt es sich meist um chromatographische Verfahren (Gaschromatographie [GC] und Hochdruckflüssigkeitschromatographie (high pressure liquid chromatography) [HPLC]) in Kombination mit spektroskopischen Methoden (meist Massenspektrometrie [MS]). Diese Bestätigungsanalysen sind aus folgenden Gründen unverzichtbar:

- Immunoassays können »falsch-positive« Testergebnisse liefern (nach der Einnahme des Hustenmittels Ambroxol verlaufen z. B. zahlreiche Tests auf LSD positiv obwohl LSD niemals aufgenommen wurde).
- Die meisten immunchemischen Screeningverfahren erfassen lediglich Wirkstoffgruppen (z. B. Opiate), differenzieren aber nicht zwischen einzelnen Substanzen innerhalb der Gruppe, z. B. zwischen dem »legalen« Opiat Codein, das in zahlreichen verschreibungsfähigen Hustensäften enthalten ist, und dem nicht verkehrsfähigen und daher »illegalen« Opiat Heroin. Eine sichere Abgrenzung beider Stoffe ist aber von erheblicher forensischer Relevanz und beispielsweise mit der Massenspektrometrie leicht möglich.

Bestätigungsverfahren (confirming methods)

Mithilfe der Massenspektrometrie kann eine Substanz beweissicher identifiziert werden. Zwischen den Signalen des praktischen Falles und der Referenzsubstanz besteht i. d. R. völlige Übereinstimmung.

Der klinische Aussagewert einer toxikologischen Analyse soll am Beispiel der Vergiftung mit dem Schmerzmittel Paracetamol erläutert werden, das wegen seiner fehlenden Initialsymptomatik besonders gefährlich ist und an der Spitze der Statistiken von Giftinformationszentren bei sowohl absichtlichen als auch unabsichtlichen Vergiftungen steht. Dem Nomogramm (◘ Abb. 13.6) liegt ein umfangreiches Datenmaterial aus Vergiftungsfällen zugrunde. Abhängig von der Paracetamolkonzentration im Blut und der Zeit nach der Ingestion ist die Hepatotoxizität unterschiedlich einzustufen, was auch unmittelbare Konsequenzen für den Einsatz intensivtherapeutischer Maßnahmen bis zur Antidotgabe (N-Acetylcystein) hat.

13.2.12 Qualitätskontrolle und Plausibilität

Die häufig weit reichenden Konsequenzen eines Drogennachweises machen eine bestmögliche Absicherung der Analysenergebnisse im Rahmen der Qualitätskontrolle erforderlich. Dies betrifft insbesondere positive Resultate. Andererseits sind falsch-negative Ergebnisse nicht ohne Risiko, wenn dadurch beispielsweise eine Vergiftung übersehen und auf lebensrettende Therapien (etwa mit Antidoten) verzichtet oder ein drogenabhängiger Schulbusfahrer nicht als solcher erkannt und unverzüglich aus dem Verkehr gezogen würde.

Interne und externe Qualitätskontrollen (Ringversuche)

Diese werden für Blutalkohol und zahlreiche Drogen bzw. Medikamente beispielsweise von der Gesellschaft für Toxikologische und Forensische Chemie (GTFCh) und der Deutschen Gesellschaft für Klinische Chemie (DGKC) unter qualitativen und quantitativen Aspekten angeboten. Daneben ist die interne Qualitätskontrolle fester Bestandteil eines modernen Qualitätsmanagements, das Positiv- und Negativproben in jeder Analysenserie fordert und eine Laororganisation nach den Richtlinien der GLP (Good Laboratory Practice) einschließt. Dabei geht es nicht nur um die eigentliche Messtechnik, sondern auch um häufig als eher peripher empfundene Fragen, wie etwa die ausführliche Beschreibung der Analysenvorschriften (wobei Abweichungen von der Standardmethode

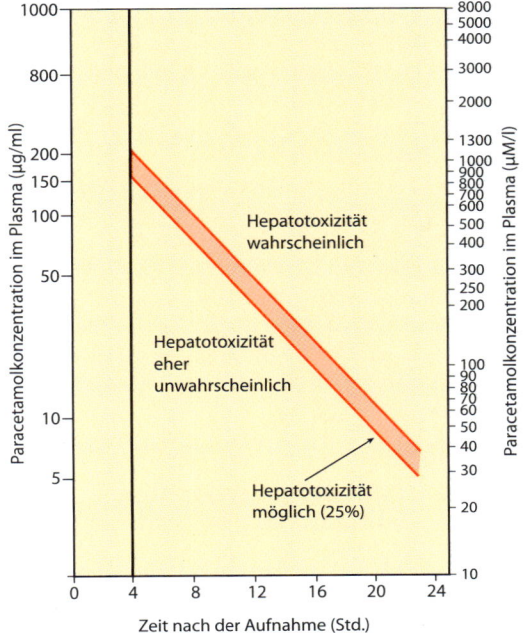

◘ **Abb. 13.6 Nomogramm zur Einschätzung der Hepatotoxizität von Paracetamol** (Aus: Ito et al. (2006) Atlas of Pediatrics, Vol. IA, Springer)

zu vermerken sind), die Archivierung von Messwerten sowie die lückenlose Dokumentation des Weges einer Probe zum und im Labor (sog. Gewahrsamkeitskette oder »chain of custody«). Die Validität der Ergebnisse ist inzwischen in den meisten forensischen Untersuchungsstellen durch die Akkreditierung nach DIN EN 17025 sichergestellt.

Plausibilität Jedes Analysenresultat muss stets auf seine Plausibilität hin überprüft werden. In diesem Zusammenhang sind vor allem folgende Fragen zu stellen:

- **Ist das Resultat mit dem Zustandsbild zu vereinbaren?** Dies wäre beispielsweise nicht der Fall, wenn ein Patient trotz einer angeblich festgestellten Blutalkoholkonzentration von 4‰ ohne nennenswerte Ausfallerscheinungen ist. In diesem Fall wäre neben einem Analysenfehler auch eine Vertauschung von Untersuchungsmaterial zu diskutieren.
- **Lässt sich ein Trend vernünftig erklären?** Im Rahmen der Trendkontrolle stellt sich die Frage, um welchen Wert sich ein Parameter in einer bestimmten Zeit ändern kann, um vernünftig erklärbar zu bleiben. Nicht plausibel wäre es, wenn eine Blutalkoholkonzentration von 3‰ spätestens

nach 30 Stunden immer noch nicht in den Bereich physiologischer Werte abgefallen ist, da der menschliche Organismus pro Stunde mindestens 0,1‰ abbaut und eliminiert (▶ Abschn. 13.1.4). In einem solchen Fall muss eine erneute Alkoholaufnahme stattgefunden haben.

— **Ist ein Ergebnis analytisch plausibel?** Beispiel: In einer Harnprobe wurden große Mengen Kokain nachgewiesen, der Hauptmetabolit Benzoylecgonin dagegen nicht. Der Patient zeigte auch keine auffälligen Intoxikationserscheinungen. Dieser aus toxikologischer Sicht nicht plausible Befund ließ sich in der Weise aufklären, dass die Harnprobe »in vitro« nachträglich mit Kokain versetzt wurde.

13.2.13   Toxikologie spezieller Substanzen und Stoffgruppen

Auf die Toxikokinetik und Toxikodynamik des Alkohols wird im ▶ Abschn. 13.1.4 ausführlich eingegangen. Zu klinisch-toxikologischen Aspekten (Alkoholvergiftung) siehe ▶ Abschn. 13.1.10.

Forensisch relevante Fremdstoffe Das Verteilungsspektrum der Giftstoffe und insbesondere der Drogen ist einem ständigen Wandel unterworfen. An erster Stelle stehen meist die Verfügbarkeit und der Bekanntheitsgrad einer Substanz. Wird beispielsweise ein bisher frei erhältlicher Wirkstoff der ärztlichen Verordnungspflicht (»Rezeptpflicht«) unterstellt, so löst ihn häufig eine nicht »rezeptpflichtige« Substanz ab. Andererseits sind Medienberichte über Vergiftungen oft prominenter Opfer oder Diskussionen in gewissen Internetforen häufig ausschlaggebend für die Auswahl eines Giftes oder einer bestimmten Suizidstrategie.

Nach wie vor stehen Medikamente an der Spitze der im Zusammenhang mit Vergiftungen nachgewiesenen Fremdstoffe. Es folgen Haushalts- und sog. Genussmittel sowie Giftpflanzen. Dabei besteht eine unterschiedliche Verteilung auf Erwachsene und Kinder.

»Exotische« Stoffe Abhängig von der Verfügbarkeit bei spontanen Suizidabsichten, dem beruflichen Umfeld (z. B. Galvaniseur mit Zugang zu zahlreichen Metallgiften) sowie anderen besonderen Umständen (z. B. Urlaubsland) können gelegentlich sehr ausgefallene Stoffe bei Vergiftungen eingesetzt werden und den Nachweis erheblich erschweren. Dazu zählen neben seltenen Medikamenten viele pflanzliche und tierische Gifte, weiterhin »exotische« Stoffe wie z. B. Polonium (^{210}Po) bei einem spektakulären Vergiftungsfall (russi-

scher Ex-Agent Alexander Litvinenko im November 2006) oder Rizin mit der Beibringung durch eine Schirmspitze (»Regenschirmattentat« 1978 in London auf Georgi Markov).

13.2.14   Abhängigkeit und Missbrauch

Die Weltgesundheitsorganisation (WHO) definiert Abhängigkeit als einen seelischen, eventuell auch körperlichen Zustand, der dadurch charakterisiert ist, dass ein dringendes Verlangen oder unbezwingbares Bedürfnis besteht, sich die entsprechende Substanz fortgesetzt zuzuführen. Abhängigkeit wird heute als Krankheit angesehen und mit therapeutisch begleitetem, meist klinischem Entzug behandelt.

Missbrauch psychische und körperliche Abhängigkeit, Mehrfachabhängigkeit

Missbrauch: Aufnahme von Medikamenten, Drogen oder anderen Fremdstoffen die zu körperlichen und psychosozialen Schäden führen. Eine Abhängigkeit liegt i. d. R. jedoch (noch) nicht vor.
Psychische Abhängigkeit: Es besteht ein unstillbares Verlangen nach dem Suchtstoff und der Betroffene fühlt sich nur noch nach der Einnahme einer bestimmten Substanz wohl. Bei häufigem Kontrollverlust ist das gesamte Denken und Handeln auf die Beschaffung von Medikamenten oder Drogen fokussiert. Man will die psychischen Wirkungen der Substanz auch erfahren, um so beispielsweise Problemen zu begegnen.
Körperliche Abhängigkeit: Der Körper reagiert mit Gegenregulationsmechanismen (z. B. schnellerem Abbau der Fremdstoffe durch Enzyme) auf die Intoxikationsgefahr. Damit verbunden ist eine Toleranzsteigerung und Dosiserhöhung. Der Rausch wird immer mehr zum Normalzustand. Beim Absetzen des Suchtstoffes treten Entzugssymptome (z. B. Krämpfe, Unruhe, Schlafstörungen, Kopfschmerzen, Angstzustände und Schweißausbrüche) auf.
Mehrfachabhängigkeit: Eine Abhängigkeit von mehreren Suchtstoffen nennt man Polytoxikomanie.

Die Weltgesundheitsorganisation (WHO) ordnet Abhängigkeitsformen den in ▸ Tab. 13.12 genannten Typklassen zu.

13

◼ **Tab. 13.12** Abhängigkeitsformen bei verschiedenen Medikamentenklassen (Einteilung der WHO)

Typ	Toleranz	Physisch	Psychisch
Amphetamin	+++	(+)	++
Alkohol/Barbiturate/Sedativa	++	++	++
Cannabis/Marihuana	(+)	O	+
Kokain	(+)	(+)	+++
Morphin/Opiate	+++	+++	+++
Halluzinogen (LSD)	+++	O	+

◼ **Tab. 13.13** Anlage zu § 24a StVG (Liste der berauschenden Mittel und Substanzen) sowie analytische Grenzwerte

Berauschende Mittel	Nachzuweisende Substanzen	Analytische Grenzwerte
Cannabis	Tetrahydrocannabinol (THC)	1 ng/ml Serum
Heroin	Morphin	10 ng/ml Serum
Morphin	Morphin	10 ng/ml Serum
Kokain	Kokain	10 ng/ml Serum
Kokain	Benzoylecgonin	75 ng/ml Serum
Amphetamin*	Amphetamin*	25 ng/ml Serum
Designer-Amphetamin*	Methylendioxyamphetamin* (MDA)	25 ng/ml Serum
Designer-Amphetamin*	Methylendioxyethylamphetamin* (MDE)	25 ng/ml Serum
Designer-Amphetamin*	Methylendioxymethamphetamin* (MDMA)	25 ng/ml Serum
Methamphetamin*	Methamphetamin*)	25 ng/ml Serum

* Teilweise ist auch die INN-Bezeichnung Amfetamin und Metamfetamin gebräuchlich.
Die analytischen Grenzwerte können bei Anwendung der Richtlinien der Gesellschaft für Toxikologische und Forensische Chemie (GTFCh) sowohl sicher nachgewiesen als auch quantitativ präzise und richtig bestimmt werden. Die Grenzwerte enthalten weiterhin einen Sicherheitszuschlag.

13.2.15 Gesetzliche Grundlagen und Rechtsvorschriften

Im Bereich der forensischen Toxikologie sind vor allem folgende Gesetze und Rechtsvorschriften relevant:
— Strafgesetzbuch (StGB)
— Straßenverkehrsgesetz (StVG)
— Gesetz über den Verkehr mit Arzneimitteln (Arzneimittelgesetz: AMG)
— Gesetz über den Verkehr mit Betäubungsmitteln (Betäubungsmittelgesetz: BtMG)
— Verordnung zum Schutz vor Gefahrstoffen (Gefahrstoffverordnung: GefStoffV)
— Verordnung über die Nachweisführung bei der Entsorgung von Abfällen (Nachweisverordnung: NachwV)

Auf eine vollständige Wiedergabe der Gesetzestexte wird hier aus Platzgründen verzichtet. Diese können in der jeweils aktuellsten Fassung im Internet eingesehen werden.

Straßenverkehrsgesetz (StVG)

Hinsichtlich Ausführungen zum § 24a StVG in Verbindung mit Alkohol siehe ▶ Abschn. 13.1.11. In der Anlage zu § 24a StVG findet sich eine Liste der berauschenden Mittel und Substanzen, dabei sind analytische Grenzwerte genannt (◼ Tab. 13.13).

Grenzwerte bei Drogenkonsum

Anders als beim Alkohol existieren für illegale Drogen und Medikamente (noch) keine gesetzlichen oder von der Rechtsprechung etablierten Grenzwerte, ab denen von einer relativen oder absoluten Fahruntauglichkeit ausgegangen werden kann. Hauptgründe hierfür sind:

- Die physische und psychische Wirkung von Drogen und Medikamenten hängt wesentlich stärker als vom Alkohol her bekannt von intra- und interindividuellen Parametern ab. Zu diesen zählen vor allem die Gewöhnung (Toleranz), aber auch unterschiedliche toxikokinetische Größen wie z. B. die Abhängigkeit der Eliminationshalbwertszeit vom Lebensalter und Erkrankungen.
- Während viele Erkenntnisse zur Wirkung und Kinetik von Alkohol im Rahmen umfangreicher Trinkversuche mit freiwilligen Teilnehmern gewonnen werden, ist dies bei illegalen Drogen nicht zulässig.

Somit bleiben noch zahlreiche Fragen hinsichtlich eines sicher feststellbaren Zusammenhangs zwischen einer bestimmten Fremdstoffkonzentration im Blut und den daraus resultierenden psychophysischen Leistungseinbußen offen. Dies war auch der Anlass dafür, dass sich der Gesetzgeber bei der Neufassung des § 24a Abs. 2 StVG im Ordnungswidrigkeitenbereich vorläufig für eine »Nulllösung« für illegale Drogen im Straßenverkehr entschieden hatte.

Allerdings hat das Bundesverfassungsgericht mit Beschluss vom 21.12.2004 – 1 BvR 2652/03 – für Cannabis entschieden, dass der Nachweis des Wirkstoffs THC im Blut eines Kraftfahrers nur dann eine Ordnungswidrigkeit nach § 24a Abs. 2 des Straßenverkehrsgesetzes (StVG) darstelle, wenn die Höhe der gemessenen Konzentration es als möglich erscheinen lasse, dass deshalb die Fahrtüchtigkeit eingeschränkt war. Von der »absoluten Nulllösung« ist man damit – jedenfalls für Cannabis – nunmehr wegen der längeren und verfeinerten toxikologischen Nachweismethoden abgekommen. Andererseits hat das Bundesverfassungsgericht keinen bestimmten Gefahrengrenzwert für das Fahren unter Cannabiseinfluss festgelegt. Zum aktuellen Stand siehe die Homepage des B.A.D.S. (www.bads.de) sowie der GTFCh (www.gtfch.org).

Gesetz über den Verkehr mit Betäubungsmitteln (BtMG)

Auch das Betäubungsmittelgesetz enthält Straftatbestände:

§ 29 BtMG Straftaten (Auszug)

(1) Mit Freiheitsstrafe bis zu fünf Jahren oder mit Geldstrafe wird bestraft, wer

1. Betäubungsmittel unerlaubt anbaut, herstellt, mit ihnen Handel treibt, sie, ohne Handel zu treiben, einführt, ausführt,

▼

veräußert, abgibt, sonst in den Verkehr bringt, erwirbt oder sich in sonstiger Weise verschafft…

Auf eine vollständige Wiedergabe der Gesetzestexte wird auch hier aus Platzgründen verzichtet. Diese können in der jeweils aktuellsten Fassung im Internet eingesehen werden.

§ 30a BtMG Straftaten (Auszug)

(1) Mit Freiheitsstrafe nicht unter fünf Jahren wird bestraft, wer Betäubungsmittel in nicht geringer Menge unerlaubt anbaut, herstellt, mit ihnen Handel treibt, sie ein- oder ausführt (§ 29 Abs. 1 Satz 1 Nr. 1) und dabei als Mitglied einer Bande handelt, die sich zur fortgesetzten Begehung solcher Taten verbunden hat.

Schuldfähigkeit bei Drogeneinfluss

Bei der Beurteilung der Schuldfähigkeit Drogenbeeinflusster spielt die Deliktform eine große Rolle.

Bei Delikten direkter Beschaffungskriminalität besteht meist ein unmittelbarer Zusammenhang zwischen Delikt und Sucht. Im Rahmen eines mehr oder weniger aggressiven Tatgeschehens wird i. d. R. nur der Eigenbedarf gedeckt und der Konsum der Rauschdroge erfolgt häufig direkt danach. Abhängig vom Einzelfall kann die Steuerungsfähigkeit erheblich vermindert oder sogar aufgehoben sein.

Im Gegensatz dazu ist bei Delikten indirekter Beschaffungskriminalität davon auszugehen, dass für die Ausführung der Tat (z. B. Drogenhandel) noch eine gewisse Steuerungsfähigkeit erforderlich ist, um die erfolgreiche Durchführung häufig komplexer Vorgänge zu gewährleisten. Der Dealer ist häufig sogar kein Drogenabhängiger. Ist dies jedoch der Fall, dann kann eine Einschränkung der Fähigkeit zu verantwortlichem Handeln im Sinn des § 21 StGB vorliegen.

Die Beurteilung der strafrechtlichen Verantwortlichkeit bei Delikten üblicher Kriminalität sollte in der gewohnten Weise erfolgen und sich, ähnlich wie bei Alkoholdelikten, an den psycho-physischen Ausfällen im engen zeitlichen Zusammenhang zur Tat orientieren.

13.2.16   Wichtige Drogen und Substanzen der Anlage zu § 24a StVG

Die Anlage zu § 24a StVG enthält Substanzen, die verkehrsmedizinisch besonders relevant sind, da sie häufig missbräuchlich konsumiert werden. Aber auch zahlreiche andere Drogen und Medikamente können »berauschende Mittel« im Sinn der §§ 316 bzw. 315c StGB und somit ursächlich für eine Verurteilung sein, wenn entsprechende Ausfallerscheinungen (z. B. Fahrfehler) auf sie zurückzuführen sind.

◻ Tab. 13.14 Daten zu Amphetamin

Street names (Beispiele)	Speed, Pep u.a.
Applikationsform(en)	Vorwiegend oral, nasal
Wirkungsspektrum	Zentral stimulierende Wirkung (daher auch zum Doping benutzt), außerdem Euphorie und Unterdrückung des Schlafbedürfnisses, anschließend starke Erschöpfung
Nebenwirkungen	Depressionen, Psychosen, Halluzinationen
Übliche Dosis	10–50 mg (extrem 2–5 g pro Tag)
Wirkungsdauer	1–3 h
Biotransformation	Teilweise unverändert ausgeschieden, Hauptmetabolit: Phenylaceton
Kinetische Daten	HWZ: 4–12 h
Nachweisbarkeitsdauer (Blut)	Ca. 6–24 h
Nachweisbarkeitsdauer (Harn)	Ca. 1–3 Tage (stark pH-abhängig)

Anmerkungen: Aus sog. Prodrugs wie z. B. Amphetaminil (Psychoanaleptikum), Benzphetamin, Clobenzorex, Dimethylamphetamin, Ethylamphetamin, Famprofazon, Fencamin, Fenethyllin, Fenproporex, Furfenorex, Mefenorex, Mesocarb, Prenylamin und Selegelin (Antiparkinsonmittel) können im Organismus ebenfalls Amphetamin bzw. Methamphetamin entstehen. **Beachte:** Falsch-positive Immunoassays nach Einnahme von Cyclamat (Süßstoff) und Bildung von Phenylethylamin infolge Fäulnis des Untersuchungsmaterials.

◻ Tab. 13.15 Daten zu Methamphetamin

Street names (Beispiele)	Crystal Ice, Crystal Speed, Meth, Yaba u.a.
Applikationsform(en)	Vorwiegend oral, nasal
Wirkungsspektrum	Siehe Amphetamin (Wirkung gegenüber Amphetamin etwa verdoppelt), anschließend starke Erschöpfung
Nebenwirkungen	Depressionen, Psychosen, Halluzinationen
Übliche Dosis	10–50 mg (extrem 2–5 g pro Tag)
Wirkungsdauer	1–3 h
Biotransformation	Teilweise unverändert ausgeschieden; Metaboliten: Amphetamin, 4-Hydroxy-methylamphetamin
Kinetische Daten	HWZ: 4–12 h
Nachweisbarkeitsdauer (Blut)	Ca. 6–24 h
Nachweisbarkeitsdauer (Harn)	Ca. 1–3 Tage (stark pH-abhängig)

Anmerkungen: siehe Amphetamin.

> Wegen der großen Variabilität der pharmakokinetischen Parameter und der starken Abhängigkeit von der Dosis stellen die in den ◻ Tab. 13.14 bis ◻ Tab. 13.27 angegebenen Zahlenwerte lediglich orientierende Richtgrößen dar.

Amphetaminderivate und Designerdrogen

Amphetamine (»Weckamine«) sind die wohl ältesten synthetisch hergestellten Drogen mit stimulierenden Eigenschaften. Sie leiten sich von den Catecholaminen

▣ **Tab. 13.16** Daten zu 3,4-Methylendioxymethamphetamin (MDMA), 3,4-Methylendioxyamphetamin (MDA), 3,4-Methylendioxyethylamphetamin (MDEA, MDE)	
Street names (Beispiele)	**MDMA: Ecstasy, Adam, XTC** **MDA: Love pills, Speed for Lovers** **MDEA: Eve, Eva**
Applikationsform(en)	Vorwiegend oral, nasal
Wirkungsspektrum	Zentral stimulierende Wirkung, außerdem Euphorie und Unterdrückung des Schlafbedürfnisses, überhöhte Sinneswahrnehmungen, Abbau von Kommunikationsbarrieren, gesteigertes Selbstwertgefühl, anschließend starke Erschöpfung
Nebenwirkungen	Depressionen, Psychosen, Halluzinationen
Übliche Dosis	Bis ca. 100 mg
Wirkungsdauer	1–3 h
Biotransformation	Teilweise unverändert ausgeschieden
Kinetische Daten	HWZ: ca. 7–25 h
Nachweisbarkeitsdauer (Blut)	6–24 h
Nachweisbarkeitsdauer (Harn)	24–48 (maximal bis 72 h)

Anmerkungen: Ecstasy ist ein gebräuchlicher Sammelbegriff für die Methylendioxyamphetamine MDMA, MDA und MDEA/MDE. Bei »Liquid Ecstasy« handelt es sich jedoch um eine völlig andere Substanz, nämlich Gamma-Hydroxybutansäure/GHB (sog. K.-o.-Mittel, ▶ Abschn. 13.2.24).

bzw. vom Ephedrin ab. Wie bei kaum einer anderen Wirkstoffgruppe hängen positive und negative Eigenschaften von der Art der Verwendung bzw. Indikation ab. Beim Aufmerksamkeitsdefizit-Hyperaktivitätssyndrom (ADHS) des Kindes- und Jugendalters sowie bei Narkolepsie sind diese Wirkstoffe wertvolle Therapeutika, die i. d. R. nicht zur Abhängigkeit führen. Sie besitzen jedoch ein hohes Abhängigkeitspotential, wenn sie ohne entsprechende Indikation eingenommen werden (z. B. in der Drogenszene). Wichtige Daten zu Amphetaminen, Methamphetamin und den Designerdrogen sind in ▣ Tab. 13.14 – ▣ Tab. 13.16 enthalten.

Durch meist illegale Synthesen erscheinen regelmäßig Derivate mit neuen Substitutionsmustern, die rechtlich erst dann als Betäubungsmittel gelten, wenn sie in die entsprechenden Anlagen des Betäubungsmittelgesetzes aufgenommen wurden. Bis dahin sind sie jedoch dem Arzneimittelgesetz unterstellt.

Cannabis

Mit diesem Oberbegriff bezeichnet man alle psychoaktiven Teile oder Produkte der Hanfpflanze (Cannabis sativa). Haschisch besteht hauptsächlich aus dem Harz der Blütenstände sowie Teilen der Blüten und Blätter.

Es wird oft zu Platten gepresst, die etwa 2–10 % des aktiven Hauptwirkstoffes Tetrahydrocannabinol (THC) enthalten. Durch Züchtung erhaltenes »Turbohaschisch« kann sogar einen Gehalt von etwa 20 % THC aufweisen. Marihuana nennt man luftgetrocknete Blatt-, Blüten- und Stängelteile mit einem THC-Gehalt von durchschnittlich etwa 4 %. Bei Haschischöl handelt es sich um ein durch Extraktion gewonnenes Konzentrat mit einem THC-Gehalt bis zu 30 % (in Ausnahmefällen bis 60 %). Weitere psychoaktive Inhaltsstoffe sind Cannabidiol (CBD) und Cannabinol (CBN).

Unter dem Oberbegriff Cannabinoide fasst man die strukturell ähnlichen Cannabisinhaltsstoffe zusammen, von denen inzwischen über 60 bekannt sind. Die für die Wirkung und Analytik wichtigsten Substanzen THC (Δ9-Tetrahydrocannabinol), 11-OH-THC (11-Hydroxy-THC bzw. 11-Hydroxy-Δ9-Tetrahydrocannabinol) und THC-Carbonsäure (11-Nor-9-carboxy-Δ9-Tetrahydrocannabinol) werden in den ▣ Tab. 13.17 – ▣ Tab. 13.19 sowie ▣ Abb. 13.7 beschrieben.

Tab. 13.17 Daten zu Tetrahydocannabinol (THC)

Substanz	THC (Δ^9-Tetrahydrocannabinol)
Street names (Beispiele)	Für Haschisch: Dope*, hash, hemp, kiff, pot, shit für Marihuana: Gras, grass, weiterhin zahlreiche andere Szenenamen
Applikationsform(en)	Meist durch Rauchen mittels Joint, Wasserpfeife oder Rauchrohr (Shillum), seltener oral (Gebäck oder Tee), Wirkung lässt sich durch Rauchen leichter »steuern« als bei oraler Aufnahme
Wirkungsspektrum	**Akute Phase:** ca. 1–2 h nach Konsum; zentral dämpfende Wirkung, Störungen der Motorik und des Auffassungsvermögens, oft weite lichtstarre Pupillen, Auffälligkeiten bei Gang und Sprache **Subakute Phase:** ca. 4–6 h nach Konsum; euphorische Grundstimmung, negative Inhalte werden ausgeblendet, gesteigertes Wohlbefinden, Kritikfähigkeit eingeschränkt, Selbstüberschätzung Besondere **verkehrsmedizinische Relevanz** dieser Phase: Riskante Fahrweise mit überhöhter Geschwindigkeit, leichte Ablenkbarkeit und Konzentrationsschwäche, keine adäquate Reaktion auf unerwartete Ereignisse, Vorfahrtsmissachtung und Übersehen von Lichtzeichen **Postakute Phase:** ca. 14–24 h nach Konsum; weitgehende Passivität mit zahlreichen auch verkehrsmedizinisch relevanten Leistungseinbußen
Nebenwirkungen	Siehe Wirkungsspektrum; bei Dauerkonsum Persönlichkeitsstörungen
Übliche Dosis	Rauchen: 5–40 mg THC; oral: bis 20 mg THC
Wirkungseintritt	Rauchen: ca. 5–30 min; oral: ca. 2–3 h
Wirkungsdauer	Rauchen: ca. 3–4 h (danach Abklingen); oral: einige Stunden (Wirkung etwa dreimal schwächer als beim Rauchen)
Biotransformation	Rasche Metabolisierung von THC über 11-Hydroxy-THC zur THC-Carbonsäure (frei und als Glucuronid)
Kinetische Daten	**HWZ** in: Absorptionsphase ca. 45 min Verteilungsphase ca. 3–4 h terminaler Eliminationsphase: bis 24 h **Verteilung und Elimination:** Nach Inhalation rasche Aufnahme ins Blut mit anschließendem starkem Konzentrationsabfall wegen Verteilung in blutreiche Kompartimente. Es folgt eine Depotanreicherung der lipophilen Cannabinoide in Fettgeweben mit nunmehr langsamem Abfall der Blutspiegel. In einer letzten Phase wird THC aus Depots wieder freigesetzt. Insgesamt liegt ein polyphasischer Verlauf der Elimination vor.
Nachweisbarkeitsdauer (Blut)	Bei gelegentlichem Gebrauch ca. 10 h bis 24 h. Bei starken Konsumenten auch länger als 24 h, u. U. bis zu 48 h, in Einzelfällen mit einem hohen Body-Mass-Index (BMI) auch noch länger als 48 h. Die Konzentration der THC-Carbonsäure kann Hinweise auf die Konsumhäufigkeit liefern (s. dort)
Nachweisbarkeitsdauer (Harn)	(auch hier abhängig von der Konsumhäufigkeit)

Anmerkungen: Durch Passivrauchen kommt es unter realitätsbezogenen Bedingungen zu keiner Aufnahme von forensisch wirksamen Mengen an Cannabinoiden. Für das Hauptstoffwechselprodukt THC-Carbonsäure wurde eine Entscheidungsgrenze für »Aktiv-/Passivrauchen« von 50 ng/ml im Harn vorgeschlagen. Ein Echorausch (»flashback«), d. h. ein erneuter rauschartiger Zustand nach einen drogenfreien Intervall ist für Cannabinoide nicht sicher nachgewiesen. Hinweise darauf findet man jedoch im Zusammenhang mit dem Konsum von LSD.
* Mit Dope werden allerdings auch illegale Drogen im Allgemeinen bezeichnet.

◘ Tab. 13.18 Daten zu 11-OH-THC

Substanz	11-OH-THC (11-Hydroxy-Δ^9-Tetrahydrocannabinol)
Wirkungsspektrum	Ebenfalls psychotrope Wirkung
Biotransformation	Wirksamer Metabolit des THC
Nachweisbarkeitsdauer (Blut)	4–20 h nach einmaliger Aufnahme, bei Gewöhnung länger
Nachweisbarkeitsdauer (Harn)	Mehrere Stunden
Kinetische Daten	HWZ in terminaler Eliminationsphase: 12–18 h

Anmerkungen: 11-Hydroxy-THC wird neben THC und THC-Carbonsäure zur Berechnung des Cannabis Influence Factors (CIF-Faktor) benutzt, der unter bestimmten Umständen mit Ausfallerscheinungen korreliert, in der Rechtsprechung jedoch noch nicht etabliert wurde.

◘ Tab. 13.19 Daten zur THC-Carbonsäure

Substanz	THC-Carbonsäure (11-Nor-9-carboxy-Δ^9-tetra-hydrocannabinol)
Wirkungsspektrum	Keine psychotrope Wirkung
Kinetische Daten	HWZ: 25–40 h HWZ in terminaler Eliminationsphase: bis 6 Tage
Biotransformation	Inaktiver Metabolit des THC
Nachweisbarkeitsdauer (Blut)	2–3 Tage bei einmaligem Konsum, bei Gewöhnung länger
Nachweisbarkeitsdauer (Harn)	Ca. 3 Wochen bei regelmäßigem Konsum; 2–3 Tage bei einmaligem Konsum; bis 3 Monate nach starkem Dauerkonsum

Anmerkungen: Bei der Begutachtung wird häufig eine Serumkonzentration von 150 ng THC-Carbonsäure/ml als Entscheidungsgrenze zwischen gelegentlicher und regelmäßiger Aufnahme von Cannabisprodukten angenommen. Dieser Wert ist jedoch nicht unumstritten.
Beachte: Auch nach Ende des Konsums können starke Schwankungen und damit verbundene Wiederanstiege der Konzentrationen von THC-Carbonsäure im Harn einen Rückfall vortäuschen. Abhilfe: THC-Carbonsäure-Konzentration durch Kreatininwert dividieren.

13

Kokain

Kokain wird aus den Blättern des Coca-Strauchs (*Erythroxylum coca*) durch Extraktion gewonnen. Handels- und Gebrauchsformen:

— **Kokain-Hydrochlorid (Kokain-HCl):** Die pharmakodynamisch wirksamste Form stellt die freie Base (Kokain-Base) dar, die allerdings in dieser Form nicht stabil ist. Daher wird für Transport und Lagerung die wesentlich beständigere Salzform (z. B. Kokain-Hydrochlorid) eingesetzt, aus der die freie Base erst beim »Endverbraucher« freigesetzt wird (»free basing«).

— **Free Base:** Beim »Freebasing« löst oder schlämmt man das Kokainsalz in alkalischer Lösung auf und extrahiert die freie Base mit einem geeigneten Lösungsmittel, das man anschließend verdampfen lässt, wobei die freie Base zurückbleibt und meist unmittelbar danach auch konsumiert wird.

— **Crack:** Der Wirkstoff von Crack ist ebenfalls die freie Kokain-Base, die aber »trockenchemisch« durch Erhitzen des Salzes mit anorganischen Basen (z. B. Backpulver) und geringen Wassermengen hergestellt wird, wobei häufig das namensgebende »cracking« (knistern) wahrnehmbar ist.

Weitere Daten zu Kokain, Benzoylecgonin und Methylecgonin finden sich in ◘ Tab. 13.20 – ◘ Tab. 13.22, siehe auch ◘ Abb. 13.8.

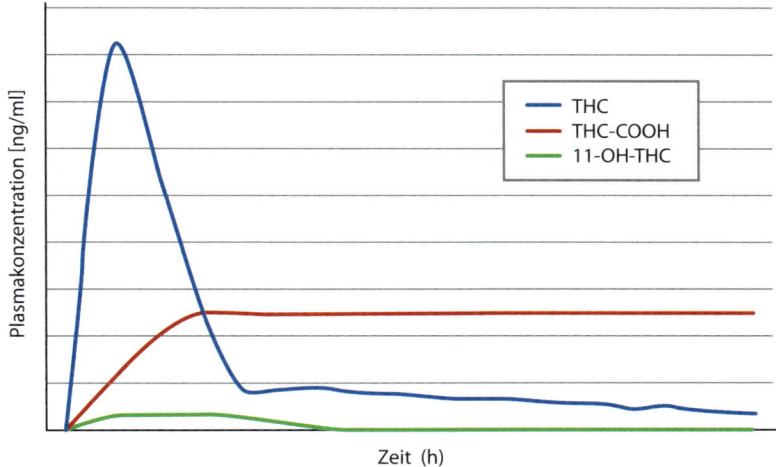

■ **Abb. 13.7 Schematischer zeitlicher Verlauf der Konzentrations-Zeit-Kurve (Blut) für THC, 11-OH-THC und THC-Carbonsäure** nach dem einmaligen Rauchen eines Joints

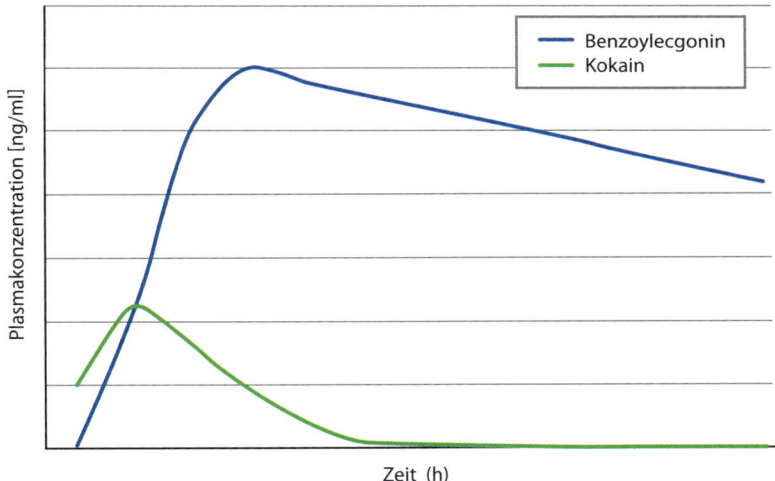

■ **Abb. 13.8 Schematischer zeitlicher Ablauf der Konzentrations-Zeit-Kurve (Blut) für Kokain und Benzoylecgonin nach intranasaler Applikation von Kokain**

Bodypacking Darunter versteht man den Transport von Drogen (hauptsächlich Heroin und Kokain) in säurebeständigen Behältnissen durch Kuriere. Dabei werden die Container verschluckt bzw. in Körperöffnungen im Anal- oder Vaginalbereich versteckt. Beim Platzen auch nur eines Päckchens besteht akute Lebensgefahr für den Bodypacker. Nachweismöglichkeiten bieten die Röntgenaufnahme und Sonografie. Die Ausscheidungskontrolle ist grundsätzlich durch die maximal zulässige Freiheitsentziehung begrenzt und der Einsatz von Emetika (Brechmitteln) bzw. Laxanti-

en (Abführmittel) umstritten, da es im Zusammenhang damit zu Todesfällen kam.

Opiate

Opiate sind die Inhaltsstoffe des Opiums, das aus Schlafmohn (*Papaver somniferum*) gewonnen wird. Die wichtigsten Stoffe sind Morphin, Codein, Thebain, Noscapin, Papaverin und Narcein. Opioide nennt man alle Stoffe mit morphinartigen Eigenschaften, die an Opioidrezeptoren angreifen. Sie umfassen neben den Opiaten auch körpereigene Opioide (z. B. Endorphine

◻ **Tab. 13.20** Wichtige Daten zu Kokain

Substanz	Kokain
Street names (Beispiele)	Koks, powder, Schnee, white stuff u. a.; speed ball (mit Heroin)
Applikationsform(en)	Vorwiegend nasal, durch Rauchen oder i.v.
Wirkungsspektrum	Zentral stimulierende Wirkung Häufig 3 Rauschphasen erkennbar: – Euphorisches Rauschstadium mit stark positiven Empfindungen (»High-Phase«), Dauer Minuten bis Stunden – Rauschstadium mit abnehmender Euphorie, Angstzustände, Koordinationsstörungen und Zittern, Verfolgungswahn, paranoide Zustände, Halluzinationen – Depressives Stadium mit quälenden Empfindungen von Hoffnungslosigkeit, Angst, Depressionen, tiefe Erschöpfung und extreme Müdigkeit; unwiderstehlicher Drang zu erneuter Kokainaufnahme Wichtig: Rausch ist grundsätzlich stark abhängig von der Persönlichkeitsstruktur und psychophysischen Ausgangssituation
Nebenwirkungen	Siehe unter Wirkungsspektrum
Übliche Dosis	Nasal: 20–100 mg bis mehrere Gramm pro Tag (1 Linie/h) Intravenös: 30–150 mg (2–5 g bei schwerster Abhängigkeit) Rauchen: 50–200 mg Einzeldosis (ca. 2/3 Verlust) Oral (selten): 100–300 mg Einzeldosis
Letale Einzeldosis	Ab etwa 1 g (bei Toleranz bis 5 g pro Tag überlebt), aber ab 30 mg möglicherweise letal bei Idiosynkrasie
Wirkungsdauer	Für die einzelnen Phasen unterschiedlich
Biotransformation	Nur geringe Mengen werden direkt ausgeschieden, Hauptmetaboliten sind Benzoylecgonin und Methylecgonin (Ecgoninmethylester) neben Ecgonin und Norkokain; beim gleichzeitigen Alkoholkonsum entsteht Ethylkokain (Cocaethylen)
Kinetische Daten	HWZ: 40–90 min
Nachweisbarkeitsdauer (Blut)	Ca. 4–6 h
Nachweisbarkeitsdauer (Harn)	Ca. 6–8 h

Anmerkungen: Bei üblicher Lagerung von Blutproben ist Kokain instabil (Abhilfe durch Zugabe von Natriumfluorid). Ein in nicht stabilisierten bzw. in ungekühlten Blutproben ermittelter Wert entspricht nicht der Konzentration zum Entnahmezeitpunkt.
Beim Erhitzen der Kokain-Base entsteht Methylecgonin, das somit grundsätzlich als Marker für das Rauchen dienen könnte. Es kann aber auch in heißen Teilen des Gaschromatographen (Injektor) gebildet werden.

◻ **Tab. 13.21** Wichtige Daten zu Benzoylecgonin

Substanz	Benzoylecgonin
Kinetische Daten	HWZ: 4–7 h
Nachweisbarkeitsdauer (Blut)	Wenige Tage je nach Dosis
Nachweisbarkeitsdauer (Harn)	Ca. 3–6 Tage

◻ **Tab. 13.22** Wichtige Daten zu Ecgoninmethylester (Methylecgonin)

Substanz	Ecgoninmethylester (Methylecgonin)
Kinetische Daten	HWZ: 3–5 h
Nachweisbarkeitsdauer (Blut)	Wenige Tage je nach Dosis
Nachweisbarkeitsdauer (Harn)	Ca. 3–6 Tage

und Enkephaline) sowie zahlreiche halbsynthetische und vollsynthetische Stoffe.

> Wegen ihrer opiatähnlichen Wirkung werden auch strukturell völlig andersartige Stoffe unter pharmakologischen Gesichtspunkten zur Klasse der Opiate gezählt (z. B. Dextropropoxyphen, Levomethadon, Nefopam, Pentazocin, Pethidin, Tilidin, Tramadol u. a.) und als Opioide bezeichnet. Diese Wirkstoffe und ihre Metaboliten werden von den Opiat-Immunoassays jedoch nicht erfasst.

Opiate werden therapeutisch als starke Analgetika genutzt, während bei der missbräuchlichen Anwendung in der Szene die euphorisierende Wirkung im Vordergrund steht. Häufig besteht eine Zurückhaltung in der Verordnung von Opiaten an Schmerzpatienten da die Entwicklung einer Sucht befürchtet wird. Erfahrungen mit dem medizinischen Einsatz von Morphin haben jedoch gezeigt, dass sich das Absetzen nach einer reinen Schmerzbehandlung um ein vielfaches leichter gestaltet, als der Entzug nach hedonistischer Einnahme.

Ein besonders hohes Suchtpotenzial besitzt das nicht verkehrsfähige und somit illegale Heroin (Diacetylmorphin), das aus Morphin durch Acetylierung gewonnen wird. Wichtige Daten zu Heroin, Morphin, Codein und Dihydrocodein: siehe ◻ Tab. 13.23 – ◻ Tab. 13.26 und ◻ Abb. 13.9. Bei sog. Drogentodesfällen ist

◻ **Tab. 13.23** Wichtige Daten zu Heroin

Substanz	Heroin
Street names (Beispiele)	brown sugar, hero, H, hit, junk, powder u. a. Mit Kokain: cocktail, happy pills, speed ball Mit Kokain und LSD: frisco speed balls
Applikationsform(en)	Vorwiegend i.v., daneben Rauchen (dadurch kein Infektionsrisiko durch verschmutzte Spritzen u. a. Utensilien!), weiterhin nasal (»sniffen«)
Wirkungsspektrum	Zunächst nur Analgesie; bei wiederholtem Konsum treten euphorisierende Komponenten in den Vordergrund, die mit einer ausgeglichenen Stimmungslage und einem intensiv empfundenen Glücksgefühl verbunden sind
Nebenwirkungen	Einschränkung der Wahrnehmungsfähigkeit sowie Bewusstseinsdämpfung bis Gleichgültigkeit
Übliche Dosis	Intravenös: 50–250 mg (bei Abhängigkeit tägl. mehrere Dosen) Rauchen: Dosis wegen Verlusten deutlich höher
Letale Einzeldosis	Minimal 200 mg (bei Toleranz wesentlich höhere Dosen überlebt)
Wirkungsdauer	Heroin ist lipophiler als Morphin und überwindet rasch die Blut-Hirn-Schranke (dadurch »flush« bzw. »kick«)
Biotransformation	Geringe Mengen (0,1 %) werden direkt ausgeschieden, Hauptmetaboliten sind 6-Monoacetylmorphin (6-MAM) und Morphin, das zu Morphin-3-, Morphin-6- und Morphin-3,6-glukuronid verstoffwechselt wird
Kinetische Daten	HWZ von Heroin zu 6-MAM: 2–10 min HWZ von 6-MAM zu freiem Morphin: ca. 40 min HWZ Morphin: 1–4 h
Nachweisbarkeitsdauer (Blut)	Mehrere Stunden
Nachweisbarkeitsdauer (Harn)	2–3 Tage

Anmerkungen: Wichtige Markerfunktion: 6-MAM ist beweisend für den Konsum von Heroin, daneben auch Acetylcodein und einige andere Substanzen.
Beachte: Wiederholter Konsum von Heroin und anderen Opiaten führt zu psychischer und physischer Abhängigkeit mit schwersten Entzugserscheinungen (z. B. multiple Schmerzen, Hypertonie, Hyperthermie, Hyperglykämie, Tachykardie, Tachypnoe, Krämpfe und Schock) die unbehandelt sogar zum Tod durch Kreislaufversagen führen können. Typisch für die Opiatintoxikation sind Miosis, Koma und Atemdepression.

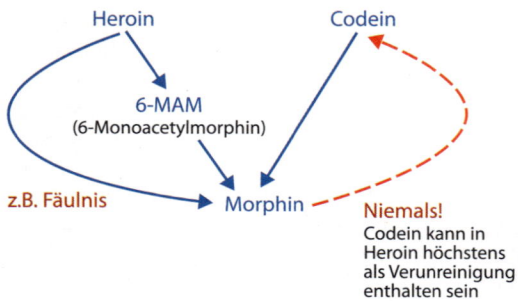

◘ **Abb. 13.9** Übersicht zur Entstehung von Morphin

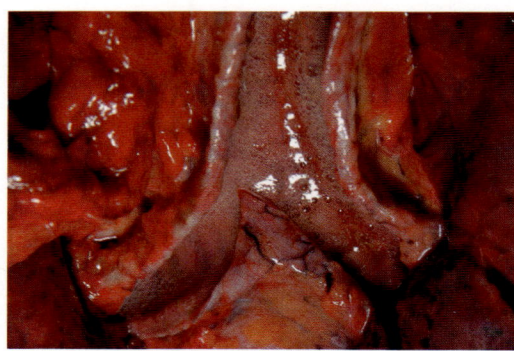

◘ **Abb. 13.10 Letale Heroin/Morphin-Intoxikation** mit sog. toxischem Lungenödem und hämorrhagisch-schaumigem Inhalt in den Atemwegen

intoxikationsbedingt häufig von einer längeren Agonie-phase auszugehen mit Ausbildung eines häufig massi-ven Lungenödems. Als Folge des meist hämorrhagi-schen Lungenödems findet sich bei der Obduktion reichlich retrograd aufgestiegener rötlich-schaumiger Inhalt in den Atemwegen (◘ Abb. 13.10), selten auch einmal ein Schaumpilz vor den Atemöffnungen.

6-MAM beweist den Heroinkonsum. Morphin kann dagegen aus Codein, Heroin und anderen Opia-ten (z. B. Pholcodin) entstehen. Wird 6-MAM nicht nachgewiesen, kann trotzdem Heroinkonsum nicht ausgeschlossen werden, da 6-MAM rasch abgebaut bzw. durch mikrobielle Einflüsse (z. B. Fäulnis) zer-stört werden kann. Codein ist dagegen kein Stoffwech-selprodukt des Morphin sondern häufig in Heroin als Nebenprodukt bzw. Verunreinigung enthalten.

◘ **Tab. 13.24** Wichtige Daten zu Morphin

Substanz	Morphin
Street names (Beispiele)	base u. a.
Applikationsform(en)	Vorwiegend i.m., subkutan, i.v., oral
Wirkungsspektrum	Analgetisch, zentral dämpfend, sedierend, hypnotisch, atemdepressiv und anti-tussiv
Nebenwirkungen	Gefahr der Gewöhnung (Toleranzentwicklung), im Entzugsstadium liegt Fahrun-tüchtigkeit vor
Übliche Dosis	5–20 mg (bei Abhängigkeit tägl. mehrere Dosen)
Letale Einzeldosis	Minimal 120 mg (bei Toleranz wesentlich höhere Dosen überlebt)
Wirkungsdauer	4–5 h nach therapeutischen Dosen
Biotransformation	Ca. 10 % als freies Morphin Ca. 75 % als inaktives Morphin-3-glucuronid Ca. 5 % als wenig aktives Normorphin Nur wenig als aktives Morphin-6-glucuronid renal ausgeschieden
Kinetische Daten	HWZ: 1–4 h (freies Morphin)
Nachweisbarkeitsdauer (Blut)	Mehrere Stunden bis wenige Tage (stark dosisabhängig)
Nachweisbarkeitsdauer (Harn)	2–3 Tage

Anmerkungen: Morphin kann durch den Verzehr von Mohnsamen »poppy seeds« (z. B. über Backwaren) in den Orga-nismus gelangen. Ein Nachweis von 6-MAM beweist jedoch den Konsum von Heroin.

13

◨ Tab. 13.25 Wichtige Daten zu Codein

Substanz	Codein
Street names (Beispiele)	codies u. a.
Applikationsform(en)	Vorwiegend oral, daneben i.m., rektal
Wirkungsspektrum	Antitussive Wirkung; Analgesie geringer als bei Morphin
Nebenwirkungen	Gefahr der Gewöhnung (Toleranzentwicklung), im Entzugsstadium liegt Fahruntüchtigkeit vor
Übliche Dosis	Oral 30–60 mg (bei Abhängigkeit tägl. mehrere Dosen)
Letale Einzeldosis	Minimal 800 mg (bei Toleranz höhere Dosen überlebt)
Wirkungsdauer	Einige Stunden
Biotransformation	Über 95 % einer Einzeldosis werden innerhalb 48 h renal ausgeschieden, davon in den ersten 24 Stunden: ca. 50 % als Codein, ca. 15 % als Norcodein, ca. 10 % als Morphin, alle jeweils frei, hauptsächlich aber konjugiert
Kinetische Daten	HWZ: 2–4 h
Nachweisbarkeitsdauer (Blut)	Mehrere Stunden bis wenige Tage (stark dosisabhängig)
Nachweisbarkeitsdauer (Harn)	Ca. 2–3 Tage

Anmerkungen: Codein ist kein Metabolit von Morphin oder Heroin. Falls kein Codeinpräparat eingenommen wurde ist ein Nachweis in Harnproben auf Codein zurück zu führen, das bereits in den Drogen als »impurity« vorhanden war. Am Ende der Eliminationsphase kann im Harn mehr Morphin als Codein nachweisbar sein. Dadurch Gefahr des fehlerhaften Rückschlusses auf eine Heroin- oder Morphinaufnahme. Codein kann durch den Verzehr von Mohnsamen »poppy seeds« (z. B. über Backwaren) in den Organismus gelangen. Ein Nachweis von 6-MAM bzw. Acetylcodein beweist jedoch den Konsum von Heroin.

◨ Tab. 13.26 Wichtige Daten zu Dihydrocodein

Substanz	Dihydrocodein
Street names (Beispiele)	Remmis u. a.
Applikationsform(en)	Vorwiegend oral, daneben i.v., i.m., rektal
Wirkungsspektrum	Antitussive Wirkung. Analgesie geringer als bei Morphin
Nebenwirkungen	Gefahr der Gewöhnung (Toleranzentwicklung), im Entzugsstadium liegt Fahruntüchtigkeit vor
Übliche Dosis	Oral 60–120 mg (bei Abhängigkeit tägl. mehrere Dosen)
Letale Einzeldosis	Vergleichbar Codein
Wirkungsdauer	Einige Stunden
Biotransformation	Vergleichbar Codein
Kinetische Daten	HWZ: 3–5 h
Nachweisbarkeitsdauer (Blut)	Mehrere Stunden bis wenige Tage (stark dosisabhängig)
Nachweisbarkeitsdauer (Harn)	Ca. 2–3 Tage

13.2.17   Andere Rauschdrogen

LSD

Lysergid (LSD; D-7-Methyl-4,6,6a,7,8,9-hexahydro-indolo[4,3-f,g]chinolin-9-carbon-säurediethylamid) ist nach Anlage I B zu § 1 Abs. 1 BtMG ein nicht verkehrsfähiges Betäubungsmittel und wird aus den Indolalkaloiden des Mutterkorns (Claviceps purpurea) gewonnen.

Der Wirkstoff ist ein weißes bis beigefarbenes kristallines Pulver. Im Gegensatz zu den meisten anderen Drogen sind bei LSD bereits äußerst geringe Mengen unter 0,3 mg wirksam. Da diese als Pulver nur mit Spezialwaagen exakt quantifizierbar sind, löst man in der Szene eine bequem wägbare Menge in einem bestimmten Flüssigkeitsvolumen auf und dosiert dieses dann relativ genau durch Zählen der Tropfen (beispielsweise auf Würfelzucker) oder durch Aufsaugen der Lösung mittels Löschpapier und Zerschneiden desselben in Sektoren mit einem bestimmten Wirkstoffgehalt. Weitere Daten zu LSD finden sich in ◘ Tab. 13.27.

Legal Highs (»Badesalz«, »Räuchermischung« u. a.)

Damit bezeichnet man psychoaktive Substanzen, die von der Gesetzgebung (noch) nicht erfasst sind. Der Name »Legal Highs« soll vortäuschen, dass man sich im legalen Umfeld bewegt. Unter diesen Fremdstoffen sind die sog. Spice-Produkte (engl.: Gewürz) am meisten verbreitet. Dazu zählen auch die »Herbal Highs«, die suggestiv auf eine pflanzliche Herkunft hindeuten sollen. Spice dient als Ersatz für Cannabisprodukte und ist inzwischen sehr verbreitet. Eine maßgebliche Rolle spielt dabei der ständig zunehmende Vertrieb über das Internet und die Propaganda in einschlägigen Foren. Mit der 24. BtMÄndV vom 18.12.2009 erfolgte die dauerhafte Btm-Einstufung von Spice Wirkstoffen in der Anlage II.

Bei dem für den Rausch verantwortlichen Hauptwirkstoff handelt es sich um eine Modifikation des synthetischen Cannabinoids CP-47, 497. Zusätzlich ist der synthetische cannabinoidmimetische Wirkstoff JWH-018 (1-pentyl-3-naphthoylindol) enthalten. Diese Stoffe binden an Cannabinoid-Rezeptoren im Ge-

◘ **Tab. 13.27** Wichtige Daten zu LSD	
Substanz	**Lysergid (LSD)**
Street names (Beispiele)	ace, acid, crackers, D, dots, frisco speed balls (mit Kokain u. Heroin), ghost, hawk, L, morning glory, pink dots, pink Jesus, purple haze, purple wedges, sunshine acid, the bast, the chief, Trips, 25+, yellow submarine
Applikationsform(en)	Hauptsächlich oral
Wirkungsspektrum	Halluzinogen
Nebenwirkungen	Hyperthermie, Schweißausbrüche, vegetative Erscheinungen wie Tachykardie und Bradykardie, Depressionen, Müdigkeit, Erschöpfung, Reizbarkeit und später Antriebsarmut
Übliche Dosis	0,02–0,3 mg
Wirkungsdauer	Wirkungseintritt nach etwa 15–45 min, Wirkungsdauer Stunden bis Tage (Echorausch)
Biotransformation	Umfangreiche Metabolisierung durch N-Demethylierung, N-Deethylierung und Hydroxylierung
Kinetische Daten	Eliminationshalbwertszeiten: ca. 3–4 h
Nachweisbarkeitsdauer (Blut)	Stark dosisabhängig (max. 12 h).
Nachweisbarkeitsdauer (Harn)	Stark dosisabhängig (ca. 1–2 Tage).

Anmerkungen: Besondere verkehrsmedizinische Relevanz: Im Hinblick auf die extrem halluzinogene Wirkung (Wahrnehmungsverschiebungen, Wahnvorstellungen, Sinnestäuschungen, Verschiebungen des Zeitgefühls, Depersonalisierungstendenzen) und die Gefahr des Echorausches (flashback) muss die Verkehrsuntüchtigkeit uneingeschränkt bejaht werden. Deutliche Leistungseinbußen sind aber auch in der Entzugsphase möglich.
Beachte: Falsch-positive LSD-Immunoassay nach Einnahme von Ambroxol und Sertralin möglich!

hirn und lösen einen Rauschzustand aus. Ihre pharmakodynamische Wirkung ist deutlich höher als die von THC. Da keine Strukturähnlichkeit mit üblichen Cannabinoiden besteht, verlaufen übliche immunchemische Drogentests negativ.

Khat

Khat (»natural amphetamine«), ist eine pflanzliche Droge mit den Hauptwirkstoffen Cathinon und Cathin, die dem Betäubungsmittelrecht unterliegt. Der Khat-Strauch wird im Süden der arabischen Halbinsel sowie in Ost- und Südafrika kultiviert. Die Hauptwirkstoffe verursachen eine schwache psychische Abhängigkeit. Nach extensivem, langjährigem Konsum werden psychotische Erkrankungen beschrieben.

Blätterpilze

Psilocybinhaltige Pilze enthalten die halluzinogen wirkenden Stoffe Psilocybin und in geringerer Konzentration Psilocin. Bei diesen Stoffen handelt es sich um Tryptaminderivate, die strukturell mit dem ebenfalls halluzinogen wirkenden LSD verwandt sind. Die am häufigsten missbrauchten halluzinogen wirkenden Pilzarten sind überwiegend psilocybin- bzw. psilocinhaltige Arten der Gattung Psilocybe (Kahlköpfe). Bei einer Dosis von etwa 3–6 mg werden bereits erste Veränderungen in der Wahrnehmung festgestellt. Es kommt zu starken euphorischen Zuständen, visuellen und auditiven Halluzinationen. Daneben wird in der Szene auch mit Giftpilzen (Wirkstoff: Ibotensäure) experimentiert.

Desomorphin (»Krokodil«)

Desomorphin, in der Drogenszene auch Krokodil oder kurz Krok genannt, ist ein stark potentes Opioid, das erstmals 1932 in den USA synthetisiert wurde. Desomorphin gehört in Deutschland und Österreich aufgrund eines hohen Abhängigkeitspotentials zu den nicht verkehrsfähigen Betäubungsmitteln.

Durch die illegale Herstellung über Codein, Jod und roten Phosphor in einem ähnlichen Prozess wie zur Herstellung von Methamphetamin auf Basis von Pseudoephedrin wird das Endprodukt unrein und reich an stark toxischen Nebenprodukten. Bei Injektion führen diese Nebenprodukte zu schweren Gewebeschäden, Venenentzündungen und Nekrose bis zur Gangrän oder Organversagen. Irreversibler Schaden (Neurologischer Schaden, Nierenschaden, Gefäßschaden) kann auch bei der ersten Verwendung entstehen. Laut Aussage der Anti-Drogen-Initiative »Stadt ohne Drogen« in Jekaterinburg ist Desomorphin so aggressiv toxisch, dass die durchschnittliche Überlebensdauer von Konsumenten nach Beginn des regelmäßigen intravenösen Konsums gerade noch ein Jahr betrage. Die Droge wird in Russland »Krokodil« genannt, da sie den Körper von innen her schädigt, und an der Injektionsstelle oft eine grünliche Verfärbung der Haut auftritt. Mittlerweile findet Krokodil als »Droge des armen Mannes« eine weite Verbreitung vor allem innerhalb Russlands, aber auch im Ausland wurden Fälle gemeldet.

13.2.18 Forensisch-toxikologisch sowie verkehrsmedizinisch besonders relevante Arzneimittel und andere Substanzen

Grundsätzlich kann jede Substanz von forensisch-toxikologischer Bedeutung sein, wobei meist die Dosis und der Wirkmechanismus eine vorherrschende Rolle spielen.

An der Spitze der Vergiftungsstatistiken (Erwachsene) stehen bei den Medikamenten hinsichtlich der Häufigkeit folgende Wirkstoffe bzw. Wirkstoffgruppen:

- Psychopharmaka
- Analgetika, Antirheumatika
- Hypnotika, Sedativa
- Antiepileptika
- Betarezeptorenblocker, Kalziumantagonisten, ACE- Hemmer

Es gibt zahlreiche Wirkstoffe, bei denen man auf den ersten Blick nicht vermuten würde, dass sie beispielsweise verkehrsmedizinische Bedeutung erlangen können, zumal ein besonderer Warnhinweis hinsichtlich einer Einschränkung des Reaktionsvermögens auf dem Beipackzettel häufig fehlt.

Fallbeispiel

Nach einem Verkehrsunfall berichtet ein Fahrer, dass ihm unmittelbar vor dem Abkommen von der Fahrbahn schwindlig geworden sei. Alkohol, Drogen oder andere verkehrsmedizinisch besonders relevante Wirkstoffe (z. B. Psychopharmaka) konnten nicht nachgewiesen werden. Es wird jedoch eine chronische Einnahme von Laxanzien (u. a. Bisacodyl) eingeräumt, die offensichtlich zur Hypokaliämie mit erheblichen Kreislaufstörungen und möglicherweise einem Psychosyndrom führten.

Einzelne Nebenwirkungen können bei Überdosierungen oft stärker als die therapeutisch genutzte Hauptwirkung in den Vordergrund treten und besonders bei Interaktionen zu kritischen Verläufen führen.

Art und Umfang der Wechselwirkungen (Interaktionen) von Medikamenten sind mit Eisbergen vergleichbar, von denen man nur die Spitze sehen kann. Die Prognose von Wirkungsverstärkungen oder -änderungen gelingt allenfalls bei wenigen Substanzen und stellt somit bei einer umfangreichen Medikation noch immer ein weitgehend ungelöstes Problem dar.

Von Bedeutung ist weiterhin die **Proteinbindung von Arzneistoffen.** Durch Konkurrenz um dieselbe Bindungsstelle kann es zur Verdrängung eines Stoffes aus der Proteinbindung und damit zu erhöhten Blutspiegeln des verdrängten Pharmakons kommen. Ein wichtiges Beispiel sind **einige Antidiabetika,** die stark an Eiweiß gebunden werden. Bei gleichzeitiger Gabe von Sulfonamiden oder Salicylaten kann es zur Freisetzung des betreffenden Antidiabetikums und über das erhöhte Angebot im Blut zu vermehrter Sekretion von Insulin kommen. Die Folge ist eine Hypoglykämie (Unterzuckerung), die erhebliche Einschränkungen oder sogar eine Aufhebung der Fahrtüchtigkeit bewirken kann. Auch die **Biotransformation** eines Arzneistoffes kann durch Wechselwirkung mit einem anderen beeinflusst, insbesondere gehemmt werden.

Verkehrsteilnehmer sowie Personen, die Maschinen bedienen, müssen entsprechende Warnhinweise auf den Beipackzetteln und Behältnissen von Medikamenten unbedingt beachten. Aber auch die Nichteinnahme (noncompliance) notwendiger Medikamente (z. B. von Antiepileptika) kann die Verkehrstüchtigkeit und andere wichtige Funktionen beeinträchtigen.

Weiterhin kommt dem verordnenden Arzt eine Beratungs- und Hinweispflicht zu, die eine Information des Patienten über die Wirkung des Medikamentes, die Art und Dauer der Einnahme, häufige Nebenwirkungen sowie Maßnahmen beim Auftreten von Komplikationen einschließt. Das Beratungsgespräch ist vom Arzt zu dokumentieren und ggf. durch schriftliche Informationen für den Patienten zu ergänzen.

Weiterhin können **chronobiologische Effekte** bzw. **zirkadiane Rhythmen** die Wirkung von Medikamenten und anderen Fremdstoffen beeinträchtigen, wobei Auswirkungen auf die Fahrtüchtigkeit auftreten. In diesem Zusammenhang können Schichtarbeit sowie Reisen über mehrere Zeitzonen (d. h. Ost-West- oder West-Ost-Richtung, sog. Jetlag) eine Rolle spielen.

Von **forensisch-toxikologischer** und **verkehrsmedizinischer Bedeutung** sind vor allem die in **folgenden Hauptgruppen** in der Roten Liste® verzeichneten Medikamente bzw. Wirkstoffe.

Analgetika/Antirheumatika

Es wird hauptsächlich zwischen Narkoanalgetika (Morphin, Morphinderivaten, anderen Narkoanalgetika), anderen zentral wirksamen Analgetika sowie Analgetika/Antirheumatika unterschieden. Nach dem Stufenschema der WHO sollen Narkoanalgetika nur bei schwersten Schmerzzuständen eingesetzt werden. Es folgen die ebenfalls sehr potenten Analgetika wie z. B. Dextropropoxyphen, Dihydrocodein, Tilidin und Tramadol, an die sich die häufig mit »kleine Analgetika« bezeichneten Wirkstoffe Paracetamol, Metamizol und Salicylate anschließen, denen jedoch ebenfalls eine nicht unerhebliche forensisch-toxikologische und verkehrsmedizinische Relevanz zukommt, da sie häufig in Kombinationspräparaten vor allem mit Koffein und Codein enthalten sind. Werden diese Medikamente abgesetzt, so können Entzugserscheinungen (z. B. Kopfschmerzen) auftreten, die dann häufig wiederum durch erhöhte Dosen im Sinn eines Circulus vitiosus eigenbehandelt werden. Alle Wirkstoffe zeigen besonders zu Beginn der Therapie verkehrsmedizinisch bedeutsame Leistungseinbußen. Daher sollte auf eine eingehende ärztliche Belehrung (bei nicht verschreibungspflichtigen Kombinationsanalgetika auch durch den Apotheker) erfolgen.

Antidiabetika

Wesentliche Wirkstoffe sind Insulin, Glibenclamid, Glimepirid, Metformin und Acarbose. Verkehrsmedizinisch besonders relevant ist die Gefahr der Hypoglykämie bei Überdosierung und der Hyperglykämie bei Unterdosierung. Insulin wird besonders bei insulinpflichtigen Diabetikern relativ häufig zum Suizid benutzt, es sind aber Fälle bekannt, bei denen es als Mordgift diente. Eine Glukosebestimmung ist nicht beweiskräftig, da ein rascher postmortaler Abbau erfolgt. Wenn möglich sollte der Nachweis in der Injektionsstelle oder über das C-Peptid erfolgen.

Von toxikologischem aber auch verkehrsmedizinischem Interesse ist weiterhin das Risiko einer mitunter sogar lebensbedrohlichen Lactatazidose nach der Verabreichung von Metformin.

Antiepileptika

Selbst wenn keine Anfälle mehr auftreten, kann die Krankheit das Leistungsvermögen beeinträchtigen. Für Epileptiker gilt in besonderem Maß, dass eine sorgfältige Einstellung der Medikamente und Überwachung erfolgen muss, wenn sie aktiv am Straßenverkehr teilnehmen. Dabei stellt sowohl die Unter- als auch Überdosierung einen Risikofaktor dar, wodurch der Compliance eine besonders wichtige Rolle zukommt.

Betarezeptoren-, Calciumkanalblocker

Nach den Empfehlungen der Deutschen Liga zur Bekämpfung des hohen Blutdrucks erfolgt die Therapie als Monotherapie (mit β-Blockern, Diuretika, Calciumantagonisten, ACE-Hemmern oder $α_1$-Blockern) oder einer Zweier- oder Dreierkombination der erwähnten Wirkstoffe. Die Wirkstoffe bewirken eine Senkung des Blutdrucks, daneben aber auch eine Sedierung mit möglicherweise orthostatischen Nebenwirkungen. Eine sorgfältige Risikobelehrung insbesondere zu Therapiebeginn ist unumgänglich.

Hypnotika/Sedativa

Die früher häufig benutzten Barbiturate und Bromcarbamide haben ihre Bedeutung als Schlaf- und Beruhigungsmittel verloren. Phenobarbital ist aber ein wichtiges Antiepileptikum.

Benzodiazepine

Benzodiazepine gehören nach wie vor zu den am meisten verbreiteten Arzneistoffen und ihr Nachweis stellt ein Routineverfahren in jedem chemisch-toxikologischen Laboratorium dar. Zwar ist ihre therapeutische Breite sehr groß, d. h. letale Monointoxikationen mit klassischen Benzodiazepinen werden kaum beobachtet, gefürchtet sind Benzodiazepine jedoch als Interaktionspartner in Mischintoxikationen, z. B. mit Alkohol oder anderen zentral wirksamen Fremdstoffen. Der Nachweis spielt außer bei akuten Vergiftungsfällen sowohl im Rahmen der Überwachung Abhängiger als auch im verkehrsmedizinischen Bereich eine wichtige Rolle. Bestimmte Benzodiazepine werden außerdem als Ersatz- und Ausweichdrogen in der Szene missbraucht (sog. Downer). An erster Stelle ist hier Flunitrazepam (z. B. Rohypnol®) zu nennen.

Benzodiazepine verfügen in ihrem Wirkungsspektrum u. a. über anxiolytische (angstlösende), sedierende (beruhigende), hypnotische (schlafanstoßende und durchschlaffördernde), antikonvulsive (krampflösende) und zentral muskelrelaxierende Komponenten. Diesen Wirkungen können verkehrsmedizinisch relevante Ausfallserscheinungen zugeordnet werden. Beispielsweise kann die Anxiolyse mit Enthemmung und erhöhter Risikobereitschaft einhergehen, während die sedativen und hypnotischen Effekte zu Aufmerksamkeitsverminderung und eingeschränktem Reaktionsvermögen führen. Schließlich kann der muskelrelaxierende Effekt negative Auswirkungen auf die Motorik haben. Nach längerer (missbräuchlicher) Einnahme wird weiterhin über Persönlichkeitsveränderungen berichtet.

Dosierungen Die therapeutische Einzeldosis hängt von der Rezeptoraffinität ab. Beispiele: 0,25 mg (Alprazolam, Triazolam), 0,5–2 mg (Lorazepam, Lormetazepam), 2 mg (Flunitrazepam), 2–10 mg (Diazepam), 5 mg (Nitrazepam), 6 mg (Bromazepam), 7,5 mg (Midazolam), 10 mg (Chlordiazepoxid), 10 mg (Medazepam), 10–20 mg (Clobazam, Prazepam), 10–50 mg (Oxazepam), 30 mg (Flurazepam), 50 mg (Clorazepat).

❗ **Nach Toleranzentwicklung werden extreme Überdosierungen vertragen.**

Biotransformation und Kinetik Benzodiazepine werden hinsichtlich der Phase I teils gering (z. B. Oxazepam), teils intensiv (z. B. Flurazepam) verstoffwechselt, wobei der mit dem Harn ausgeschiedene unveränderte Anteil extremen Schwankungen unterliegt. Von Bedeutung für die Interpretation von Befunden ist der Umstand, dass sich identische Stoffwechselprodukte aus verschiedenen Wirkstoffen bilden können (z. B. Nordazepam aus Chlordiazepoxid, Clorazepat, Diazepam, Ketazolam, Medazepam und Prazepam). Auch die Eliminationshalbwertszeiten sind stark abhängig von der Struktur

Von großer forensischer Bedeutung sind folgende eng mit der Eliminationshalbwertszeit verknüpfte Effekte: Benzodiazepine mit langer Eliminationshalbwertszeit der Metaboliten (z. B. Clorazepat, Diazepam, Flurazepam, Medazepam und Prazepam) neigen zur Kumulation. Darunter versteht man eine nicht ausgeglichene Bilanz zwischen eingenommener und ausgeschiedener Menge, die zum beträchtlichen Ansteigen des Wirkstoffspiegels führt, falls die Elimination, bedingt durch lange Halbwertszeiten, nur langsam erfolgt. Derartig hohe Medikamentenkonzentrationen können zu schwerwiegenden Ausfällen führen. Andererseits fluten Benzodiazepine mit extrem kurzer Eliminationshalbwertszeit (z. B. Triazolam) besonders rasch vom Rezeptorort ab und verursachen häufig sog. Rebound-Phänomene, die sich beispielsweise in Unruhe, Angst, gesteigerter Reizbarkeit, paranoiden Vorstellungen u. a. ausdrücken und nicht selten eine erneute Einnahme des Medikamentes provozieren können.

Nachweisbarkeitsdauer im Harn:

- klassische Benzodiazepine (z. B. Diazepam u. Oxazepam) etwa 3 Tage nach therapeutischer Dosierung; mit empfindlichen Nachweisverfahren noch etwa 1 Woche später
- Benzodiazepine mit langer Halbwertszeit der Stoffwechselprodukte (z. B. Flurazepam) häufig mehrere Tage bis Wochen

— Benzodiazepine mit kurzer Halbwertszeit (z. B. Triazolam) nur wenige Stunden nach der Einnahme.

Nachweisbarkeitsdauer im Blut: mehrere Stunden bis wenige Tage (stark dosis- und methodenabhängig).

Zaleplon, Zolpidem und Zopiclon (sog. Z-Substanzen)

Zaleplon (Sonata®), ein Pyrazolopyrimidin, Zolpidem (Bikalm®, Stilnox®), ein Imidazopyrimidin und Zopiclon (Optidorm®, Somnosan®, Ximovan®), ein Cyclopyrrolon besitzen den gleichen Wirkungsmechanismus wie die Benzodiazepine, da sie als Agonisten an derselben Untereinheit des GABA$_A$-Rezeptor-Chloridkanalkomplexes angreifen. Der Unterschied im Wirkprofil im Vergleich zu den Benzodiazepinen ist gering. Sie sollen ein geringeres Abhängigkeitspotenzial besitzen, was jedoch aufgrund zahlreicher Kasuistiken fraglich ist.

Narkosemittel und Lokalanästhetika

Die Wirkstoffe lassen sich in die 3 Hauptgruppen **Lokalanästhetika, Inhalationsnarkotika** und **intravenöse Narkotika** einteilen. Alle Substanzen sind grundsätzlich von forensisch-toxikologischem Interesse (z. B. bei der Begutachtung von Narkosezwischenfällen). Verkehrsmedizinisch relevant sind aber in erster Linie Mittel, die im Rahmen der ambulanten Behandlung eingesetzt werden, an die sich z. B. eine Heimfahrt anschließt. Deutliche Beeinträchtigungen sind in den ersten beiden Stunden zu erwarten, bei flankierender Gabe von zentral-wirksamen Substanzen (z. B. Benzodiazepinen) auch wesentlich länger. Es muss eine umfassende Information und Belehrung des Patienten erfolgen, die sich nicht nur auf das Führen von Fahrzeugen sondern auch auf die Teilnahme als Fußgänger am öffentlichen Verkehr bezieht. Optimal ist es in jedem Fall, bereits im Vorfeld einer Anästhesie eine Begleitperson zu empfehlen.

Psychopharmaka

Aus der Gruppe der Psychopharmaka sind vor allem die Antidepressiva, Neuroleptika und Tranquillanzien zu nennen.

Antidepressiva Die Beteiligung von Antidepressiva an Vergiftungen nimmt immer noch zu. Dies mag mit der inzwischen weiter verbreiteten Erkenntnis zusammenhängen, dass Benzodiazepine keine antidepressiven Eigenschaften besitzen und daher Antidepressiva bei bestimmten Erkrankungen vorteilhafter sind, was sich auch in der Verordnungshäufigkeit niederschlägt.

Die Applikationsarten sind meist oral, daneben auch i. m. und i. v. Die Dosierung ist stark abhängig von der Art der Wirkstoffe und dem Schweregrad des Krankheitsbildes. Wichtige Wirkstoffe und Präparate: Amitriptylin (Amineurin®, Laroxyl®, Novoprotect®, Saroten®, Syneudon®), Amitriptylinoxid (Equilibrin®), Clomipramin (Anafranil®), Desipramin (Pertofran®), Dibenzepin (Noveril®), Doxepin (Aponal®, Sinquan®), Lofepramin (Gamonil®), Imipramin (Tofranil®), Nortriptylin (Nortrilen®), Trimipramin (Stangyl®). Vergiftungen mit trizyklischen und strukturverwandten Antidepressiva äußern sich in bedrohlichen kardiovaskulären Symptomen (starker Blutdruckabfall, Tachykardie, Herzrhythmusstörungen) sowie Hyperthermie und Delirien. In schweren Fällen kann es zu Herz- und Atemstillstand kommen. Verkehrsmedizinisch fallen vor allem Einschränkungen des Reaktionsvermögens und Verwirrtheit ins Gewicht.

Neuroleptika Bei Vergiftungen mit Neuroleptika stehen Somnolenz, Agitation, Hypo- und Hyperthermie, Hypotonie, Tachykardie oder Bradykardie im Vordergrund. Weiterhin können generalisierte Krampfanfälle und eine Agranulozytose auftreten.

Besonders zu Therapiebeginn ist mit deutlichen Einschränkungen der Verkehrstüchtigkeit durch Beeinträchtigung der Aufmerksamkeit und visuellen Wahrnehmungsfähigkeit zu rechnen. Nach einer Behandlung von 1–2 Wochen können diese unerwünschten Wirkungen aber in den Hintergrund treten. Dringend erforderlich ist eine eingehende Belehrung, wobei neben der Medikation stets auch die Grunderkrankung zu berücksichtigen ist.

Tranquillanzien Siehe ► Abschn. Hypnotika/Sedativa und Benzodiazepine

Weitere Wirkstoffgruppen

Außer den bisher beschriebenen Substanzen können auch zahlreiche Wirkstoffe aus anderen Anwendungsgebieten (Hauptgruppen) bei Vergiftungen von Bedeutung sein oder Einfluss auf die Verkehrstüchtigkeit haben, wie z. B.:

— 07 Antiallergika
— 09 Antiarrhythmika
— 17 Antihypertonika
— 19 Antihypotonika
— 36 Diuretika
— 39 Entwöhnungsmittel/Mittel zur Behandlung von Suchterkrankungen
— 53 Kardiaka
— 56 Laxantia
— 64 Muskelrelaxanzien und -reversoren

- 67 Ophthalmika
- 70 Parkinsonmittel und andere Mittel gegen extrapyramidale Störungen
- 77 Spasmolytika/Anticholinergika
- 86 Zytostatika und andere antineoplastische Mittel und Protektiva

Die Ziffern vor der Substanzklasse beziehen sich auf die Ordnungsnummer der ROTEN LISTE®

Haupt-, Neben- und Wechselwirkungen von Wirkstoffen und Medikamenten

Die wichtigsten Haupt-, Neben- und Wechselwirkungen sind in der allgemein zugänglichen ROTEN LISTE® und i. d. R. auch auf dem Beipackzettel verzeichnet, ebenso wie Gegenanzeigen, Anwendungsbeschränkungen und Intoxikationen. Weiterhin befinden sich dort Hinweise und Empfehlungen für Arzneimittel, die die Fähigkeit zur aktiven Teilnahme am Straßenverkehr oder zum Bedienen von Maschinen beeinträchtigen können sowie besondere Informationen für andere Arzneimittelgruppen. Diese (Warn-)Hinweise beruhen auf dem pharmakodynamischen Profil, bekannten Nebenwirkungen sowie beobachteten Einschränkungen des Fahrvermögens und der Fähigkeit zum Bedienen von Maschinen.

13.2.19 Anorganische Substanzen

Die in diesem Abschnitt beschriebenen Wirkstoffe spielten früher eine große Rolle bei Intoxikationen, wurden aber inzwischen größtenteils durch synthetische und meist organische Substanzen (z. B. Medikamente) verdrängt.

Metallgifte

Während anorganische Substanzen (z. B. Metalle oder schwermetallhaltige Arzneimittel) früher sehr verbreitet waren, treten sie heute hinsichtlich der Akuttoxizität eher in den Hintergrund. Größere Bedeutung kommt dagegen inzwischen der chronischen Exposition zu. Dennoch sollten Metallgifte im Rahmen von General-Unknown-Suchprogrammen berücksichtigt werden, da sonst die Gefahr besteht, dass beispielsweise das über Jahrhunderte hinweg weit verbreitete Arsenik (»Erbschaftspulver«, »poudre de succession«) übersehen würde. Zugang zu teils seltenen Metallgiften haben besonders Angehörige bestimmter Berufsgruppen (z. B. Laborpersonal, Galvaniseure). Daher sollte bei der Planung von Analysenkonzepten stets auch das Umfeld des Opfers oder eines Tatverdächtigen berücksichtigt werden.

Schwermetalle sind meistens Kapillar- und Enzymgifte, deren toxischer Reaktionsmechanismus i. d. R. nicht einheitlich ist.

Fallbeispiel

Thalliumvergiftung

Bei einem bereits seit 14 Tagen im Krankenhaus befindlichen älteren Mann fällt ein zunehmender Haarausfall auf. Man verständigt die Polizei, da man vermutet, dass Angehörige vergifteten Kuchen mit ins Krankenhaus bringen. Die toxikologische Untersuchung des Kuchens auf Giftstoffe verläuft jedoch negativ. Auf den Rat des Labors hin durchsucht man den Haushalt des Mannes und findet dort in einem Trinkgefäss Reste des thalliumhaltigen Rodentizides (Rattengiftes) Celiopaste, das in suizidaler Absicht aufgenommen wurde. Grund für die Klinikaufnahme waren heftige Bauchschmerzen und Parästhesien, die primär einer Lebensmittelvergiftung zugeordnet wurden.

Säuren und Laugen

Laugenvergiftungen sind wesentlich gefährlicher als Säurevergiftungen, da Gewebe verflüssigt wird und kein fester Ätzschorf entsteht (Bildung einer Kolliquationsnekrose). Durch das nekrotisierte Gewebe können die Basen in tiefere Gewebsschichten eindringen. Gelangen Laugenspritzer in das Auge, kann völlige Erblindung die Folge sein.

- Letale Dosen für Laugen: 10–15 ml (15 %ige Lösungen)
- Letale Dosen für Säuren:
  - konzentrierte H_2SO_4: ca. 5 ml
  - konzentrierte HCl: 15–20 ml

Schädlingsbekämpfungsmittel (Pestizide)

Im engeren Sinne bezeichnet man als Pestizide Mittel zur Bekämpfung tierischer Schädlinge (engl. pests) und in dieser Bedeutung wird der Begriff hauptsächlich in den angelsächsischen Ländern verwendet. Dabei wurden die Pestizide teilweise mit den Insektiziden gleichgesetzt. Als Pestizide im erweiterten Sinn werden sämtliche Pflanzenschutzmittel sowie die Mittel zur Schädlingsbekämpfung bezeichnet. Heute wird der erweiterte Begriff auch von der Environmental Protection Agency der USA benutzt. Wegen der besseren Aufklärung, strenger kontrollierten Verkaufspraktiken sowie einem stärker entwickelten Umweltbewusstsein spielen Schädlingsbekämpfungsmittel in der BRD inzwischen eine wesentlich geringere Rolle als früher. Wichtige Substanzgruppen sind:

Organophosphate (z. B. Parathion, E 605):
- **Wirkmechanismus:** irreversible Blockade der Acetylcholinesterase, dadurch Anhäufung von Acetylcholin und dauerhafte Erregung des vegetativen Nervensystems
- **Klinische Symptome:** Speichelfluss, Miosis, Krämpfe, Bradykardie. Todesursache ist meist Atemlähmung; bei hohen Dosen rascher Wirkungseintritt, bei gerade letaler Dosis (300–500 mg) häufig mehrstündige Agonie bei erhaltenem Bewusstsein
- **Antidot:** Atropin hochdosiert

Carbamate:
- **Wirkmechanismus:** reversible Blockade der Acetylcholinesterase (s. Organophosphate)
- **Organochlor-Insektizide und Pyrethroide:**
- **Wirkmechanismus:** Übererregbarkeit des ZNS durch Offenhalten der Natriumkanäle
- **Klinische Symptome:** Unruhe, Mydriasis, Missempfindungen, Zittern, Verwirrtheit, Koma, zerebrale Krampfanfälle, Atemlähmung

Haushaltschemikalien sowie »Genussmittel«

Aus den jährlichen Berichten der Giftnotrufzentralen geht hervor, dass Reinigungs-, Putz- und Pflegemittel sowie die im Haushalt häufig frei zugänglichen »Genussmittel« besonders bei Vergiftungen im Kindesalter eine große Rolle spielen.
Einige Beispiele:
- Bereits der Verzehr einer halben Zigarette kann für ein Krabbelkind tödlich sein.
- 2 Esslöffel Klosterfrau Melissengeist (z. B. mit Saft vermischt) können bei einem Kind von 10 kg Gewicht zu einer Blutalkoholkonzentration von fast 2‰ führen.
- Lampenöle üben wegen ihrer Farbe und dem häufig angenehmen Duft eine große Anziehungskraft auf Kinder aus.

❗ **Dünnflüssige Lampenöle können in die Lunge gelangen und schwere Entzündungen verursachen.**

- Besonders gefährlich sind »attraktive« Haushaltschemikalien, z. B. Spülmittel mit einer Zitrone auf dem Etikett, oder ätzende Toilettenreiniger in Flaschen mit Entenform.
- In der Hausapotheke befinden sich häufig für Kinder besonders toxische Arzneimittel, sie enthält auch oft »attraktive« Ausweichdrogen« für Abhängige (z. B. codeinhaltige Hustenmittel, Psychopharmaka u. a.).

Grundsätzlich muss damit gerechnet werden, dass sich Kinder für alles interessieren, was in Haus, Garten und weiterer Umgebung (z. B. Injektionsspritzen am Spielplatz) vorkommt.

Pflanzliche und tierische Gifte

Viele Zierpflanzen haben toxische Inhaltsstoffe, die besonders bei Kleinkindern zu Vergiftungen führen können. Die einzelnen Pflanzenteile können unterschiedliche Mengen an toxischen Stoffen enthalten. Einige Beispiele sind in ◘ Tab. 13.28 aufgeführt.

Fallbeispiel
Vergiftung mit Samen der Engelstrompete
Ein junger Mann erzählt seinen Freunden, dass er nach dem Konsum etlicher Samen der Engelstrompete ein positives Rauscherlebnis hatte. Er vergisst jedoch zu erwähnen, dass er die Samen einer Pflanze an der Nordseite des Hauses entnahm. Die Freunde besorgten sich Samen von einer Kübelpflanze an der Südseite, die infolge optimaler Sonneneinstrahlung einen mehrfach erhöhten Gehalt der Wirkstoffe Atropin, Hyoscyamin und Scopolamin aufwiesen, und wurden mit einer schweren Vergiftung in ein Krankenhaus eingeliefert.

Schlangengifte

Schlangengifte spielen in Europa im Gegensatz zu tropischen Ländern nur eine untergeordnete Rolle. Die europäischen Giftschlangen (darunter auch die Kreuzotter) gehören zur Familie der Vipern. Dabei soll die Gefahr einer anaphylaktischen Reaktion durch das Schlangengiftserum größer sein als das eigentliche Risiko einer Vergiftung. Wesentlich größer ist die Vergiftungsgefahr durch exotische Schlangen und andere Tiere, die zu Hobbyzwecken gehalten werden und gelegentlich ausbrechen.

13.2.20   Gase, Lösungsmittel, Industriechemikalien

Einige hier genannte Substanzen (z. B. Kohlenmonoxid, Kohlendioxid und Zyanide) sind nach wie vor ursächlich für schwerwiegende Vergiftungen.

Kohlenmonoxid (CO)

CO-Vergiftungen gehören zu den häufigsten tödlichen Vergiftungen. CO besitzt eine 200–300-fach größere Affinität zu Hämoglobin als Sauerstoff und kann sich daher auch bei geringen Raumluftkonzentrationen im Blut anreichern. Es führt zum anoxischen Ersticken (◘ Tab. 13.29). Vergiftungsquellen sind das Einatmen von Auspuffgasen und das unvollständige Verbrennen

13

◻ Tab. 13.28 Beispiele pflanzlicher Gifte

Pflanze	Besonders gefährlicher Pflanzenteil	Giftstoff(e)
Eibe	Nadeln und Samen	Taxin
Eisenhut	Blätter und Samen	Aconitin
Engelstrompete	Alle Teile	Belladonna-Alkaloide
Gartenbohne	Rohe Bohnen	Phasin
Goldregen	Samen	Cytisin
Herbstzeitlose	Samen und Blätter	Colchicin
Maiglöckchen*	Alle Teile	Herzglykoside
Oleander	Alle Teile	Herzglykoside
Pfaffenhütchen	Früchte	Herzglykoside
Seidelbast	Blüten und Beeren	Diterpenoide
Stechapfel	Samen	Belladonna-Alkaloide
Tollkirsche	Beeren	Belladonna-Alkaloide

* häufig mit Bärlauch verwechselt.

◻ Tab. 13.29 Stadien der CO-Intoxikation

CO-Hb-Konzentration	Symptomatik
Bis 10%	Keine wesentlichen Beschwerden (Raucher)
10–15%	Evtl. Kurzatmigkeit bei körperlicher Anstrengung (starke Raucher)
15–25%	In Ruhe meist keine Wirkung, Kurzatmigkeit bei körperlicher Anstrengung
25–35%	Kopfschmerzen, Schwindel, Erbrechen, Störung der Urteilsfähigkeit, Sehstörungen
35–45%	Verwirrtheitszustände, Lähmungserscheinungen, Ohnmacht bereits bei leichter Anstrengung
45–55%	Starke Bewusstseinseinschränkung bis Bewusstlosigkeit, Kollaps, Todesgefahr bei längerer Einwirkung
55–65%	Zusätzliche Krämpfe, Atemlähmung
Ab ca. 65%	Unmittelbare Todesgefahr

von Gasen, die primär kein CO enthalten (z. B. Erdgas). Die besondere Gefahr besteht darin, dass CO ein geruch- und farbloses Gas ist und Decken sowie Wände durchdringen kann.

> **Bei jedem unklaren Todesfall in geschlossenen Räumen, in denen mit offener Flamme geheizt wird (z. B. Kamin, Durchlauferhitzer), ist eine CO-Vergiftung auszuschließen, nicht zuletzt zum Selbstschutz und zum Schutz Dritter.**

> **Bei Menschen mit insbesondere kardialer Vorschädigung können schon niedrigere CO-Konzentrationen zum Tod führen.**

Obduktionsbefunde Hellrote Farbe der Leichenflecke (allerdings ggf. auch durch Kälte erklärbar), flüssiges kirschrotes Blut, lachsrote Verfärbung der Muskulatur, hellrosa Augenbindehäute und Fingernagelbetten, Hirnödem.

Differenzialdiagnose Erhöhte CO-Hb- und evtl. auch Zyanidkonzentrationen sowie Einatmung von Ruß sprechen grundsätzlich für ein vitales Erleben des Brandgeschehens. Fehlen diese Anzeichen, so ist der Verdacht auf ein Ableben vor dem Ausbruch eines Brandes und damit ein Verbrechen (Leichenbeseitigung) begründet. Allerdings kann auch eine Anoxie todesursächlich sein, wenn durch einen Brand sämtlicher Sauerstoff, z. B. im Innern eines Pkw, rasch aufgezehrt wird.

Kohlendioxid (CO$_2$)

Kohlendioxid ist schwerer als Luft und kann sich daher in Gärkellern, Brunnen und Silos so stark konzentrieren, dass infolge Sauerstoffmangels Erstickungsgefahr besteht. **Symptomatik:** Zunächst Hyperventilation. Bei einer Konzentration von 8–10 % Kopfschmerzen, Schwindel, respiratorische Azidose, Krämpfe und Koma. Konzentrationen über 20 % wirken tödlich.

❗ **Bei der Bergung unbedingt auf Schutz der Helfer achten.**

Schwefelwasserstoff (H$_2$S)

Häufiges Vorkommen in Abwasserkanälen und Jauchegruben. In niedrigen Konzentrationen ist Schwefelwasserstoff leicht an seinem Geruch nach faulen Eiern zu erkennen. Höhere Konzentrationen führen dagegen zu einer Lähmung des Geruchssinns.

❗ **Schwefelwasserstoff ist giftiger als Zyanwasserstoff (Blausäure).**

Zyanid (Blausäure)

Blausäure zählt zu den stärksten bekannten Giften. Sie ist ein häufiges **Suizidgift** (Empfehlung der Deutschen Gesellschaft für humanes Sterben) aber auch **Mordgift**. Daneben kommen akzidentielle Vergiftungen bei Kindern vor, da bereits ca. 10 Bittermandelkerne tödlich wirken können. Aus Salzen, z. B. KCN (»Zyankali«) wird Blausäure (HCN) durch die Magensäure freigesetzt und wirkt dann meist rasch durch Blockierung des Zellatmungsenzyms Cytochromperoxidase (innere Erstickung, evtl. »Sekundentod«). Bei Anazidität des Mageninhaltes treten häufig aber auch ein protrahierter Verlauf sowie eine Verätzung durch Hydrolyse zu Kalilauge auf.

Blausäure entsteht aber auch beim Verbrennen von Kunststoffen, Wolle, Federn und zahlreichen anderen stickstoffhaltigen Verbindungen. Daher ist Zyanid oft auch bei CO-Vergiftungen nachweisbar.

❯ **Etwa ein Drittel der europäischen Bevölkerung kann genetisch bedingt keine Blausäure riechen.**

13.2.21   Organische Lösemittel

Diese Substanzen treten vor allem im Zusammenhang mit gewerblichen Vergiftungen auf und werden in suizidaler Absicht oder in der Drogenszene (Schnüffler) missbräuchlich eingesetzt.

Aliphatische Kohlenwasserstoffe

Aliphatische Kohlenwasserstoffe sind z. B. in **Benzin, Petroleum** und **Heizöl** enthalten und relativ ungiftig. Wegen ihrer lipophilen Eigenschaften können sie jedoch die Blut-Hirn-Schranke überwinden. Akute Vergiftungen führen zu Erregungszuständen, Benommenheit und Koma. Durch Aspiration kann es weiterhin zur hämorrhagischen Pneumonie und Pleuritis kommen. **Chronische Vergiftungen** sind bei »Schnüfflern« häufig. Dabei besteht die Gefahr einer **peripheren Neuropathie** und Schädigung vor allem der Nieren (Glomerulopathie).

Aromatische Kohlenwasserstoffe

Im Vordergrund steht **Benzol,** das als Lösemittel inzwischen aber weitgehend durch das weniger toxische Toluol abgelöst wurde. Es ist aber noch in Kraftstoffen wegen seiner Eigenschaften als Antiklopfmittel enthalten. Die letale Dosis beträgt etwa 25 ml. Die akute Vergiftung ist gekennzeichnet durch Erregungszustände, Tremor, Krämpfe und Herzrhythmusstörungen, gefolgt von Atemlähmungen und Kreislaufversagen. **Chronische Benzolvergiftungen** führen zu **Knochenmarkschädigungen** mit den Folgen einer Abnahme der Erythrozyten sowie aplastischen Anämien und Leukämien.

Toluol und andere **Alkylhomologe** des Benzols können durch Seitenkettenoxidation verstoffwechselt und über Konjugate eliminiert werden. Sie sind dadurch **geringer toxisch.**

Halogenierte Kohlenwasserstoffe

Die Wirkung ist stärker als bei vergleichbaren nichthalogenierten Verbindungen. Im Vordergrund stehen bei der **akuten Vergiftung zwei Wirkungsphasen.** Die erste betrifft die auch von den nichthalogenierten Kohlenwasserstoff her bekannten **narkotischen Erscheinungsbilder.** Hinzu kommt eine zweite Phase, bei der eine **toxische Hepatitis mit Nierenschädigungen** bis zur gelben Leberatrophie und einem urämischen Koma führen kann. Alle halogenierten aliphatischen Kohlenwasserstoffe sensibilisieren weiterhin das Myokard gegen Catecholamine und lösen dadurch ebenfalls lebensbedrohliche Herzrhythmusstörungen aus. Bei der **chronischen Vergiftung** stehen unterschiedlich stark ausgeprägte **Nieren-, Leber- und Knochen-**

markschädigungen sowie zentralnervöse und kanzerogene Effekte im Vordergrund.

Methanol

Methanol ist in vielen **Reinigungsmitteln** (darunter auch Haushaltsreinigern) enthalten und wird gelegentlich mit Ethanol verwechselt. Die letale Dosis liegt zwischen 30 und 100 ml. Wie Ethanol verteilt sich Methanol im gesamten Körperwasser und seine besondere Toxizität beruht auf der Biotransformation zu Formaldehyd und Ameisensäure, die wiederum zu einer ausgeprägten Azidose führen kann.

Die **Vergiftungssymptomatik** ist durch **gastrointestinale Beschwerden** gekennzeichnet, die nach einer Latenzzeit von einigen Stunden auftreten. Die für eine Methanolvergiftung typische Beeinträchtigung des Sehvermögens beginnt meist am dritten Tag mit einem zunächst reversiblen Retinaödem, an das sich in unbehandelten Fällen eine irreversible **Schädigung des Sehnervs** (Optikusatrophie) mit der Gefahr der völligen Erblindung anschließt. Eine Hauptstrategie der Behandlung besteht in der Hemmung der Oxidation von Methanol durch simultane Verabreichung von Ethanol als natürlichem Substrat der Alkoholdehydrogenase, wobei eine Blutethanolkonzentration von etwa 1‰ notfalls per infusionem während etwa 5 Tagen beibehalten wird. Alternativ kann auch der Alkoholdehydrogenase-Inhibitor 4-Methylpyrazol (Antizol®) verabreicht werden.

Ethylenglykol

Ethylenglykol ist in Kosmetika enthalten und wird vor allem als Frostschutzmittel eingesetzt. Der süßliche Geschmack besitzt eine gewisse Anziehungskraft auf Kinder. Vergiftungen kommen durch Verwechslungen aber auch in suizidaler Absicht vor. Die letale Dosis beträgt etwa 100–200 ml. Ethylenglykol ist selbst weitgehend ungiftig, wird aber im Verlauf der Biotransformation in die toxischen Metabolite Glykolaldehyd, Glykolsäure und vor allem Glyoxylsäure und Oxalsäure überführt. Letztere bildet in der Niere mit Kalziumionen das schwerlösliche Kalziumoxalat, das die Nierenkanälchen verstopfen (Oxalatniere) und eine Harnsperre verursachen kann. Glyoxylsäure kann zu einem urämischen Koma mit letalem Verlauf führen. Oxalsäurekristalle können sich auch niederschlagen in den Gefäßwänden anderer innerer Organe, z. B. des Gehirns.

Die **Vergiftung** mit Ethylenglykol zeigt einen **polyphasischen Verlauf** mit teilweise fehlender Initialsymptomatik. Das **erste Stadium** der Vergiftung setzt bis zu 12 Stunden nach der Einnahme ein und ist durch **neurologische Symptome** und eine **metaboli-**

sche **Azidose** gekennzeichnet. Im **zweiten Stadium** treten vor allem **kardiopulmonale Störungen** wie Tachypnö und Zyanose auf. Etwa 24–72 Stunden nach der Einnahme setzen schließlich die **nephrotoxischen Symptome** ein. Im Harn kann man dann häufig neben Eiweiß und Blut sogar Oxalatkristalle beobachten. Die Therapie entspricht der einer Methanolvergiftung.

13.2.22 Lebensmittel und Umwelt

Werden Lebensmittel ohne genügende Kühlung oder Konservierung aufbewahrt, so besteht insbesondere bei bereits zubereiteten Speisen die Gefahr von Lebensmittelvergiftungen. Es werden hauptsächlich zwei Krankheitsbilder beobachtet.

Vergiftung durch Enterotoxine Diese werden von manchen Stämmen von Staphylokokken, Enterokokken, Listerien, Salmonellen, Coli- und Proteus-Bakterien gebildet. Das Krankheitsbild ist durch Brechdurchfälle, Blutdruckabfall, Kopfschmerzen und häufig auch Fieber gekennzeichnet. In leichteren Fällen bilden sich die Symptome innerhalb weniger Tage spontan zurück. Unterbleibt eine Behandlung, so können sich bei schwereren Erkrankungen Hypokaliämien, Hyponatriämien und Hypochlorämien ausbilden, die häufig mit einer Exsikkose einhergehen. Die therapeutischen Maßnahmen bestehen bei nicht lange zurückliegender Aufnahme in einer primären Giftelimination unter Verwendung von Aktivkohle, gefolgt von ausreichender Flüssigkeits- und Elektrolytzufuhr, die notfalls parenteral erfolgen muss.

Vergiftung durch Botulinumtoxine Wesentlich gefährlicher ist die Vergiftung mit den von *Clostridium botulinum* gebildeten Botulismustoxinen bei denen stets **Lebensgefahr** besteht. Diese entstehen in nicht korrekt konservierten Fleisch-, Fisch- und Gemüsekonserven, bevorzugt in alkalischem Milieu. **Botulismustoxine** zählen zu den **stärksten bekannten Giften** (dosis letalis bei oraler Gabe nur 10 µg). Im Gegensatz zu den thermostabilen Enterotoxinen sind Botulismustoxine thermolabil und können durch Kochen innerhalb 5–10 Minuten zerstört werden. Das Erscheinungsbild besteht in Acetylcholinmangel-Symptomen wie z. B. Akkommodationslähmung, Doppeltsehen, Mydriasis, Atemnot und Krämpfen. Die Latenzzeit bis zum Auftreten der Symptome beträgt 12–24 Stunden und mehr und bis zur vollständigen Genesung können Wochen vergehen. Vielfach ist künstliche Beatmung erforderlich. In schweren Fällen tritt der Tod zwischen dem 2. und 10. Tag durch Atemlähmung, Herzstillstand und Bronchopneumonie ein.

Therapeutische Maßnahmen sind primäre Giftelimination durch Gabe von Aktivkohle und schnelle Darmentleerung sowie Verabreichung von polyvalentem Botulismus-Antitoxin.

13.2.23   Dopingmittel

Zu den **gebräuchlichsten Dopingmitteln gehören:**
- **Stimulanzien** (z. B. Amphetamine, Ephedrin und Koffein) wirken auf das ZNS und führen zur Steigerung der motorischen Aktivität. Häufig reagiert das körpereigene Warnsystem nicht mehr, und alle restlichen Körperreserven werden verbraucht, ohne dass der Athlet dies bemerkt. Dies führt zu starker Erschöpfung, Ohnmacht und im Extremfall auch zum Tod.
- **Narkotika:** Narkotika und andere sedierende Substanzen werden wegen ihrer beruhigenden Wirkung vor allem beim Golf und Sportschießen benutzt.
- **Anabolika:** Unter Anabolika werden i. d. R. anabole Steroide verstanden, die meist Derivate des männlichen Sexualhormons Testosteron sind. Die Einnahme bewirkt in erster Linie eine Zunahme der Muskelmasse. Anabole Steroide werden beispielsweise bei Laufsportarten, Weitsprung und Gewichtheben eingesetzt, daneben auch im Bodybuilding, da bei diesen Sportarten große Muskelmassen eine wichtige Rolle spielen. Sie werden auch bei Ausdauersportarten benutzt.
  - **Häufige Nebenwirkungen** sind bei
    - **Männern** Gynäkomastie, Beeinträchtigung der Samenproduktion sowie Schrumpfung der Hoden,
    - **Frauen** Virilisierungen, irreversibles Wachstum der Klitoris,
    - **Jugendlichen** Wachstumshemmungen.
  - **Weitere Nebenwirkungen** sind Bluthochdruck, Herzhypertrophie, Veränderungen der Blutgerinnung, Schädigung des Herzmuskels, Akne, Haarausfall, Leberschäden, Depressionen und Halluzinationen.
- **Diuretika:** Beispiele sind Acetazolamid, Furosemid und Mersalyl. Eingesetzt werden Diuretika vor allem in Sportarten mit bestimmten Gewichtsklassen, die unbedingt einzuhalten sind und ansonsten Ausschlusskriterien für die Teilnahme darstellen (z. B. Judo, Boxen und Ringen).
- **Erythropoetin (Epo):** Nach der Einnahme von Erythropoetin (Epo) nimmt die Zahl der roten Blutkörperchen stark zu. Dadurch kann mehr Sauerstoff transportiert werden, was wiederum die Ausdauer des Athleten steigert. Einsatzgebiete sind vor allem der Rad- und Skisport sowie Langstreckenläufe (z. B. Marathon).
- **Erhöhung der Transportkapazität für Sauerstoff (Blutdoping):** Anlässlich eines Höhentrainings, nach dem sich mehr rote Blutkörperchen im Blut befinden als üblich, wird eine größere Menge Blut entnommen, gelagert und dann kurz vor einem späteren Wettkampf in den Körper des Athleten transfundiert. Dadurch hat er eine vermehrte Anzahl von roten Blutkörperchen im Blut und seine Leistung steigt. Vorteilhaft ist, dass die zunächst leistungsmindernde Blutentnahme weit vor einen wichtigen Wettkampf vorgelagert werden kann. Verboten sind auch andere Methoden, die die Sauerstoffaufnahmekapazität steigern (z. B. Unterdruckkammern).
- **Gendoping.** Jegliche Verwendung von Zellen, Genen und deren Bestandteilen ist untersagt, sofern sie die sportliche Leistungsfähigkeit erhöhen können.

Bestimmten Einschränkungen unterliegen weiterhin Alkohol, Cannabisprodukte, Lokalanästhetika mit kokainhaltigen Präparaten, Corticosteroide als Entzündungshemmer sowie Betablocker, da diese in Sportarten, in denen Ruhe und Konzentration eine große Rolle spielen, häufig missbräuchlich eingesetzt wurden.

13.2.24   Sogenannte K.-o.-Mittel

Früher wurden zu diesem Zweck häufig Benzodiazepine (meist Flunitrazepam) missbräuchlich benutzt. Inzwischen hat »Liquid Ecstasy« diese Rolle übernommen.

Liquid Ecstasy (GHB) ist eine Droge, die wegen ihren besonderen Eigenschaften das »ideale« K.-o.-Mittel darstellt. Es handelt sich um eine – verglichen mit den meisten anderen Drogen – relativ einfache chemische Struktur, nämlich Gammahydroxybutansäure (früher Gammahydroxybuttersäure) (GHB). Die illegale Herstellung ist daher nicht besonders problematisch.

Liquid Ecstasy ist strukturchemisch mit dem üblichen Ecstasy (MDMA) oder den wirkungsähnlichen Drogen MDA/MDEA/MDE nicht verwandt. Es ist flüssig und wird in kleinen Plastikampullen oder Flaschen angeboten. Die Substanz ist farb- und geruchlos. Im Gegensatz zu anderen K.-o.-Mitteln mit häufig bitterem Geschmack (z. B. Benzodiazepinen), wird GHB höchstens als leicht salzig empfunden, wobei dieser Eindruck meist durch den Eigengeschmack der Getränke überdeckt (maskiert) wird. Schließlich muss GHB nicht gespritzt werden, d. h. der Täter kann es z. B. in einem Getränk dem Opfer unbemerkt beibringen. GHB wirkt euphorisierend, antriebssteigernd, entspannend, sexuell stimulierend, einschläfernd und verwirrend. Mit einem Wirkungseintritt kann bereits ca. 15 Minuten nach Einnahme gerechnet werden. GHB ist biochemisch mit dem für die Reizleitung im Nervensystem zuständigen Botenstoff Dopamin, dem sog. Glückshormon verwandt.

❗ **GHB verfügt über eine geringe sog. therapeutische Breite, d. h. der Abstand zwischen oft angenehm empfundener und hochtoxischer bis letaler Wirkung ist äußerst gering.**

Für die meisten illegalen Drogen, nicht aber für GHB, existieren einfache und preiswerte immunchemische Screeningtests, die teilweise bereits von der Polizei vor Ort eingesetzt werden können. Screening und **Nachweis von GHB** sind dagegen **aufwändig** und erfordern Analysenverfahren, die nur **in speziellen Laboratorien** verfügbar sind. Aber selbst mit diesen Nachweismethoden kann GHB **nur bis zu wenigen Stunden nach der Tat** festgestellt werden (im Blut etwa 8 h, im Urin ca. 12–20 h). Dafür gibt es folgende Hauptgründe:

- GHB wird aus dem Körper äußerst rasch eliminiert (die Eliminationshalbwertszeit beträgt nur 20 Minuten bis 1 Stunde).
- GHB wird im Organismus zu Wasser und Kohlensäure abgebaut, es gibt daher keine spezifischen Stoffwechselprodukte (Metaboliten) wie bei anderen Drogen.
- Was aber besonders »tückisch« ist: Selbst wenn man kein GHB eingenommen hat, ist GHB bereits im Körper vorhanden, da es aus dem natürlich im Organismus vorkommenden Neurotransmitter Gamma-Amino-Buttersäure (Gamma-Amino-Butyric-Acid/GABA) entsteht (sog. endogene Bildung). Daher musste eine Entscheidungsgrenze zwischen endogener und exogener Herkunft etabliert werden.
- Schließlich wurde auch noch festgestellt, dass GHB bereits im Verlauf der alkoholischen Gärung, z. B. von Weinen, in Konzentrationen zwischen ca. 4 bis 22 mg GHB/Liter entstehen kann, wodurch eine valide Befundinterpretation zusätzlich beeinträchtigt wird.

Neuerdings sollen »Teststäbchen« verfügbar sein, mit denen man ein verdächtiges **Getränk** selbst auf Liquid Ecstasy untersuchen kann. Dieser Test eignet sich jedoch nicht für die Überprüfung von Harn- oder Blutproben, da die Konzentration in diesen Körperflüssigkeiten unter der Nachweisgrenze des Verfahrens liegt.

Opfer von K.-o.-Mitteln wachen häufig erst Stunden nach der Tat auf. Die Erinnerungen kommen wenn überhaupt manchmal nur teilweise und schleppend zurück. Die Geschädigten tragen die quälenden Erinnerungen oft erst tagelang mit sich herum, bevor sie sich Eltern oder Freunden anvertrauen und – meist erst auf deren Rat hin – eine Opferhilfsorganisation, die Polizei, ein Krankenhaus (Gynäkologie) oder ein rechtsmedizinisches Institut aufsuchen. Dadurch sind wichtige Beweismittel (Blutprobe, Abstriche, Dokumentation von Verletzungen) in vielen Fällen nicht mehr zu sichern. Dies führt nicht selten sogar zu dem Vorwurf, das Opfer habe sich etwas zusammengereimt, um ein evtl. spätes Heimkommen oder längeres Fernbleiben vom Elternhaus zu kaschieren.

Neuerdings häufen sich Berichte über K.-o.-Fälle in beängstigendem Ausmaß, wobei man davon ausgehen kann, dass aus den dargelegten Gründen die Dunkelziffer hoch ist.

Fallbeispiel
Verwendung von K.-o.-Mittel als »Date-rape Drugs« (Vergewaltigungsdroge)
Die Anwendung der K.-o.-Mittel spielt sich weniger in Diskotheken ab, da man mit dem Opfer ja »privat noch etwas vorhat« und kein Aufsehen erregen möchte. Das Opfer wird vielmehr nach Möglichkeit in eine Wohnung gelockt und das K.-o.-Mittel während einer kurzen Abwesenheit des Opfers (z. B. dem Gang zur Toilette) in das Glas gegeben. In einem besonders makabren Fall wurden an einem mit GHB betäubten Mädchen widerwärtige Missbrauchshandlungen vorgenommen und als Kurzfilme in das Internet gestellt. Anschließend wurden die Mitschüler aufgefordert, sich die Szenen zur »Belustigung« anzusehen.

GBH (»Liquid Ecstasy«) wurde in Deutschland als Betäubungsmittel klassifiziert und in der Anlage III zu § 1 BtMG aufgelistet. Im Gegensatz dazu ist **GBL** (Butyro-1,4-lacton, veraltet auch mit γ-Butyrolacton (GBL) bezeichnet), **aus dem GHB sowohl in vitro als auch in vivo entsteht,** noch nicht im Betäubungsmittelgesetz aufgeführt, doch wird die Abgabe in Europa größtenteils durch Hersteller und Händler überwacht (sog. Monitoring). Der Besitz ist nicht strafbar, aber durch das Chemikaliengesetz und die Gefahrstoffverordnung (GefStoffV) geregelt. Strafbar ist dagegen der Missbrauch von GBL zur Synthese von GHB sowie die zweckentfremdete Abgabe und der Verkauf zum Konsum (Arzneimittelgesetz). Aufgrund der Einstufung von GHB als Betäubungsmittel ist in der Szene ein sprunghafter Anstieg der Verwendung von GBL zu beobachten

GBL ist eine klare Flüssigkeit mit schwachem Eigengeruch und -geschmack. Man schätzt die jährlich in Deutschland vorbrauchte Menge auf über 1000 Tonnen (weltweit 50.000 Tonnen). GBL ist somit bereits von der Produktionsmenge her betrachtet kaum zu kontrollieren. Es dient hauptsächlich als Lösungsmittel (z. B. zur Entfernung von Graffiti in einer Konzentration von 5–10 %, weiterhin von Nagellack) sowie als Ausgangsstoff für zahlreiche Industriechemikalien (Arzneistoffe u. a.) und ist unter Angabe dieser Verwendungszwecke leicht zu beschaffen.

13

Forensische DNA-Analyse

R. B. Dettmeyer, H. F. Schütz, M. A. Verhoff

R. Dettmeyer et al., *Rechtsmedizin*,
DOI 10.1007/978-3-642-55022-5_14, © Springer-Verlag Berlin Heidelberg 2014

Einleitung

Eine Raumpflegerin erscheint aufgelöst bei der Polizei und gibt an, vor 6 Tagen von einem ihrer privaten Arbeitgeber in dessen Wohnung vergewaltigt worden zu sein. Seitdem sei sie nicht mehr dorthin gegangen. Nach Aufnahme der Anzeige wird aufgrund des langen Zeitraums von 6 Tagen auf eine gynäkologische Untersuchung und Abstrichentnahme verzichtet. Die Polizei fährt mit dem Opfer zur vermeintlichen Tatwohnung. Der dort angetroffene Wohnungsinhaber weist jegliche Schuld von sich. Das Opfer zeigt auf den Couchtisch im Wohnzimmer, wo zerknüllte Papiertücher liegen und sagt: »Mit denen hat er sich hinterher den Penis abgewischt.«

Die Tücher werden als Spuren gesichert, vom Tatverdächtigen (TV) und vom Opfer werden Speichelproben genommen. Bei der rechtsmedizinischen spurenkundlichen Untersuchung fallen makroskopisch an den weißen Papiertüchern unregelmäßige, leicht gelb schimmernde Antragungen auf, die im UV-Licht reflektieren. Der Saure-Phosphatase-Test für eine Probe verläuft positiv. Die mikroskopische Untersuchung eines Ausstrichpräparats zeigt intakte Spermien und Spermienköpfe (◘ Abb. 14.1). Die forensische DNA-Analyse (15 STR-Systeme und Amelogenin) erbringt eine Mischspur, die durch TV und Opfer als Spurenverursacher erklärbar ist. Nach der sog. differenziellen Lyse ist im sog. männlichen Anteil das vollständige STR-Muster des Tatverdächtigen zu sehen.

Daraufhin lässt der TV über seinen Anwalt mitteilen, er habe die Tücher zum Onanieren verwendet und auf dem Tisch liegen lassen. An dem vermeintlichen Tattag habe seine Putzfrau mehr Geld von ihm gefordert. Als er nicht darauf eingegangen sei, habe sie geweint und geschrien. Dabei habe sie in die auf dem Tisch liegenden Tücher geschnäuzt. Um sie zu beruhigen habe er sie an den Schultern berührt. Daraufhin habe sie gerufen: »Du Schwein hast mich angefasst, jetzt gehe ich zur Polizei« und die Wohnung verlassen.

Nun wurde neues rechtsmedizinisches Gutachten in Auftrag gegeben. Hierfür wurden insgesamt 9 Ausstrichpräparate von verschiedenen Lokalisationen der Tücher untersucht. Es gab kein Präparat, in dem keine Spermien nachzuweisen waren. Daneben fanden sich vorwiegend große, intakte Epithelzellen und wenige Zelltrümmer. Ergänzend erfolgte für alle 9 Lokalisationen eine weitere STR-Analyse, die jeweils eine mit der 1. Analyse identische Mischspur ergab. In dem Gutachten wurde ausgeführt, dass diese Befundkonstellation gegen die Angaben des Beschuldigten spricht, weil die großen intakten Epithelzellen eher Vaginalepithelzellen zugeordnet werden, bei Nasenschleim müssten Zelltrümmer überwiegen. In der Hauptverhandlung berichtete der Angeklagte dann von einem einvernehmlichen Geschlechtsverkehr. Das Gericht bewertete diese Einlassung als wenig glaubhaft und verurteilte ihn.

Die früher praktizierte Untersuchung von Blutgruppensystemen der Erythrozytenmembran, die Analyse von Plasmaproteinpolymorphismen und intrazellulären Isoenzympolymorphismen sowie der HLA-Antigene zur Zuordnung biologischer Spuren zur Klärung der Identität und im Rahmen der Vaterschaftsdiagnostik ist mittlerweile weitgehend zugunsten individualisierender Untersuchungen mittels DNA-Analyse verlassen worden. Die Anwendung individualtypischer repetitiver Sequenzen (Minisatelliten-DNA) in der Forensik geht auf Alec Jeffreys (1985) zurück. Die DNA-Analyse ist heutzutage fest verknüpft mit der **Polymerase-Kettenreaktion (PCR)**. Dadurch können bestimmte Abschnitte der DNA theoretisch beliebig vervielfältigt werden. Das eingesetzte Primerpaar legt die beidseitige Begrenzung des Amplifikats fest, also den Abschnitt, der vervielfältigt wird.

Bei der forensischen DNA-Analyse werden keine kodierenden Abschnitte der menschlichen DNA, also keine Gene untersucht. Stattdessen sind hypervariable Regionen (HV) der DNA von Interesse, die von Mensch zu Mensch (interindividuell) möglichst große Unterschiede aufweisen, aber dennoch einer gewissen Regelmäßigkeit unterliegen. Eine weitere Eigenart der forensischen DNA-Analyse betrifft den möglichen Zustand der Proben. Während bei genetischen Untersuchungen (oder der Abstammungsbegutachtung) üblicherweise gut erhaltenes Untersuchungsmaterial (Blutprobe oder Speichelprobe) zur Verfügung steht, treten in der Spurenkunde und bei der Identifizierung Verstorbener häufig folgende Probleme auf: geringe (kritische) DNA-Mengen, schlecht erhaltene DNA, Substanzen, die als PCR-Hemmstoffe fungieren.

Diesen technischen Problemen begegnet man in der forensischen DNA-Analyse mit immer ausgefeilteren Methoden der DNA-Extraktion, Aufreinigung und Amplifikation. So ist es möglich, dass im Rahmen von Straftaten asserviertes Spurenmaterial zunächst erfolglos analysiert wird, eine Nachuntersuchung viele Jahre später mit verbesserter bzw. modifizierter Methodik jedoch ein positives Ergebnis liefert.

Bei schlecht erhaltener DNA wird versucht, durch Verkürzungen der Primer und der Amplifikate erfolgreiche Vervielfältigungen zu erreichen. Liegt nur sehr wenig DNA vor, kann die Anzahl der Zyklen der PCR angehoben werden. Dies ist jedoch nicht beliebig möglich, da mit zunehmender Zyklenzahl die Gefahr von Artefakten sowie der Amplifikation kleinster Kontaminationen exponentiell zunimmt.

Kontaminationskontrolle Die Kontaminationsprophylaxe ist ein wichtiger Aspekt der forensischen DNA-Analyse. Dies führt zu einer weiteren relevanten

Besonderheit: Bei der konventionellen Analyse z. B. von Genen wird nur das Vorhandensein oder Nichtvorhandensein von bestimmten Genvarianten in Hetero- oder Homozygotie registriert. Es gibt jedoch keine Möglichkeit zu überprüfen, ob die (erfolgreich) analysierte DNA wirklich aus den (vermeintlich) untersuchten Zellen oder z. B. von einem Mitarbeiter des Labors (Kontamination) stammt. Da es gerade das Ziel der forensischen DNA-Analyse ist, eine Individualisierung (Individualtypisierung) der Probe vorzunehmen, muss es möglich sein, das Ergebnis einer DNA-Analyse mit den vorliegenden Analysemustern der Mitarbeiter oder anderer an der Sicherung des Spurenmaterials beteiligter Personen zu vergleichen (Kontaminationskontrolle).

14.1   Methoden

Im Zentrum der modernen forensischen DNA-Analyse steht die Untersuchung der **Short Tandem Repeats (STRs)** der Autosomen. Für spezielle Fragestellungen werden STRs auf den Gonosomen (X-STRs und Y-STRs) untersucht. Ergänzend zu den STR-Systemen stehen die **Single Nucleotide Polymorphisms (SNPs)** zur Verfügung. Sozusagen ein Zwischentyp zwischen STRs und SNPs sind die **DIPs** oder synonym **InDel-Systeme.** Als weitere Option für geringe DNA-Mengen oder schlecht erhaltenes zelluläres Material wurde die Sequenzierung der hypervariablen Region der mitochondrialen DNA (mtDNA) etabliert.

14.2   STR-Analyse

Hierbei handelt es sich um wiederholt hintereinander auftretende Muster von identischen kurzen Basenpaarabfolgen, aus 2–7 Basenpaaren bestehend. In der forensischen DNA-Analyse werden die tetrameren STRs, also die aus 4 Basenpaaren bestehenden, am häufigsten eingesetzt. Jedes Chromosom weist mehrere Regionen mit STRs auf. Um eine unabhängige Vererbung zu gewährleisten, werden möglichst STR-Systeme ausgewählt, die auf verschiedenen Chromosomen liegen. Die konkrete Auswahl richtet sich im Wesentlichen nach Kriterien der Praktikabilität und nach Konventionen. Dazu zählen eine ausreichende Variabilität des Systems und eine gute Kombinierbarkeit mit allen, gemeinsam in einem sog. Multiplex-Kit amplifizierten und analysierten STR-Systemen. Durch die DNA-Analysedatei des Bundeskriminalamtes (BKA) waren in Deutschland bislang 8 STR-Systeme als Standardsysteme vorgegeben (◘ Tab. 14.1). In Ab-

hängigkeit von der Fragestellung können jedoch weitere STRs untersucht werden.

Im Zuge der europäischen Vereinheitlichung wurden im Jahre 2009 die gesetzlichen Grundlagen geschaffen, um die 8 in Deutschland verwendeten Systeme um 5 zusätzliche neue und 3 weitere optionale, bislang in anderen EU-Ländern verwendete Systeme zu erweitern. Dies soll die Basis sein für den Aufbau europaweit abgleichbarer DNA-Analyse-Dateien.

14.2.1 DNA-Analysedatei

Oftmals fälschlicherweise als »Gen-Datei« bezeichnet, werden in der DNA-Analysedatei des BKA die STR-Muster von Personen gesammelt, die wegen erheblicher Straftaten verurteilt wurden. Außerdem werden die STR-Muster von verschiedensten Tatorten dort abgelegt. Die in der Datei neu eingestellten Muster werden mit den vorhandenen verglichen. Stimmen zwei Muster überein, meldet das Programm einen sog. Treffer. Auf diese Weise wurden bereits zahlreiche Täter überführt. Aber auch die Übereinstimmung zweier Tatortspuren – ohne Übereinstimmung eines personenbezogenen Datensatzes – kann wertvoll sein: Werden zwei Tatorte in unterschiedlichen Regionen dadurch in Zusammenhang gebracht, ergeben sich möglicherweise neue Ermittlungsansätze.

14.2.2 Technische Hintergründe

Bei dem Design der Primer für die verschiedenen STR-Systeme wird darauf geachtet, dass die Primerbindungsregionen die Repeatstruktur flankieren und möglichst wenig Variabilität aufweisen. In den modernen Multiplex-Kits werden beispielsweise 16 STR-Systeme gleichzeitig analysiert. Dies kann dadurch erreicht werden, dass die Primer mit 4 verschiedenen Farbstoffen markiert werden und die Amplifikate von den mit denselben Farbstoffen markierten STR-Systemen eine gut voneinander unterscheidbare Länge haben. Die Detektion der Amplifikate erfolgt z. B. mittels einer Kapillarelektrophorese und eines Laserdetektorsystems, das die Farbkanäle unterscheiden kann.

Bei den Amplikons weisen die beiden den eigentlichen Repeat flankierenden Regionen eine konstante Länge auf. Deshalb kann einer bestimmten Amplikonlänge ein eindeutiger Wert der Wiederholungsanzahl der STR zugeordnet werden (◘ Tab. 14.2). Bei den einfach strukturierten tetrameren STR-Systemen variieren die möglichen Amplifikatlängen i. d. R. jeweils um 4 Basenpaare. Die Länge wird im Abgleich mit einer

Tab. 14.1 Die STR-Systeme der DNA-Analysedatei für Europa

System	Chromosom	Allele (von bis)	Haupt-Repeat-Motiv	Beispiel
SE33	6	3-39.2	AAAG	18/19
D21S11	21	(12) 24-41.2	TCTA (+TCTG)	31.2/32.2
VWA	12	10-25	TCTA (+TCTG)	17/19
TH01	11	3-14	AATG	6/9.3
FGA	4	12.2-51.2	v.a. CTTT	19/23
D3S1358	3	8-20	TCTA (+TCTG)	17/19
D8S1179	8	7-20	TCTA (+TCTG)	14/14
D18S51	18	7-28.3 (39.2)	AGAA	15/15
D1S1656	1	9-21	TAGA	14/16.3
D2S441	2	8-17	TCTA	11/12.3
D10S1248	10	8-19	GGAA	11/13
D12S391	12	15-26	AGAT (+AGAC)	17.3/19
D22S1045	22	8-20	ATT	13/14
D2S1338	2	11-28	TGCC + TTCC	16/18
D16S539	16	4-16	GATA	10/11.3
D19S433	19	5.2-20	AAGG (+TAGG, AAAG)	9/12

In Deutschland (DNA-Analysedatei des Bundeskriminalamtes) wurden zunächst die ersten 5 Systeme dieser Tabelle aufgenommen und im Jahr 2002 um die Systeme D3S1358, D8S1179 und D18S51 ergänzt. In Europa gehören die fettgedruckten Systeme aktuell zum »Extended European Standard Set (ESS)«. Die übrigen Systeme plus das geschlechtstypisierende Amelogenin-System (in der Tabelle nicht genannt) zählen zu den »Additional Loci« in Europa

14

Tab. 14.2 Das STR-System TH01 (TC11): Mögliche Allele (Repeatanzahl), deren Amplikonlänge und prozentuale Verteilungen, basierend auf einer mitteleuropäischen Bevölkerung (n = 7373)

Amplikonlänge [bp]	Allel	Prozentanteil (%)
154	5	0,27
158	6	22,34
162	7	16,04
166	8	11,31
169	8.3	<0,01
170	9	16,55
173	9.3	31,74
174	10	1,72
177	10.3	<0,01
178	11	<0,01
182	12	<0,01

sog. Allelleiter bestimmt. Die autosomalen STR-Systeme sind auf beiden korrespondierenden Chromosomen vorhanden. Die Anzahl der Wiederholungen ist auf den beiden Chromosomen in der überwiegenden Zahl der Fälle unterschiedlich (Heterozygotie), sodass man für eine Person 2 Allele für jedes STR-System nachweist. Es kann jedoch auch nur ein Allel in einem untersuchten System auftreten: In diesem Fall liegt meistens eine Homozygotie vor, d. h. auf beiden Chromosomen ist die Anzahl der Wiederholungen (zufällig) gleich. Zum Ausschluss eines sog. stummen Allels (Primerbindungsstellen-Mutation) kann eine Nachtypisierung mit einem anderen Untersuchungskit erfolgen. Das Auftreten von 3 Allelen ist in einem einzelnen System möglich, dieses Phänomen wird als »triallelic pattern« bezeichnet.

Als Beispiel für die möglichen Allele und deren Verteilung eignet sich das System TH01 (TC11) sehr gut (Tab. 14.2).

Mischspur Wenn in mehreren der untersuchten STR-Systeme 3 oder mehr Allele auftreten, spricht dies dafür, dass DNA von mehr als einem Menschen analysiert wurde. Bei der Analyse von Spurenmaterial nennt man diese Menschen »Spurenverursacher« und das Resultat »Mischspur«. Ein möglicher Hintergrund kann sein, dass z. B. ein Messer von mehreren Personen benutzt wurde und sich dann an Abwischungen aus der Griffregion Zellen von zwei oder mehr dieser Individuen befinden. Es ist jedoch immer eine mögliche Kontamination zu bedenken und es muss ausgeschlossen werden, dass sich innerhalb des Labors DNA von Mitarbeitern oder aus anderen Proben in die eigentlich zu untersuchende Probe mischt. In einem forensischen DNA-Labor bestehen daher extrem hohe Anforderungen an die Kontaminationsprophylaxe. Darüber hinaus sind mögliche Kontaminationen zu berücksichtigen, die außerhalb des DNA-Labors, z. B. bei der Spurensicherung entstanden sind.

14.2.3 Identitätswahrscheinlichkeit

Als Resultat der forensischen DNA-Analyse möchte der Untersucher wissen, wie hoch die Identitätswahrscheinlichkeit z. B. zwischen der aus einer Tatortspur analysierten DNA und der DNA eines Tatverdächtigen ist. Der erste Schritt besteht in der Überprüfung aller analysierten STR-Systeme. Weisen Spur und Tatverdächtiger in allen Systemen dieselben Allele auf, so ist der Tatverdächtige als Spurenverursacher nicht auszuschließen.

Ausschluss Unterscheiden sich Tatverdächtiger und Spur in einem der untersuchten STR-Systeme in nur einem Allel, wäre der Tatverdächtige theoretisch als Spurenverursacher auszuschließen. Allerdings können Mutationen vorkommen, wodurch sich beispielsweise Blut und Speichel desselben Menschen in einem Allel unterscheiden. Ein weiteres fakultatives Problem sind die »Null-Allele«: Wenn z. B. Spur und Speichelprobe in zwei verschiedenen Labors untersucht werden, die für ein bestimmtes STR-System unterschiedliche Primer verwenden (verschiedene Kits), kann bei der einen Analyse durch eine Inkompatibilität in der Primerbindungsregion ein Allel ausfallen und eine Homozygotie vortäuschen. Die Analyse in dem anderen Labor ergibt jedoch beide Allele. Bei einem sog. Ausschluss werden üblicherweise Abweichungen in wenigstens 2 oder 3 Allelen beobachtet.

Nach den Abstammungsrichtlinien für die Paternitätsbegutachtung werden für den Nachweis einer nicht bestehenden Vaterschaft mindestens 4 Ausschlüsse gefordert, da Mutationen während der Meiose eine nicht außer Acht zu lassende Rolle spielen.

Berechnung der Identitätswahrscheinlichkeit Der erste Schritt ist die Beantwortung der Frage, wie oft ein bestimmtes, zwischen Spur und Tatverdächtigem identisches STR-Muster in der Bevölkerung zu erwarten ist. Dafür müssen zunächst die **Einzelwahrscheinlichkeiten** für die einzelnen untersuchten STR-Systeme berechnet werden: Die Wahrscheinlichkeit des 1. Allels wird mit der des 2. Allels multipliziert. Wird beispielsweise für das System TC11 die in ◘ Tab. 14.2 aufgeführte Allelkombination 6/9.3 angenommen, kann ebenfalls in ◘ Tab. 14.2 für das Allel 6 ein Wert von 22,34 % und für 9.3 von 31,74 % abgelesen werden. Diese beiden Werte multipliziert ergibt 7,1 %. Da aber nicht festgestellt werden kann, welches Allel (6 oder 9.3) auf dem einen oder dem anderen Chromosom vorhanden ist, muss der errechnete Wert um den Faktor 2 korrigiert werden. Folglich ergibt sich eine Wahrscheinlichkeit für die Allelkombination 6/9.3 von 14,2 %.

Bei Allelen mit Werten von unter 1 % ist ein Einfluss der Stichprobengröße auf diesen Wert zu berücksichtigen. Daher wird ein sog. konservativer Ansatz verfolgt: Für die **Berechnung der Einzelwahrscheinlichkeit** wird in der Regel als niedrigster möglicher Wert 1 % angenommen. Demnach würde sich für die Allelkombination 7/10.3 eine Wahrscheinlichkeit von 0,33 % (16,04 % × 1 % × 2) ergeben.

Bei einer Homozygotie wird der Wert für das betreffende Allel quadriert und dies ergibt die Einzelwahrscheinlichkeit für das STR-System; eine Korrektur um den Faktor 2 ist nicht notwendig.

Bei allen untersuchten STR-Systemen wird analog vorgegangen. Im Anschluss dürfen die Einzelwahrscheinlichkeiten der einzelnen ungekoppelt vererbten STR-Systeme miteinander multipliziert werden. Je nach Gesamtzahl der untersuchten STR-Systeme und den berechneten Einzelwahrscheinlichkeiten kann es relativ leicht zu sehr hohen Identitätswahrscheinlichkeiten kommen. So ist eine Aussage nicht ungewöhnlich wie »Dieses STR-Muster kommt rein rechnerisch bei 1 von 1 Billion Menschen vor«. Dies bedeutet dennoch keine sichere Identifizierung. Selbst wenn die Identitätswahrscheinlichkeit absurde Größen annimmt oder umgekehrt, wenn ausgesagt wird, dass ein bestimmtes STR-Muster nur 1-mal bei einer bestimmten Anzahl von Menschen vorkommt, die die Weltbevölkerung um ein Vielfaches übersteigt, ist letztlich nicht auszuschließen, dass irgendwo auf der Welt ein Mensch lebt oder gelebt hat, der exakt dasselbe Muster aufweist, ohne als Spurenverursacher in Betracht zu kommen.

In einem Spurengutachten oder Identitätsgutachten wird bei Fehlen eines Ausschlusses eine Aussage zur **Identitätswahrscheinlichkeit** erwartet. Gefordert wird meist eine »mit an Sicherheit grenzende Wahrscheinlichkeit«, die inzwischen üblicherweise ab 99,99 % angenommen wird. Ergibt ein vorliegendes STR-Muster z. B., dass es bei 1 von 1 Million Menschen vorkommt, ist diese Million durch die Million plus den betreffenden Menschen zu teilen (Bayessches Theorem, à priori Wahrscheinlichkeit von 0,5 vorausgesetzt), also 1.000.000 durch 1.000.001. Wird dieses Muster z. B. bei Tatortspur und Tatverdächtigem nachgewiesen, kann die Identitätswahrscheinlichkeit mit 99,9999 % berechnet werden.

Bei Mischspuren kann die Wahrscheinlichkeit berechnet werden, mit der ein Tatverdächtiger Mitspurenverursacher ist. Voraussetzung ist ein vollständiges STR-Muster des Tatverdächtigen, möglichst geringe Häufigkeiten einzelner Allele und keine zu große Gesamtzahl an Verursachern in der Mischspur.

Fallbeispiel

Nach einem Einbruchdiebstahl in einem Juweliergeschäft im Jahr 2000 in Norddeutschland wird eine Blutspur am Tatort gesichert. Mit einem Multiplex-Kit werden 11 STR-Systeme erfolgreich analysiert. Die Ergebnisse der (damals) 8 Systeme der DNA-Analysedatei (vgl. ◘ Tab. 14.3) werden an das BKA weitergeleitet. Kurze Zeit später folgt eine »Treffermeldung«: Das Muster stimmt in den (alten) 5 Systemen mit einer Person aus Süddeutschland überein (Einstellung der Person in das System vor der Erweiterung der Datenbank auf 8 Systeme), die wegen eines ähnlichen Delikts vorbestraft ist. Das Muster tritt rein rechnerisch bei 1 von 1.254.440 Menschen auf. Dies würde einer Identitätswahrscheinlichkeit von 99,99992 % entsprechen.
Der jetzt Tatverdächtige wird polizeilich vernommen und beteuert seine Unschuld. Außerdem kann er mittels Stechuhrausdruck nachweisen, dass er sich zur vermeintlichen Tatzeit ca. 600 km vom Tatort entfernt in der Nachtschicht in einer Fabrik befunden hat.
Von dem Tatverdächtigen wird eine Speichelprobe entnommen und es werden weitere, über die 5 in der Datei enthaltenen STR-Systeme hinausgehende STR-Systeme untersucht. Im Vergleich mit der Tatortspur ergeben sich jetzt in 3 Systemen Ausschlüsse.

Wie das Beispiel zeigt, kann es in der DNA-Analysedatei zu Treffern kommen, die nicht auf der Identität der Person sondern auf dem zufälligen Übereinstimmen des Musters zweier verschiedener Individuen in den gespeicherten STR-Systemen basiert. Je größer die Anzahl der in der Datei gespeicherten Datensätze wird,

desto höher ist die Gefahr von solchen zufallsbedingten Treffern. »Gegenmittel« ist die Erweiterung der Anzahl der STR-Systeme, wie im Jahr 2002 geschehen. Die große zusätzliche Ergänzung um 5–8 Systeme ist in Anbetracht der großen Menge an Datensätzen nach der Zusammenführung auf EU-Ebene wohl unumgänglich. Die Erkennung eines Zufallstreffers ist im Regelfall über die Analyse weiterer STR-Systeme möglich.

Für die Berechnung der Identitätswahrscheinlichkeit von »Datenbanktreffern« kann man diese Vorauswahl berücksichtigen. Grundlage ist die Überlegung, dass bei einer Abfrage zunächst jede in der Datenbank enthaltene Person in gleichem Maße als tatverdächtig behandelt wird, auch wenn sie – wie in dem dargestellten Fall – gar nicht am Tatort gewesen sein kann. Daher müsste zunächst die berechnete Wahrscheinlichkeit des STR-Musters um die Anzahl der in der Datenbank befindlichen Personen bereinigt werden. Geht man von 100.000 Individuen aus, wird aus einem Auftreten von 1:1.254.440 nur noch 1:12,5 und eine Identitätswahrscheinlichkeit von 92,6 %.

14.3   Anwendungsgebiete

Die Anwendung der DNA-Analytik in der täglichen Praxis soll anhand von Beispielen verdeutlicht werden. Neben der Bedeutung der Spurensicherung bzw. Spurenqualität muss die im Einzelfall erforderliche Interpretation der Ergebnisse einer DNA-Analyse beachtet werden.

Fallbeispiel

Bei einem Tötungsdelikt wird das Opfer mit zahlreichen Tritten im Gesicht verletzt und stirbt an einer Blutaspiration (Ersticken). Am Leichenfundort stellt sich eine große Blutlache in Höhe des Kopfes dar, weiterhin Tropfspuren und Abdruckspuren, die an eine Sohle mit sog. Fischgrätenmuster erinnern. Einige Tage später wird bei einem Tatverdächtigen (TV) ein Paar Turnschuhe gefunden, deren Sohle ein Fischgrätenmuster aufweist. In den Sohlenrillen lagert angekrustetes, rotbraunes Material. Auf dem Obermaterial der Schuhe finden sich angetrocknete Tropfen von rotbrauner Farbe. Die Vortests auf Blut (Combur-Test) verlaufen positiv. Von den Schuhsohlen werden Abstriche entnommen und sämtliche Tropfspuren zusammen mit dem Obermaterial herausgeschnitten. Die Analyse dieser Proben ergibt jeweils ein mit dem Opfer identisches STR-Muster. Der TV lässt über seinen Anwalt mitteilen, er habe nie bestritten, am Tatort gewesen zu sein. Aber als er gekommen sei, sei das

▼

Opfer bereits tot gewesen. Er sei bei schlechter Beleuchtung in die Blutpfütze getreten. So sei die Sohle befeuchtet und das Obermaterial besprizt worden. Weitere Rückschlüsse sind aus den Ergebnissen der forensischen DNA-Analyse nicht möglich.

Als Spurenträger gelangen nicht selten Textilien bzw. Textilfasern zur Untersuchung. Der Nachweis von Spermien bzw. Spermienköpfen kann zunächst mikroskopisch geführt werden mit dann gezielter Entnahme von Proben für die DNA-Analyse (◘ Abb. 14.1).

14.3.1 Täteridentifizierung

Fallbeispiel

Ein 28-Jähriger wurde wegen Einbruchsdiebstahls zu einer Bewährungsstrafe verurteilt. Nach einem Streit mit Arbeitskollegen kündigt einer von diesen an, ihm »richtig einen reinzuwürgen«. Bei nächster Gelegenheit, beim Verlassen eines (Raucher-)Lokals entwendet er unbemerkt mit einem gefalteten Stück Papier aus einem Aschenbecher den Stummel einer Zigarette, die der 28-Jährige zuvor geraucht hatte. In derselben Nacht schlägt er die Schaufensterscheibe eines Juwelierladens ein, entwendet einen Anhänger und lässt den Zigarettenstummel vor dem Fenster liegen. 10 Wochen später erhält der 28-Jährige eine Vorladung zur Polizei. Der Zigarettenstummel war während der Tatortarbeit gesichert worden, die forensische DNA-Analyse war erfolgreich. Das STR-Analysemuster wurde in die Datei des BKA eingegeben und hat einen Treffer ergeben.
Der Beschuldigte kann für die Tatzeit kein Alibi vorweisen, da er nach dem Lokalbesuch direkt nach Hause gegangen war und alleine lebt. Alle Zeugen bestätigen, dass er gegen 1:30 Uhr die Gaststätte verlassen hat. Für das Einschlagen der Schaufensterscheibe gibt es zwei »Ohrenzeugen« die das Klirren um 2:45 Uhr gehört, ca. 2–3 Minuten danach aber keine Person vor Ort gesehen haben.
Das erstinstanzliche Gericht hält »das eindeutige DNA-Gutachten« und »die einschlägige Vorbelastung« für sehr schwerwiegend und sieht die Schuld des 28-Jährigen als erwiesen an. Er wird zu einer Gefängnisstrafe verurteilt und die laufende Bewährung wird widerrufen.

Das Prinzip der Täteridentifizierung basiert darauf, dass ein Täter am Tatort, am Tatwerkzeug oder am Opfer DNA-haltiges Material von sich zurücklässt. Dabei ist insbesondere an DNA in folgenden Medien zu denken:
━ Blut
━ Speichel

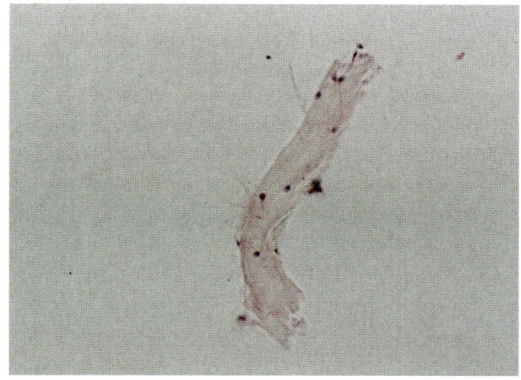

◘ **Abb. 14.1 Singuläre winzige Textilfaser mit anhaften-den Spermienköpfen** (Pfeile) (40×)

━ Sperma
━ abgeschilferte Epithelzellen
━ Haare

Die genannten Medien können sich an Wänden, Böden, Gegenständen etc. des Tatorts befinden. Nicht selten lässt ein Täter einen Gegenstand von sich zurück, an dem sich seine DNA befindet. Das Zurücklassen von Zigarettenstummeln am Tatort oder in dessen Nähe ist ein relativ häufiges Phänomen, möglicherweise begünstigt durch die Aufregung des Täters vor, während oder nach der Tat. Das Sammeln von Zigarettenstummeln am Tatort hat daher schon häufig zur Überführung des Täters geführt.

Vom asservierten Spurenmaterial werden Proben entnommen, DNA isoliert und ein STR-Muster erstellt. Dieses Muster wird mit dem Muster verglichen, das aus einer Speichelprobe eines Tatverdächtigen gewonnen wurde. Bei einer Übereinstimmung des Musters wird eine Identitätswahrscheinlichkeit berechnet. Liegt kein Tatverdächtiger zum Vergleich mit dem Tatort-STR-Muster vor, wird dieses primär an die DNA-Analysedatei des BKA (in Zukunft ggf. EU-Behörde) geschickt. Stimmt das Muster mit dem einer dort gespeicherten Person überein, muss eine erneuter Abgleich dieser beiden Datensätze erfolgen, ggf. unter Einbeziehung weiterer, nicht in der Datenbank gespeicherter Systeme. Je nachdem wie lange die Aufnahme der betreffenden Person in die Datenbank zurückliegt, muss möglicherweise eine aktuelle Speichelprobe von der Person genommen werden, um weitere, früher noch nicht analysierte STR-Systeme zu untersuchen.

> Die forensische DNA-Analyse kann aussagen, dass ein bestimmtes Analysemuster sowohl bei einer Tatortspur als auch bei einer Person nachzuweisen ist. Das bedeutet jedoch nicht, dass es sich sicher um DNA der betreffenden Person handelt. Es kann aber berechnet werden, mit welcher Wahrscheinlichkeit die gefundene DNA von dieser Person stammt.

Falls es sich tatsächlich um DNA einer bestimmten Person handelt, ist mit der forensischen DNA-Analyse nicht zu klären, wie diese an den Tatort gelangt ist. Umgekehrt kann die forensische DNA-Analyse bei Abweichungen des Musters sicher ausschließen, dass es sich um DNA einer bestimmten Person handelt. Das ist nicht gleichbedeutend damit, dass die Person nicht am Tatort gewesen sein kann.

Blutprobe Aus den Zeiten der Serologie stammt die Entnahme einer Blutprobe als Vergleichsprobe bei einem Tatverdächtigen. Die Gewinnung von DNA aus den darin enthaltenen Leukozyten ist eine erfolgversprechende Methode und war im Vor-PCR-Zeitalter notwendig, um ausreichend DNA zu gewinnen.

Speichelprobe Heute wird die DNA zu Vergleichszwecken fast ausschließlich durch sog. Speichelproben gewonnen. Korrekter wäre allerdings der Name »Wangenschleimhautabstrich«: Mit der Baumwollkappe eines sterilen Stieltupfers wird an der Innenseite der Wangen des Probanden entlang gestreift. Wichtig ist die trockene Lagerung des Tupfers bei der Aufbewahrung. Hierfür wurden spezielle Pappschachteln entwickelt. Wird der Tupfer direkt nach Abstrichentnahme in den üblichen Röhrchen luftdicht verschlossen, besteht die Gefahr, dass Fäulnis und Autolyse die DNA erheblich schädigen.

Problematisches Spurenmaterial Trotz stetiger Fortschritte der forensischen DNA-Analyse gibt es nach wie vor Fälle, in denen eine STR-Typisierung nicht gelingt. Dafür können im Wesentlichen 3 Gründe verantwortlich sein:
- zu geringe DNA-Menge
- schlecht erhaltene DNA
- PCR-Hemmstoffe

Für diese Probleme gibt es folgende Lösungsansätze:
- **Zu geringe DNA-Menge:** Eigentlich müsste das einmalige Vorliegen des zu amplifizierenden Abschnitts der DNA für eine erfolgreiche PCR ausreichen. Dies wäre für die nukleäre DNA beim Vorhandensein einer einzelnen Zelle gegeben. Die Praxis zeigt jedoch, dass für eine erfolgreiche STR-Typisierung eine einzelne Zelle bzw. die darin erhaltene DNA nicht ausreicht. In Grenzfällen kann die Erhöhung der PCR-Zyklen um 2 oder 4 zum Erfolg führen, mit jedoch steigender Gefahr von Kontaminationen und Artefakten. Dem quantitativen Problem kann nach erfolglosen STR-Typisierungsversuchen durch eine Sequenzierung des D-Loops der mtDNA begegnet werden, aufgrund einer mehrfachen Kopienzahl des mtDNA-Genoms pro Zelle.
- **Schlecht erhaltene DNA:** Für eine erfolgreiche PCR muss der zu amplifizierende Abschnitt der DNA inklusive der Primer-Bindungsregion in ausreichender Anzahl intakt vorhanden sein. Bei zahlreichen Strangbrüchen kann dies trotz ausreichend hoher DNA-Ausgangsmenge nicht gegeben sein. Eine Möglichkeit ist der Einsatz verkürzter Primer, die für die meisten STR-Systeme zur Verfügung stehen. Nach erfolgloser STR-Typisierung besteht auch bei diesem Problem die Möglichkeit eines Methodenwechsels. Die Analyse von SNPs verspricht aufgrund der im Vergleich zu den STRs deutlich kürzeren Amplifikate Vorteile gerade bei degradierter DNA. In der Praxis war dieser vermeintliche Vorteil bislang nicht verifizierbar. Die mtDNA könnte wegen ihrer Ringstruktur eine höhere Stabilität als die nukleäre DNA aufweisen. Als weitere Alternative stehen seit kurzem die DIPs zur Verfügung.
- **PCR-Hemmstoffe:** In Abhängigkeit vom Spurenmaterial können darin Substanzen enthalten sein, die eine PCR hemmen. Hierfür kommen beispielsweise Huminstoffe, Enzyme oder Fäulnisprodukte in Betracht. Es ist davon auszugehen, dass derartige Hemmstoffe (Mit-)Ursache der problematischen DNA-Analyse von Stuhlproben sind. Der Nachweis einer PCR-Hemmung kann z. B. mittels Real-time-PCR gelingen: Eine bestimmte Menge einer bekannten DNA-Sequenz mit dazugehörigen Primern wird der zu untersuchenden Probe als interne Kontrolle hinzugegeben und mit amplifiziert. Für jeden Zyklus wird die Zunahme der PCR-Produkte in dieser internen Kontrolle gemessen. Wird hierbei nicht die erwartete Steigerungsrate erreicht, muss eine Hemmung der PCR vorliegen. Am effektivsten begegnet man PCR-Hemmstoffen durch spezielle Aufreinigungsmethoden. Dabei ist allerdings darauf zu achten, dass der Verlust von DNA nicht zu groß werden darf.

14

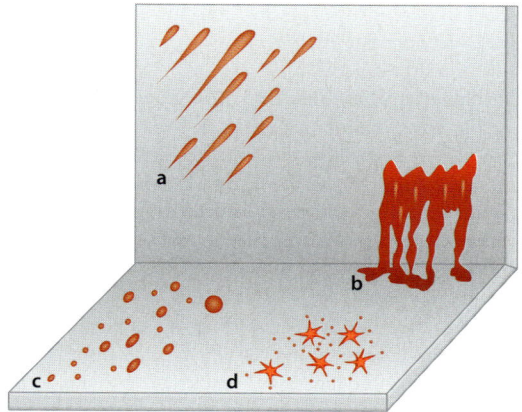

○ **Abb. 14.2a-d Unterschiedliche Blutspurenmuster.**
a Schleuder- und Spritzspuren (schräge Schleuderrichtung).
b Abrinnspuren. **c** Tropfspuren aus geringer Fallhöhe.
d Tropfspuren aus größerer Fallhöhe

○ **Tab. 14.3** Spurenkundliche Vorproben (Auswahl)	
Nachweis von	**Methode**
Blut	»**Combur**«-**Test:** Verfärbung eines Teststäbchens
	Luminoltest: Chemilumeszenz (Leuchten im Dunkeln)
Humanes Blut	»**Hexagon-OBTI**«-**Test:** Testkassette, Bandenbildung (immunologischer Nachweis)
Sperma	**Saure-Phosphatase-Test:** Testbriefchen, Farbumschlag (immunologischer Nachweis)
	PSA-(Prostataspezifisches Antigen) Test: Immunologischer Nachweis
Speichel	**Amylase-Test:** Aufbringen auf ein stärkehaltiges Gel, nach Entfernen negative Jod-Stärke-Reaktion

Morphologie und Vorproben Die forensische DNA-Analyse ist für sich allein genommen in ihrer Aussagekraft begrenzt. Deshalb ist es wichtig, das spätere Analyseergebnis in einen Gesamtbefund einordnen zu können. Es geht darum, festzustellen, aus welchen Zellen, Geweben oder Sekreten die DNA stammt und wo genau sich diese Spuren innerhalb eines Tatorts, am Opfer, an der vermeintlichen Tatwaffe etc. befunden haben.

Fotodokumentation Eine gute Fotodokumentation mit Übersichts- und Detailaufnahmen sowie angelegten Maßstäben ist eine wichtige Voraussetzung für die spätere Zuordnung der Resultate. In großen Räumen kann eine zusätzliche 3-D-Dokumentation mittels Fotogrammetrie oder Laserscanner eingesetzt werden, alternativ eingemessene Tatortskizzen.

Blutspuren Vorbehaltlich des Nachweises, dass es sich tatsächlich um menschliches Blut handelt, kann der exakten Beschreibung von Blutspuren eine große Bedeutung bei der späteren Rekonstruktion von Tat- und Handlungsabläufen zukommen. Grundsätzlich lassen sich folgende Arten von Blutspuren unterscheiden (○ Abb. 14.2a-d):
– Tropfspuren
  – Schlag-/Spritzspuren
  – Schlagaderspritzspuren
– Abrinnspuren
– Kontaktspuren
– Wischspuren

Schlag-/Spritzspuren können durch Abschleudern von Blut von einem blutbehafteten Gegenstand oder von Schlägen in eine blutende Wunde stammen. Die Morphologie der Bluttropfen wird durch Fallhöhe, Auftreffwinkel und Oberflächenbeschaffenheit der Auftrefffläche bestimmt. Senkrecht auftreffende Bluttropfen sind rundlich, je größer die Fallhöhe, desto stärkere radiäre Ausläufer entstehen (Kronkorkenform). Mit abnehmendem Auftreffwinkel wird die Tropfspur oval, zeigerförmig bis hin zu einem ausrufezeichenartigen Bluttropfen.

Vorproben Vorproben dienen der Einordnung der Herkunft von Spuren an einem Tatort oder an Asservaten. Es geht um die Frage, ob es sich wirklich »lohnt«, von einer bestimmten Stelle Proben für die DNA-Analyse zu entnehmen. Vorproben müssen empfindlich sein, ggf. auf Kosten der Spezifität. Es kommen bei Vorproben unterschiedliche Methoden zur Anwendung (○ Tab. 14.3).

■ **Mikroskopische Untersuchungen**
Vorwiegend in Ausstrichpräparaten können Zellen spezifiziert und deren Zustand beurteilt werden (○ Tab. 14.4). Üblicherweise wird die Mikroskopie der DNA-Analyse vorgeschaltet. Es kann jedoch auch im Nachhinein zur Interpretation eines DNA-Analyseergebnisses eine mikroskopische Untersuchung durchgeführt werden.

Tab. 14.4 Mikroskopischer Nachweis in der Spuren-untersuchung	
Zellen/ Substrat	**Mikroskopischer Befund**
Blut allgemein	Erythrozyten
Abortblut	Erythrozyten, Chorionzotten, Mekoniumkörperchen, Lanugo-haare, Vernixzellen
Weibliches Genitalsekret/ -abstrich	Scheidenepithelzellen: große Epithelzellen, Braunfärbung mit der Lugol-Lösung
Sperma	Spermien oder isolierte Spermien-köpfe
Speichel	Überwiegend kleinere Epithelzellen
Kot	Kleine Epithelzellen und v. a. Zell-trümmer, Nahrungsreste wie Pflanzenfasern

Amplifikation artspezifischer Abschnitte der nukleären DNA oder der mtDNA.

Geschlechtsdifferenzierung Die gängige Methode zur Geschlechtsdifferenzierung ist eine molekulargenetische Untersuchung des Amelogenin-Gens. Dies ist auf den beiden Gonosomen in unterschiedlicher Form vorhanden. Die weiblichen Individuen sind homozygot für die kürzere Variante, die männlichen sind heterozygot.

Spurensicherung bei Sexualdelikten Sexuelle Nötigung bzw. Vergewaltigung vor hetero- oder homosexuellem Hintergrund führen zu komplexen Spurenbildern. Dementsprechend vielfältig sind die Möglichkeiten der Asservierung von Spurenmaterial (Tab. 14.5).

Nach behaupteten Vergewaltigungen sind Abstriche von vaginal, anal und oral anzuraten. Wichtig ist die unmittelbare trockene Lagerung der Abstrichröhrchen. Gegebenenfalls kann vor der Trocknung bereits ein Ausstrichpräparat auf einem unbenutzten Objektträger angefertigt werden, der ebenfalls trocknet. Im Labor wird von dem getrockneten Stieltupfer eine kleine Probe für einen Vortest auf Sperma entnommen (z. B. Saure-Phosphatase-Test). Wenn nicht bereits ein Ausstrichpräparat vorliegt, wird der Stieltupfer mit steriler, isotoner Kochsalzlösung befeuchtet und auf

Blutartnachweis Zum Nachweis von Blut eignet sich die radiale Immundiffusion nach Ouchterlony, die sich einer Antigen-Antikörper-Reaktion bedient, wobei die Antikörper gegen das Arteiweiß gerichtet sind. Moderne Methoden zum Blutnachweis basieren auf der

Tab. 14.5 Mögliches Spurenmaterial bei Sexualdelikten		
Spur	**Handlung**	**Nachweis von**
Scheidenabstrich	Ungeschützter vaginaler Geschlechtsverkehr	Spermien und DNA des Täters
	Vaginaler Geschlechtsverkehr mit Kondom	Ggf. mikroskopisch Lykopodium-sporen (Beschichtungsmaterial von Kondomen)
Analabstrich	Analverkehr	Sperma- und DNA-Nachweis des Täters
Mundschleimhautabstrich	Oralverkehr	Sperma- und DNA-Nachweis des Täters
Hautabstrich	Beißen, Küssen, Lecken	DNA des Täters
	Ejakulation	Spermien, DNA des Täters
Penisabstrich	Eindringen in eine Körperhöhle des Opfers	DNA des Opfers
Papiertücher	Abwischungen von Täter oder Opfer nach Geschlechtsverkehr	Spermien, DNA von Täter oder Opfer
Kleidung des Opfers	Antragungen von Sperma, Speichel oder abgeschilferten Zellen des Täters	Spermien, DNA des Täters
Kleidung des Täters	Antragungen von Speichel, Vaginalsekret oder abgeschilferten Zellen des Opfers	DNA des Opfers
Abstriche von Gegenständen, Möbeln, Böden	Antragungen verschiedener Sekrete oder abgeschilferter Zellen von Täter oder Opfer	DNA von Täter oder Opfer, Spermien

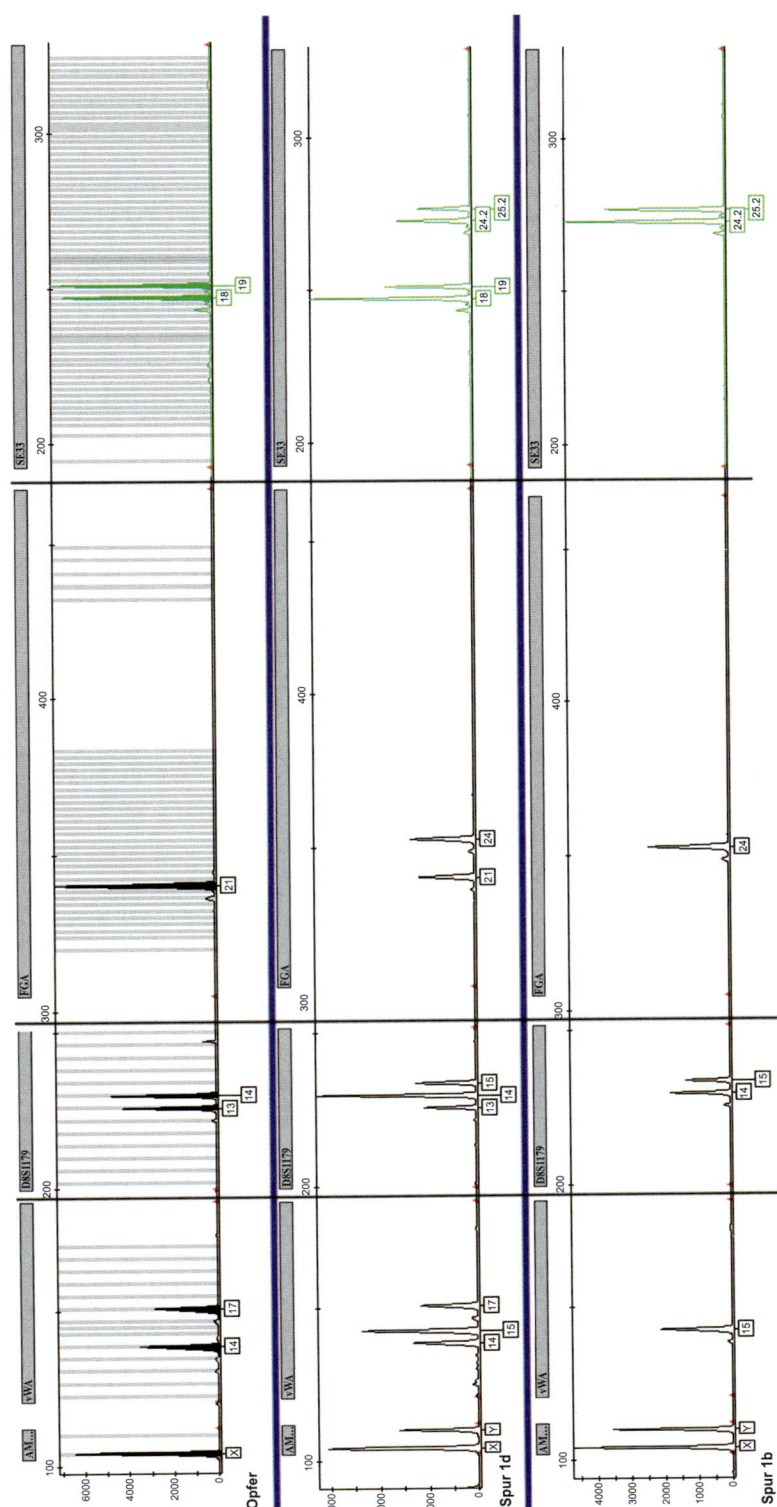

Abb. 14.3 STR-Analyse nach sog. differentieller Lyse. Demonstriert werden die Elektropherogramme von 4 ausgewählten STR-Systemen und des Amelogenins für die Speichelprobe des Opfers (Opfer), den sog. weiblichen Anteil (Spur 1d) und den sog. männlichen Anteil (Spur 1b) nach differentieller Lyse eines Scheidenabstrichs. Für das Opfer sind die Peaks vor der sog. Allelleiter (graue Streifen im Hintergrund) dargestellt, für die anderen beiden Proben ohne Allelleiter. Es ist gut zu erkennen, dass sich Spur 1d als Mischspur aus den jeweiligen Allelen von Opfer und Spur 1b zusammensetzt. Im Amelogenin hat das Opfer nur bei X einen Peak, Spur 1b zeigt nahezu gleich große Peaks für X und Y und Spur 1d einen größeren Peak bei X und einen kleineren bei Y

einem frischen Objektträger ausgestrichen. Die Ausstrichpräparate werden nativ oder nach Färbung (z. B. nach Baecchi) mikroskopiert. Hauptziel ist der Nachweis von Spermien, die vollständig oder als isolierte Spermienköpfe vorliegen können. In Abhängigkeit von diesen Untersuchungsergebnissen und der Fallkonstellation wird sich eine forensische DNA-Analyse anschließen. So kann auch nach negativer Mikroskopie eine DNA-Analyse noch sinnvoll sein, z. B. wenn der Täter vasektomiert (Sterilisation) und deshalb ein Spermiennachweis nicht möglich ist.

Bei der Untersuchung von Kleidungsstücken oder Papierprodukten kann zur Detektion möglicher Spermaanhaftungen eine UV-Lampe eingesetzt werden.

Die Nachweisbarkeit von Spermien im Scheidenabstrich eines (lebenden) Opfers ist zeitlich limitiert. Üblicherweise wird von einer Nachweisbarkeitsdauer von maximal 24 Stunden ausgegangen. In Einzelfällen sollen noch nach 48 und sogar 72 Stunden Spermien detektiert worden sein. Liegt ein positiver mikroskopischer Spermanachweis für einen Scheidenabstrich vor, ist bei der forensischen DNA-Analyse eine Mischspur zu erwarten. Im Vergleich mit den STR-Mustern aus einer Speichelprobe des Opfers und eines Tatverdächtigen kann eine Zuordnung gelingen. Ist jedoch kein Tatverdächtiger vorhanden, kann das Ergebnis der Mischspur nicht in die DNA-Analysedatei eingegeben werden. Für dieses Problem kann die sog. **differenzielle Lyse** eingesetzt werden. Hierbei macht man sich zunutze, dass Spermienköpfe schwerer zu lysieren sind als Epithelzellen. In einem ersten, sanfteren Lyseschritt werden die Epithelzellen lysiert und deren DNA freigesetzt (sog. weiblicher Anteil). Nach Zentrifugation werden die noch intakten Spermienköpfe abgetrennt und mit einem anderen Verfahren unter Zugabe von DTT (Dithiothreitol) zum Aufsprengen der Disulfidbrücken der Zellwand des Spermienkopfes lysiert (sog. männlicher Anteil). Aus der männlichen Fraktion der differenziellen Lyse kann i. d. R. das STR-Muster des Täters erlangt werden. Die weibliche Fraktion bleibt meist eine Mischspur, da im Ejakulat enthaltene weitere kernhaltige Zellen des Täters (Epithel- oder Entzündungszellen) in dem 1. Schritt mit lysiert wurden. Allerdings ist der männliche Anteil meist deutlich geringer, was anhand der Peakflächen deutlich wird (■ Abb. 14.3).

Nach negativem mikroskopischem Spermabefund für einen Scheidenabstrich kann die Analyse von Y-STRs ein Weg zum Nachweis eines männlichen Spurenmitverursachers mit geringem Anteil und zur Individualtypisierung sein.

14.3.2 Identifizierung Verstorbener

Fallbeispiel

Ein 60-jähriger Mann mit ausländischer Staatsbürgerschaft mietet in einem Hochhaus eine Wohnung. Etwa 9 Monate später beschweren sich Mieter über einen üblen Geruch aus der Wohnung des Mannes. Im Beisein der Polizei wird die Wohnung geöffnet. Im Bett liegt ein stark verwester Leichnam.

Bei der Obduktion kann keine Todesursache festgestellt werden. Die forensisch-osteologischen Analysen weisen auf einen Mann im höheren Lebensalter hin. Ein Zahnstatus wird erhoben.

Die Polizei kann weder Verwandte noch einen behandelnden Arzt oder Zahnarzt ermitteln. Es wird eine forensische DNA-Analyse zur Identitätsfeststellung angeordnet. Als Vergleichsmaterial wird eine im Badezimmer der Wohnung in einem Zahnputzbecher steckende Zahnbürste übersandt. Das STR-Muster des Leichnams stimmt in allen 16 untersuchten Systemen mit dem der Zahnbürste überein. Die Identität wird daraufhin angenommen und der Leichnam auf Kosten der Stadt kremiert.

Nach ca. 2 Monaten erscheint der mittlerweile 61-Jährige bei dem Hausverwalter und fragt, warum sein Schlüssel nicht passt. Er sei im Ausland gewesen und habe einem Schulfreund erlaubt, sich vorübergehend in der Wohnung aufzuhalten.

Die forensische DNA-Analyse ist neben dem Zahnstatus, der Röntgenvergleichsanalyse und dem Fingerabdruck eine der Methoden zur Identitätsfeststellung. Unabdingbare Voraussetzung ist das Vorliegen von Vergleichsmaterial oder Vergleichsdaten, die von dem Verstorbenen zu dessen Lebzeiten gewonnen wurden. Ein STR-Muster ist in Deutschland nur vorrätig, wenn sich die Person für die DNA-Analysedatei »qualifiziert« hat. Ein Fingerabdruck liegt im Regelfall nur nach einer erkennungsdienstlichen Behandlung vor. Röntgenbilder werden nur nach medizinischer Indikation gefertigt. Ein Zahnstatus wird dagegen bei jedem Zahnarztbesuch erstellt.

Gelingt es, von menschlichen Überresten ein STR-Muster zu erstellen, kann eine Abfrage über die DNA-Analysedatei des BKA versucht werden. Insofern kann die forensische DNA-Analyse sogar in der ersten Phase des Identifizierungsprozesses hilfreich sein. Haben sich anderweitig Hinweise auf eine bestimmte Person ergeben, muss ein STR-Muster von dieser zum Vergleich erstellt werden. Als Untersuchungsmaterial geeignet sind hierfür z. B. mit Speichel benetzte Briefmarken oder Geräte wie Zahnbürsten oder Rasierer, die von der Person zu Lebzeiten verwendet wurden.

Die Auswahl dieses Vergleichsmaterials ist jedoch mit Bedacht zu treffen, wie das Eingangsbeispiel belegt.

Alternativ können Typisierungsmuster von Verwandten herangezogen werden. Hierbei haben die Muster von Eltern oder Kindern des Betroffenen die größte Aussagekraft, da für jedes STR-System ein gemeinsames Allel vorliegen muss. Bereits die Muster von Geschwistern sind kaum mehr geeignet. Sind nur noch Geschwister als nächste Verwandte vorhanden, bietet sich die Sequenzierung des D-Loops der mtDNA aufgrund der maternalen Vererbung und der daraus folgenden Übereinstimmung bei Geschwistern oder in der männlichen Linie die Y-STR-Analyse an.

Die Gewinnung DNA-haltigen Materials von einem Leichnam ist grundsätzlich aus jedem Gewebe möglich, jedoch selbstverständlich vom Erhaltungszustand anhängig. Vom frischen Leichnam kann wie beim Lebenden ein Wangenschleimhautabstrich oder eine Blutprobe genommen werden. Bei Blut reichen 1–3 Tropfen, die auf einem Filterpapier getrocknet werden. Mit fortschreitender Verwesung wird die Probengewinnung schwieriger. Sicherheitshalber sollten auch bei noch nicht vollständiger Skelettierung Proben aus der Compacta langer Röhrenknochen und (möglichst intakte) Zähne asserviert werden. Die Erfolgsaussichten der forensischen DNA-Analyse an Leichen unterschiedlicher Verwesungsgrade sind schwer abzuschätzen. Frühzeitige Mumifizierung erweist sich oftmals als Vorteil, eine starke Fettwachsbildung eher als nachteilig. Ein weiteres Phänomen ist, dass Proben von Leichen mit Liegezeiten von wenigen Jahren im Erdlager häufig problematischer zu analysieren sind als Skelette, die Jahrzehnte in der Erde gelagert haben. Man nimmt an, dass hierfür PCR-Hemmstoffe verantwortlich sind, die ihrerseits mit der Zeit abgebaut werden.

Knochenproben oder Zähne werden vor der Lyse und Extraktion in einer Schwingmühle zermahlen. Es sind mehrere Kits zur STR-Analyse aus Knochen auf dem Markt.

Nach erfolglosen STR-Typisierungsversuchen stehen wie bei problematischem Spurenmaterial die Optionen verschiedener Aufreinigungsmethoden, der mtDNA-Sequenzierung oder der SNP-Analyse zur Verfügung.

14.3.3 Abstammungsbegutachtung

Bei der Abstammungsbegutachtung geht es üblicherweise um den Nachweis oder Ausschluss einer Vaterschaft. Ideale Voraussetzung ist das Vorliegen von Proben aller drei »Beteiligten«, also des Kindes, der Mutter und des Putativvaters (Triofall). Zwar ist es grundsätz-

lich noch zulässig, serologische Untersuchungen einzusetzen, doch wird heutzutage nahezu ausschließlich eine STR-Analyse verlangt. Hierfür müssen nach derzeitigem Standard mindestens 15 unabhängig voneinander vererbte Systeme analysiert werden. Sog. heimliche Vaterschaftsuntersuchungen sind in Deutschland rechtlich nicht verwertbar.

> ❯ Am 1. Februar 2010 ist das Gesetz über genetische Untersuchungen am Menschen (GenDG) in Kraft getreten. In § 17 GenDG (Genetische Untersuchungen zur Klärung der Abstammung) ist geregelt, dass »die Person, deren genetische Probe untersucht werden soll, zuvor über die Untersuchung« aufgeklärt worden sein und eingewilligt haben muss.

Ohne das Muster eines Elternteils ist die Aussagekraft begrenzt, jedoch ist im Falle eines Ausschlusses der Vaterschaft oder der Mutterschaft eine definitive Aussage meist möglich.

Als Untersuchungsmaterial sind Speichelproben von den Beteiligten geeignet. Zur Vermeidung von Betrugsversuchen ist im Rahmen der Probenentnahme die Identität der Personen sorgfältig anhand eines Ausweises zu prüfen. Außerdem sollten Lichtbilder angefertigt und Fingerabdrücke genommen werden.

Bei der Interpretation des Analyseergebnisses wird davon ausgegangen, dass das Kind für jedes STR-System 1 Allel von der Mutter und 1 Allel vom Vater geerbt haben muss. Weist das Kind in einem System ein Allel auf, das weder durch den Vater noch durch die Mutter zu erklären ist, wird dies als Ausschluss bezeichnet. Ein Ausschluss in einem oder sogar zwei Systemen bedeutet jedoch nicht den Ausschluss der Vaterschaft (oder in seltenen Fällen der Mutterschaft), da Mutationen (insbesondere meiotische Mutationen) dafür verantwortlich sein können. Für die Ablehnung der Abstammung werden Ausschlüsse in wenigstens vier der untersuchten Systeme gefordert. Im Einzelfall sind nicht selten 2 in Betracht kommende Väter (sog. Putativväter) zu überprüfen (❑ Tab. 14.6).

Vaterschaftswahrscheinlichkeit Wenn keine Ausschlüsse zwischen Putativvater und Kind vorliegen, möchte das beauftragende Gericht eine Aussage zu der sog. Vaterschaftswahrscheinlichkeit. Für die Berechnung ist das Allel maßgeblich, welches das Kind von dem Vater geerbt hat. Außerdem ist es wichtig, ob der Putativvater hetero- oder homozygot für dieses System ist. Die Häufigkeit dieses Allels wird in die **Formel für den Paternitätsindex** eingesetzt (vgl. die ersten beiden Formeln in der Übersicht). Wenn nicht festzustellen ist, welches Allel das Kind vom Vater und welches von

🔲 Tab. 14.6 Konstellation einer Abstammungsbegutachtung mit 2 Putativvätern

STR-System	Kindsmutter (KdM)	Kind (Kd)	Putativvater 1 (PV1)	Putativvater 2 (PV2)
D21S11	30/32.2	29/32.2	29/29	30/31.2
D3S1358	14/18	14/16	15/16	16/19
VWA	14/18	18/18	14/18	18/19
FGA	23/26	23/24	21/24	23/25
TC11	6/8	6/9.3	9.3/9.3	7/9.3
D16S539	12/14	12/14	9/12	9/9
CSF1PO	12/12	12/12	12/12	9/12
D13S317	12/13	12/12	12/12	8/9
D7S820	7/9	7/11	8/11	11/12
TPOX	8/8	8/8	8/8	8/10
D8S1179	13/14	13/14	14/15	13/14
D18S51	14/14	12/14	12/17	16/16

Das Kind weist für jedes System jeweils ein Allel von Putativvater 1 auf. Zu Putativvater 2 ergeben sich insgesamt 5 Ausschlüsse in den Systemen D21S11, FGA, D16S539, D13S317 und D18S51.

der Mutter geerbt hat (Kd und KdM haben die gleichen Allele) sind die Formeln (3) oder (4) anzuwenden. Die Paternitätsindices von jedem untersuchten STR-System werden aufmultipliziert.

Ab einem Wahrscheinlichkeitswert (W) von 99,9 % wird das Prädikat »Vaterschaft praktisch erwiesen« vergeben. Bei 15 STR-Systemen können W-Werte von ≥99,9999 % erreicht werden.

Formel für den Paternitätsindex

Für die sog. Triofälle reduziert sich der Algorithmus auf folgende Formeln für die Berechnung des Paternitätsindex (PI) eines STR-Systems:

(1) Wenn Putativvater (PV) und Kind (Kd) heterozygot:

$$\frac{1}{2f(Pv)}$$

(2) Wenn PV homozygot:

$$\frac{1}{f(Pv)}$$

(3) Wenn Kd und Kindsmutter (KdM) gleiche Allele und PV heterozygot:

$$\frac{1}{(2f_{(KD_A)} + 2f_{(KD_B)})}$$

▼

(4) Wenn Kd und KdM gleiche Allele und PV homozygot:

$$\frac{1}{(f_{(KD_A)} + f_{(KD_B)})}$$

Fallbeispiel

In dem vorliegenden Beispiel (🔲 Tab. 14.6) sind folgende Formeln für die jeweiligen Systeme anzuwenden, in Klammern dahinter die jeweils berechneten Paternitätsindices:

— Formel (1): D3S1358 (2,1), VWA (2,3), FGA (3,76), D7S820 (2,16), D18S51 (3,8)
— Formel (2): D21S11 (4,68), TC11 (3,15), D13S317 (3,5), CSF1PO (2,78), TPOX (1,71)
— Formel (3): D16S539 (1,38), D8S1179 (0,93)
— Formel (4): In diesem Fall für keines der Systeme anzuwenden.
— Nach Aufmultiplizieren der Paternitätsindices (PIs) ergibt sich ein Gesamtpaternitätsindex (PI$_{Ges}$) von 48971. Dieser Wert geteilt durch (n+1) führt zu einer Paternitätswahrscheinlichkeit von 99,9979 %.

Defizienzgutachten Der Untersuchungsaufwand steigt erheblich, wenn Proben vom Putativvater nicht zur Verfügung stehen und Proben von anderen Blutsverwandten des Putativvaters herangezogen werden müssen. Sog. Defizienzgutachten bei nicht zur Verfügung stehendem bzw. verstorbenem Putativvater erfordern einen umso höheren Untersuchungsaufwand, je größer die genetische Entfernung der einbezogenen Blutsverwandten zum Putativvater ist.

Forensische Osteologie

R. B. Dettmeyer, H. F. Schütz, M. A. Verhoff

R. Dettmeyer et al., *Rechtsmedizin*,
DOI 10.1007/978-3-642-55022-5_15, © Springer-Verlag Berlin Heidelberg 2014

Einleitung

In einem Waldstück wird ein menschlicher Schädel ohne Unterkiefer gefunden. Er liegt wie drapiert auf einem Blätterhaufen. Der Knochen ist frei von Weichteilresten, sehr hell und wirkt wie gewaschen. Einer der beiden informierten Polizeibeamten ist ortskundig und sicher, dass der Schädel ein Überbleibsel aus dem II. Weltkrieg ist. In dem Wald seien damals mehrere Flugzeuge abgestürzt.

Rechtsmedizinische Untersuchungen ergeben, dass der Schädel von einem jungen Mann stammt. Nur noch 3 unbehandelte Zähne sind vorhanden. Als Verletzungen werden 2 Steckschüsse und 2 Durchschüsse aus drei verschiedenen Richtungen (zweimal von links, einmal von vorn und einmal von rechts) mit kleinem Kaliber festgestellt. Projektile sind nicht mehr vorhanden. Der Polizeibeamte erklärt: An dieser Stelle seien Ende des II. Weltkrieges Hinrichtungen mit der Pistole erfolgt.

Da ein forensisch relevantes postmortales Intervall seitens der Rechtsmedizin nicht ausgeschlossen werden kann und ein nicht natürlicher Tod vorliegt, wird eine forensische DNA-Analyse angeordnet. Aus einem der verbliebenen Zähne gelingt die Erstellung eines STR-Profils. Dieses wird an die DNA-Analysedatei des Bundeskriminalamtes gemeldet. Dabei ergibt sich ein Treffer, allerdings nicht mit einem personengebundenen Datensatz sondern mit einem Torso, der etwa eineinhalb Jahre zuvor auf einer Autobahnraststätte in einem anderen Bundesland gefunden worden war. Der Torso war damals nur mäßiggradig fäulnisverändert gewesen, das postmortale Intervall auf maximal 1 Woche geschätzt worden.

Das historisch älteste Teilgebiet der forensischen Anthropologie stellt die forensische Osteologie dar. Es handelt sich gleichzeitig um die größte Schnittmenge zwischen biologischer Anthropologie (Physical Anthropology) und Rechtsmedizin. Der Begriff »Forensische Osteologie« wird üblicherweise auf die Untersuchung und Beurteilung von aufgefundenen Knochen zu Identifikationszwecken begrenzt. Hierbei kann es sich um überwiegend bis nahezu gänzlich skelettierte Leichen, vollständige oder unvollständige Skelette bis hin zu einzelnen Knochen oder nur um Knochenfragmente handeln.

Zur forensischen Osteologie sind auch die **Untersuchung des Gebisses zur Identifizierung (Zahnschema)** und die **Lebensaltersbestimmung** zu zählen. Überschneidungen und Kooperationen ergeben sich mit dem in der Zahnmedizin etablierten Spezialgebiet der »Forensischen Odontostomatologie« sowie bei der forensischen Altersbestimmung beim Lebenden.

Auffinden von Knochen Knochen werden am häufigsten bei Bauarbeiten und durch spielende Kinder oder Spaziergänger (mit Hund) gefunden. Der Sachverständige soll zunächst entscheiden, ob der oder die Knochen von einem Menschen stammen. Kann eine nichthumane Herkunft nachgewiesen werden, erübrigen sich üblicherweise weitere Fragen. Ausnahmen können sich ergeben, wenn z. B. ein Verstoß gegen das Tierschutzgesetz möglich ist.

Bei **menschlicher Herkunft** eines Knochenfundes, sollen das **postmortale Intervall (PMI)**, mögliche **Verletzungsspuren an den Knochen** und die **Identität** des zugehörigen Verstorbenen geklärt werden. Hinweise auf die Identität können Geschlecht, Köpergröße, Alter, geographische Populationszugehörigkeit, aber auch das PMI und die Art der Verletzungsspuren geben. Pathologische Veränderungen am Knochen liefern zusätzliche wertvolle Informationen zur Identität oder Todesursache, können aber die Beurteilung anthropologischer Merkmale erschweren. Die Identitätsfeststellung erfolgt über Zahnschema/Zahnvergleich, forensische DNA-Analyse, Röntgenvergleichsanalyse oder Schädel-Bild-Vergleich.

15.1   Humanspezifität

In der überwiegenden Zahl der Fälle, insbesondere dann, wenn ein guter Erhaltungszustand und vollständige Knochen oder große Knochenfragmente vorliegen, ist ein Studium speziestypischer Skelettcharakteristika wegweisend. Nichtmenschliche Säugetierschädel werden praktisch nicht mit menschlichen Schädeln verwechselt.

Wichtige Hinweise können die **Formmerkmale des Zahnapparates** geben. Exemplarisch sei auf die morphologischen Unterschiede zwischen den drei Zahntypologien hingewiesen, die sich auf der Grundlage von Druckverhältnissen und durch die Art der Nahrungsaufnahme entwickelt haben und z. B. zu den für Pflanzenfresser charakteristischen lamellenförmigen Kauapparat oder zu den typischen zugespitzten Zahnhöckern der Fleischfresser geführt haben.

Problematischer stellt sich die Situation dar, wenn nur kleine Fragmente zur Untersuchung gelangen. Aufgrund der Ähnlichkeiten zwischen Mensch und anderen Säugetierarten ist die Diagnose anhand von Fragmenten der distalen Gliedmaßenabschnitte problematisch. Meist sind nichtmenschliche Säugetierknochen kompakter und im Vergleich zu Knochen gleicher Größenordnung schwerer. Knochen von Waldtieren weisen regelmäßig eine dunklere Farbgebung auf. Wegweisend ist häufig das Größenver-

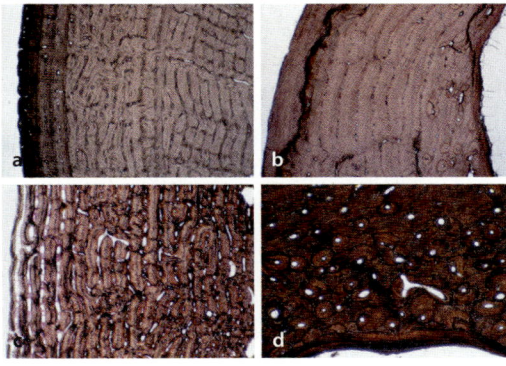

◻ Abb. 15.1a-d Unentkalkte Schliffpräparate der Kompakta langer Röhrenknochen verschiedener Säugetiere (Kossa-Färbung, Vergr. 4×): (a) Schaf, (b) Hund, (c) Schwein, (d) Mensch

hältnis zwischen Knochenrinde (Compacta) und Markraum.

Wenn eine makro-morphognostische Diagnose unsicher bleibt, kann die Untersuchung durch **morphologische** oder **metrische Histologie** am unentkalkten Dünnschliffpräparat ergänzt werden. Humane Knochenreste zeigen eine zufällige Verteilung rundlicher, angedeutet polygonaler, nahezu gleichgroßer Osteone und Havers-Kanäle, während zahlreiche Haustierarten oft eine plexiforme, gelegentlich lineare Anordnung unterschiedlich großer Osteone aufweisen (◻ Abb. 15.1).

Zusätzlich können **immunologische Trennverfahren** und eine **DNA-Analyse** zur Speziesdifferenzierung beitragen, wobei die mitochondriale DNA die besten Voraussetzungen bietet.

15.2 Liegezeit

Fallbeispiel

Auf einem 20 Jahre zuvor angelegten Tennisplatz soll eine Flutlichtanlage installiert werden. Die Vereinsmitglieder schachten einen schmalen Kanal für Leitungen des Betonfundamentes aus. Dabei stoßen sie auf Knochen. Ein Orthopäde (Vereinsmitglied) bestätigt den Verdacht, dass es sich um menschliche Knochen handelt. Man gräbt weiter und findet weitere Knochen, die Polizei wird informiert. Die Ermittlungen werden unter dem Verdacht aufgenommen, dass vor 20 Jahren beim Gießen eines Zaunfundaments ein Leichnam dort beseitigt worden sein könnte.

▼

Von einem Rechtsmediziner und einer Anthropologin werden die Knochen systematisch freigelegt. Zum Vorschein kommt ein vollständiges, noch relativ gut erhaltenes menschliches Skelett. Die Zähne sind deutlich abgenutzt und frei von zahnärztlichen Maßnahmen. Die anthropologischen Analysen weisen auf einen Mann mittleren Lebensalters und einer Körperhöhe von etwa 180 cm hin.

Die Radiocarbondatierung ergibt ein postmortales Intervall von etwa 1850 Jahren Es musste sich also um einen spätrömischen Fund handeln. Der Auffindeort liegt nahe des sog. Limes.

Als **forensisch relevant** wird ein **postmortales Intervall (PMI) von bis zu** 50 Jahren angesehen. Danach gelingt es kaum noch, einen Täter der Strafvollstreckung zuzuführen. Bislang existiert keine Untersuchungsmethode, mit der das PMI in dem Zeitraum der ersten etwa 50 Jahre hinreichend sicher gemessen werden kann. Die etablierten Radionuclidmethoden, wie z. B. die ^{14}C-Bestimmung, sind angesichts ihrer langen Halbwertszeit (5730 Jahre bei ^{14}C) für forensische Fälle nur eingeschränkt anwendbar. Im Vordergrund steht die Beurteilung der sog. **Dekomposition**.

> **Dekomposition**
>
> Dekomposition meint Veränderungen an den Knochen, die im Laufe der Liegezeit durch das Liegemilieu hervorgerufen werden. Die Untersuchung der Dekompositionsvorgänge wird als Taphonomie bezeichnet.

Das **Liegemilieu** ist im Einzelfall schwer abzuschätzen. Liegt ein Leichnam im Freien, kann er in Mitteleuropa im Sommer innerhalb weniger Wochen vollständig skelettieren. Kommt es in einem heißen trockenen Sommer zur natürlichen Mumifizierung, können selbst nach Jahrzehnten noch Weichteilreste vorhanden sein.

Besser abzuschätzen sind die Dekompositionsvorgänge im Erdlager. Dennoch hat sich gezeigt, dass zwei Skelette mit identischem PMI auf demselben Friedhof quantitativ und qualitativ unterschiedliche Dekompositionserscheinungen aufweisen können. Demnach sind grundsätzlich nur sehr vorsichtige Aussagen zur Abschätzung des PMI möglich.

Es konnten allerdings **Dekompositionsbefunde an Knochen** herausgearbeitet werden, die bislang nicht bei Liegezeiten von weniger als 50 Jahren **im Erdlager** beobachtet wurden:

- äußerer Aspekt:
    - makroskopisch keine Fettwachsspuren mehr
    - tiefe Usuren der äußeren Kompaktaschichten

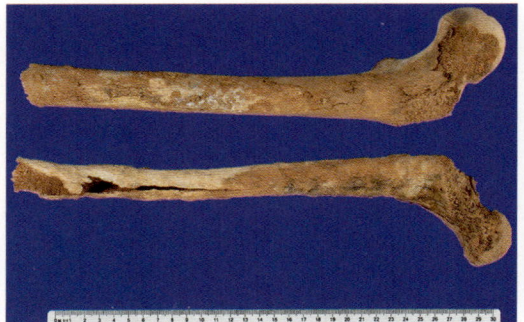

Abb. 15.2 Dekomposition nach Bodenlagerung. Proximales und mittleres Drittel beider Femora in der ventralen Ansicht nach Lagerung von 150–200 Jahren in einem Boden mit saurem Milieu. Am rechten Femur fehlen flächenhaft nur die oberflächlichen Kompaktaschichten, links sind tiefgreifende flächenhafte Kompaktadefekte und eine tiefe Usur zu sehen

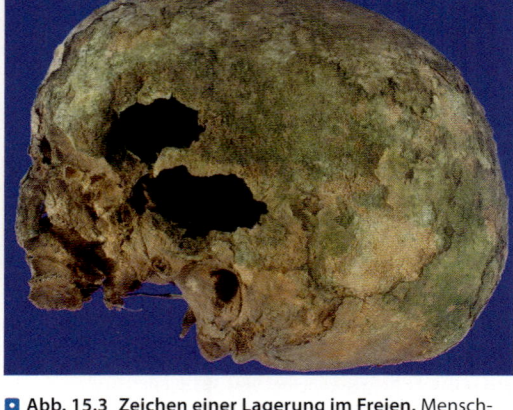

Abb. 15.3 Zeichen einer Lagerung im Freien. Menschlicher Schädel in der links-sagittalen Ansicht mit erheblichen Dekompositionsveränderungen. Der Grünalgenwuchs deutet auf eine längere Lagerung im Freien hin, sodass kaum Rückschlüsse auf die Liegezeit möglich sind

- flächenhafte Defekte der Knochenoberfläche (▶ Abb. 15.2)
- Intensiv schwarz-brauner Rasen von Mikroorganismen
- Auffasern der äußeren Lamellensysteme
- Abhebung der Kortikalis
- Torsionen des Gewebes
- Aufsitzendes Brushit
- Knochen mit der Hand zu zerbrechen
- **an der frischen Sägefläche:**
- Fehlen von Fettwachsspuren
- Brushit im Markraum
- reduzierte oder aufgehobene UV-Fluoreszenz

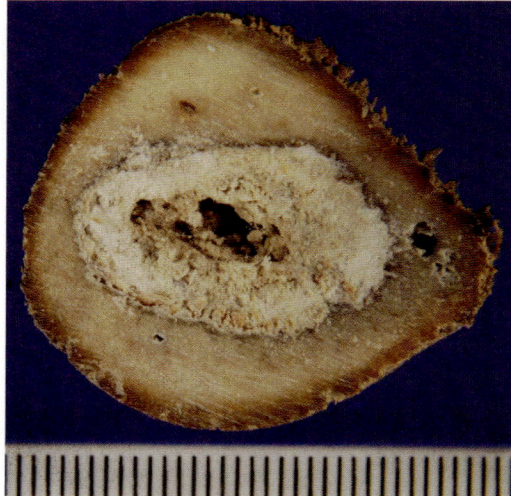

Abb. 15.4 Massive Fettwachsverfüllung des Markraumes. Frischer Sägeschnitt am Schaft eines Femurs. Das Mark ist mit Fettwachs ausgefüllt. Dieser Befund spricht nicht für eine Liegezeit von mehr als 50 Jahren, belegt andererseits jedoch keine jüngere Liegezeit. Meist sind spezielle Bedingungen mit Sauerstoffabschluss oder Lagerung unter Wasser für derartige Befunde verantwortlich. Die tatsächliche Liegezeit war im vorliegenden Fall auf 50–70 Jahre einzugrenzen

Weist ein Knochen einen oder mehrere dieser Befunde auf, kann – bei fehlenden Hinweisen auf eine Lagerung im Freien (▶ Abb. 15.3) – eine Liegezeit von weniger als 50 Jahren ausgeschlossen werden. Dies ist z. B. nicht möglich, wenn bei frischem Sägeschnitt eine massive Fettwachsverfüllung im Markraum nachweisbar ist (▶ Abb. 15.4).

Neben Untersuchungen am Gewebe dürfen die Fundsituation und sog. Beifunde nicht vernachlässigt werden: Kleidungsreste, Münzen, Zeitungspapier, Werkzeuge, Waffen o. Ä. können den zeitlichen Horizont eingrenzen. Ein sog. Sargschatten oder Gegenstände, die als Grabbeigaben in Frage kommen, können helfen, eine reguläre Bestattung von einer illegalen Leichenbeseitigung zu unterscheiden. Weiterhin sind alte Grundbücher dahingehend durchzusehen, ob die Auffindestelle z. B. mit einem Friedhof oder einer medizinischen Einrichtung in Zusammenhang gebracht werden kann. In Betracht kommen z. B. auch an den Fundort verbrachte Erdaushübe von ehemaligen oder noch bestehenden Friedhöfen.

15.3 Hinweise auf die Identität

Der Klärung der Identität dient die Bestimmung des Geschlechtes, der Körperhöhe, des Alters und der Herkunft von Skeletten bzw. Knochenfunden.

15.3.1 Geschlecht

Die morphologische Geschlechtsbestimmung am Skelett erfolgt durch die **morphognostische** oder **morphometrische Beurteilung** sexualdimorpher skelettaler Merkmale. Insbesondere das **Becken** sowie der **Schädel** sind Träger dieser Sexualdimorphismen. So gelten am Becken, wie bei anderen Skelettteilen, die Größe und die Rauigkeit der Muskelansatzregionen als geschlechtsdimorphe Merkmale, wobei männliche Merkmalsträger im Allgemeinen als größer, schwerer, unregelmäßiger beschrieben werden. Einzelmerkmale am Becken sind in ◘ Tab. 15.1 zusammengefasst.

Noch differenzierter ausgebildet sind die **geschlechtsdiskriminatorischen Merkmale am Schädel** (◘ Tab. 15.2).

Insbesondere Schädel mit ausschließlich männlichen oder nur weiblichen Merkmalen sind eine Rarität (◘ Abb. 15.5). Die Merkmale werden für die morphognostische Beurteilung hinsichtlich ihres Ausprägungsgrades in eine Skala eingeordnet, die von einem hyperfemininen über einen femininen, indifferenten, maskulinen bis zu einem hypermaskulinen Ausprägungsgrad reicht. Die Gesamtschau aller beurteilten Merkmale führt zur Diagnose weiblich, männlich – oder indifferent. Bei dieser Synopse ist eine Populationsabhängigkeit zu beachten, die im Wesentlichen auf der körperlichen Aktivität bzw. Beanspruchung basiert. Ein mit mittelalterlichen Skeletten vertrauter Untersucher wird beispielsweise bei der Untersuchung moderner Schädel (forensischer Hintergrund) eher zu viele Schädel fälschlicherweise als weiblich einstufen. Umgekehrt wird der regelmäßig forensisch-osteologische Tätige bei einem mittelalterlichen Gräberfeld eher zu viele männliche Individuen diagnostizieren.

Um dem Vorwurf der Subjektivität und Nichtwissenschaftlichkeit morphologischer Methoden zu begegnen, wurden morphometrische Methoden entwickelt. Für die Geschlechtsdiagnose hat sich vor allem die Diskriminanzanalyse durchgesetzt. Dazu werden in Stichproben vermeintlich geschlechtsdimorphe Längen- und Distanzmaße erhoben und mit deren Hilfe Diskriminanzfunktionen entwickelt, die es erlauben, für die gesuchte Person die Geschlechtszugehörigkeit

festzustellen. Ein weiterer Weg, die Merkmalsbeurteilung zu objektivieren, ist die Quantifizierung bewährter morphognostischer Merkmale. Mit unterschiedlichsten Methoden wurde bislang anhand morphologischer Geschlechtsmerkmale des Schädels versucht, Beschreibungen, wie z. B. eine eher runde oder eher eckige Orbita, einen eher scharfen oder eher runden Orbitarand, einen eher voluminösen oder eher kleinen Processus mastoideus in Zahlen auszudrücken oder zumindest mittels standardisierter Techniken zu erfassen.

◘ Tab. 15.1 Geschlechtsdimorphe Merkmale am Becken (Auswahl)

Merkmal	Weiblich	Männlich
Subpubischer Winkel	Stumpf	Spitz
Becken-eingangskontur	Elliptisch	Herzförmig
Foramen obturatum	Dreieckig	Ovoid

◘ Tab. 15.2 Geschlechtsdimorphe Merkmale am Schädel (Auswahl)

Merkmal	Weiblich	Männlich
Stirnneigung	Steil	Fliehend
Glabella	Kaum ausgebildet	Prominent
Arcus superciliaris	Schwach bis gar nicht sichtbar	Wulstartig
Tubera frontalia und parietalia	Deutlich sichtbar	Gering bis gar nicht ausgebildet
Processus mastoideus	Klein	Groß, voluminös
Planum nuchale	Flach, glatt	Rau, hohe Muskelansatzleisten
Protuberantia occipitalis externa	Schwach ausgebildet	Schnabelartig ausgezogen

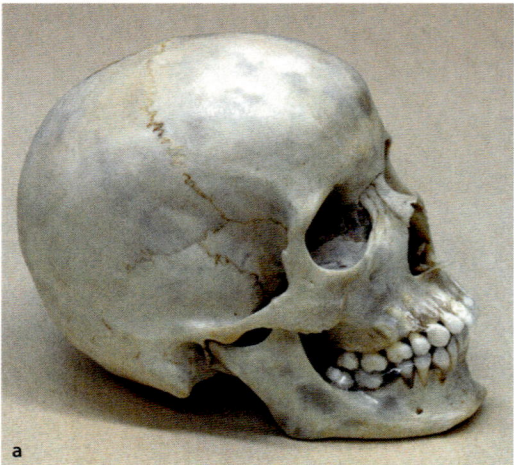

a

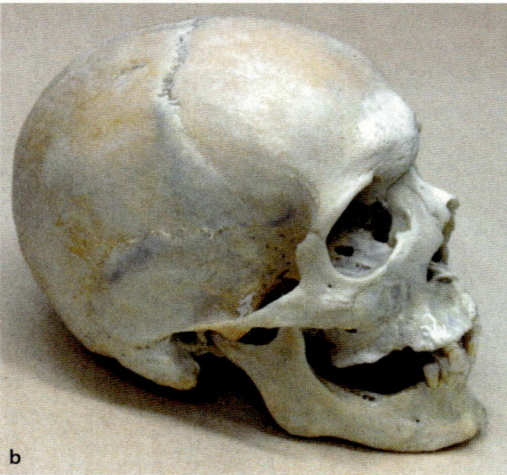

b

■ Abb. 15.5a-b Geschlechtsdiskrimination am Schädel.
Auf der linken Seite (**a**) ist ein sog. hyperfemininer Schädel
mit ausschließlich weiblichen Merkmalen und auf der rechten Seite (**b**) ein hypermaskuliner Schädel abgebildet. Die
Aufnahmen sind abweichend von den üblichen Standarde-
benen erstellt, um möglichst viele Merkmale (vergl. auch
■ Tab. 15.2) gleichzeitig darstellen zu können

> **Für die Geschlechtsdiagnostik am gesamten
> Skelett gilt, dass schwächere oder kleinere Aus-
> prägungen von Merkmalen für ein weibliches
> Individuum sprechen. Einzige Ausnahme bilden
> die Tubera frontalia und parietalia, die am weib-
> lichen Schädel besser oder eher sichtbar sind
> als am männlichen Schädel.**

Sowohl bei morphognostisch als auch morphome-
trisch erfassten Merkmalen können unterschiedlich
große Überlappungsbereiche der Ausprägungsgrade

beobachtet werden, in denen eine für forensische Be-
lange ausreichende Sicherheit der Geschlechtsbestimmung nicht gewährleistet ist. Dies gilt insbesondere für
Skelette von Kindern, da viele Geschlechtsmerkmale
erst nach der Pubertät voll entwickelt sind. Insgesamt
wird bei Verwendung der etablierten morphologischen Methoden, nicht zuletzt aufgrund säkularer
Trends, der Bedeutung der Populationszugehörigkeit
sowie der Unvollständigkeit des Skeletts, eine korrekte
Geschlechtszuordnung in ca. 85–90 % der Fälle erreicht.

15.3.2 Körperhöhe

Zur Schätzung der Körperhöhe wird der Umstand genutzt, dass die langen Extremitätenknochen in einem
linearen Verhältnis zur Gesamtkörperlänge stehen.
Basierend auf dem mathematischen Modell der linearen Regression gibt es Formeln, die durch Bestimmung
überwiegend von Längenmaßen vollständiger oder
fragmentierter Röhrenknochen eine Aussage zur Körperhöhe ermöglichen. Verschiedene Autoren betonen,
dass bei der Wahl der Regressionsgleichung nicht nur
die säkulare Akzeleration zu beachten ist, sondern
auch die Tatsache, dass derartige Formeln einen starken Populations- und Geschlechtsbezug aufweisen,
sodass sich ihre Anwendung auf Bevölkerungen und
Skelettkollektive beschränkt, an denen die Regressi-
onsformeln entwickelt wurden. Da es sich bei diesen
Berechnungen um Schätzungen handelt, wird empfohlen, die Fehlerspanne bzw. ein statistisches Vertrauens-
intervall (bei Kombinationsmethoden bis zu wenigen
Zentimetern) anzugeben.

15.3.3 Alter

Für die Altersbestimmung einer unbekannten Person
finden sich empirische Untersuchungen in der Anthropologie und Rechtsmedizin. Auf deren Grundlage
wird das Phänomen der menschlichen Alterung mit
der Spurensetzung am Skelett korreliert. Zur Verfügung stehen **nichtinvasive** (Makroskopie, Zahnstatus,
Gesamterscheinungsbild, Röntgen) und **invasive** (chemische und histologische Analyse am Zahn oder an
der Kompakta der Langknochen) **Methoden**. Individuelle Alterung, Lebensform und Lebensumstände am
jeweiligen Lebensort führen zu Differenzen zwischen
dem chronologischen und dem biologischen Alter.

Im **Kindesalter** ist der Status der **Zahnentwicklung** das wichtigste Kriterium zur Altersschätzung, bis
zum Abschluss des Wachstums, danach die **Verknö-**

◻ Tab. 15.3 Zahndurchbruchzeiten

Zähne	Alter
71, 81	3–6 Monate
51, 61, 72, 82	5–9 Monate
52, 62	8-11 Monate
54, 64, 74, 84	10–14 Monate
53, 63, 73, 83	12–18 Monate
55, 65, 75, 85	16–24 Monate
16, 26, 36, 46	4,5-6 Jahre
31, 41	6–6,5 Jahre
11, 21	6,5–7 Jahre
32, 42	7–7,5 Jahre
12, 22	7,5–8 Jahre
14, 24	9–10 Jahre
15, 25, 33, 34, 35, 43, 44, 45	9,5–10,5 Jahre
13, 17, 23, 27, 37, 47	10–11 Jahre

Die angegebenen Altersspannen stellen keine absoluten Extrema dar.

cherung der verschiedenen **Epiphysenfugen**. So wurden für den Durchbruch jedes einzelnen Zahnes (◻ Tab. 15.3) und die Verknöcherung der Epiphysenfugen (◻ Tab. 15.4) jeweils das minimale und maximale Alter ermittelt.

Bei der Ossifikation der Epiphysenfugen ist eine Geschlechtsdifferenz zu berücksichtigen (◻ Tab. 15.4). Unter Berücksichtigung aller auswertbaren Parameter gelingt bei Skeletten von Heranwachsenden oft eine sehr gute Alterseingrenzung mit einer Unsicherheit von nur wenigen Monaten.

Beim **Erwachsenen** kommen mit zunehmendem Lebensalter die **exogenen Faktoren** mehr zum Tragen. Makroskopisch können Zahnabrasion und intravitaler Zahnverlust, Oberflächenrelief der Symphyse, Nahtobliteration des Schädels (endo- und ektokranial) oder degenerative Prozesse am Bewegungsapparat für die Beurteilung einbezogen werden.

Mit der Bestimmung des Razemisierungsgrades der Asparaginsäure und der Zählung der Zahnzementzuwachsringe sind aufwändigere Ansätze gefunden worden, das chronologische Alter eines Individuums zu bestimmen.

Derzeit gilt, dass alle bekannten Methoden in ihrer Kombination wichtige Hinweise auf das Lebensalter geben können, wobei unter Einbeziehung der techni-

◻ Tab. 15.4 Altersspannen des vollständigen Verschlusses der Epiphysenfugen in Jahren, nach Geschlechtern getrennt, ansatzweise chronologisch geordnet

Epiphysenfugen	Altersspanne weiblich	Altersspanne männlich
Distaler Humerus, proximaler Radius und proximale Ulna	14–17	14–18
Acetabulum	15–18	15–18
Distale Tibia und distale Fibula	15–18	17–19
Distales Femur, proximale Tibia, proximale Fibula	15–19	17–20
Proximales Femur	15–19	18–21
Calcaneus, Phalangen untere Extremität	15–20	15–20
Distale Ulna und distaler Radius	16–19	17–20
Laterale Scapula	16–22	16–22
Phalangen obere Extremität	16–20	16–20
Tuber ischiadicum	17–20	21–24
Proximaler Humerus	18–22	20–25
Mediale Scapula	19–21	20–24
Christa iliaca	21–24	21–24
Mediale Clavicula	21–23	22–24

Der notierte Zahlenwert gibt die Altersspanne in Jahren an, in der frühestens und spätestens ein vollständiger Verschluss der jeweiligen Epiphysenfugen beobachtet wird.

schen Methoden Schätzungen mit einer Genauigkeit von ±5 Jahren, im jüngeren Lebensalter noch genauer, erreichbar sind. Mögliche pathologische Prozesse sind besonders kritisch zu beurteilen.

15.3.4 Herkunft

Die Bestimmung der Herkunft kann einen wichtigen Beitrag zum Ein- oder Ausschluss ganzer Bevölkerungsgruppen und somit auch bestimmter Individuen auf dem Weg zur Identifizierung sein. Morphologisch ist vorwiegend am Schädel eine Unterteilung in die **3** großen **Bevölkerungsgruppen** möglich: **Negride, Kaukasoide** und **Mongolide**. Die determinierenden Unterschiede finden sich am Gesichtsschädel und in der Hirnschädelform. Eine klare Zuordnung eines bestimmten Schädels gelingt nicht immer und die Differenzierbarkeit wird durch zunehmende Globalisierung und Migration immer geringer werden. Alternativ zur Morphognostik kann die Morphometrie eingesetzt werden, also das Vermessen von Abständen festgelegter Messpunkte am Schädel und die Bildung von Indices. In den USA ist ein kommerzielles Programm erhältlich, in das die Messstrecken eingegeben werden und das einen Vorschlag für die Zuordnung der Ethnie mit Wahrscheinlichkeiten für folgende ethnische Gruppen angibt: White, Black, Amerind, Hispanic, Japanese, Chinese, Vietnamese.

Zahnarbeiten Große nationale und sogar regionale Unterschiede weisen Zahnarbeiten auf. So kann für bestimmte Zahnarbeiten ein Rückschluss auf das Land möglich sein, in dem die zahnärztliche Versorgung stattgefunden hat und aus dem der Verstorbene stammt.

Radionuclide Die Konzentrationen von verschiedenen Radionukliden in Nahrung, Trinkwasser und Atemluft sind weltweit sehr unterschiedlich. Damit ergeben sich regionale Unterschiede für die Einlagerung in Knochen. Derzeit werden Projekte zur Kartierung der Radionuclide realisiert. Das Ziel ist, an aufgefundenen Knochen ein Radionuclidprofil zu erstellen, aus dem abzulesen ist, in welcher Region der Erde sich das Individuum die überwiegende Zeit seines Lebens aufgehalten hat.

15.3.5 Verheilte Verletzungen

Verheilte Verletzungen geben erste Hinweise auf gewaltsame Ereignisse im Leben des Individuums. Der Rückschluss auf z. B. bestimmte Waffen kann auf begrenzte Regionen oder (vergangene) Zeiten hindeuten. Weiterhin lassen sich durch verheilte Verletzungen mögliche Bewegungseinschränkungen oder -eigenarten (z. B. Hinken) feststellen, die bei der Erinnerung an die Person helfen können.

15.4   Verletzungsspuren

Todesursächliche Bedeutung erlangen in der Regel solche Verletzungen, die in zeitlichem Zusammenhang mit dem Todeseintritt (perimortal) entstanden sind. Davon abzugrenzen sind zu Lebzeiten erlittene Verletzungen, die aber überlebt wurden (prämortal). Die größte Gruppe bilden Veränderungen, die nach dem Tode (postmortal) entstanden sind. Erfahrungen aus der Paläopathologie und der Rechtsmedizin lassen sich sinnvoll ergänzen.

15.4.1 Postmortale Veränderungen

Diese Veränderungen entstehen infolge intentioneller und nicht intentioneller Verlagerung durch Tiere oder Menschen, beim Bergen von Knochen, z. B. sog. Grabungsartefakte und durch mannigfaltige Boden- und Oberflächenlagerungsbedingungen.

Das wichtigste differenzialdiagnostische Kriterium ist bei postmortalen Veränderungen die Färbung der Schnitt- bzw. Bruchflächen, diese sind meist deutlich heller als die übrige Knochenoberfläche (Abb. 15.6). Fehlende Zeichen von Dekomposition an Schnitt- bzw. Bruchflächen, bei vorhandenen Dekompositionszeichen am übrigen Knochengewebe, sprechen für eine postmortale Entstehung.

Früh postmortal knöcherne Verletzungen können keine morphologischen Kriterien der postmortalen Verletzung aufweisen, solange der Knochen zum Entstehungszeitpunkt noch lebendfrische biomechanische Eigenschaften besitzt. In einigen Fällen kann die Entstehung jedoch nach der Rekonstruktion des Ablaufes nur postmortal eingeordnet werden, wie z. B. nach Tierfraßdefekten (Abb. 15.7).

15.4.2 Prämortale Veränderungen

Um eine prämortale Verletzung am Knochen nachweisen zu können, müssen bereits Verheilungs- und Umbauspuren (»bone remodelling«) vorhanden sein, wie z. B. die Kallusbildung nach Frakturen langer Röhrenknochen (Abb. 15.8). Aber es kann auch zu indirek-

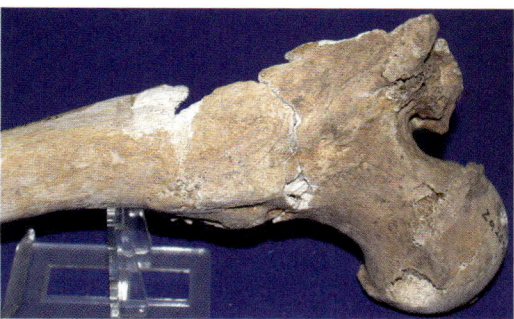

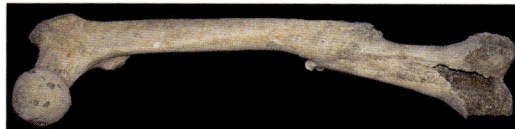

Abb. 15.8 Prämortale Verletzung. Linkes Femur in ventraler Ansicht. Der am Übergang vom mittleren zum distalen Schaftdrittel gebrochene Langknochen ist in einer Fehlstellung in allen Ebenen unter deutlicher Kallusbildung verheilt. Es handelt sich um einen mittelalterlichen Fund, der bei heutiger unfallchirurgischer Versorgung so nicht mehr auftreten dürfte

Abb. 15.6 Postmortale Verletzung (Bergungsspuren). Ventrale Ansicht eines proximalen Femurs aus einem mittelalterlichen Gräberfeld. Die Verletzungen sind beim Bergen durch ein Grabungswerkzeug entstanden. Zu erkennen sind die hellen, groben Bruchflächen

15.4.3 Perimortale Verletzungen

Grundsätzlich müssen alle Verletzungsspuren, die nicht als prä- oder postmortal identifiziert werden können, als perimortal eingeordnet werden. Bei perimortalen Verletzungen ist aus forensisch-osteologischer Sicht nicht auszuschließen, dass diese in zeitlichem Zusammenhang mit dem Todeseintritt entstanden sind. Eine mögliche Todesursächlichkeit oder ein sonstiger Zusammenhang mit dem Todeseintritt muss aufgrund von Lokalisation und Schwere der Verletzungen diskutiert werden. Perimortal entstandene Schnitt- und Bruchflächen zeigen meist dieselbe Färbung wie die übrige Knochenoberfläche, die Dekompositionszeichen sind vergleichbar.

Zur Rekonstruktion der Entstehung von knöchernen Verletzungen, Verletzungsart und Rückschlüssen auf die Waffe vgl. ▶ Kap. 5.4–5.7 und ◻ Tab. 15.2.

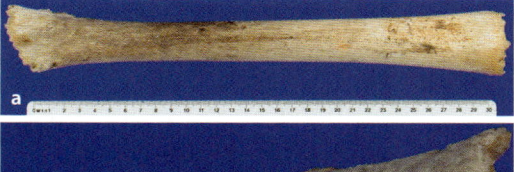

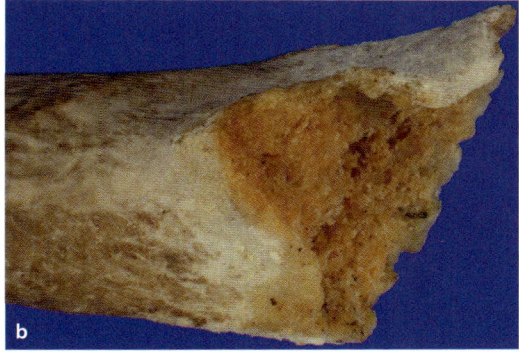

Abb. 15.7a-b Defekte nach Wildschweinfraß. a Dorsale Ansicht eines linken menschlichen Femur, die Epiphyse fehlt, grobe, jedoch abgerundete fraßbedingte Ränder des angrenzenden Knochenendes. **b** Bei der Nahaufnahme des proximalen Endes von ventral ist das geöffnete Mark gut durchfettet, an der Knochenoberfläche finden sich helle Weichteilreste. Es wurde ein unvollständiges Skelett im Wald gefunden, wobei alle vorliegenden Langknochen derartige Defekte aufwiesen, die typisch für Wildschweinfraß sind. Die Identifizierung gelang mittels Zahnstatus. Der 26-jährige Mann hatte sich ca. 4 Wochen vor dem Auffinden (Mitte Juni) im Wald erhängt

ten Knochenveränderungen nach Weichteilverletzungen kommen: Eine Hämatomabräumung kann durch die Gefäßneubildung Impressionen an der Knochenoberfläche verursachen. Reaktive Knochenneubildungen können aber auch infolge von Entzündung und Zerstörung von Weichteilgewebe entstehen.

Identifizierung

R. B. Dettmeyer, H. F. Schütz, M. A. Verhoff

R. Dettmeyer et al., *Rechtsmedizin*,
DOI 10.1007/978-3-642-55022-5_16, © Springer-Verlag Berlin Heidelberg 2014

Einleitung

Im Hochwasserschwemmgebiet eines Flusses fällt Jugendlichen ein hängengebliebener Schlafsack auf, darin sehen sie einen menschlichen Schädel und weitere Knochen. Die Polizei wird informiert.

Im Schlafsack lagern Kleidungsstücke und ein vollständiges menschliches Skelett. Außerdem werden ein gültiger Personalausweis und eine »AOK-Card« geborgen. Beide Dokumente sind auf einen 67-jährigen Obdachlosen ausgestellt. Nach rechtsmedizinischen osteologischen Untersuchungen wird geschlussfolgert, dass es sich um die Überreste eines Mannes im höheren Lebensalter handelt. Durch einen Schädel-Bild-Vergleich mit dem aufgefundenen Schädel und dem Foto auf dem Personalausweis kann keine hinreichend sichere Zuweisung ausgesprochen werden, jedoch auch kein Ausschluss der Identität. Dabei ist zu berücksichtigen, dass die Auflösung des Ausweisbildes sehr gering und das Gesicht zu großen Teilen durch einen Bart verdeckt ist. Wochen später erhält die Polizei Nachricht aus der »Szene«, dass der vermisste 67-Jährige »wieder aufgetaucht« sei. Er sagt aus, dass er im vergangenen Herbst einem »Kollegen« seine Krankenkassenkarte zusammen mit dem Personalausweis geliehen habe. Seitdem habe er ihn nicht mehr gesehen.

Von dem »Kollegen« existieren 12 Jahre alte Röntgenaufnahmen des Kopfes in zwei Ebenen. Zu der a.-p. Aufnahme wird eine Vergleichsaufnahme des gefundenen Schädels angefertigt und beide verglichen (Röntgenvergleichsanalyse): Die knöchernen Strukturen beider Aufnahmen lassen sich in Deckung bringen. Die Sinus frontales stellen sich als hochindividuelle Strukturen übereinstimmend dar. Die Identität wird danach als »mit an Sicherheit grenzender Wahrscheinlichkeit« angenommen.

Identifizierung im weiteren Sinne meint die Klärung der Identität einer unbekannten Person, z. B. in einem von einer Überwachungskamera aufgenommenen Video. Identifizierung im engeren Sinne meint die Bestimmung der Identität einer verstorbenen Person.

Identifizierung ist ein Prozess, der in 2 Schritten abläuft:

1. **Hinweise auf die Identität** (▶ Abschn. 15.3): Im ersten Schritt werden so viele Informationen wie möglich über das unbekannte Individuum gesammelt und so ein »biologisches Profil« erstellt. Mithilfe dieser postmortalen Daten werden vermisste Personen ermittelt, die zu dem Profil passen könnten.
2. **Identitätssicherung**: Der zweite Schritt ist der Vergleich der antemortalen Daten infrage kommender Vermisster mit den postmortalen Daten.

Die möglichen Resultate des Versuches einer Identitätssicherung sind ein **Identitätsausschluss** oder eine **Identitätsfeststellung**. Bei der Identitätsfeststellung muss eine **Identitätswahrscheinlichkeit** angegeben werden. Da bei jeder Methode eine Restunsicherheit verbleibt, kann die Identitätswahrscheinlichkeit niemals 100 % erreichen.

Nachfolgend werden morphologische Methoden zur Identitätsfeststellung vorgestellt. Diese werden ergänzt durch die forensische DNA-Analyse (▶ Kap. 14).

16.1 Persönliche Inaugenscheinnahme durch Angehörige

Nach § 88 Abs. 1 StPO ist eine Identifizierung durch Angehörige oder andere Personen, die den Verstorbenen gekannt haben, zulässig. Je nach Verwesungszustand des Leichnams ist dies allerdings schwer bis kaum mehr möglich. Es gibt immer wieder Fälle, bei denen mutmaßlichen Angehörigen stark fäulnisveränderte Leichen gezeigt werden, diese wegen der emotionalen Belastung kaum hinschauen und einer vorgegebenen Erwartungshaltung folgend die Identität bestätigen.

Vor einer persönlichen Inaugenscheinnahme sollte anhand des Erhaltungszustandes des Leichnams überprüft werden, ob diese Maßnahme überhaupt sinnvoll ist. Bei einem zweifelhaften Zustand des Leichnams sollte die identifizierende Person konkrete Merkmale nennen können, anhand derer sie den Verstorbenen erkennt.

16.2 Identifizierung anhand von persönlichen Gegenständen

Gegenstände, die bei einem Leichnam oder menschlichen Überresten gefunden werden, können wichtige Funktionen im Identifizierungsprozess übernehmen. Während ihr Wert als Hinweis auf die Identität eines Verstorbenen unumstritten ist, kann die Berufung auf gefundene Gegenstände zur Identitätssicherung zu schwerwiegenden Fehlern führen. Selbst bei einem Personalausweis muss mit einem Entwenden durch den Verstorbenen zu Lebzeiten oder – wie in dem dargestellten Fall belegt – mit einem Verleihen gerechnet werden.

> ❯ Je größer die Individualität eines bei einem Leichnam gefundenen Gegenstandes ist, desto eher ist zumindest ein Zusammenhang zwischen dem Besitzer des Gegenstandes und dem Verstorbenen herzustellen. Dies bedeutet jedoch nicht, dass es sich bei dem Verstorbenen um den Besitzer des Gegenstandes handeln muss.

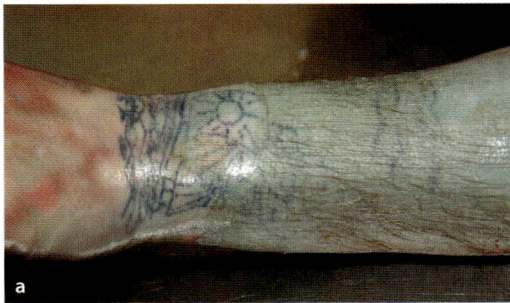

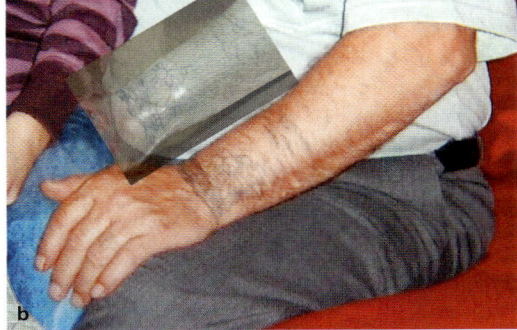

□ **Abb. 16.1a-b Superimposition einer ante- und post-mortalen Tätowierung.** Bei dem stark fäulnisveränderten Leichnam fiel eine hochindividuelle Tätowierung an der Streckseite des einen Unterarmes auf (**a**). Von der in Betracht kommenden Person lag ein Familienfoto mit sichtbarer Tätowierung vor. Die Tätowierung am Leichnam wurde aus ähnlichem Blickwinkel fotografiert und mit der Superimpositionstechnik über die auf dem Familienfoto sichtbare Tätowierung gelegt, in **b** leicht versetzt dargestellt

16.3 Körpermodifikation und Folgen medizinischer Maßnahmen

In den letzten Jahren nehmen Körpermodifikationen wie Tätowierungen oder Piercings deutlich zu. Bei im Digitalzeitalter steigender Zahl an persönlichen Fotografien stehen oftmals gute antemortale Vergleichsaufnahmen zur Verfügung. Diese können zum direkten Vergleich mit dem Leichnam herangezogen werden. Außerdem kann der Versuch unternommen werden, Tätowierungen oder Konstellationen von Piercings am Leichnam aus vergleichbarem Winkel und Abstand zu fotografieren, wie sie bei dem antemortalen Bild vorlagen. Ein Vergleich des ante- mit dem postmortalen Bild kann am Computer unter Anwendung der **Superimpositionstechniken** erfolgen (□ Abb. 16.1).

Kosmetische Chirurgie und Unfallchirurgie Zu den häufigsten kosmetisch-chirurgischen Eingriffen bei

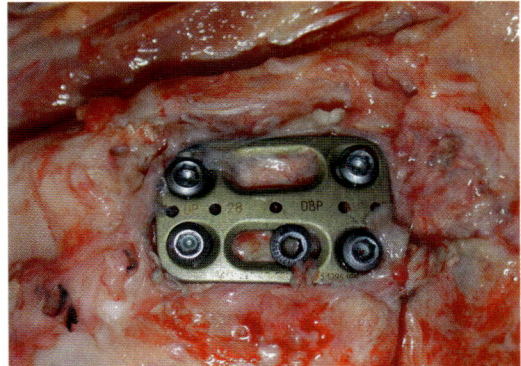

□ **Abb. 16.2 Implantierte Metallplatte mit Seriennummer.** Bei einem unfallchirurgischen Eingriff wurde die Metallplatte implantiert. Anhand der Seriennummer war die Identität der verstorbenen Person zweifelsfrei zu klären

Frauen zählen Brustvergrößerungen. Hierfür werden meist Silikonpolster als Implantate verwendet. Diese sind bei vielen Herstellern mit Seriennummern versehen, mit deren Hilfe sich Implantationsdatum und Patientinnen-Name nachvollziehen lassen. In der Orthopädie/Unfallchirurgie implantierte Metallplatten, Marknägel oder Totalendoprothesen können ebenfalls unverwechselbare Seriennummern aufweisen (□ Abb. 16.2). Wenngleich es sich »nur« um Gegenstände handelt, ist ihre Aussagekraft zur Identitätssicherung sehr hoch, da eine feste Verbindung mit dem Körper besteht.

Die Identifizierung kann nicht nur über implantierte Metallplatten gelingen, sondern auch z. B. über die Seriennummer eines Herzschrittmachers.

16.4 Forensische Odontostomatologie

Zähne ermöglichen zahlreiche Aussagen über einen Menschen. Das Spezialgebiet, das sich mit den forensisch relevanten Informationen anhand von Zähnen beschäftigt wird »Forensische Odontostomatologie« genannt.

Zur Identitätssicherung wird das Gebiss des zu identifizierenden Verstorbenen nach Vorhandensein bzw. Fehlen von Zähnen, besonderen Zahnstellungen und Zahnarbeiten analysiert (□ Abb. 16.3). Die Zahnarbeiten an den vorhandenen Zähnen werden spezifiziert (z. B. Krone, Füllung, Brücke etc.) und es wird notiert, welche der 5 Flächen des jeweiligen Zahns betroffen sind. Dieser postmortale Zahnstatus wird auf einem geeigneten Bogen (□ Abb. 16.4) dokumentiert.

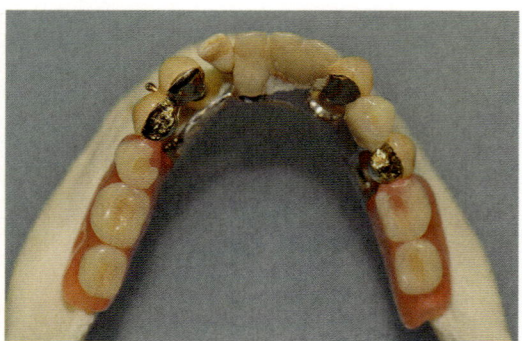

◘ Abb. 16.3 Postmortaler Zahnbefund an einem Unterkiefer. Komplexe Zahnarbeiten mit teilprothetischer Versorgung

In Deutschland wird üblicherweise bei jedem Zahnarztbesuch ein Zahnstatus erstellt, sodass von allen regelmäßigen Zahnarztbesuchern ein aktueller Zahnstatus vorliegen müsste. Daher kann der antemortale Zahnstatus einer vermissten Person von dem behandelnden Zahnarzt erstellt oder aus dessen Unterlagen rekonstruiert werden. Beim Vergleich des antemortalen mit dem postmortalen Zahnstatus werden Übereinstimmungen und Abweichungen gesucht. Weist z. B. der Zahn 24 postmortal eine Füllung auf, im antemortalen Zahnstatus jedoch nicht, ist dies kein Ausschlusskriterium, da noch eine weitere Behandlung bei einem anderen Zahnarzt stattgefunden haben könnte. Im umgekehrten Fall, wenn der Zahn 24 antemortal eine Füllung dokumentiert hat, postmortal aber unbehandelt ist, würde das einen Ausschluss der Identität bedeuten. Allerdings muss immer ein möglicher Fehler insbesondere beim Erstellen des antemortalen Zahnstatus in Betracht gezogen werden. So hätte dieser Ausschluss z. B. ein deutlich höheres Gewicht, wenn auch die Zähne 23 und 25 postmortal ohne Behandlungszeichen wären und so ein einfaches »Verrutschen« bei der Erstellung des antemortalen Zahnstatus ausgeschlossen werden könnte.

> Je mehr Übereinstimmungen der ante- und der postmortale Zahnstatus aufweisen, desto größer wird die Wahrscheinlichkeit, dass es sich um dieselbe Person handelt.

Eine Grundlage zur Berechnung einer Identitätswahrscheinlichkeit, wie z. B. bei der forensischen DNA-Analyse, gibt es nicht. Vielmehr ist von einem erfahrenen Zahnarzt abzuschätzen, ob es sich um seltene oder eher häufige Zahnarbeiten handelt. Im Extremfall kann eine einzelne Zahnarbeit, die von dem herstellen-

den Zahnarzt wiedererkannt wird, zur Identitätsfeststellung ausreichen.

16.5   Röntgenvergleichsanalyse

Bei der großen Zahl von Röntgenbildern, die aus medizinischen Indikationen jährlich angefertigt werden, ist die Wahrscheinlichkeit relativ groß, dass von einer in Betracht kommenden vermissten Person zu Lebzeiten entstandene Röntgenbilder vorliegen. Von dem Leichnam werden dann Röntgenbilder in möglichst demselben Strahlengang wie bei den antemortalen Aufnahmen gefertigt. Im direkten Vergleich eines antemortalen mit einem postmortalen Röntgenbild fallen **Übereinstimmungen in der Trabekelstruktur** oder Narbenbildungen etc. auf. Ein **hochindividuelles Muster** ergeben die **Sinus frontales und maxillares** in der a.-p. Aufnahme des Schädels (◘ Abb. 16.5).

Unterstützend kann der **Vergleich der ante- und postmortalen Röntgenbilder mit** der sog. **Superpositionstechnik** erfolgen: Beide Bilder werden digitalisiert – falls sie nicht bereits digital vorliegen – und mit einem geeigneten Bildbearbeitungsprogramm teiltransparent übereinander gelegt. Durch Verschieben und ggf. Skalieren kann im Falle einer Identität ein »Aufeinanderpassen« meist gut demonstriert werden. Im Extremfall können sehr kleine Röntgenbilder, wie z. B. eine Zahnzielaufnahme, für eine Identitätsfeststellung ausreichen (◘ Abb. 16.6).

16.6   Schädel-Bild-Vergleich

Ist ein intakter Schädel – möglichst mit Unterkiefer – vorhanden, kann dieser für einen Vergleich mit Portraitfotos einer vermissten Person verwendet werden. Wichtig ist, dass der Schädel im selben Blickwinkel und möglichst gleichen Abstand fotografiert wird wie das vorliegende Portraitfoto. Außerdem können über definierten Punkten am Schädel Abstandshalter aufgebracht werden, die in der Länge der zuvor experimentell ermittelten mittleren Weichteildicken der jeweiligen Punkte zugeschnitten sind (◘ Abb. 16.7). Mit der Superimpositionstechnik wird das Portraitfoto über den Schädel gelegt und die Größe skaliert (◘ Abb. 16.8). Bei einer Identität müssen die Gesichtsproportionen von Schädel und Foto übereinstimmen und die Abstandshalter sollten möglichst an den auf dem Foto dargestellten Gesichtsbegrenzungen enden. Je länger vor dem Tode das Portraitfoto angefertigt wurde, desto eher gibt es alterungsbedingte Abweichungen.

16

Abkürzungen

f	= fehlender Zahn
fp	= fehlender Zahn, postmortal
c	= Karies (nach Form und Lage einzeichnen)
za	= stark abgenutzter Zahn
a	= Zahnabbruch
w	= Wurzelrest
←→	= Diastema in mm

●	= Füllung (nach Form und Lage einzeichnen)
WF	= Wurzelfüllung
FSi	= Silikatfüllung
FK	= Kunststofffüllung
FA	= Amalgamfüllung
FG	= Gussfüllung (Inlay)
F...	= Sonstiges Füllungsmaterial beschreiben

K	= Krone Material unbekannt (bei Stiftzahn Stift einzeichnen)
KG	= Goldkrone
KK	= Kunststoffkrone
KJ	= Jacketkrone
KV	= Verblendkrone
KP	= Palliagkrone
K...	= Sonstige Kronenart beschreiben

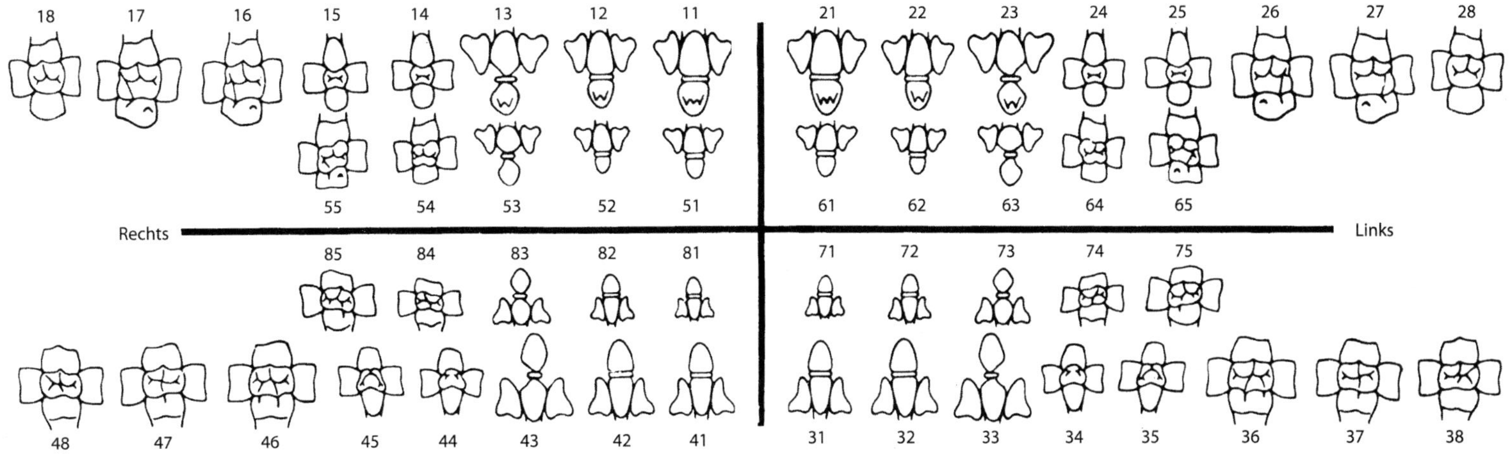

Abb. 16.4 Erhebungsbogen für einen ante- oder postmortalen Zahnstatus. Auf diesem Bogen kann der Zahnstatus exakt zeichnerisch dokumentiert werden. Für die Arten der Zahnarbeiten werden die vorgegebenen Abkürzungen verwendet

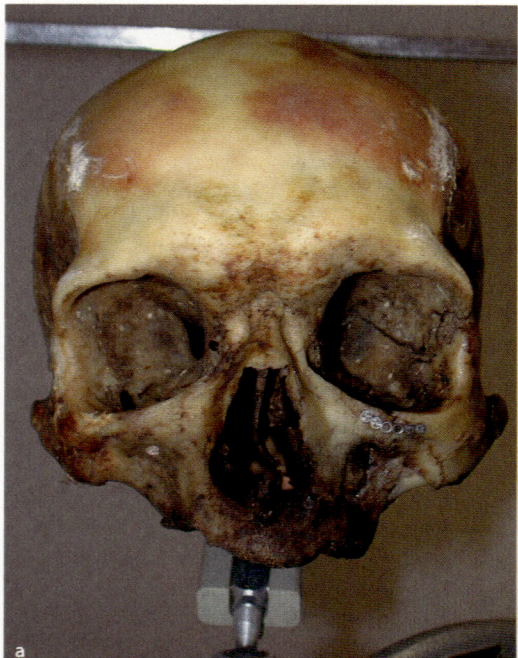

Das größte Problem stellt die korrekte Ausrichtung des Schädels nach der Vorgabe durch das Portraitfoto dar. Hierbei sind Methoden hilfreich, die eine Superimposition bereits beim Ausrichten des Schädels ermöglichen. Zuerst gelang dies durch das gleichzeitige Filmen von Portraitfoto und Schädel mit zwei verschiedenen Fernsehkameras und Verarbeitung mittels Videobildmischer. So konnte der Schädel in Echtzeit an dem teiltransparent darüber projizierten Protraitfoto ausgerichtet werden.

16.7 Fingerabdrücke

Aufgrund ihrer hohen Individualität ist die Untersuchung von Fingerabdrücken in der Kriminalistik seit mehr als 100 Jahren etabliert. Während anfangs nur direkte Vergleiche der Fingerabdrücke und morphologische Beschreibungen zur Verfügung standen, eröffnete die Digitalisierung Möglichkeiten zur Erstellung von Datenbanken und automatischen Vergleichen.

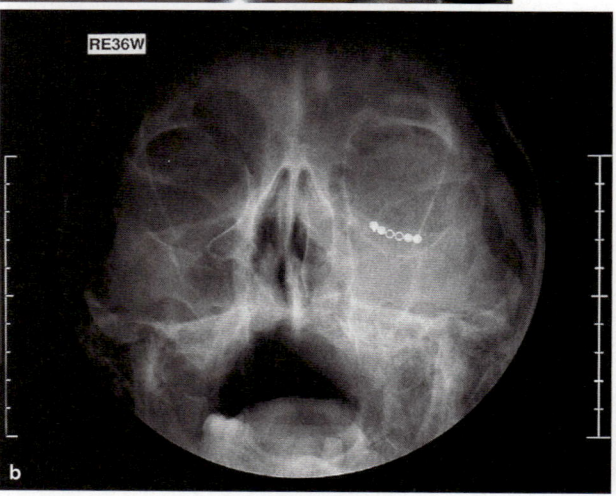
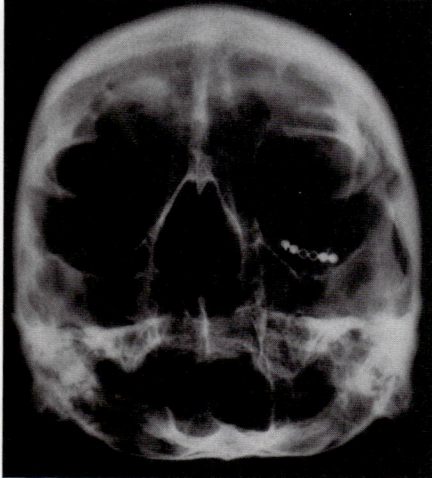

■ **Abb. 16.5a-b Röntgenvergleichsanalyse an einer frontalen Schädelaufnahme.** An diesem skelettierten Schädel eines unbekannten Leichnams (**a**) fiel die verheilte, mit einer Lochplatte versorgte Mittelgesichtsfraktur auf. Die Art der Versorgung ließ den Schluss zu, dass diese in einem Zentrum für Mund-, Kiefer- und Gesichtschirurgie stattgefunden haben musste. Im nächstgelegenen Zentrum wurde ein Patient recherchiert, bei dem 18 Monate zuvor eine solche Lochplatte implantiert worden war. Es lag eine postoperative Kontrollaufnahme (Durchleuchter) vor (**b** links). Der Schädel wurde in vergleichbarem Strahlengang geröntgt (**b** rechts). Es fanden sich hochindividuelle Übereinstimmungen, z. B. bei der Form der Sinus frontales. Die Super imposition ergab ebenfalls eine Übereinstimmung

16

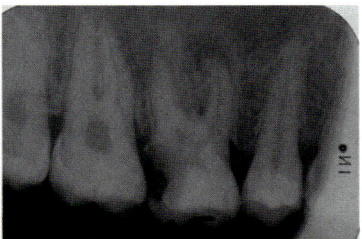

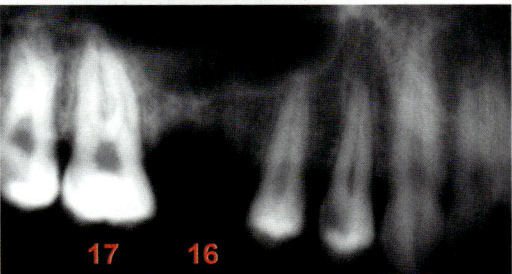

17   16

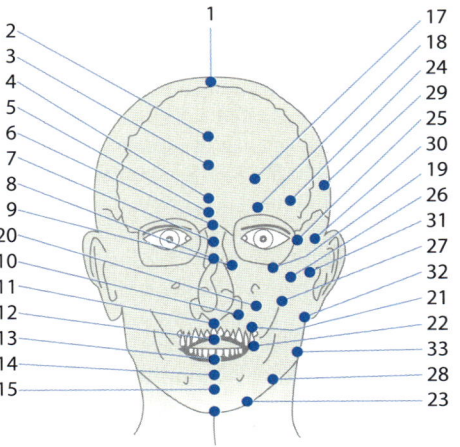

◻ **Abb. 16.6 Röntgenvergleichsanalyse anhand einer Zahnzielaufnahme.** Von der vermissten Person lag lediglich eine Zahnzielaufnahme der Zähne 15–18 vor (oben). Der Grund für diese Aufnahme ist zu erkennen: eine Karies des Zahnes 16 mit Entzündung des Wurzelkanals. Folgerichtig wurde der Zahn 16 drei Monate vor dem Tod gezogen. Im postmortalen Bild (unten) fallen die Übereinstimmungen der Zähne 15, 17 und 18 sowie der knöchernen Strukturen des Oberkiefers auf. Der Zahn 15 hat sich bereits etwas nach distal in Richtung der Zahnlücke bewegt. Die Superimposition bestätigte die Übereinstimmung

Bei unbekannten Leichen ist es immer angezeigt, Fingerabdrücke zu nehmen, wenn der Erhaltungszustand dies zulässt. Bei verwesten Leichen wurden Techniken entwickelt, um verwertbare Fingerabdrücke zu erlangen: Abziehen und Abkochen der Oberhaut der Fingerbeeren, elektronischer Fingerabdruckscan.

Die von dem unbekannten Leichnam gesicherten Fingerabdrücke können mit der Datenbank des Bundeskriminalamtes abgeglichen werden. Es kann jedoch nur zu einem Treffer kommen, wenn die Person zu Lebzeiten erkennungsdienstlich behandelt worden ist. Führen andere Ermittlungsansätze zu einer vermissten Person, können Fingerabdrücke von deren persönlichen Gegenständen zum Vergleich gewonnen werden. Hierbei besteht jedoch grundsätzlich die Unsicherheit, dass eine andere Person den Gegenstand angefasst haben könnte.

16.8   Massenkatastrophen

Das Besondere an einer Massenkatastrophe (Anzahl der Opfer über 100) ist die Vielzahl der Opfer auf der einen Seite und das meistens begrenzte Szenario. Bei einem Flugzeugabsturz sind z. B. die Namen der Opfer über die Passagierlisten bekannt. Dennoch könnte ein Passagier unter falscher Identität gereist sein. In einem streng organisierten Ablauf, meist unter Leitung der

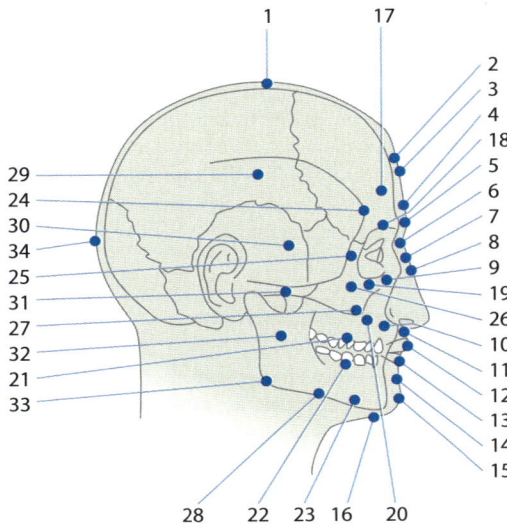

◻ **Abb. 16.7 Messpunkte der Weichteildicken am Schädel (Landmarken).** Insgesamt wurden 34 Messpunkte am Schädel/Gesicht definiert um die Weichteildicke zu vermessen. Beim Schädel-Bild-Vergleich oder bei der Gesichtsweichteilrekonstruktion werden diese Punkte am Schädel aufgesucht und mit Abstandshaltern für die statistisch ermittelten, alters-, geschlechts- und herkunftsabhängigen mittleren Weichteildicken versehen (Landmarken)

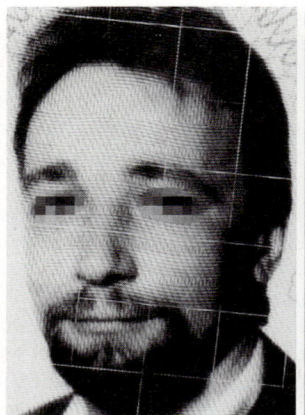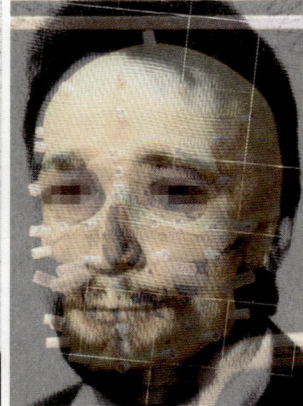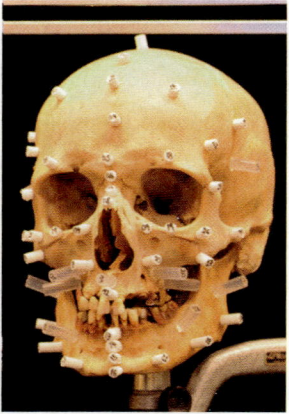

☐ **Abb. 16.8 Identitätssicherung durch Schädel-Bild-Vergleich.** Zum Vergleich stand ein mehr als 25 Jahre vor dem Tod gefertigtes Ausweisbild zur Verfügung (links). Der mazerierte Schädel wurde mit Abstandshaltern für mitteleuropäische Männer in der Altersklasse 50–59 Jahre versehen, in dem im Vergleich zum Portraitfoto identischen Aufnahmewinkel ausgerichtet und fotografiert (rechts). Beim morphologischen Vergleich fallen die Gemeinsamkeiten in der Ausprägung der Stirn, Augenhöhlen und der Nase auf. In der Superimposition (Mitte) lässt sich der Schädel in das Portraitfoto einpassen. In diesen Bereichen schließen die Begrenzungen der Abstandshalter mit der Hautoberfläche ab. Am rechten Unterkiefer stehen die Abstandshalter anscheinend zu weit heraus. Betrachtet man jedoch den Zahnstatus, dann ist davon auszugehen, dass der Unterkiefer in den 25–30 Jahren vor dem Tod erhebliche Veränderungen erfuhr, sodass dies nicht als Ausschlusskriterium zu werten ist

Identifizierungskommission des Bundeskriminalamtes (IDKO), gilt es, alle zur Verfügung stehenden antemortalen Daten der als Opfer in Betracht kommenden Menschen zu sammeln und mit den postmortalen Daten abzugleichen. Es handelt sich üblicherweise um multidisziplinäre Antemortem- und Postmortem-Teams aus Kriminalisten, Zahnärzten und Rechtsmedizinern.

Aus deutscher Sicht hat der Zahnstatus bei der Identifizierung im Rahmen von Massenkatastrophen den höchsten Stellenwert, da er bei den antemortalen Daten für den größten Teil der Opfer zur Verfügung steht. Erst danach folgen die forensische DNA-Analyse und die Röntgenvergleichsanalyse.

16.9 Fotoidentifikation

Die Fotoidentifikation basiert auf einer langen Tradition akribischer Dokumentation von Gesichtsmerkmalen in standardisierter Form. Seitdem hat sich mit den modernen Verfahren der Fototechnik ein Bereich etabliert, der für den Gerichtsalltag von erheblichem Interesse ist. Überwachungskameras sind in vielen Bereichen des öffentlichen Lebens zu finden. Hierbei entstehen Aufnahmen unterschiedlichster Qualität und Aufnahmebedingungen, die im Falle einer notwendigen Personenidentifizierung mit der höchstmöglichen

Identitätswahrscheinlichkeit der richtigen Person zugewiesen werden sollen.

> **Jeder Mensch hinterlässt mit seinem Gesicht auf einem zweidimensionalen Bild eine »Landkarte« mit einem individuellen Muster an persönlichen Merkmalen in spezifischer Kombination.**

Für den **direkten Bildvergleich zweier Personen** sind Bilder mit vergleichbarer Kopfhaltung und Blickrichtung sowie vergleichbaren fototechnischen Bedingungen notwendig. Abhängig von der Qualität des Bildes können **mehr als 100 Merkmale abzugrenzen** sein und nach Form, Gestaltung und Ausprägungsgrad bewertet werden. Probleme können sich aus Altersunterschieden ergeben, die aus unterschiedlichen Entstehungszeitpunkten der zu vergleichenden Bilder resultieren. So können z. B. Personalausweisbilder der zu untersuchenden Personen zu einem unbekannten Zeitpunkt, möglicherweise längere Zeit vor Ausstellung des Dokumentes, entstanden sein.

Für die Fotoidentifikation sind eine konsequente Anwendung der erarbeiteten Methoden und deren gewissenhafte Dokumentation zu fordern. Unter dieser Voraussetzung ist der direkte Bildvergleich ein Hilfsmittel zur Identifikation z. B. bei Banküberfällen, Computerbetrug, Dokumentenfälschung, Ordnungswidrigkeiten im Straßenverkehr oder Straftaten unterschiedlichster Art.

16

Forensische Bildgebung

R. B. Dettmeyer, H. F. Schütz, M. A. Verhoff

R. Dettmeyer et al., *Rechtsmedizin*,
DOI 10.1007/978-3-642-55022-5_17, © Springer-Verlag Berlin Heidelberg 2014

Einleitung

Die klinisch-rechtsmedizinische Untersuchung des Opfers einer Messerstecherei wird angeordnet zur Feststellung der Zahl und Schwere bzw. Lebensgefährlichkeit der Verletzungen sowie ob aktive oder passive Abwehrverletzungen vorliegen. Die Untersuchung erfolgt 12 h nach dem Vorfall.

Alle Wunden sind chirurgisch versorgt, teils wurden sie intraoperativ erweitert, teils zusammengeführt. Außerdem war eine Laparotomie durchgeführt worden. Eine Beurteilung der Stich-/Schnittverletzungen ist so nicht mehr möglich. Der Operateur berichtet für jede Naht, welche Versorgungen er vorgenommen und welche Verletzung vorgelegen hat. Lediglich ein Stich an der linken Thoraxseite sei tiefer gegangen und habe den linken Leberlappen verletzt. Eine Rekonstruktion des gesamten Verletzungsbildes gelingt jedoch nur eingeschränkt. Fotos vom Ausgangsbefund gibt es nicht. Allerdings wurde bei Aufnahme ins Krankenhaus primär ein CT-Scan von Thorax und Oberbauch durchgeführt. Von den DICOM-Daten wird eine Kopie angefertigt. Nach 3-D-Rekonstruktion im sog. Volume-Rendering-Modus können 6 Stich-/Schnitt-Verletzungen dargestellt und die Einstiche vermessen werden. Im Oblique-Modus wird der Stichkanal von der linken Thoraxseite bis in die Leber rekonstruiert. Anhand des CT-Datensatzes können letztlich alle gutachterlichen Fragen beantwortet werden.

Einsatzbereich der forensischen Bildgebung ist sowohl die postmortale Diagnostik als auch die Untersuchung Lebender. Eine Übersicht aller bildgebenden Verfahren in der Rechtsmedizin gibt ◻Tab. 17.1.

17.1   Forensische Fotografie

Die Fotografie ist die älteste Disziplin in der forensischen Bildgebung. Sie kommt bei der Untersuchung Lebender wie Verstorbener sowie zur Dokumentation von vermeintlichen Tatorten und Tatgegenständen zum Einsatz. Die digitale Fotografie hat die analoge in Rechtsmedizin und Kriminaltechnik genauso wie im Privatleben nahezu vollständig abgelöst. Die scheinbare Einfachheit und die weite Verbreitung (Digicams, Handys) hat jedoch dazu geführt, dass die forensische Fotodokumentation nicht mehr von hauptberuflichen Fotografen durchgeführt wird, sondern beispielsweise von den Sachbearbeitern der Kriminalpolizei, den in der Rechtsmedizin tätigen Ärzten oder zuvor behandelnden Ärzten.

Die Erfahrung hat jedoch gezeigt, dass es im professionellen Einsatz nicht ausreicht, sich auf die Automatikfunktionen der Kamera zu verlassen, ohne diese zu hinterfragen. Oftmals ist genau der entscheidende Befund infolge technischer Fehler auf keinem Bild so dargestellt, dass man ihn hinreichend rekonstruieren kann (◻Tab. 17.2). Es ist deshalb unumgänglich, sich mit den Grundlagen der Fotografie und Besonderheiten der Digitalfotografie sowie speziell jener der verwendeten Kamera auseinanderzusetzen.

Ein sehr wichtiger Aspekt hat sich durch die Digitalisierung nicht verändert: die Bildgestaltung. Die Verletzungen und ihre genaue Lokalisation müssen exakt nachvollziehbar sein. Es muss möglich sein, im Nachhinein auf dem vorliegenden Bildausschnitt zu erkennen, um welche Körperregion es sich handelt. In einigen Fällen sind Serienaufnahmen von der Übersicht bis ins Detail notwendig. Das genaue Ausmaß der Veränderung ist nur dann rekonstruierbar, wenn ein Maßstab angelegt wurde. Zusätzlich ist darauf zu achten, dass die interessierende Bildfläche orthogonal zu der optischen Achse der Kamera liegt und so (zusammen mit den Maßstab) verzeichnungsfrei dargestellt wird.

17.2   Postmortale Bildgebung

Zur postmortalen Bildgebung zählen alle bildgebenden Verfahren, die der postmortalen Befunderhebung und -dokumentation sowie Diagnosefindung und insbesondere Feststellung der Todesursache dienen. Für die Fotografie und die Oberflächenscantechniken ist auf entsprechende Spezialliteratur zu verweisen.

17.2.1 Postmortales Röntgen

Durch das postmortale Röntgen können Befunde dokumentiert werden, die bei der Obduktion präparationsbedingt verloren gehen und die radiologische Diagnostik unterstützt das präparatorische Vorgehen während der Obduktion. So wird der vor der Obduktion dargestellte Pneumothorax den Sektionsablauf beeinflussen (Pneumothoraxprobe), gleichzeitig liegt aber auch eine Dokumentation des Pneumothorax vor (◻Abb. 17.1).

Schussverletzungen

Bei Steckschüssen ist das Auffinden des Projektils bzw. der Projektile eine wichtige Aufgabe der Obduktion. Zur Orientierung sind Röntgenaufnahmen in zwei

17

◘ **Tab. 17.1** Bildgebende Verfahren und Beispiele für ihre Einsatzgebiete in der Rechtsmedizin

Verfahren	Einsatzmöglichkeiten
Röntgen	– Postmortale Diagnostik, unterstützend zur Obduktion – Identifizierung eines Leichnams – Beurteilung von Verletzungen am Lebenden – Forensische Altersdiagnostik am Lebenden und am Verstorbenen
Computertomographie	– Postmortale Diagnostik, unterstützend zur Obduktion – Beurteilung der Verletzungen am Lebenden – nur wenn klinischerseits bereits vorhanden – Forensische Altersdiagnostik am Lebenden (mediale Klavikula-Epiphysenfuge) – nur Strafverfahren
Magnetresonanztomographie	– Postmortale Diagnostik, unterstützend zur Obduktion – Beurteilung von Weichteilverletzungen am Lebenden, insbesondere nach behaupteter Gewalt gegen den Hals
Sonographie	– Postmortal vorwiegend zur Ergänzung der Leichenschau, z. B. Ausdehnung von Hämatomen – Am Lebenden Untersuchung von Hämatomen – Forensische Altersdiagnostik am Lebenden (noch experimentell)
(Digitale) Fotografie	– Befunddokumentation im gesamten morphologischen Spektrum der Rechtsmedizin
3-D-Oberflächenscan	– Dreidimensionale Erfassung der Oberfläche von menschlichen Körpern, Körperteilen oder Gegenständen (Waffen) zur digitalen Rekonstruktion, z. B. der Passgenauigkeit von Tatwaffen oder Bissverletzungen – Kombination mit anderen 3-D-Datensätzen (MSCT oder MRT)
Fotogrammetrie, 3-D-Laserscan/Fotografie	– Dreidimensionale Oberflächenerfassung von größeren Objekten oder Räumen – Für rekonstruktive Fragen Kombination mit den anderen o.g. dreidimensionalen Datensätzen

◘ **Tab. 17.2** Technische Bildmängel, deren Ursachen und praktische Lösungsansätze zur Vermeidung

Erkennbarer Mangel auf dem Bild	Grund	Abhilfe
Allgemeine Unschärfe, relevante Anteile unscharf	Falsche Fokussierung	Mit dem Autofokus (meist Messpunkt in Suchermitte) den relevanten Bildabschnitt messen, ggf. Wert speichern durch teilweises Niederdrücken des Auslösers, Schwenken zum definitiven Bildausschnitt und dann Auslöser ganz niederdrücken zur Aufnahme
Unschärfe gesamtes Bild wie »verwischt« oder Anteile	Verwacklungsunschärfe oder Bewegungsunschärfe: zu lange Belichtungszeit	Kürzere Belichtungszeit, möglichst kleiner als 1/60s; Verbesserung der Beleuchtungssituation. Alternative: Blitzen
Gesamtes Bild oder relevante Anteile zu hell oder zu dunkel	Über- oder Unterbelichtung: Falsche Zeit-Blenden-Kombination. Blitz kann zu stark oder zu schwach sein	Genauer in die Belichtungsfunktion der Kamera einsteigen; geeignetere Automatik wählen, ggf. Motivprogramme; Externer Blitz, ggf. Belichtungsreihe
Farben erscheinen unecht	Falscher Weißabgleich	Weißabgleich bewusst vornehmen, z. B. für Tageslicht oder Kunstlicht; Manueller Weißabgleich
Bilder erscheinen grob, Bildrauschen	Zu hoher ISO-Wert; Automatikprogramm gewählt, das den ISO-Wert variiert	Möglichst den kleinsten ISO-Wert wählen, den die Kamera bietet. Keine Programme wählen, die den ISO-Wert selbständig beeinflussen. Beleuchtungssituation verbessern

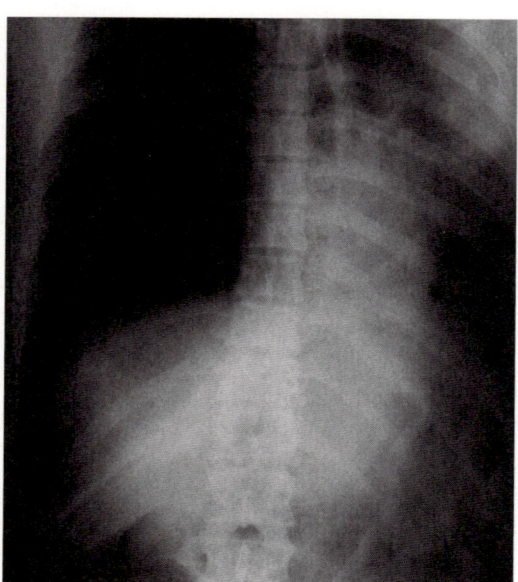

Ebenen wertvoll, in einigen Fällen sogar unumgänglich (■ Abb. 17.2 und ■ Abb. 17.3).

Gerade bei multiplen Schussverletzungen durch unterschiedliche Waffen oder bei Schrotschüssen ist die Orientierung mithilfe vor der Obduktion gefertigter Röntgenbilder häufig unverzichtbar (■ Abb. 17.4).

Knochenbrüche

Insbesondere ältere, verheilte Knochenbrüche können bei der Obduktion übersehen werden. Bei Säuglingen und Kleinkindern sind aufgrund der Elastizität des Gewebes und fehlender Krepitation sogar frische Knochenbrüche oftmals nicht zu tasten. Auch deshalb gibt es die Empfehlung, Leichen von Säuglingen und Kleinkindern vor der Obduktion vollständig zu röntgen. Beispiele von frischen und verheilten Knochenbrüchen bei Säuglingen zeigen ■ Abb. 17.5 und ■ Abb. 17.6.

■ **Abb. 17.1 Spannungspneumothorax.** Postmortales Röntgenbild von Thorax und Oberbauch a.-p. Rechts stellt sich ein Spannungspneumothorax dar, Verlagerung des Herzschattens nach links

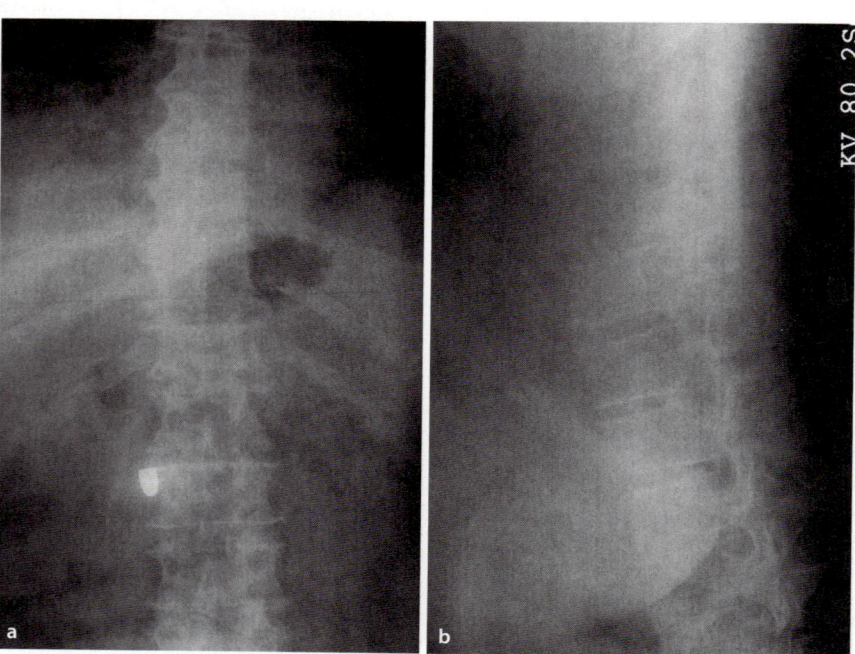

■ **Abb. 17.2a-b Darstellung des Projektils bei einem Bauchschuss. a** Bei V.a. auf einen Bauchschuss wurde vor der Obduktion nur eine a.-p. Aufnahme gefertigt. Hier schien das Projektil rechts neben dem 2. LWK zu liegen. Nach Eröffnung des Bauchraumes war das Projektil dort jedoch nicht aufzufinden. **b** Daraufhin erfolgte eine seitliche Aufnahme der LWS: Am rechten Bildrand in mittlerer Höhe ist das Projektil erkennbar in der stark ausgebildeten autochtonen Rückenmuskulatur

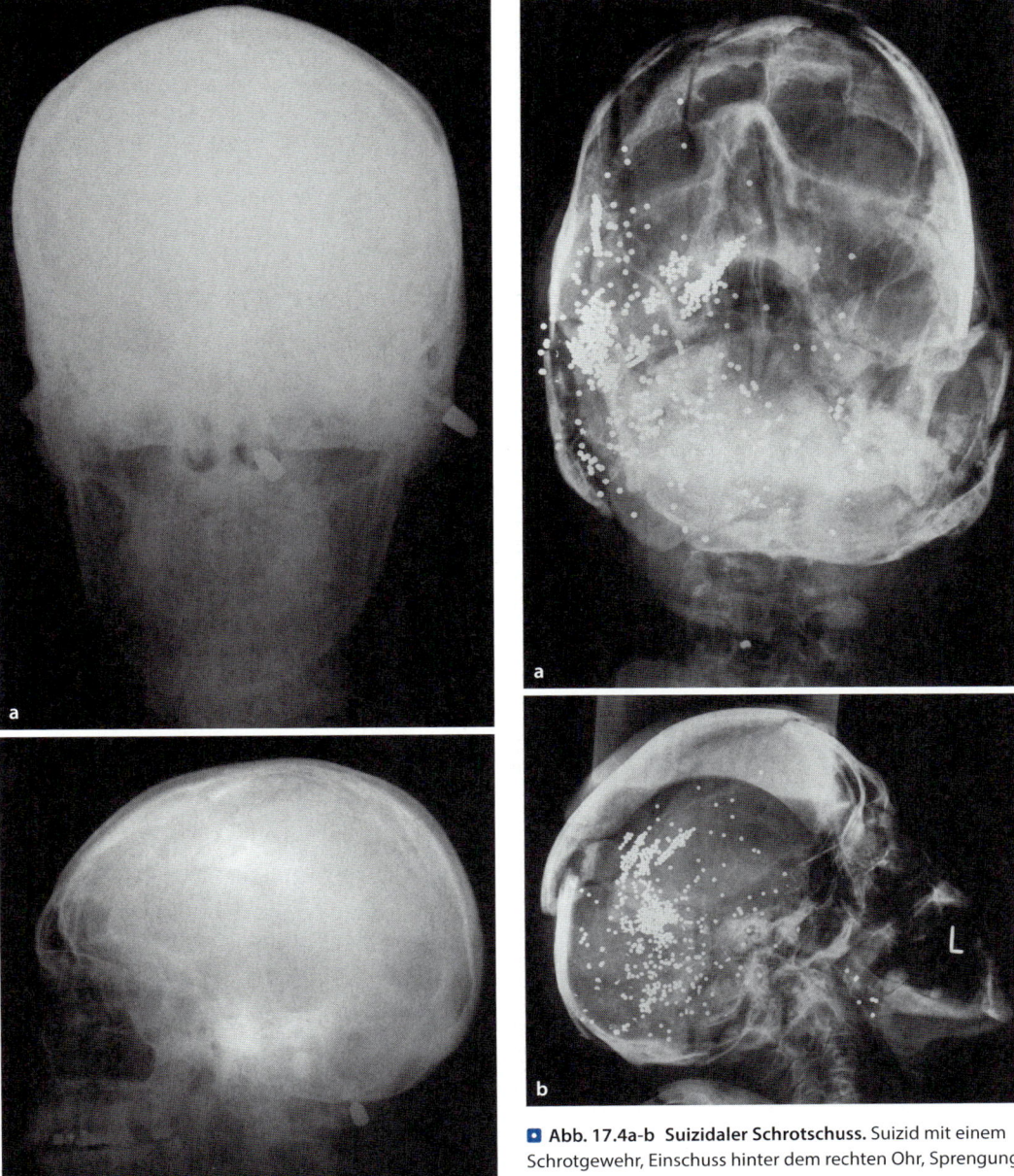

■ **Abb. 17.3a-b Zweifacher Kopfsteckschuss.** Eine genaue Lokalisation der Projektile war nur mit Aufnahmen in zwei Ebenen möglich

■ **Abb. 17.4a-b Suizidaler Schrotschuss.** Suizid mit einem Schrotgewehr, Einschuss hinter dem rechten Ohr, Sprengung des Hirn- und Gesichtsschädels

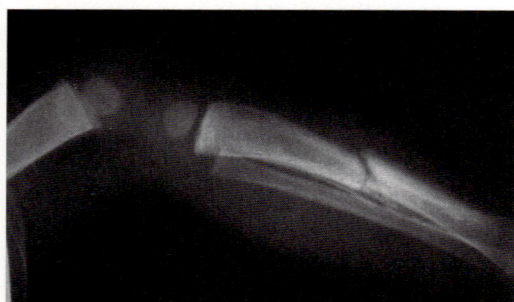

Abb. 17.5 Sogenannter Biegungskeil. Unterschenkel eines 6 Monate alten Säuglings mit sog. Biegungskeil in der Tibiaschaftmitte. Der Unterschenkel war aufgrund der intakten Fibula nicht vermehrt beweglich

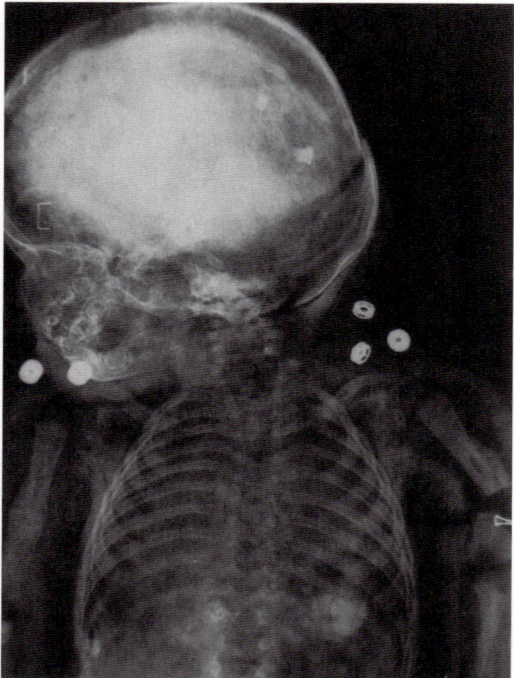

Abb. 17.6 Battered-Child-Syndrom. Leichnam eines 9 Monate alt gewordenen Säuglings. Der linke Humerus ist frisch gebrochen, der rechte zeigt eine verheilte Fraktur in Schaftmitte

17

17.2.2 Postmortale Computertomographie

Mit der postmortalen Computertomographie kann der gesamte Leichnam in eng gestaffelten Schnittbildern dargestellt werden. Der bei der Untersuchung von Lebenden zu beachtende Strahlenschutz ist bei Verstorbenen irrelevant. Die Multislice-Computertomographie (MSCT) eröffnet zudem die Möglichkeit der Rekonstruktion von dreidimensionalen Datensätzen.

Virtopsy-Projekt

Vorreiter der postmortalen Computertomographie war zur Jahrtausendwende das Berner Institut für Rechtsmedizin – Arbeitsgruppe Virtopsy (www.virtopsy.com). In diesem Projekt werden Verstorbene von 2 Teams unabhängig voneinander untersucht. Das erste Team (ein Radiologe, ein Rechtsmediziner) hat ausschließlich postmortale CT-Daten zur Verfügung, ggf. ergänzt durch MRT und 3-D-Oberflächenscan. Das zweite Team stützt sich nur auf Sektionsbefunde (in der 2. Projektphase inklusive der radiologischen Daten). Die Diagnosen beider Teams werden anschließend verglichen, wobei sich zeigte, dass beide Verfahren Stärken und Schwächen haben und erst in der Ergänzung die diagnostische Qualität erhöht wird. Die anfängliche Überlegung, die virtuelle Autopsie könne die reale Obduktion ersetzen, wurde schnell verworfen. ❑ Abb. 17.7 und ❑ Abb. 17.8 zeigen beispielhaft, wie schwer postmortale CT-Befunde interpretierbar sein können.

3-D-Rekonstruktionen

Für die dreidimensionale Darstellung mit rekonstruierten Oberflächen **eignen sich** besonders **röntgendichtere Strukturen**, v.a. Knochen. Durch das »Fenstern« werden nur Voxel dargestellt, deren Hounsfield-Einheiten-Wert innerhalb des angegebenen Minimal- und Maximal-Wertes liegt. Die »störenden« Weichteilstrukturen können so »ausgeblendet« werden.

Bei den Weichteilen und inneren Organen ist die 3-D-Darstellung nach dem (nativen) CT-Scan schwer bis kaum möglich. Ein Lösungsansatz ist die Injektion von Kontrastmittel, das postmortal unter Anschluss des Leichnams an eine Herz-Lungen-Maschine im Körper verteilt wird.

In der **3-D-Darstellung der Knochen** aus postmortalen CT-Datensätzen kommen knöcherne Verletzungen plastisch zur Darstellung (❑ Abb. 17.9). Außerdem können diese »virtuellen« Knochen für **anthropologische Untersuchungen** und **osteometrische Analysen** verwendet werden. Darüber hinaus kann es sinnvoll

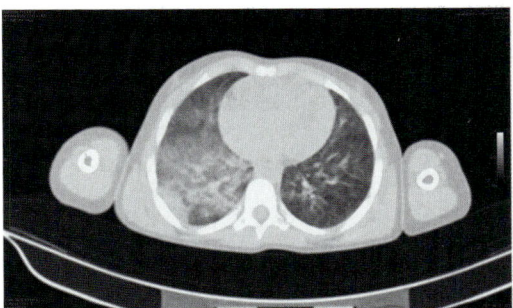 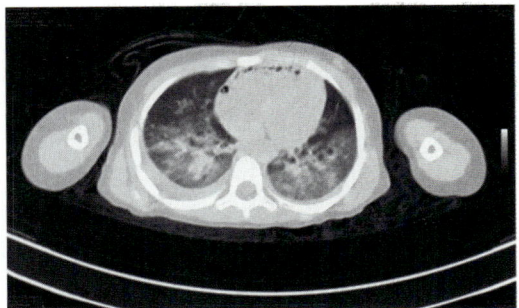

◻ **Abb. 17.7 Postmortale Computertomographie: Verdacht auf Pneumonie.** Bei dem 6 Jahre alt gewordenen Mädchen wies die Vorgeschichte auf ein Ertrinken im Freibad hin. Kardiopulmonale Reanimationsversuche waren frustran verlaufen. Die Obduktion erbrachte keine Ertrinkungszeichen und makroskopisch keine Todesursache. In dem vor der Obduktion angefertigten postmortalen CT wurde die Verschattung der rechten Lunge besonders aufgrund ihrer Einseitigkeit als Pneumonie eingeordnet. Histologisch war jedoch in beiden Lungen keine Pneumonie nachzuweisen. Bei negativen forensisch-toxikologischen Analysen einschl. Blutalkoholbestimmung wurde als Todesursache ein Badetod angenommen und die radiologisch sichtbaren Veränderungen der rechten Lunge als Reanimationsfolgen eingeordnet

◻ **Abb. 17.8 Postmortale Computertomographie: Pneumonie als Überraschungsbefund.** Makroskopisch wurde bei der Obduktion des 3,5 Jahre alt gewordenen Mädchens keine Todesursache gefunden. Die im postmortalen CT dargestellten, symmetrisch dorsal befindlichen Verschattungen beider Lungen wurden als postmortale Veränderung (»innere Totenflecke«) gedeutet. Mikroskopisch fand sich eine ausgedehnte bilaterale Bronchopneumonie als Todesursache

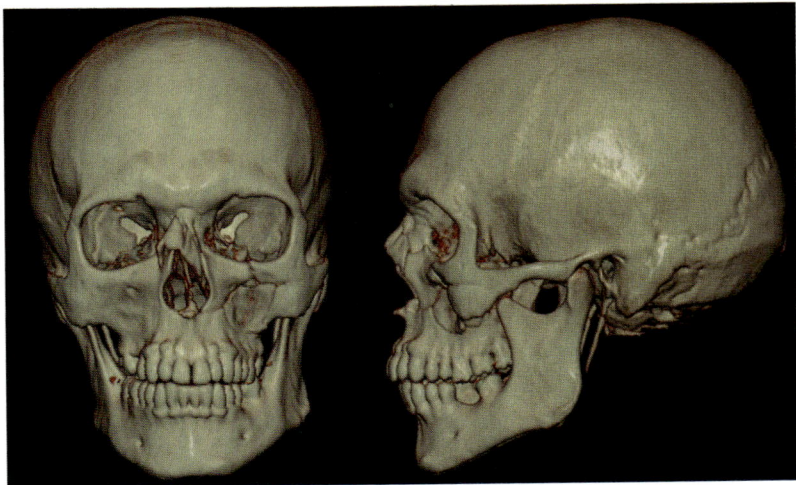

◻ **Abb. 17.9 3-D-Darstellung eines Schädels aus einem postmortalen CT-Datensatz.** Der Scan erfolgte in einem 16-zeiligen Computertomographen mit einer Schichtdicke von 0,625 mm. Die Darstellung nach 3-D-Rekonstruktion wird je nach verwendeter Workstation »Volume Rendering« oder »Surface Rendering« genannt. Gut erkennbar sind eine Nasenbein- und eine Mittelgesichtsfraktur links

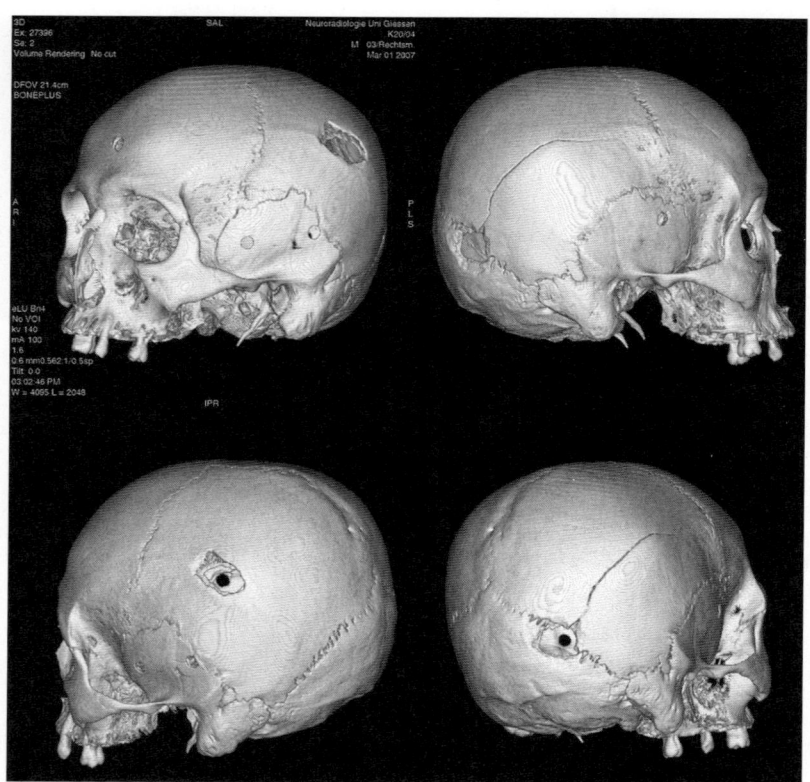

■ **Abb. 17.10 Postmortales CT zur Beurteilung von Schussverletzungen.** Der isolierte Schädel mit den erkennbaren Schussverletzungen wurde einem MSCT-Scan unterzogen. In der oberen Reihe sind die 4 Einschüsse (2× links temporal, 1× frontal und 1× rechts temporal) und die beiden Ausschüsse (links parietal und rechts parietookzipital) zu erkennen. In der unteren Reihe sind an dem frei rotierbaren virtuellen Schädel die Ausschüsse mit den dazugehörigen Einschüssen in Deckung gebracht

sein, einzelne Leichenteile oder sogar einen isolierten Schädel einer CT-Untersuchung zu unterziehen (■ Abb. 17.10).

17.2.3 Postmortale Magnetresonanztomographie

Das postmortale MRT bringt eine deutlich bessere Weichteildarstellung als das CT, ist aber zur Darstellung von Knochen weniger gut geeignet. Die Darstellung von Hämatomen gelingt häufig gut. Dennoch sind die in der Rechtsmedizin oftmals bedeutsamen kleinen Hämatome im Unterhautfettgewebe wegen der begrenzten Auflösung des MRT in vielen Fällen nicht sichtbar. In der Praxis wird das MRT am Leichnam nur ergänzend zum MSCT eingesetzt.

17.3 Bildgebung in der klinischen Rechtsmedizin

Üblicherweise wird für die rechtsmedizinische Begutachtung auf Röntgenbilder und zunehmend auf CT-Daten zurückgegriffen, die im Rahmen einer klinischen Indikation zur Diagnostik angefertigt wurden. Dies geschieht teilweise unmittelbar in der Klinik im Rahmen der klinisch-rechtsmedizinischen Untersuchung oder deutlich zeitversetzt, wenn eine spätere Begutachtung allein anhand der Ermittlungsakten und Krankenunterlagen erfolgt.

17.3.1 Röntgen in der klinischen Rechtsmedizin

Eine Röntgenaufnahme allein aus forensischer Indikation wäre das »Ganzkörperröntgen« eines Säug-

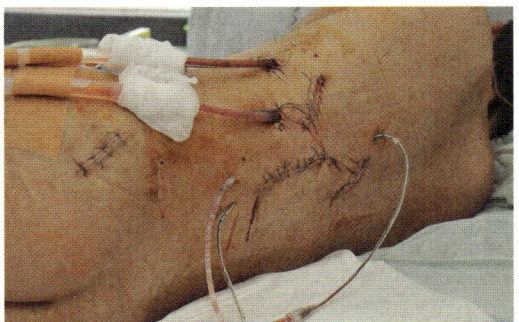

Abb. 17.11 Postoperativer Befund nach 6 Stich-Schnitt-Verletzungen. Der Zustand bei der klinisch-rechtsmedizinischen Untersuchung 12 h nach dem Vorfall (vgl. Fallbericht) erlaubte keine Beurteilung der originären 6 Stich-Schnitt-Verletzungen

lings oder Kleinkindes bei Verdacht auf Kindesmisshandlung zum Nachweis oder Ausschluss frischerer wie älterer Verletzungen als Zeichen stattgehabter (früherer) Gewalteinwirkungen. Derartige Fälle sind individuell zu entscheiden: Kindeswohl und Strahlen-schutz sind gegeneinander abzuwägen. Bei akuten kindlichen Verletzungen mit Verdacht auf Misshandlung ist die klinische Indikation zum Röntgen nur dann gegeben, wenn dies für die Therapie erforderlich ist.

17.3.2 Computertomographie in der klinischen Rechtsmedizin

Die Möglichkeiten der Computertomographie in der klinischen Rechtsmedizin sind abhängig von den vorhandenen, unter klinischer Indikation erstellten Datensätzen. In Anbetracht der Strahlenbelastung wäre eine Befunddokumentation mittels CT bei Kindern, Jugendlichen und jungen Erwachsenen allein aus forensischen Gründen nicht akzeptabel. Der Fallbericht am Anfang dieses Kapitels stellt aus Sicht der forensischen Bildgebung eine begründete Ausnahme dar, da unter klinischer Indikation mit therapeutischen Konsequenzen relativ hoch auflösende CT-Aufnahmen erstellt worden waren. Die ▫ Abb. 17.11 zeigt ein Foto des frühpostoperativen Situs und ▫ Abb. 17.12 die Re-

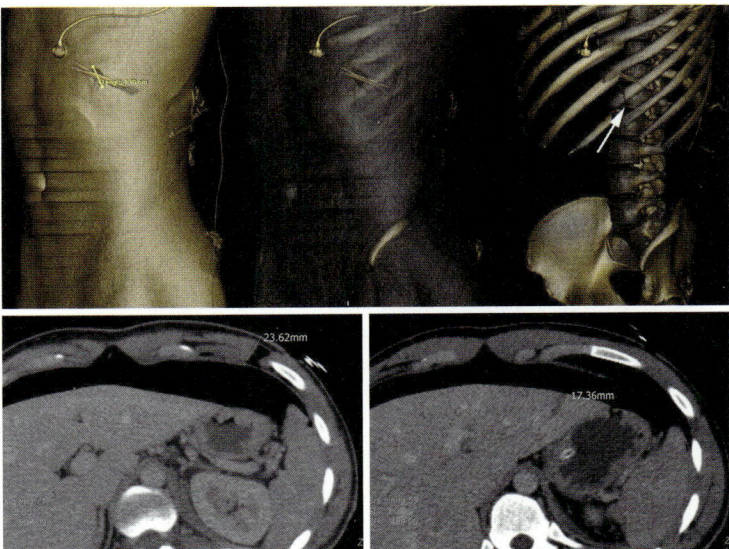

▫ **Abb. 17.12 CT-Darstellung einer Stichverletzung mit Stichkanal.** Die obere Reihe zeigt die Einstichwunde an der linken Brustseite im Volume-Rendering-Modus. Links ist das breiteste Fenster mit Darstellung der Hautoberfläche zur Beurteilung der Morphologie der Einstichwunde und zur Vermessung. Im etwas engeren Fenster (Mitte) kann der Einstich im 6. Interkostalraum (ICR) lokalisiert werden. Im engsten Fenster (Knochenfenster) auf der rechten Seite ist die scharfe Durchtrennung der 7. Rippe gut zu erkennen (Pfeil). Die untere Reihe enthält eine Schnittbilddarstellung aus demselben Datensatz, die nach 3-D-Rekonstruktion eine beliebige Wahl der Schnittebenen ermöglicht. Auf dem linken Bild ist die Hautdurchtrennung im 7. ICR zu sehen, etwas weiter medial ein subkutaner Lufteinschluss (Anfang Stichkanal). Das rechte Bild zeigt eine Ebene weiter kranial mit Fortsetzung des Stichkanals im linken Leberlappen. Die »Verschiebungen« des Stichkanals kommen durch die Lagerungsartefakte beim CT-Scan zustande

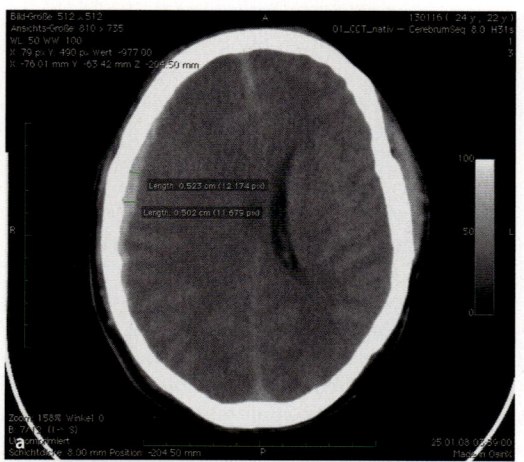

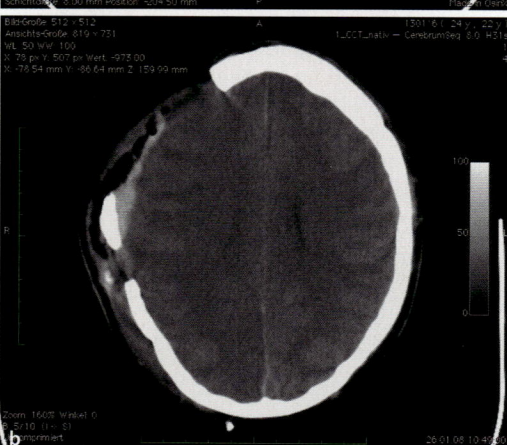

◀ ◘ **Abb. 17.13a–c   Subdurales Hämatom mit Zustand nach Trepanation.** Der 25-jährige Mann wurde offenbar über Stunden mit Faustschlägen und Tritten gegen den Kopf misshandelt. Das linke Bild (**a**) zeigt ein Schnittbild vom Aufnahmebefund mit subduralem Hämatom rechts temporoparietal, Mittellinienverlagerung des Gehirns und kontralateral eine erhebliche Weichteilschwellung. In der Mitte (**b**) ist ein Bild des Zustandes unmittelbar nach Trepanation zu sehen. Aus diesem Datensatz mit nur 10 sequenziellen Schichtbildern wurde mit dem Volume-Rendering-Modus das rechte Bild (**c**) errechnet. In dieser Ansicht von mediofrontoparietal lässt sich der durch die Trepanation verursachte Defekt in der Kalotte gut demonstrieren. Am Rechner ist das virtuelle Objekt frei rotierbar

konstruktion der schwerwiegendsten der 6 Stich-Schnitt-Verletzungen.

Nicht nur hochauflösende MSCT-Datensätze können ein Gewinn bei der klinisch-rechtsmedizinischen Rekonstruktion sein. Auch sequenzielle Aufnahmen können dreidimensional rekonstruiert werden, wenngleich gewisse Verzerrungsartefakte nicht zu umgehen sind. Dennoch können derartige Aufnahmen für eine Übersicht des Verletzungsausmaßes geeignet sein (◘ Abb. 17.13).

17.4   Identifizierung

Postmortale Röntgenaufnahmen an frischen oder dekompostierten Leichen können Befunde erbringen, die wichtige Hinweise auf die Identität geben und im Rahmen der Obduktion nicht sichtbar oder sicherbar gewesen wären (◘ Abb. 17.14).

Mit der Technik der »Maximum Intensive Projection« (MIP) werden aus CT-Datensätzen Röntgenbilder berechnet, mit dem Vorteil, dass der Strahlengang virtuell frei wählbar und damit im direkten Vergleich mit einer antemortalen Röntgenaufnahme angepasst werden kann. Der Nachteil ist die relativ geringe Auflösung des aus den CT-Daten »errechneten« Röntgenbildes. Mithilfe von hochauflösenden CTs (z. B. Flat-Panel-CT), die aufgrund ihrer Strahlungsbelastung nicht für lebende Patienten zugelassen sind, können postmortale Röntgenbilder rekonstruiert werden, die sogar für den Vergleich mit antemortalen Zahnzielaufnahmen eingesetzt werden können (◘ Abb. 17.15).

17

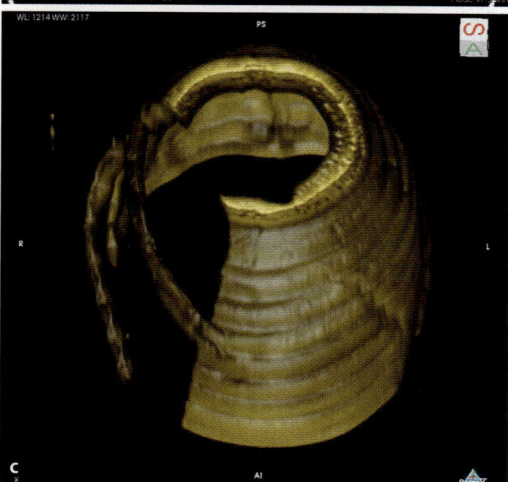

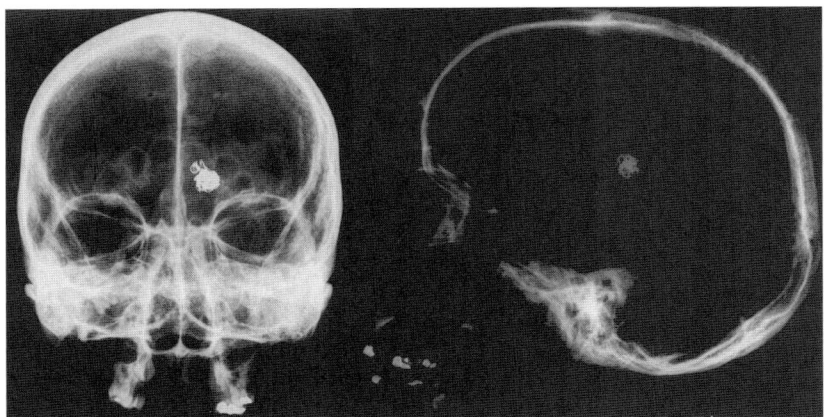

■ Abb. 17.14 Zeichen einer neuroradiologischen Intervention als Hinweis auf die Identität. Der unbekannte männliche Leichnam war stark dekompostiert. Der bereits isolierte Kopf wurde in zwei Ebenen geröntgt und es fand sich ein Z. n. sog. Coiling eines linksseitigen Gefäßes des Circulus arteriosus Willisi. Mit dieser Information konnte ein vermisster 65-Jähriger ermittelt werden. Zur endgültigen Identitätssicherung war der Zahnstatus geeignet

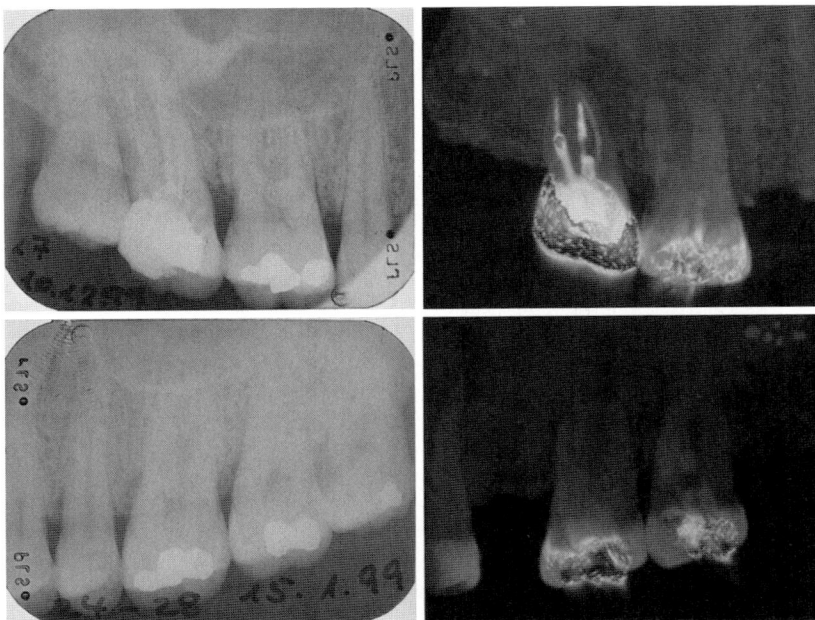

■ Abb. 17.15 Röntgenvergleichsanalyse mit antemortaler Zahnzielaufnahme und postmortalem CT. Links sind die antemortalen, 10 Jahre vor dem Auffinden des Leichnams angefertigten Zahnzielaufnahmen dargestellt; oben befindet sich der distale 1. Quadrant und unten der distale 2. Quadrant. Die Oberkieferregion des Schädels wurde mit dem Flat-Panel-CT gescannt und mit der Maximum Intensive Projection (MIP) die beiden Bilder auf der rechten Seite rekonstruiert. Trotz erheblicher Kieferumbauten und Zahnverlusten innerhalb der Dekade war eine Identitätsklärung möglich

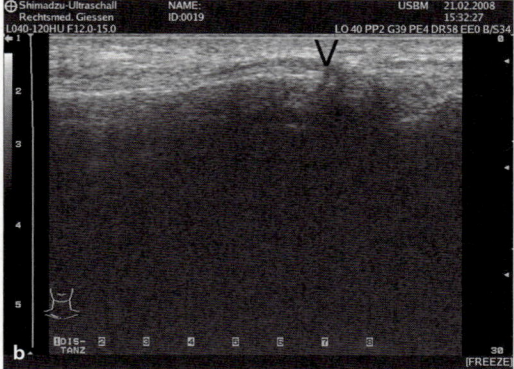

Abb. 17.16a-b Sonographie der medialen Clavicula-Epiphyse. Das Bild auf der linken Seite (**a**) zeigt eine vollständig verknöcherte linke mediale Clavicula. Auf dem anderen Bild (**b**) ist eine rechte Clavicula mit deutlich sichtbarer medialer Epiphysenfuge dargestellt

17.5   Forensische Altersdiagnostik

Bei der forensischen Altersdiagnostik am Lebenden im Strafverfahren spielt die Radiologie eine wichtige Rolle. Neben den vorgeschriebenen klinischen/körperlichen Untersuchungen kommen eine Röntgenuntersuchung der linken Hand (Entwicklung der Handwurzelknochen), ein Orthopantogramm (Zahnentwicklung) und bei Abschluss der Handskelettentwicklung ein Röntgenbild oder besser ein CT der Schlüsselbeine zur Beurteilung der Verknöcherung der medialen Clavicula-Epiphysenfugen zum Einsatz. Diese Methoden sollten durch strahlungsfreie Methoden wie das MRT oder die Sonographie ersetzt werden (Abb. 17.16).

17

Forensische Psychopathologie

R. B. Dettmeyer, H. F. Schütz, M. A. Verhoff

R. Dettmeyer et al., *Rechtsmedizin*,
DOI 10.1007/978-3-642-55022-5_18, © Springer-Verlag Berlin Heidelberg 2014

Einleitung

Der stark alkoholisierte 46-jährige Herr A. randaliert vor einer Pizzeria und wirft eine Weinflasche, die einen der Gäste am Kopf verletzt. Zugleich ruft er unverständliche Schimpfwörter. Uniformierte Polizeibeamte werden von ihm zunächst nicht erkannt. Als die Beamten sich nähern schlägt der Mann wild um sich. Bei dem Versuch, ihn zu packen, erhält ein Beamter einen Tritt gegen sein Bein, beide Polizisten werden beschimpft als »Arschlöcher« und »Halunken«. Herr A. wird zu Boden gebracht und schlägt aus geringer Höhe mit dem Kopf auf eine Bordsteinkante. Mit Handschellen fixiert, kann er zur Polizeiwache gebracht werden, es wird eine Blutprobe entnommen. Die Blutalkoholkonzentration wird mit 3,56‰ bestimmt. Auf der Polizeiwache teilt der Mann mit, in der Pizzeria seien Gäste, die ihn früher mal verprügelt hätten, deshalb habe er die Flasche geworfen. In der Ausnüchterungszelle muss sich Herr A. übergeben, er klagt dort über Kopfschmerzen. Der Gast aus der Pizzeria und der Polizeibeamte erstatten Anzeige wegen Körperverletzung, der Polizist zusätzlich wegen Beleidigung und Widerstand gegen die Staatsgewalt. Der Staatsanwalt entnimmt den Akten, dass Herr A. in den letzten 2 Jahren 23-mal auffällig geworden ist, immer extrem stark alkoholisiert. Während der Staatsanwalt vor Gericht die Unterbringung in einer Entziehungsanstalt beantragt, führt der Verteidiger an, Herr A. sei zum Zeitpunkt der Tat alkoholbedingt schuldunfähig gewesen, seine Aussage auf der Polizeiwache sei nicht verwertbar, da im Zustand der Vernehmungsunfähigkeit abgegeben und außerdem müsse bei vorangegangenem Aufschlagen des Kopfes auf die Bordsteinkante und dem Erbrechen von einer Gewahrsamsunfähigkeit ausgegangen werden.

Die Fähigkeit des Menschen Einsichten zu gewinnen, Verhältnisse bzw. Situationen adäquat zu beurteilen und sein Verhalten entsprechend auszurichten, also seine Einsichts- und Steuerungsfähigkeit, kann auf vielfältige Art und Weise beeinträchtigt sein: Alkohol, Drogen und/oder Medikamente sowie psychiatrische Erkrankungen sind zu berücksichtigen. Am bedeutsamsten ist die **Beurteilung der Schuldfähigkeit,** die bei komplexen Fragestellungen durch einen **forensischen Psychiater** erfolgt. Von der Frage der Schuldfähigkeit zu trennen ist die gesetzliche Regelung der **Strafmündigkeit:**

- Kinder bis zum 14. Lebensjahr sind strafunmündig.
- 14–18-jährige Straftäter werden nach Jugendstrafrecht verurteilt.
- Ab 18 Jahre besteht grundsätzlich volle Strafmündigkeit, bei Heranwachsenden (18–21 Jahre) kommt noch eine Verurteilung nach Jugendstrafrecht in Betracht.
- Ab dem 21. Lebensjahr gilt zunächst jeder Mensch als uneingeschränkt strafmündig.

Im Einzelfall sind die Voraussetzungen einer »Maßregel der Besserung und Sicherung« (Unterbringung in der Psychiatrie, einer Entziehungsanstalt, in der Sicherungsverwahrung) zu prüfen. Vor der Entlassung von Straftätern erfolgen gelegentlich **forensisch-psychiatrische Prognosegutachten** zu der Frage, ob von der betreffenden Person weiterhin eine Gefahr ausgeht. Schließlich werden gerade bei Sexualdelikten aussagepsychologische Gutachten verlangt zur Frage der Glaubwürdigkeit von Angaben, insbesondere des Opfers einer Straftat.

18.1　Unterbringung

Zur Prüfung der Schuldfähigkeit kann ein Tatverdächtiger gemäß § 81 StPO für max. 6 Wochen in ein psychiatrisches Krankenhaus eingewiesen werden, verbunden mit einer erforderlichen detaillierten psychiatrischen Exploration. Auch gemäß § 126a StPO kann ein Tatverdächtiger in einem psychiatrischen Krankenhaus einstweilig untergebracht werden, wenn die öffentliche Sicherheit es erfordert. Schließlich erlauben die §§ 63,64 StGB die Unterbringung in einer Erziehungsanstalt, wenn die Tat im Zustand der Schuldunfähigkeit (§ 20 StGB) oder der verminderten Schuldfähigkeit (§ 21 StGB) begangen wurde. Eine Unterbringung nach § 63 StGB kann nur von einem Landgericht (LG) oder Oberlandesgericht (OLG) beschlossen werden. Dabei ist die Unterbringung gemäß § 63 StGB nicht zeitlich begrenzt, die zuständige Strafvollstreckungskammer des LG muss jedoch regelmäßig die Voraussetzungen prüfen. Suchtkranke können gemäß § 64 StGB auch von einem Amtsgericht in einer Entziehungsanstalt untergebracht werden. Eine Überprüfung erfolgt dann spätestens alle 6 Monate. Bei gegebenem Hang zu erheblichen vorsätzlichen Straftaten und fortbestehender Gefährlichkeit des Täters kommt gem. § 66 StGB eine Sicherungsverwahrung in Betracht.

18.2　Schuldfähigkeit

Für die Annahme einer Schuldunfähigkeit oder einer verminderten Schuldfähigkeit müssen die Voraussetzungen der §§ 20, 21 StGB geprüft werden.

§ 20 StGB Schuldunfähigkeit wegen seelischer Störungen

Ohne Schuld handelt, wer bei Begehung der Tat wegen einer krankhaften seelischen Störung, wegen einer tiefgreifenden Bewusstseinsstörung oder wegen Schwachsinns oder einer schweren anderen seelischen Abartigkeit unfähig ist, das Unrecht der Tat einzusehen oder nach dieser Einsicht zu handeln.

§ 21 StGB Verminderte Schuldfähigkeit

Ist die Fähigkeit des Täters, das Unrecht der Tat einzusehen oder nach dieser Einsicht zu handeln, aus einem der in § 20 bezeichneten Gründe bei Begehung der Tat erheblich vermindert, so kann die Strafe nach § 49 Abs. 1 gemildert werden.

Die Prüfung der Voraussetzungen der §§ 20, 21 StGB erfolgt in 2 Schritten. Zunächst ist auf der biologischen Ebene zu prüfen, ob eine der Eingangsvoraussetzungen vorliegt. Anschließend erfolgt auf einer psychologischen Ebene die Prüfung, wie sich dies auf die Einsichts- und Steuerungsfähigkeit ausgewirkt hat. Die zu fordernde psychische Störung muss einem der 4 Merkmale des § 20 StGB zuzuordnen sein, wobei die Zuordnung zu einzelnen Merkmalen nicht unumstritten ist (◘ Tab. 18.1).

Schließlich ist in einem zweiten Schritt zu prüfen, ob zwischen der Störung und der begangenen Tat eine relevante Kausalbeziehung belegbar ist. Dabei muss die Störung zu einer Aufhebung (§ 20 StGB) oder aber zumindest zu einer erheblichen Beeinträchtigung (§ 21 StGB) der **Einsichts-** oder der **Steuerungsfähigkeit** geführt haben.

> **Einsichts- und Steuerungsfähigkeit**
>
> **Einsichtsfähigkeit**: Kognitives Wissen, dass die Tat als solches verboten ist. Dieses schlichte Wissen ist selbst bei Tätern mit einer Psychose vorhanden.
>
> **Steuerungsfähigkeit**: Fähigkeit des Täters, bei gegebener Einsicht in das Unrecht der Tat auch nach dieser Einsicht zu handeln.

Eine **erhebliche Beeinträchtigung** oder **Aufhebung der Schuldfähigkeit** muss im Regelfall retrospektiv festgestellt werden, teils vor dem Hintergrund vorbestehender Erkrankungen (z. B. endogene Psychosen, hirnorganische Prozesse, Neurosen, Psychopathien und Triebstörungen), teils angesichts der Symptome und Befunde bei einem aktuellen Geschehen. Dabei sind die Anknüpfungstatsachen hinsichtlich ihrer Aussagekraft zu werten, auch muss ein Zusammenhang mit der Tatbegehung bestehen.

◘ **Tab. 18.1** Merkmale der §§ 20, 21 StGB

Merkmal	Beispiele
Krankhafte seelische Störung	Endogene und exogene Psychosen, psychotische Residualsyndrome, Schizophrenien, hirnorganisch bedingte psychische Störungen, Intoxikation (akuter Rausch), Störungen nach Schädel-Hirn-Trauma
Tiefgreifende Bewusstseinsstörung	Schockzustände, Bewusstseinseinengung bei hochgradiger affektiver Erregung (Affektdelikte)
Schwachsinn	Angeborene intellektuelle Minderbegabung, IQ unter ca. 70
Schwere andere seelische Abartigkeit	Neurosen, sexuelle Deviationen, suchtbedingte Persönlichkeitsveränderungen

Anhaltspunkte für ein intaktes Bewusstsein sind u. a.

- tatadäquate Vorbereitungshandlungen
- intakte Chronologie der Handlungsabläufe
- zielgerichtetes Verhalten
- keine abrupten Handlungsabbrüche
- Durchführung eines komplexen mehraktigen Geschehens mit Überwindung von Hindernissen und Widerständen
- nachvollziehbare Erregung nach Provokation
- Orientiertheit (zeitlich, räumlich, zur eigenen Person, zu anderen Personen)
- fehlende gravierende psychomotorische Auffälligkeiten
- adäquates, koordiniertes Nachtatverhalten
- fehlende Persönlichkeitsfremdheit der Tat (motivationaler Zusammenhang?)
- fehlende Angabe einer Amnesie (andernfalls begrenzte Aussagekraft, da nicht objektivierbar und Verdrängung eine Rolle spielen kann) und
- Ausschluss posttraumatischer Bewusstseinsstörungen (objektivierbares Trauma? Auffälliges Verhalten? Bewusstseinseinengung und Desorientierung? Aggressionen?)

Alkoholbedingte Amnesien (möglich ab ca. 1,5‰) betreffen eher Nebensächlichkeiten, gravierende Vorfälle bleiben eher in Erinnerung (inselartig erhaltene Erinnerungen). Medikamentös bedingte Erinnerungslücken und solche nach einem Schädel-Hirn-Trauma sind zeitlich eher klar abgrenzbar, z. T. auch als retrograde Amnesie, was nach Alkoholkonsum nicht zu erwarten ist. Liegt aus den genannten Gründen eine Aufhebung der Schuldfähigkeit vor, so kommt bei Nachweis von Alkohol und/oder anderen berauschenden Substanzen eine Verurteilung wegen Vollrausches in Betracht (§ 323a StGB).

Als sehr seltene Besonderheiten sind der sog. pathologische Rausch und die abnorme Alkoholreaktion zu nennen. Beim **pathologischen Rausch** kommt es schon bei relativ niedriger Blutalkoholkonzentration zum abrupten Erregungszustand, eher ungezielten Aggressionen, und Orientierungsstörungen. Motorische Ausfallerscheinungen kommen kaum vor. Der pathologische Rausch endet mit einem Tiefschlaf, danach besteht eine komplette Erinnerungslücke. Die **abnorme Alkoholreaktion** (komplizierter Rausch) geht ebenfalls mit einem Erregungszustand einher, dieser kann aggressiv verlaufen, aber auch angstbezogene Komponenten zeigen mit persönlichkeitsfremden Affekten.

Während beim pathologischen Rausch die Voraussetzungen des § 20 StGB gegeben sind, wird man beim abnormen Rausch die Voraussetzungen des § 21 StGB bejahen, die des § 20 StGB im Einzelfall aber auch prüfen müssen.

Neben der Schuldfähigkeit gibt es zahlreiche Situationen, in denen Behörden medizinischen Sachverstand heranziehen, um in einer konkreten Situation Entscheidungen treffen zu können (◘ Abb. 18.1 und ► Kap. 7). Dazu zählen die

- Belehrungsfähigkeit
- Vernehmungsfähigkeit
- Gewahrsamsfähigkeit
- Unterbringungsfähigkeit
- Haftfähigkeit/Vollzugstauglichkeit
- Transportfähigkeit
- Aussagefähigkeit
- Verhandlungsfähigkeit
- Prozessfähigkeit
- Abschiebefähigkeit (Reisefähigkeit)
- Testierfähigkeit
- Glaubwürdigkeitsbegutachtung (auch durch Psychologen)
- Fahreignungsbegutachtung
- Reifebeurteilung von Kindern und Jugendlichen durch Psychiater
- Sozial- und Kriminalprognose bei psychisch kranken Straftätern
- Altersschätzung von Asylbewerbern
- Altersschätzung zur Frage der Notwendigkeit der Bestellung eines Verfahrenspflegers
- Begutachtung der Geschäfts(un-)fähigkeit (psychiatrische Begutachtung)

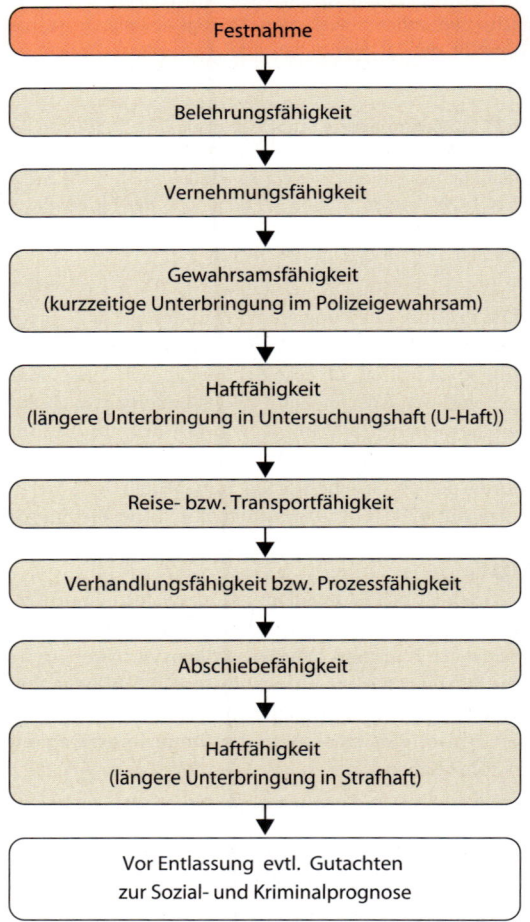

Begutachtungsrelevante Situationen im strafrechtlichen Ermittlungs- und Vorverfahren

Festnahme

Belehrungsfähigkeit

Vernehmungsfähigkeit

Gewahrsamsfähigkeit
(kurzzeitige Unterbringung im Polizeigewahrsam)

Haftfähigkeit
(längere Unterbringung in Untersuchungshaft (U-Haft))

Reise- bzw. Transportfähigkeit

Verhandlungsfähigkeit bzw. Prozessfähigkeit

Abschiebefähigkeit

Haftfähigkeit
(längere Unterbringung in Strafhaft)

Vor Entlassung evtl. Gutachten
zur Sozial- und Kriminalprognose

◘ **Abb. 18.1 Begutachtungsrelevante Situationen im strafrechtlichen Ermittlungs- und Hauptverfahren**

Die Begutachtungen werden in einem erheblichen Teil der Fälle von Fachärzten für Psychiatrie oder von Rechtsmedizinern vorgenommen.

18.3   Testierfähigkeit

Ab dem 16. Lebensjahr kann eine Person unter bestimmten Voraussetzungen ein rechtsverbindliches Testament aufsetzen, die volle Testierfähigkeit ist ab dem 18. Lebensjahr gegeben. Testierfähigkeit setzt voraus, dass die testierende Person die gesamte Tragweite ihrer Entscheidungen erkennen kann. Vorhandene Testierfähigkeit ist der Normalfall. Nicht selten wird von (potenziellen) Erben nach dem Tode des Erblassers angegeben, dieser sei zum Zeitpunkt der Abfassung des Testaments nicht mehr in der Lage gewesen, seinen Willen frei zu fixieren, insbesondere frei von Einflüssen Dritter. Zweifel an der Testierfähigkeit müssen dann retrospektiv gutachterlich geprüft werden, z. B. behauptete Verwirrtheitszustände bei Zerebralsklerose (Patienten mit Demenz) oder Abfassung eines Testaments unter dem Einfluss von Medikamenten.

18.4 Handlung im Affekt (Affekttat)

Es gibt Delikte, bei denen hochgradige Erregungszustände das Handeln des Täters wesentlich bestimmen.

> **Affekttat**
>
> Eine Affekttat ist Straftat, bei der der Täter sein Handeln nur sehr eingeschränkt willentlich steuern kann, weil er unter dem Einfluss von Gemütsbewegungen stehend nahezu passiv selbst zum Opfer von Funktionsabläufen wird.

Die im Rahmen einer Affekttat auftretenden emotionalen Veränderungen können auch ansonsten gesunde Menschen betreffen. Erforderlich ist eine Abgrenzung zu einer »normalen« affektbeladenen Tat. Bei echten Affekttaten lassen sich Handlungen des Täters häufig nicht mehr zu einem organisierten Handlungsablauf fügen. Die übliche Chronologie einer Handlung – Zielsetzung, Zielplanung, Handlungsplanung und Ausführung der Tat – ist häufig gestört bzw. nicht nachvollziehbar, auch finden sich widersprüchliche Verhaltensweisen. Als Charakteristika einer Affekttat sind festzuhalten:

- Emotionen wie Verzweiflung, Angst, Wut, Zorn usw.
- nachfolgende intensive emotionale Erschütterungen, regelmäßig einhergehend mit vegetativen Begleiterscheinungen
- Affekte sind von kurzer Dauer
- affektassoziierte Veränderungen können derart dominieren, dass die rationale Persönlichkeit des Menschen sich dagegen nicht durchzusetzen vermag

Die Täterinnen und Täter zeigen nicht selten eine mangelnde Flexibilität ihres Reaktions- bzw. Handlungsspektrums, häufig verbunden mit Unterlegenheitsgefühlen und geringer Frustrationstoleranz. Nicht selten ergibt sich eine bereits anamnestisch affektbeladene Konstellation mit Kränkungen und Demütigungen des späteren Täters. Schließlich kann es plötzlich und unerwartet zu einer eruptiven Entladung von Affekten kommen, nach der Tat werden nicht selten Erinnerungslücken bis zum Erinnerungsverlust angegeben und ein »plötzliches Aufwachen in der Realität«. Sollte das Opfer zu Tode gekommen sein, so werden nach dem Strafgesetzbuch sog. Affekttaten als minderschwere Form des Totschlages angesehen.

Medizinrecht

R. B. Dettmeyer, H. F. Schütz, M. A. Verhoff

R. Dettmeyer et al., *Rechtsmedizin*,
DOI 10.1007/978-3-642-55022-5_19, © Springer-Verlag Berlin Heidelberg 2014

Einleitung

Bei einem 54-jährigen Patienten wurde nach einer Herzoperation im Herzbeutel ein kleines Tuch vergessen. Der Patient klagte bei ungestörter Wundheilung lediglich über ein zeitweises retrosternales Druckgefühl. Anlässlich einer Routine-Röntgenkontrolle mehrere Monate nach der Herz-OP wurde das Tuch entdeckt. Die operative Entfernung dieses großen Fremdkörpers war medizinisch indiziert, selbstverständlich musste der Patient über den Fund und die Notwendigkeit einer erneuten Operation aufgeklärt werden. Er überstand die operative Entfernung des Tuches komplikationslos, erstattete jedoch Strafanzeige gegen den verantwortlichen Herzchirurgen.

Der Begriff »Medizinrecht« wird in einem weiteren Sinne verstanden als der Begriff des »Arztrechts« und umfasst alle Regeln die sich auf das Gebiet der Medizin beziehen. Da es in Deutschland kein eigentliches geschriebenes Medizin- bzw. Arztrecht gibt, sind einerseits zahlreiche Gesetze, Verordnungen etc. zu beachten und andererseits haben Entscheidungen der Rechtsprechung eine herausragende Bedeutung.

19.1 Bundesärzteordnung und Approbationsordnung

Die Ausübung der Heilkunde ist Ärztinnen und Ärzten, aber auch Heilpraktikerinnen und Heilpraktikern erlaubt (§ 1 Abs. 2 Heilpraktikergesetz). Die Berufsbezeichnung Arzt bzw. Ärztin darf führen, wer

- die Ausbildung zur Ärztin/zum Arzt gemäß Approbationsordnung für Ärzte (ÄAppO) absolviert und
- die Zulassung zur Ausübung des Arztberufs gemäß Bundesärzteordnung (BÄO) erlangt hat in Form der Approbation als staatliche Erlaubnis zur Ausübung der Heilkunde bzw. Zahnheilkunde.

Diese **Approbation** wird von der zuständigen Verwaltungsbehörde auf Antrag bei Vorliegen der folgenden **Voraussetzungen** erteilt:

- Staatsangehörige eines EU-Mitgliedstaates oder Heimatlose Ausländer
- Abschluss des Medizinstudiums
- keine Unwürdigkeit oder Unzuverlässigkeit zur Ausübung des Arztberufes, insbesondere keine gravierenden Vorstrafen
- keine gesundheitlichen Beeinträchtigungen, die der Berufsausübung entgegenstehen.

Für eine Niederlassung als Ärztin bzw. Arzt ist die Approbation erforderlich, die Zulassung als Vertragsarzt

der gesetzlichen Krankenkassen setzt zusätzlich eine Vorbereitungszeit voraus. Die Ausbildung angehender Mediziner wird in einer vom Bundesminister für Gesundheit durch Rechtsverordnung mit Zustimmung des Bundesrates erlassenen Approbationsordnung (ÄAppO) geregelt. Nach Aufnahme der Berufstätigkeit wird die Ausübung des Berufes geregelt durch die Landesärztekammern und das ärztliche Standesrecht.

19.2 Ärztekammern und Standesrecht

Ärztekammern sind auf gesetzlicher Grundlage installierte Körperschaften öffentlichen Rechts (KöR) mit der Befugnis zum Erlass verbindlicher Ordnungen für ihre Mitglieder. Die Mitgliedschaft in einer Landesärztekammer ist rechtlich verbindlich (Pflichtmitgliedschaft). Die Bundesärztekammer (BÄK) nennt sich »Kammer«, ist jedoch rechtlich eine Arbeitsgemeinschaft der Landesärztekammern. Daher sind Beschlüsse der BÄK bzw. des Deutschen Ärztetages rechtlich nicht verbindlich. Dort gefasste Beschlüsse tragen häufig den Zusatz »Muster«, um den Charakter eines Vorschlags gegenüber den Landesärztekammern zum Ausdruck zu bringen: z. B. (Muster-)Weiterbildungsordnung, (Muster-)Berufsordnung. Erst wenn die durch regelmäßige Wahlen der Mitglieder bestimmten Kammerversammlungen der Landesärztekammern eigene Beschlüsse gefasst haben und diese von der zuständigen Aufsichtsbehörde genehmigt wurden, liegen für die jeweiligen Kammermitglieder rechtsverbindliche Regelungen vor.

Die Aufgaben einer Landesärztekammer sind durch das jeweilige Landesgesetz vorgegeben und werden durch die Ärztekammersatzung konkretisiert. Zu den Aufgaben gehören z. B. die Erstellung einer Weiterbildungsordnung, einer Beitragsordnung und einer Berufsordnung sowie die Organisation der Facharztprüfungen. Bedeutsam ist die Möglichkeit einer standesgerichtlichen Ahndung von Verstößen gegen die Berufsordnung.

19.2.1 Weiterbildungsordnung

Die Landesärztekammern erteilen Weiterbildungsermächtigungen an leitende Ärzte. Nach Ablauf der Weiterbildungszeit muss vor der Zulassung zur Prüfung eine Bescheinigung des weiterbildungsermächtigten Arztes vorgelegt werden, in der dieser bestätigt, dass im Rahmen der unter seiner Aufsicht erfolgten Weiterbildung die Vorgaben der Weiterbildungsordnung eingehalten wurden. Die Weiterbildungsermächtigung wird auf Antrag erteilt. Bei den Ärztekammern sind Listen der im jeweiligen Fachgebiet weiterbildungsermächtigten Ärzte einsehbar bzw. erhältlich. Teilweise wird keine umfassende, sondern eine auf einen bestimmten Weiterbildungszeitraum begrenzte Weiterbildungsermächtigung erteilt. Voraussetzung für die Erteilung einer Weiterbildungsermächtigung ist die fachliche und persönliche Eignung des Arztes. Daher kann die Weiterbildungsermächtigung einem Chefarzt wieder entzogen bzw. gekürzt werden, wenn er die gebräuchlichen Behandlungsmethoden seines Faches nicht oder nicht mehr hinreichend vermittelt. Ein Entzug der Weiterbildungsermächtigung ist außerdem möglich, wenn im Weiterbildungszeugnis falsche Angaben vom weiterbildenden Arzt als sachlich richtig bestätigt werden. Die Weiterbildungsordnung enthält auch inhaltliche Vorgaben zur Weiterbildung und regelt, ob und ggf. welche Gebietsbezeichnungen nebeneinander geführt werden können.

19.2.2 Berufsordnung

Die Kammerversammlungen der Landesärztekammern haben eine für alle Kammermitglieder rechtlich verbindliche Berufsordnung erlassen, die sich regelmäßig eng orientiert an der (Muster-)Berufsordnung für die deutschen Ärzte (MBO-Ä), jeweils in der Fassung der Beschlüsse des Deutschen Ärztetages. Nach Genehmigung durch die Aufsichtsbehörde entfalten die Berufsordnungen eine Rechtswirkung für alle Mitglieder, Verstöße können berufsgerichtlich geahndet werden. Der Berufsordnung ist ein inhaltlich dem Eid des Hippokrates vergleichbares Gelöbnis vorangestellt. Danach folgen 4 Abschnitte:

1. Präambel
2. Regeln zur Berufsausübung
3. Verhaltensregeln
4. ergänzende Bestimmungen zu einzelnen ärztlichen Berufspflichten

So finden sich in den Berufsordnungen Vorgaben zur ärztlichen Aufklärungspflicht, zur (auch postmortalen) Schweigepflicht, zur Dokumentationspflicht, zur Sterbehilfe und zu zahlreichen anderen Fragen. Festgelegt ist zum Beispiel, dass ein Arzt nicht gezwungen werden darf, an einem Schwangerschaftsabbruch mitzuwirken, wenn dies seiner persönlichen Überzeugung widerspricht.

19.2.3 Standesgerichtsbarkeit

Bei allen sog. »verkammerten« Berufen (Ärzte, Zahnärzte, Apotheker, Tierärzte, Rechtsanwälte, Steuerberater usw.) können Verstöße gegen die jeweilige Berufsordnung von einem Berufsgericht geahndet werden, bei Ärztinnen und Ärzten sind dies die zuständigen **Heilberufsgerichte**. Dies bedeutet, dass z. B. bei einem (wiederholten) groben Behandlungsfehler oder einem Abrechnungsbetrug auf den Verantwortlichen mehrere Verfahren gleichzeitig zukommen können: Er muss sich zivilrechtlich gegenüber dem Patienten verantworten, strafrechtlich wegen fahrlässiger Körperverletzung oder fahrlässiger Tötung bzw. wegen Betruges und u. U. zusätzlich standesrechtlich bei Bejahung des sogenannten »berufsrechtlichen Überhanges«. Die Heilberufsgerichte sind angesiedelt bei den Verwaltungsgerichten (VG) bzw. Oberverwaltungsgerichten (OVG). Das Heilberufsgesetz des jeweiligen Bundeslandes legt die in einem berufsgerichtlichen Verfahren möglichen Sanktionen fest.

Einerseits handelt es sich bei der **Mitgliedschaft in der Ärztekammer** um eine **Pflichtmitgliedschaft** und Regelungen wie die Berufsordnung und die Weiterbildungsordnung sind für die Kammermitglieder rechtlich verbindlich, jedoch müssen die Ärztekammern sich andererseits auf berufsbezogene Tätigkeiten und Äußerungen beschränken. Ärztekammern haben kein allgemeinpolitisches Mandat. Bei den Ärztekammern angesiedelt sind darüber hinaus **Kommissionen** bzw. **Schlichtungsstellen**, u. a. für **ärztliche Haftungsfragen** bei einem Behandlungsfehlervorwurf und z. B. Kommissionen für eine Organspende unter Lebenden. Schließlich gibt es neben den sog. **Forschungs-Ethik-Kommissionen an den Universitäten** von den Ärztekammern eingerichtete **Ethikkommissionen**.

19.2.4 Ethikkommissionen

Bei den Ethikkommissionen handelt es sich um formal unabhängige Gremien, die medizinische, rechtliche und berufsethische Aspekte von Anträgen zur Durchführung klinischer Studien beurteilen sollen. Dabei sollen Patienten bzw. Probanden, die an einem Forschungsvorhaben teilnehmen, so wenig wie möglich gefährdet werden. Zum Teil haben die Ethikkommissionen gesetzlich fixierte Aufgaben, eingebunden in die Tätigkeit der Ethikkommissionen sind auch Juristen und Medizinethiker, vereinzelt auch Personen aus dem Bereich der Patientenvertretungen. Die Musterberufsordnung beinhaltet eine festgeschriebene Beratungspflicht für biomedizinische Forschungen. Die

19

»Deklaration von Helsinki« enthält hingegen als quasi internationales Standesrecht allgemeine Regeln für klinische Versuche am Menschen. Besonderheiten ergeben sich für klinische Versuche an Kindern bzw. Minderjährigen oder auch z. B. Schwangeren. Die Deklaration von Helsinki regelt folgende wesentliche Punkte:

- Der Patient/Proband muss über die Besonderheit des Versuchs aufgeklärt werden.
- Der klinische Versuch muss medizinisch vertretbar sein.
- Nach ordnungsgemäßer Aufklärung – Ziele, Methoden, Vorteile, Risiken, Unannehmlichkeiten – muss eine Einwilligung in den klinischen Versuch erfolgen.
- Die Zustimmung zur Teilnahme an dem klinischen Versuch muss jederzeit ohne Angabe von Gründen zurückgenommen werden können.
- Versuche an Mitgliedern einer verletzlichen Gruppe (Kinder, Geisteskranke, Mitglieder von Vereinigungen mit Korpsgeist) sind nicht zulässig (Ausnahmen aber möglich).
- Es darf grundsätzlich für die Teilnahme an einem klinischen Versuch ein gewisser finanzieller Anreiz gegeben sein, denn immerhin gefährdet der Proband seine Gesundheit für die Forschung und das allgemeine Wohl.
- Umstritten ist, ob den Versuchsteilnehmern mitgeteilt werden muss, in wessen Auftrag die Studie durchgeführt wird.

Bei klinischen Versuchen wird unterschieden zwischen dem »Heilversuch« und dem »Humanexperiment«.

Heilversuch Therapie, Heilungszweck und Behandlungsmaßnahme sind eingebunden in einen Forschungszweck; gemäß § 41 Nr. 1 Arzneimittelgesetz (AMG) ist der Heilversuch nur bei einer einschlägig kranken Person zulässig, um das Leben zu retten, seine Gesundheit wieder herzustellen, oder sein Leiden zu erleichtern. Der Heilversuch kann auch bei Geschäftsunfähigen, beschränkt Geschäftsfähigen und Einwilligungsunfähigen nach Einwilligung des gesetzlichen Vertreters durchgeführt werden.

Humanexperiment Das Humanexperiment ist rein fremdnützig, es bietet keine Vorteile für die Probanden, diese riskieren im Gegenteil Nachteile. Für das Humanexperiment reicht es aus, dass die Risiken der klinischen Prüfungen für die Probanden, gemessen an der voraussichtlichen Bedeutung des Arzneimittels für die Heilkunde, ärztlich vertretbar sind (§ 40 AMG), der sog. »informed consent« eingeholt ist und die klinische Prüfung den im Detail geregelten Bedingungen der Planung, der Durchführung und der Kontrolle genügt.

19.3 Patientenrechte

Das in das Bürgerliche Gesetzbuch mit den §§ 630a bis 630h eingefügte Patientenrechtegesetz trat am 26.02.2013 in Kraft. Es führt die richterrechtlich entwickelten Grundsätze des Behandlungsrechts und des Arzthaftungsrechts zusammen. Der »Behandlungsvertrag« unterliegt den Vorschriften über das Dienstverhältnis – geregelt werden Informationspflichten, die Einwilligung des Patienten, Aufklärungspflichten, die Dokumentation der Behandlung, das Einsichtsrecht des Patienten in die ihn betreffende Patientenakte und Fragen der Beweislast bei Haftung für Behandlungs- und Aufklärungsfehler. Im Grundsatz wird jetzt gesetzlich verlangt, was bislang bereits durch die Rechtsprechung vorgegeben war. Ob sich die in einzelnen Formulierungen nicht unumstrittenen Regelungen in der Rechtspraxis bewähren, bleibt abzuwarten.

19.4 Die ärztliche Aufklärungspflicht

Die ärztliche Aufklärungspflicht ergibt sich u. a. als vertragliche Pflicht aus dem Arzt-Patienten-Vertrag, ist aber auch standesrechtlich in den Berufsordnungen der Landesärztekammern verankert. Neben dem Zeitpunkt der ärztlichen Aufklärung sind Art und Umfang der Aufklärung von besonderer Bedeutung.

19.4.1 Zeitpunkt der ärztlichen Aufklärung

Bei normalen ambulanten ärztlichen Maßnahmen (kleinere operative Eingriffe, zur Diagnostik erforderliche Maßnahmen, endoskopische Untersuchung etc.) kann die Aufklärung des Patienten am Tag der ärztlichen Maßnahme erfolgen. Bei stationärer Behandlung ist im Regelfall eine Aufklärung am Vortag – nicht am Vorabend – zu fordern.

> Der Patient muss vor einem Eingriff so rechtzeitig aufgeklärt werden, dass er durch hinreichende Abwägung der für und gegen den Eingriff sprechenden Gründe seine Entscheidungsfreiheit und damit sein Selbstbestimmungsrecht in angemessener Weise wahren kann.

Bei frühzeitig geplanten selektiven Eingriffen sollte die Aufklärung bereits zum Zeitpunkt der Vereinbarung des Operations- bzw. Untersuchungstermins erfolgen. Macht ein Patient geltend, er sei zu spät aufgeklärt worden und dies habe ihn in seiner Entscheidungsfreiheit beeinträchtigt, so ist es seine Aufgabe, plausibel darzulegen, dass er bei rechtzeitiger Aufklärung über die Risiken und Nebenwirkungen des Eingriffs vor einem echten Entscheidungskonflikt gestanden hätte. Für die Intensität des ärztlichen Eingriffs ist zu beachten:

> **Eine Aufklärung ist umso weniger geboten, je notwendiger oder dringlicher der ärztliche Eingriff aus medizinischer Sicht ist. Umgekehrt muss die Aufklärung umso ausführlicher erfolgen, wenn es sich um einen medizinisch nicht notwendigen, aufschiebbaren Eingriff handelt. Ist sofortiges ärztliches Handeln erforderlich, kann auf die Aufklärung verzichtet werden.**

Die ärztliche Aufklärung ist nicht delegierbar auf Nicht-Ärzte! Vorrangig soll der Arzt die Aufklärung des Patienten gewährleisten, der den geplanten Eingriff durchführen wird.

19.4.2 Art und Umfang der ärztlichen Aufklärungspflicht

Das Selbstbestimmungsrecht des Patienten verlangt nicht nur eine rechtzeitige, sondern auch eine ordnungsgemäße Aufklärung. Hier lautet die Argumentation der Gerichte in Deutschland: Der ärztliche Heileingriff ist rechtlich eine Körperverletzung im Sinne des Straf- und Zivilrechts. Damit der Arzt für einen Eingriff in die körperliche Unversehrtheit – was auch gilt für die Gabe von Medikamenten! – nicht bestraft wird, braucht er einen von der Rechtsordnung anerkannten Rechtfertigungsgrund. Dieser Rechtfertigungsgrund wird regelmäßig gesehen in der Einwilligung des Patienten in die ärztliche Maßnahme (sog. **rechtfertigende Einwilligung**). Da der Patient im Regelfall nicht über die erforderlichen Kenntnisse verfügt, um beurteilen zu können, ob er das mit dem ärztlichen Eingriff verbundene Risiko auf sich nimmt, bedarf es der Aufklärung. Diese Aufklärung muss der Arzt, der allein über das notwendige Fachwissen verfügt, leisten.

> **Am Anfang steht die ordnungsgemäße Aufklärung des aufklärungs- und einwilligungsfähigen Patienten. Diese erlaubt dem Patienten dann die Abgabe einer rechtswirksamen Einwilligung in den ärztlichen Eingriff. Damit liegt ein von**
> ▼

der Rechtsordnung akzeptierter Rechtfertigungsgrund vor (sog. rechtfertigende Einwilligung), der Eingriff ist nicht rechtswidrig, der Arzt kann nicht bestraft bzw. wegen eines Aufklärungsfehlers haftbar gemacht werden.

Ohne ordnungsgemäße Aufklärung ist der Patient nicht hinreichend informiert, um rechtswirksam in den Heileingriff einwilligen zu können. Damit fehlt der erforderliche Rechtfertigungsgrund für den Eingriff und eine Bestrafung des Arztes ist grundsätzlich ebenso möglich wie seine Heranziehung zu Schadensersatz und Schmerzensgeld.

> **Die mangelhafte ärztliche Aufklärung ist neben dem Behandlungsfehler und Dokumentationspflichtverletzungen ein wichtiger Ansatzpunkt für haftungsrechtliche Konsequenzen.**

Aufklärungsvordrucke gibt es für zahlreiche ärztliche Maßnahmen, in geringem Umfang für Medikamente. Diese Aufklärungsvordrucke erklären Indikation, Umfang und wesentliche Risiken eines Eingriffs, die Risiken werden oft gesondert nach ihrer Wahrscheinlichkeit (selten, sehr selten, extrem selten) dargestellt. Die Rechtsprechung des Bundesgerichtshofs (BGH) lässt eine alleinige schriftliche Aufklärung nicht genügen, da damit nicht sichergestellt sei, dass der Patient auch verstanden habe, was er unterschreibt (BGH NJW 1985, 1399). Ein unterschriebenes Aufklärungsformular gilt deshalb nur als Indiz dafür, dass eine Aufklärung überhaupt stattgefunden hat. In jedem Aufklärungsformular gibt es Leerzeilen, in die der aufklärende Arzt handschriftlich Besonderheiten eintragen soll bzw. Notizen, die sein Aufklärungsgespräch mit dem Patienten dokumentieren.

19.4.3 Spezielle Fragen der ärztlichen Aufklärung

Bei der ärztlichen Aufklärung gibt es eine Reihe von Situationen, die häufiger Gegenstand gerichtlicher Entscheidungen sind: **Aufklärung minderjähriger Patienten,** Aufklärungspflichten über die **Arzneimitteltherapie,** bei **Impfungen** und bei medizinisch nicht indizierten, aber **vom Patienten gewünschten Maßnahmen** (z. B. kosmetische OP, »Wunschsektio«, Sterilisation zum Zwecke der Familienplanung usw.). So gelten zum Beispiel, orientiert an den Empfehlungen der »American College of Physicians« von 1979, folgende Aufklärungsempfehlungen bei der Arzneimitteltherapie (wörtlich übernommen aus Dettmeyer, Medizin & Recht, 2. Aufl. 2006, Seite 62/63):

- Wirkungsweise eines Medikamentes
- Indikation zur Verschreibung des Medikamentes
- Vorgesehene Art und Dauer der Gabe bzw. Einnahme
- Häufige Nebenwirkungen
- Verhaltensempfehlungen beim Auftreten unerwünschter Arzneimittel-Nebenwirkungen (UAW)
- Hinweise auf derart ernste Nebenwirkungen, bei denen der Patient sofort die Einnahme des Medikamentes beenden und ärztlichen Rat einholen soll
- Nach dem mündlichen Aufklärungsgespräch sollte der Patient schriftliche Informationen zu dem verschriebenen Medikament erhalten.

Aufklärung minderjähriger Patienten Die Einwilligung in eine ärztliche Maßnahme ist kein Rechtsgeschäft, erfordert also nicht die Geschäftsfähigkeit des Patienten. Minderjährige können in Abhängigkeit von ihrer Verstandesreife bzw. **natürlichen Einsichtsfähigkeit** und auch in Abhängigkeit von der Schwere des vorgesehenen Eingriffs teilweise selbst einwilligen, teilweise ist die Einwilligung der Sorgeberechtigten erforderlich.

> Die Einbeziehung der Sorgeberechtigten bei der Einwilligung in eine ärztliche Maßnahme sollte bei einem minderjährigen Patienten der Regelfall sein.

Je gravierender der vorgesehene ärztliche Eingriff für die zukünftige Lebensplanung des minderjährigen Patienten ist, umso höhere Anforderungen sind an dessen natürliche Einsichtsfähigkeit zu stellen. Diese Einsichtsfähigkeit ist vom Arzt im Aufklärungsgespräch festzustellen und zu dokumentieren.

Bei **schwerwiegenden Eingriffen** (Tumoroperationen, Chemotherapie etc.) sind **beide Elternteile** aufzuklären und beide **müssen rechtswirksam einwilligen.** Handelt es sich hingegen um Bagatelleingriffe wie z. B. Routineimpfungen, dann kann jeder Elternteil den anderen ermächtigen, für ihn mit zu entscheiden. Voll einsichtsfähige Minderjährige können selbst rechtswirksam in derartige Routineeingriffe einwilligen.

Verweigern **Eltern die Einwilligung** in einen medizinisch indizierten Eingriff bei einem Kind, dann sollte das **Familiengericht** angerufen werden. Dieses wird prüfen müssen, ob die Verweigerung eine Gefährdung des körperlichen, geistigen oder seelischen Wohls des Kindes bedeutet. Denkbar ist dann der **Entzug** des sogenannten **medizinischen Sorgerechts.**

Aufklärung bei Impfungen Auch wenn es **beruflich indizierte Impfungen** insbesondere für medizinisches Personal gibt (Hepatitis A und B, Influenza, Masern), besteht in Deutschland derzeit keinerlei Impfpflicht. Für die häufigen **Impfungen im Kindesalter** wird eine vorherige Aufklärung in schriftlicher Form empfohlen. Gelegenheit zum persönlichen Gespräch mit dem Impfarzt muss aber gegeben sein. Bei kleinen Kindern sollten in der Regel beide Elternteile vom Arzt aufgeklärt und um Einwilligung ersucht werden. In der Praxis kann aber jedenfalls bei Routineimpfungen der anwesende Elternteil für den nicht anwesenden Elternteil rechtswirksam in die Impfung einwilligen. Wichtig ist bei verweigerter Impfung, dass über den Verlauf der Infektionskrankheit und die denkbaren Risiken der Infektion ohne Impfung sorgfältig aufgeklärt wird.

Aufklärung bei medizinisch nicht indizierten Maßnahmen Zahlreiche medizinische Eingriffe werden zwar durchaus im Interesse des Patienten vorgenommen, sind aber nicht eigentlich medizinisch indiziert. Dies gilt für die große Gruppe der kosmetischen bzw. ästhetisch-plastischen Operationen, aber auch z. B. für Sterilisationsoperationen zum Zwecke der Familienplanung. Angesichts der zeitlichen und räumlichen Planbarkeit derartiger Operationen muss die ärztliche Aufklärung in deutlichem Abstand vor dem Operationstermin erfolgen. Die Aufklärung sollte vom Operateur persönlich durchgeführt werden, von einer Delegation der Aufklärung an einen anderen Arzt ist abzuraten. Vor medizinisch nicht indizierten, insbesondere kosmetischen Operationen bzw. Eingriffen hat eine besonders umfangreiche Aufklärung zu erfolgen. Der Bundesgerichtshof führte dazu aus (BGH Medizinrecht 1988, 187, 188):

> Die Einwilligung in eine kosmetische Operation … ist nur dann wirksam, wenn die Patientin in schonungsloser Offenheit und Härte auch durch Verwendung von Farbbildern über die in bis zu 50 % der Fälle auftretenden derben, manchmal juckenden Wulstnarben aufgeklärt wurde.

Unterlassene Aufklärung (sog. therapeutisches Privileg) In Ausnahmefällen kann es bei medizinischen Kontraindikationen geboten und gerechtfertigt sein, den Patienten nicht aufzuklären, wenn die begründete Befürchtung gegeben ist, dass die Aufklärung zu schwerwiegenden gesundheitlichen Störungen, insbesondere auch des psychischen Befindens führen kann. Eine solche Nichtaufklärung des Patienten in seinem Interesse (sog. therapeutisches Privileg) wird jedoch von der höchstrichterlichen Rechtsprechung kaum anerkannt, Ausnahmefälle finden sich allenfalls bei Patienten mit psychiatrischen Krankheitsbildern.

Aufklärungsverzicht Auch der Aufklärungsverzicht des Patienten wirft rechtliche Fragen auf. Viele Patienten wollen sich vor einer ärztlichen Maßnahme nicht mit den Fragen des ärztlichen Eingriffs befassen und verzichten auf eine ärztliche Aufklärung. Im Aufklärungsformular kann angekreuzt werden:

> » Ich verzichte auf eine ausführliche ärztliche Aufklärung.

Auch ein solcher Aufklärungsverzicht muss jedoch im persönlichen Gespräch bestätigt werden.

> ⊙ Ein Aufklärungsverzicht muss unmissverständlich geäußert worden sein und gilt immer nur für den gerade bevorstehenden ärztlichen Eingriff. Bei weiteren Maßnahmen muss der Patient regelmäßig befragt werden, ob er (nunmehr) genauere Informationen wünsche.

19.5   Therapieverweigerung

Medizinisch nicht indizierte Behandlungen dürfen vom Arzt verweigert werden. Wenn keine dringlichen medizinischen Maßnahmen geboten sind und ein Arzt sich begründet weigert, eine bestimmte Behandlung durchzuführen, kann dem Patienten die Heranziehung eines anderen Arztes zugemutet werden. Eine vom Patienten gewünschte medizinisch gebotene Behandlung darf ein Vertragsarzt allerdings nur in begründeten Fällen ablehnen, da er über seine Zulassung verpflichtet ist, an der kassenärztlichen Versorgung teilzunehmen. Denkbare Ablehnungsgründe können auch ein fehlendes Vertrauensverhältnis sein, die ständige Nichtbefolgung ärztlicher Anordnungen, mehrfaches querulatorisches oder sonstiges unqualifiziertes Verhalten des Patienten und das Verlangen von »Wunschrezepten«.

Grundsätzlich gibt es, außer in gesetzlich zugelassenen Fällen, wie z. B. der Unterbringung zur Therapie in einem psychiatrischen Krankenhaus, keine Möglichkeit, einen Patienten gegen seinen Willen zu einer medizinisch indizierten Therapie zu zwingen. Es gibt keine Zwangsbehandlung, auch wenn die angestrebte Therapie noch so dringlich sein sollte. Der Wille des Patienten ist zu respektieren. Entscheidend ist, ob die Weigerung des Patienten, sich adäquat behandeln zu lassen, Ausdruck eines frei verantwortlichen Willensentschlusses ist. Bei suizidgewillten Patienten ist im Regelfall eine Behandlung auch gegen den erklärten

Willen geboten, zu prüfen ist dann eine Einweisung wegen drohender Selbstgefährdung nach den Unterbringungsgesetzen der Bundesländer. Hintergrund ist, dass einem Suizidversuch nur selten eine uneingeschränkt freie Willensentscheidung zugrunde liegt. Verweigert der Patient eine medizinisch gebotene Therapie, so sind ihm dennoch alle medizinischen Aspekte der vorgesehenen Behandlung darzulegen, alle Alternativen sind zu erläutern und insbesondere ist auf die Risiken und Folgen hinzuweisen, die bei ausbleibender Therapie im weiteren Verlauf der diagnostizierten Krankheit zu erwarten sind. Der Unterschied gegenüber dem nach medizinischer Erfahrung zu erwartendem Krankheitsverlauf bei Durchführung einer Therapie muss in dem Gespräch mit dem Patienten besonders deutlich werden.

Die partielle Therapieverweigerung aus religiösen Gründen ist, insbesondere im Falle der Zeugen Jehovas, jedenfalls bei erwachsenen Patienten zu respektieren. Verweigern jedoch die Sorgeberechtigten (Zeugen Jehovas) eine medizinisch indizierte Therapie bei einem nicht entscheidungsfähigen minderjährigen Patienten, so ist das Familiengericht anzurufen.

19.6   Dokumentationspflichten

Eine ordnungsgemäße Dokumentation dient der Wahrung des Persönlichkeitsrechts des Patienten und soll auch eine sachgerechte Erst- und Anschlussbehandlung ermöglichen sowie gleichzeitig den Arzt vor haftungsrechtlichen Konsequenzen schützen. Die Dokumentationspflicht ist in den Berufsordnungen der Landesärztekammern verankert. Die medizinische Dokumentation muss **schriftlich** erfolgen, vollständig sein und alles Wesentliche erfassen, klar, übersichtlich sowie nachprüfbar und richtig sein. Die Gerichte verlangen eine Dokumentation der objektiven Feststellungen über die körperliche Befindlichkeit des Patienten sowie der Umstände und des Verlaufs der durchgeführten Behandlung.

Gravierende Dokumentationsmängel können im Arzthaftungsprozess zur Umkehr der Beweislast führen. Ein Arzt muss dann z. B. belegen, dass eine nicht dokumentierte ärztliche Maßnahme doch durchgeführt wurde.

Zwar gilt eine unterlassene Dokumentation für sich allein noch nicht als eigenständiger Haftungsgrund, auch nicht der Verlust von Krankenunterlagen, jedoch billigen die Gerichte dem Patienten in solchen Fällen Beweiserleichterungen zu.

Ein Berufsanfänger soll den Gang der von ihm durchgeführten Operation auch bei sogenannten Routineeingriffen in den wesentlichen Punkten besonders sorgfältig dokumentieren. Dokumentationspflichtig sind insbesondere Abweichungen vom vorgesehenen Ablauf ärztlicher Maßnahmen. Auch eine nachträgliche Dokumentation muss immer als solche kenntlich gemacht werden.

Je nach Art der ärztlichen Maßnahme gibt es für die Dokumentationsunterlagen unterschiedliche Aufbewahrungspflichten. Generell ist eine Aufbewahrung von Originalkrankenunterlagen für mindestens 30 Jahre zu empfehlen (Verjährungsfrist bei vertraglichen Ansprüchen aus dem Arzt-Patienten-Vertrag). Detaillierte Vorgaben zu Dokumentationspflichten finden sich in Sonderregelungen wie etwa dem Transfusionsgesetz (TFG) oder den Unterbringungsgesetzen bzw. den Psychisch-Kranken-Gesetzen (PsychKG) der Bundesländer.

19.7 Einsichtsrechte in Kranken-unterlagen

Die Krankenunterlagen stehen im Eigentum des Arztes. Der Patient kann die Herausgabe der Originalunterlagen, von Ausnahmen abgesehen (Röntgenbilder, ggf. wohl auch Schnittpräparate und Zytoausstriche), nicht verlangen, wohl aber Kopien davon gegen Übernahme der Kosten. Allerdings unterliegt nicht die gesamte Krankenakte dem Einsichtsrecht des Patienten. Subjektive Wertungen des Arztes, Verdachtsdiagnosen und Drittdaten werden vom Einsichtsrecht nicht erfasst. Gegebenenfalls ist der Arzt berechtigt, dem Patienten eine Ablichtung der Krankenunterlagen auszuhändigen, auf der die nicht von dem Einsichtsrecht getragenen Teile geschwärzt sind. Gegen Vorlage einer schriftlichen Erklärung zur Entbindung von der ärztlichen Schweigepflicht kann der Patient auch eine Person seines Vertrauens mit der Einsicht in die Krankenunterlagen beauftragen. Müssen doch einmal Originalunterlagen, z. B. Röntgenbilder, dem Patienten ausgehändigt werden, so sollte die Abgabe nur gegen eine entsprechende schriftliche Empfangserklärung erfolgen. Beim Einsichtsrecht des Patienten in »seine« Krankenunterlagen gibt es einige wenige **Ausnahmen:**

- das Einsichtsrecht umfasst nicht subjektive Wertungen bzw. Notizen über persönliche Eindrücke und bloße Verdachtsdiagnosen
- das Einsichtsrecht kann in Ausnahmefällen grundsätzlich beschränkt werden bei psychiatrischen Krankenunterlagen

Die Entscheidung über die Offenbarung des Inhalts psychiatrischer Krankenunterlagen wird daher allein vom Arzt nach bestem Wissen und Gewissen getroffen. Er hat zu bedenken und zu dokumentieren, inwieweit die Einsichtnahme durch den Patienten den Behandlungserfolg gefährden kann oder ob ggf. schutzwürdige Interessen dritter Personen entgegenstehen. Verweigert der Arzt aus derartigen Gründen die Einsicht in die Krankenunterlagen, dann kann er sich auf den allgemeinen Hinweis beschränken, dass die Krankengeschichte nicht zu offenbaren sei. Er braucht diese Entscheidung dem Patienten oder auch einem Gericht gegenüber nicht detailliert zu begründen.

> **Die ärztliche Schweigepflicht gilt über den Tod des Patienten hinaus.**

Das Einsichtsrecht in Krankenunterlagen steht den Hinterbliebenen nicht automatisch zu. Kann ein naher Angehöriger, der Erbe des Verstorbenen oder eine dem früheren Patienten sonst glaubhaft nahestehende Person ein berechtigtes (rechtliches) Interesse an Informationen aus den Krankenunterlagen des Verstorbenen haben, so hat der Arzt zu prüfen, ob er nach dem mutmaßlichem Willen des Verstorbenen im konkreten Fall Einsicht in die Krankenunterlagen gewähren kann.

Selbstverständlich gilt die ärztliche Schweigepflicht auch gegenüber den Ermittlungsbehörden, ausdrücklich wird dem Arzt ein **Zeugnisverweigerungsrecht** gemäß § 53 Abs. 1 Strafprozessordnung (StPO) zugestanden. Wollen daher Polizeibeamte Einsicht nehmen in Krankenunterlagen, so müssen sie eine schriftliche »Entbindung von der ärztlichen Schweigepflicht« vorlegen. Aus dieser Erklärung muss hervorgehen, welche Ärzte in welchem Umfang von der Schweigepflicht entbunden wurden.

19.8 Meldepflichten und Melderechte

Gesetzlich geforderte, namentliche Meldepflichten stellen eine zulässige **Durchbrechung der ärztlichen Schweigepflicht** dar. **Anonymisierte Meldepflichten** bestehen z. B. bei:

- Vornahme eines Schwangerschaftsabbruchs
- bestimmten Infektionskrankheiten (sog. Laborberichtspflicht) nach dem Infektionsschutzgesetz (IfSG) an das Gesundheitsamt
- Auftreten ungewünschter Arzneimittelwirkungen an die Arzneimittelkommission der deutschen Ärzteschaft (AkdÄ)

Namentliche Meldepflichten bestehen z. B.:

- bei benannten Erkrankungen (z. B. an offener Tuberkulose, Malaria) an das Gesundheitsamt (gemäß IfSG)

- bei Arbeitsunfällen bzw. Berufserkrankungen an die zuständige Berufsgenossenschaft
- bei Geburten gemäß Personenstandsgesetz, § 17 Abs. 1 Satz 1 Nr. 3, 18
- gemäß Sozialgesetzbuch: § 100 SGB X als Auskunftspflicht gegenüber den Sozialversicherungsträgern, diese wiederum unterliegen dem Sozialgeheimnis (§ 35 SGB I)
- gegenüber dem Medizinischen Dienst der Krankenkassen (MDK), § 275 ff. SGB V
- bei Krebserkrankungen gemäß Krebsregistergesetz, § 3 Abs. 2 KRG (Der Patient hat aber ein Widerspruchsrecht)
- bei Anhaltspunkten für einen nicht natürlichen oder ungeklärten Tod durch den Leichenschauer bzw. Obduzenten (unverzügliche Meldung an die Polizei)

Das Bundeskinderschutzgesetz (BKiSchG) sieht bei gewichtigen Anhaltspunkten für eine Kindesmisshandlung grundsätzlich ein Melderecht an das Jugendamt vor. Dabei ist jedoch ein stufenweises Vorgehen zu beachten (gem. § 4 BKiSchG):

- **Stufe 1**: Bei Anhaltspunkten für eine Kindesmisshandlung soll eine Erörterung mit den Sorgeberechtigten erfolgen und auf die Inanspruchnahme von Hilfen hingewirkt werden. Bleibt dies erfolglos, so folgt Stufe 2.
- **Stufe 2**: Zur Einschätzung der Kindeswohlgefährdung kann eine »insoweit erfahrene Fachkraft« des Jugendamtes um Rat gebeten werden, dafür dürfen pseudonymisierte Daten übermittelt werden.
- **Stufe 3**: Kann die Kindeswohlgefährdung nicht anders abgewendet werden, so dürfen alle erforderlichen Informationen an das Jugendamt gegeben werden. Hierauf sind die Betroffenen vorher hinzuweisen, es sei denn, dies gefährdet den Schutz des Kindes.

Allerdings gibt es keine Standards dafür, was »gewichtige Anhaltspunkte für eine Kindeswohlgefährdung« sind.

19.9 Behandlungsfehler

Der früher übliche Begriff »Kunstfehler« ist weitgehend abgelöst worden durch den Begriff des Behandlungsfehlers (Kurzformel: Verstoß gegen anerkannte Regeln der ärztlichen Wissenschaft).

Der Begriff des Behandlungsfehlers ist gesetzlich nicht definiert. Die Rechtsprechung hat den sog. einfa-

chen Behandlungsfehler und den groben Behandlungsfehler unterschieden.

Einfacher und grober Behandlungsfehler

Einfacher Behandlungsfehler
Wenn der Arzt im Rahmen seiner ärztlichen Tätigkeit die nach den Erkenntnissen der medizinischen Wissenschaft unter den jeweiligen Umständen objektiv gebotene Maßnahme unsachgemäß ausführt, d. h. diejenige Sorgfalt außer Acht gelassen hat, die man allgemein von einem ordentlichen, pflichtbewussten Arzt in der konkreten Situation erwartet.

Grober Behandlungsfehler
Wenn der Arzt eindeutig gegen bewährte ärztliche Behandlungsregeln oder gesicherte medizinische Erkenntnisse verstößt und einen Fehler begangen hat, der aus objektiver Sicht nicht mehr verständlich erscheint, weil er einem Arzt schlechterdings nicht unterlaufen darf.

So liegt ein einfacher Behandlungsfehler z. B. bei Verletzung des N. lingualis anlässlich der Extraktion eines Weisheitszahnes vor. Ein grober Behandlungsfehler ist z. B. das Übersehen einer eindeutig erkennbaren Schenkelhalsfraktur im Röntgenbild, was zum Unterbleiben der adäquaten Therapie geführt hat.

Die Zahl der Behandlungsfehlervorwürfe in Deutschland wird auf ca. 40.000 pro Jahr geschätzt, von denen ca. 12.000 bestätigt werden. Stellt das Gericht – sachverständig beraten – fest, dass ein sog. »grober Behandlungsfehler« vorliegt, dann kann dies ebenso wie z. B. eine unzureichende Dokumentation im Zivilverfahren wegen Schadensersatz und Schmerzensgeld zur **Beweislastumkehr** führen. Die behandelnden Ärzte haben dann darzulegen, dass der eingetretene Schaden nicht kausal auf dem festgestellten groben Behandlungsfehler beruht. Unabhängig davon, wer im Einzelfall Auftraggeber eines sog. Behandlungsfehlergutachtens ist, gilt:

> Bei der Behandlungsfehlerbegutachtung muss erst der Verstoß gegen anerkannte Regeln der ärztlichen Wissenschaft (= Behandlungsfehler) festgestellt werden, danach ist die Kausalität zwischen dem festgestellten Behandlungsfehler und dem Schaden des Patienten zu prüfen.

Zu den Grundtypen des ärztlichen Behandlungsfehlers gehören das **Organisationsverschulden**, v. a. des Krankenhausträgers und des verantwortlichen Chefarztes, das sog. **Übernahmeverschulden**, v. a. bei Stu-

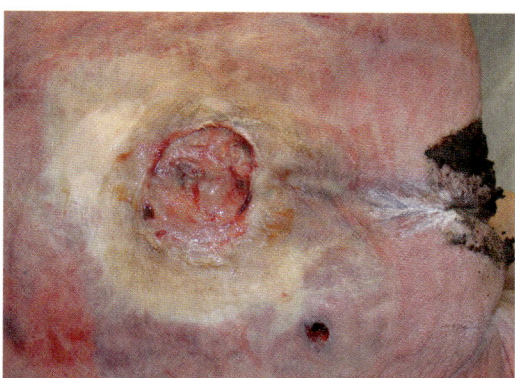

☐ **Abb. 19.1 Sakraldekubitus Grad 3–4.**
Vorwurf unzureichender Dekubitusprophylaxe

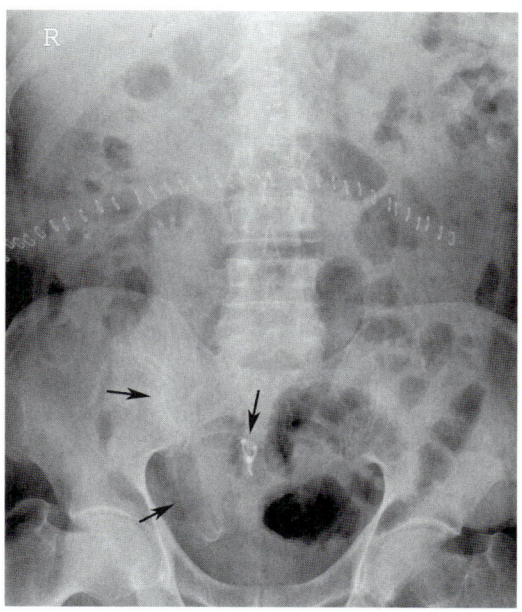

☐ **Abb. 19.2 Im Operationsgebiet belassenes Bauchtuch**
(Pfeile)

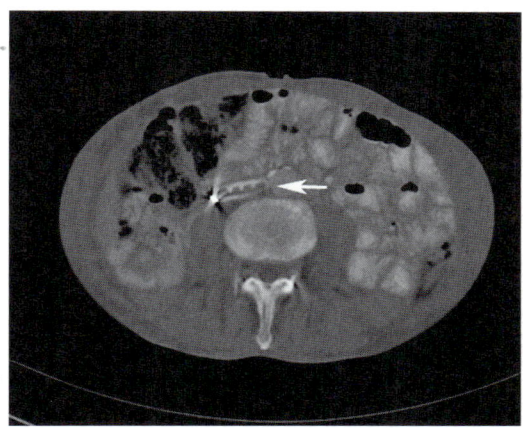

☐ **Abb. 19.3 Intraoperativ vergessene Plastikklemme**
(Pfeil)

denten im praktischen Jahr und Assistenzärzten, Kooperationsfehler im Rahmen der vertikalen und/oder horizontalen Arbeitsteilung, die Nichtbehandlung, d. h. vorsätzliches oder fahrlässiges Unterlassen einer medizinisch gebotenen Behandlung und die abweichende Behandlung, also die Durchführung einer vom aktuellen ärztlichen Standard abweichenden Therapie, obwohl diese anerkanntermaßen erfolgversprechender ist.

Zur Frage des Übernahmeverschuldens gilt nach dem »Assistenzarzt-Urteil« des BGH (Medizinrecht 1984, 63):

» Ein in der Weiterbildung stehender Assistenzarzt darf erst nach Unterweisung und Einarbeitung sowie nach Feststellung seiner Zuverlässigkeit bei ähnlichen Eingriffen und Nachweis von praktischen Fortschritten in der chirurgischen Ausbildung operieren, und die »ersten Schritte« sollen lange genug unter sachkundiger Überwachung vorgenommen werden.

Für einen Berufsanfänger ergeben sich nach der Rechtsprechung des Bundesgerichtshofes eigene Prüfpflichten, er kann sich nicht einfach auf Weisungen seiner Vorgesetzten berufen. Typische Fehlerquellen ärztlicher Tätigkeiten sind in ☐ Tab. 19.1 genannt.

In der rechtsmedizinischen Praxis dominieren Vorwürfe, aufgrund eines ärztlichen Behandlungsfehlers sei es zum Tode des Patienten gekommen. Relativ häufig erhobene Vorwürfe betreffen folgende Problemkreise: mangelnde Dekubitusprophylaxe (☐ Abb. 19.1), unzureichende Thromboseprophylaxe, verspätete Krankenhauseinweisung, übersehener Myokardinfarkt, zu spätes Erkennen postoperativer Komplikationen.

Im Streitfall hat der Patient bzw. haben die Hinterbliebenen zunächst nachzuweisen, dass der behauptete Behandlungsfehler tatsächlich gegeben ist. Dies ist relativ einfach, wenn z. B. eine Seitenverwechselung bei einer Operation vorgekommen ist oder Gegenstände im Operationsgebiet belassen wurden (☐ Abb. 19.2 und ☐ Abb. 19.3). In beiden Fällen handelt es sich um ein sog. **voll beherrschbares Risiko.**

◻ Tab. 19.1 Typische Fehlerquellen ärztlicher Tätigkeit (Auswahl mit Beispielen)

Fehlerart	Beispiele
Aufklärungsfehler	– Fehlende, falsche, zu späte und/oder inhaltlich unzureichende Aufklärung
Kooperationsfehler	– Organisationsfehler (z. B. fehlende Röntgenbilder im OP) – Koordinationsfehler (z. B. fehlende Koordination bei von verschiedenen Ärzten rezeptierten Arzneimitteln) – Kommunikationsfehler (z. B. fehlende Absprache zwischen Operateur und Anästhesist) – Delegationsfehler (z. B. Delegation eines ärztlichen Eingriffs an einen unerfahrenen Arzt) – Überwachungsfehler bzw. Kontrollfehler (z. B. mangelnde Kontrolle von Berufsanfängern) – Instruktionsfehler (z. B. fehlerhafte Anweisungen zum konkreten Vorgehen) – Informationsfehler (z. B. Angabe der falschen Körperseite für eine Operation, unterlassene Informationsweitergabe zur Suizidgefährdung eines Patienten)
Diagnosefehler	– Subdurales Hämatom statt eitrige Meningitis
Falsche Indikationsstellung	– OP statt erfolgversprechenderer konservativer Therapie
Fehlende oder unzulängliche Voruntersuchung	– Unterlassene Blutdruckmessung bei Aufnahme einer Schwangeren in den Kreissaal
Fehlerhafte Medikation	– Falsches Medikament (Verwechselung mit einem Medikament mit ähnlichem Namen) – Falsche Dosierung – Falsche Applikation – Falsche Therapiedauer – Falsche Häufigkeit – Nichtbeachten einer Allergie
Pflegefehler	– Unzureichende Prophylaxe gegen Dekubitus, Thrombose, Kontraktur, Pneumonie
Verstoß gegen Hygienebestimmungen	– Unterlassene Hautdesinfektion vor intravenösen, intramuskulären und besonders bei intraartikulären Injektionen
Nichterkennen einer Komplikation	– Trotz klinischer Symptomatik wird eine postoperative Peritonitis nicht rechtzeitig diagnostiziert und therapiert
Nichterhebung von Befunden	Zum Beispiel: – Labor – Röntgen – Blutzuckerkontrolle
Telefondiagnostik	Diagnose allein aufgrund telefonischer Schilderung von Symptomen oder Ablehnen eines gebotenen Hausbesuches oder Nichtbestehen auf Erscheinen in der Arztpraxis
Unterlassene Krankenhauseinweisung	Nichterkannter Myokardinfarkt mit unterbliebener Krankenhauseinweisung
Zurücklassen von Fremdkörpern im OP-Gebiet	Z. B. vergessenes Bauchtuch (sog. voll beherrschbares Risiko)
Verwechselungen	Verwechselung von Patienten oder Seitenverwechselungen (Amputation des falschen Beines, Entfernung der falschen Niere)
Lagerungsfehler	– Falsche Lagerung des Patienten z. B. bei längerer OP mit Lagerungsschaden
Fehlerhafte Infusionen und/oder Transfusionen	– Falsche Infusionslösung – Falscher Infusionsort (z. B. intrathekal statt intravenös) – Fehlerhafter Bedside-Test zur Kompatibilitätskontrolle vor einer Bluttransfusion
Unnötige Eingriffe	Vorwurf der vorsätzlichen oder fahrlässigen »Indikationsmanipulation«

19

◘ Tab. 19.2 Einfache und grobe Behandlungsfehler (Beispiele aus der Rechtsprechung)

Einfacher Behandlungsfehler	Grober Behandlungsfehler
Verletzung des N. lingualis durch ein rotierendes Instrument (Rosenbohrer bzw. Lindemann-Fräse) bei der Extraktion eines Weisheitszahnes (OLG Stuttgart VersR 1999, 1018)	Übersehen einer eindeutig erkennbaren Schenkelhalsfraktur auf dem Röntgenbild, deshalb wurde keine adäquate Therapie durchgeführt (LG Bielefeld VersR 1999, 1245)
Unterlassene computertomographische Untersuchung bei Verdacht auf Subarachnoidalblutung (BGH NJW 1999, 862)	Unterlassene Blutdruckmessung bei der Aufnahmeuntersuchung einer Schwangeren zur Geburt (BSG Arztrecht 1996, 18)
Diagnoseirrtum – Neurose statt Psychose – und daher unterlassene Behandlung der endogenen Psychose mit Neuroleptika mit der Folge einer Selbstbeschädigung des Patienten (OLG Stuttgart Recht & Psychiatrie 1991, 42)	Unterlassene Diagnostik trotz erheblichen Verdachts auf Harnabflussstörung bei zunehmender Verschlechterung des Zustandes (aufgedunsenes Gesicht, blass, fahl, massive Schwellungen an Händen, Armen und im Gesicht) bei kreislaufstabilem, schmerz- und fieberfreiem Patienten nach Medikation (OLG Köln VersR 1999, 491)
Unzureichende Eingriffsaufklärung über die seltene Möglichkeit eines sehr langen Heilungsverlaufs nach Vorhautbeschneidung bei relativer Phimose. Umgerechnet 5.000 EUR Schmerzensgeld (OLG Oldenburg VersR 1992, 1005)	Unterlassene Anlage einer Kopfschwartenelektrode und Mikroblutgasanalyse bei technisch schlechter, nicht auswertbarer Aufzeichnung des Kardiotokogramms (OLG Hamm VersR 1999, 488)
Sudeck-Syndrom wegen fehlender Ruhigstellung des Gelenks infolge fehlerhafter Beurteilung eines Röntgenbildes: übersehene Kantenabsprengung am Knochen (OLG Saarbrücken MedR 1999, 181)	Unterlassene Mitteilung an den Belegarzt, wo für den Bedarfsfall der Schlüssel für den Operationssaal liegt (OLG Stuttgart VersR 2000, 1108)
Unterlassene Episiotomie (Scheiden-Damm-Schnitt) bei schwieriger Entwicklung des Rumpfes und großem Schultergürtel (OLG Köln VersR 1994, 1424; vom OLG Oldenburg – VersR 1994, 432 – und dem OLG Bremen – VersR 1997, 1060 aber als »grober« Behandlungsfehler eingestuft!)	Zuwarten mit der Abnahme des Gipses zur Kontrolle, obwohl der Patient über offensichtlich druckbedingte Schmerzen geklagt hat (OLG Koblenz MedR 1990, 40)
Unterlassener Einsatz von Aciclovir bei V. a. Herpesenzephalitis, obwohl das Medikament für diese Indikation gemäß Arzneimittelgesetz nicht zugelassen war (OLG Köln Urt. v. 30.05.1990 – 27 U 169/89)	Unterlassene Cholangiographie zur Darstellung der Gallenwege trotz offensichtlich infolge Verwachsungen unklarer anatomischer Verhältnisse (OLG Brdbg MedR 2000, 85)
Versäumte unverzügliche Anfertigung eines Computertomogramms nach Hydrozephalus-Operation und postoperativem Klagen der 12-jährigen Patientin über »Gespenstersehen« und Schwindel. Patientin stürzte aus dem Bett, eine Notoperation wurde erforderlich (BGH NJW 1999, 1778)	Kniepunktion ohne Operationshandschuhe (OLG Düsseldorf VersR 2000, 1019)

Wird ein zum Tode führender ärztlicher Behandlungsfehler behauptet, so sollte unbedingt auf eine Obduktion gedrängt werden. Wird die Zustimmung zu einer Obduktion zwecks näherer Aufklärung der Todesursache verweigert, so kann dies dazu führen, dass Beweiserleichterungen nicht zum Tragen kommen. Derartige Beweiserleichterungen bis hin zur Beweislastumkehr werden zugelassen, z. B. wenn das Gericht einen »groben Behandlungsfehler« festgestellt hat. Beispiele aus der Rechtsprechung zu »einfachen« und »groben« Behandlungsfehlern finden sich in ◘ Tab. 19.2.

Sollte es zum Behandlungsfehler gekommen sein, so kann nur dringend vor Verschleierungsmaßnahmen gewarnt werden. Als eine solche Maßnahme kann auch die Angabe eines natürlichen Todes in der Todesbescheinigung angesehen werden.

19.9.1 Verhalten bei Behandlungs-fehlervorwurf

Das bloße Misslingen einer ärztlichen Behandlung ist noch kein Behandlungsfehler. Dennoch muss auch dann einmal mit einem Behandlungsfehlervorwurf gerechnet werden, selbst wenn ein solcher Vorwurf aus ärztlicher Sicht im Einzelfall geradezu abwegig erscheint.

> **Es gibt keine gesetzliche oder standesrechtliche Pflicht zur Offenbarung eines eigenen oder fremden Behandlungsfehlers gegenüber dem Patienten und/oder seinen Angehörigen. Etwas anderes gilt, wenn nur durch die Offenbarung eines Behandlungsfehlers eine medizinisch gebotene Weiterbehandlung möglich ist.**

Es ist grundsätzlich niemand verpflichtet, sich selbst zu beschuldigen bzw. sich selbst zu belasten und an seiner Strafverfolgung durch eigenes Tun mitzuwirken. Für das Verhalten bei einem Behandlungsfehlervorwurf wurden bereits vor Jahren Empfehlungen gegeben (um einige wenige Punkte gekürzt wörtlich übernommen aus: Dettmeyer, Medizin & Recht, Springer, 2. Aufl. 2006, Seite 354-355), die hier wegen der gestiegenen Bedeutung dieser Frage im Original abgedruckt werden sollen:

- Sicherung aller Beweismittel (Krankengeschichte, Aufklärung, Einwilligung, Behandlungsplan, Operationsbericht, Pflegedokumentation etc.)
- Im Fall einer Durchsuchung der Krankenhaus- bzw. Praxisräume: Durchsuchungsbefehl prüfen, darf nicht älter als 6 Monate sein; wird die Durchsuchung mit »Gefahr im Verzuge« begründet, darauf bestehen, dass genau erklärt wird, worin diese »Gefahr im Verzuge« liegt; um Kopie des Durchsuchungsbefehls bitten.
- Durchsucht werden dürfen nur die im Durchsuchungsbefehl explizit genannten Räumlichkeiten.
- Jede Beeinflussung von ärztlichen Mitarbeitern wie von nicht-ärztlichem Personal strikt vermeiden, derartige Einflussnahmen können einen Haftgrund darstellen!
- Weiterhin für ein gutes Betriebsklima sorgen, Patienten ggf. sachlich beruhigen, um bei einem unter Umständen über Jahre laufenden Verfahren das Risiko einer »Vorverurteilung« so niedrig wie möglich zu halten.
- Im Todesfall sorgfältige Prüfung der Angabe der Todesart in der Todesbescheinigung (natürlich, nicht-natürlich, ungeklärt), besser: ein »neutraler«, nicht vom Behandlungsfehlervorwurf betroffener Arzt füllt die Todesbescheinigung aus.

- Die Angabe einer »natürlichen« Todesursache trotz gegenteiliger Anhaltspunkte kann nach Landesrecht strafbar sein, zumindest aber eine Ordnungswidrigkeit darstellen (vgl. z.B. § 49 Abs. 2 Ziff. 3 BestattungsG Baden-Württemberg).
- Bei auch nur geringen Zweifeln an einem natürlichen Tod unbedingt »Todesart ungeklärt« ankreuzen (soweit diese Rubrik – wie in NRW – in der Todesbescheinigung vorgesehen ist, sonst »Verdacht auf nicht-natürliche Todesart«).
- Verstirbt der Patient nachdem der Behandlungsfehlervorwurf erhoben wurde, sollte unbedingt auf eine strafprozessuale Obduktion gedrängt werden, die Obduktionsergebnisse haben im Hinblick auf den Vorwurf der fahrlässigen Tötung in einem hohen Prozentsatz exkulpierende Wirkung.
- Ohne Todesfall: wenn möglich, ruhiges sachliches Gespräch mit dem Patienten bei Anwesenheit eines neutralen Zeugen führen, das Gespräch inhaltlich schriftlich fixieren.
- Neutraler Hinweis auf die Möglichkeit der Anrufung der Gutachterkommission bzw. Schlichtungsstelle für ärztliche Haftpflichtfragen bei der jeweiligen Ärztekammer.
- Bei staatsanwaltschaftlichen Ermittlungsverfahren: keine Verpflichtung zur Aussage, Verweis auf spätere schriftliche Stellungnahme, kein mündliches oder schriftliches Schuldeingeständnis; besser überhaupt keine mündlichen Stellungnahmen, schon wegen der Gefahr von Missverständnissen, Irrtümern und Ungenauigkeiten bei medizinisch oft komplexen Sachverhalten.
- Fragen, bei deren Beantwortung der Arzt sich selbst belasten würde, brauchen auch im Rahmen einer sog. »informatorischen Befragung« durch Polizei und Staatsanwaltschaft nicht beantwortet werden (§ 55 StPO).
- Konsultation eines arztstrafrechtlich erfahrenen Rechtsanwaltes, aber: Kosten des Anwalts zur Abwehr außergerichtlicher Ansprüche werden von keiner Seite erstattet, die eigene Haftpflichtversicherung übernimmt evtl. erst die in einem Gerichtsverfahren entstehenden Kosten.
- Bei eingeleitetem Ermittlungsverfahren zahlt sich u. U. die frühzeitige Einbeziehung eines privat in Auftrag gegebenen Gutachtens aus, welches dem ermittelnden Staatsanwalt mit einer (kommentierenden) Schutzschrift überlassen werden kann; dieses Vorgehen führt u. U. zu einer erheblichen Zeitersparnis (arztstrafrechtliche Ermittlungsverfahren dauern oft Jahre!), erhöht möglicherweise auch die Wahrscheinlichkeit einer Einstellung des

Verfahrens oder einer Erledigung im Strafbefehls-
verfahren.

- Die Verletzung der ärztlichen Schweigepflicht zur
Abwehr eines Behandlungsfehlervorwurfes ist
unter dem Aspekt der Wahrnehmung berechtig-
ter Interessen gerechtfertigt und dann nicht strafbar.
- Jede Beeinflussung von Zeugen, insbesondere aus
dem beruflichen Umfeld, ist zu vermeiden.
- Schriftliche Krankenunterlagen auf keinen Fall
manipulieren oder gar Beweismittel vernichten
oder unterdrücken (strafbar gemäß §§ 267, 269
StGB).
- Alle Krankenunterlagen kopieren, da im Falle der
Beschlagnahme die Originaldokumente nicht für
eigene Zwecke (etwa Beauftragung eines Gutachters eigener Wahl) zur Verfügung stehen.
- Krankenunterlagen auf Verlangen des Patienten
vollständig in Kopie herausgeben. Jedes andere
Verhalten erweckt den Anschein, es solle etwas
vertuscht werden und kann als »Gegenreaktion«
Anlass für eine Strafanzeige sein, dann würden
die Krankenunterlagen im Original von der
Staatsanwaltschaft beschlagnahmt.
- Sollte von Anfang an feststehen, dass ein Behandlungsfehler vorliegt, dann sollte auf den Haft-
pflichtversicherer eingewirkt werden, er möge
den Schaden möglichst rasch regulieren. Dieses
Vorgehen dürfte auch das Risiko einer Strafanzeige senken.

Das Patientenrechtegesetz vom 20.02.2013 regelt u. a.
in § 630c BGB eine Offenbarungspflicht des Arztes.
Dort heißt es in Absatz 2 Satz 2:

» Sind für den Behandelnden Umstände erkennbar,
die die Annahme eines Behandlungsfehlers begründen, hat er den Patienten über diese auf
Nachfrage oder zur Abwendung gesundheitlicher
Gefahren zu informieren.

Weiter ist geregelt, dass eine solche Information in einem Straf- oder Bußgeldverfahren gegen die Ärztin/
den Arzt nur mit deren/dessen Zustimmung verwendet werden darf. Ob sich diese Regelungen in der Praxis bewähren, bleibt abzuwarten.

Wird eine klinische Sektion durchgeführt, so
gilt die gesetzliche Meldepflicht für den Obduzenten
(Pathologen), er hat Anhaltspunkte für einen nichtnatürlichen Tod zu melden, also auch den Verdacht
auf einen todesursächlich relevanten Behandlungsfehler.

19.9.2 Behandlungsfehlerprophylaxe

In den letzten Jahren ist die Bereitschaft gestiegen,
Zwischenfälle und auch Fehler bei der ärztlichen Behandlung systematisch zu erfassen, zu analysieren und
im Interesse künftiger Patienten Vorsorge zu treffen.
Aktuelle Überlegungen beziehen die Einrichtung einer
Fehlerrecherchedatenbank und ein Fehlerarchiv ein.
Als Beitrag zum Risikomanagement wird zudem an
der Identifikation und Prävention von Medikations-
fehlern gearbeitet. Die kassenärztliche Bundesvereini-
gung (KBV) bietet seit 2005 ein anonymes Berichtssys-
tem an, orientiert am Schweizer «Critical Incident Re-
porting System« (www.cirsmedical.ch/kbv/cirs/cirs.
php). Des Weiteren sollen in die Zertifizierung von
Krankenhäusern und Arztpraxen Module zum Fehler-
management eingebaut werden können. Von besonderer Bedeutung könnte die Einarbeitung und Fortbildung von ärztlichen und nichtärztlichen Mitarbeitern
sein. Diesem Zweck dienen Vorgaben, die den zu fordernden Standard bewirken sollen, z. B. Arbeits- und
Verfahrensanleitung, Arbeits- und Dienstanweisun-
gen, Checklisten etc. Zugleich sollten »klassische Fehler« eines Fachgebietes in die Aus- und Fortbildung
von Ärzten integriert werden.

19.9.3 Haftung bei Behandlungsfehlern

Bei der Mehrzahl der Behandlungsfehlervorwürfe will
der geschädigte Patient ein Schmerzensgeld und erhebt Schadensersatzansprüche in einem Zivilverfahren. Anspruchsgrundlage dieser zivilrechtlichen Arzt-
haftung ist:

- Die Haftung aus dem Arzt-Patienten-Vertrag als
Dienstvertrag im Sinne des § 611 BGB. Vertragliche Ansprüche des Patienten verjähren gemäß § 195 BGB nach 30 Jahren, die Frist beginnt
mit dem Zeitpunkt der Entstehung des An-
spruchs.
- Die Haftung aus Geschäftsführung ohne Auftrag
(GoA) gem. § 647 BGB, bei Geschäftsunfähigen
und/oder bewusstlosen Patienten.
- Gesetzliche (deliktische) Haftung des Arztes
gemäß § 823 Abs. 1 BGB wegen unerlaubter
Handlung wenn der Patient schuldhaft (fahr-
lässig) und rechtswidrig an Leben, Körper
und Gesundheit verletzt wurde durch einen
Behandlungsfehler und dieser Behandlungsfehler zu einem Schaden geführt hat (Kausalität
zwischen Behandlungsfehler und Schadensein-
tritt). Der deliktische Anspruch verjährt gemäß
§ 852 Abs. 1 BGB nach 3 Jahren, gerechnet ab

◘ Tab. 19.3 Denkbare Verfahren und Rechtsgebiete im Zusammenhang mit einem Behandlungsfehlervorwurf

Rechtsgebiet	Verfahren	Rechtsfolge
Gutachterkommission bzw. Schlichtungsstelle bei der Ärztekammer	Beurteilung des Behandlungsfehler-vorwurfes; freiwillige Teilnahme, für den Patienten kostenfrei	Keine unmittelbare Rechtsfolge; es ergeht ein Bescheid zum Behandlungs-fehlervorwurf
Versicherungsrecht	Außergerichtliche Einigung bzw. außergerichtlicher Vergleich	Einvernehmliche Schadensregulierung
Zivilrecht	Zivilprozess gemäß Zivilprozess-ordnung (ZPO)	Schadensersatz, Schmerzensgeld, Honorarrückforderungen
Vertragsarztrecht	Disziplinarverfahren seitens der Kassenärztlichen Vereinigung (KV)	Verwarnung; ggf. Entzug der Zulassung als »Vertragsarzt« bzw. »Kassenarzt«
Arbeitsrecht	Arbeitsgerichtsprozess	Abmahnung, ordentliche oder außer-ordentliche Kündigung
Strafrecht	Strafverfahren gemäß Strafprozess-ordnung (StPO)	Geldstrafe, Freiheitsstrafe (regelmäßig zur Bewährung ausgesetzt), Berufs-verbot
Öffentliches Recht	Zuständige Behörde, z. B. das Ministerium oder das Regierungs-präsidium	Entzug der Approbation
Standesrecht	Verfahren vor den Berufsgerichten für Heilberufe (nur bei sog. berufsrecht-lichen Überhang)	Verweis, Geldstrafe, Feststellung der Unwürdigkeit zur Berufsausübung

dem Zeitpunkt, zu dem der Geschädigte Kennt-nis vom Schaden und vom Schadensersatzpflich-tigen erlangt hat.

- Nach § 278 BGB haftet der Arzt auch für ein Ver-schulden seiner Erfüllungsgehilfen, unter Um-ständen auch für schuldhafte Fehler eines Ver-richtungsgehilfen, § 831 BGB.

Bei der nachträglichen Beurteilung eines Behand-lungsfehlervorwurfes wird abgestellt auf den Zeit-punkt der Behandlung, also auf die Sichtweise »ex ante« in der Position des Arztes, dem ein Behandlungs-fehler vorgeworfen wird. Die Überprüfung eines Be-handlungsfehlervorwurfs bzw. die Feststellung eines Behandlungsfehlers kann in verschiedenen Verfahren und in einem oder mehreren Rechtsgebieten stattfin-den (◘ Tab. 19.3).

19.10 Medizinrechtliche und medizin-ethische Probleme am Beginn des Lebens

Mit dem medizinischen Fortschritt sind eine Reihe zu-sätzlicher medizinrechtlicher sowie medizinethischer

Probleme entstanden. Das Spektrum der Fragen reicht hier von der künstlichen Befruchtung und dem Um-gang mit einer befruchteten Eizelle (Embryo) über Fragen der Präimplantationsdiagnostik, der Pränatal-diagnostik und des strafrechtlichen Schutzes des unge-borenen Lebens bis zum Umgang mit schwerst behin-derten Neugeborenen.

19.10.1 In-vitro-Fertilisation bzw. Insemination

Nach künstlicher Befruchtung (Insemination) werden sog. Retortenbabys erzeugt, wobei es sich in mehr als einem Drittel der Fälle um Zwillinge, Drillinge, selten auch mal um Vierlinge handelt. Nach Schätzungen kommt es in Deutschland ca. 150-mal pro Jahr zur Re-duktion der Feten bei Mehrlingsschwangerschaften in der 7.–9. Schwangerschaftswoche (sogenannter Feto-zid). Begrifflich ist die In-vitro-Fertilisation von der Insemination abzugrenzen.

In-virto-Fertilisation, Insemination

In-vitro-Fertilisation
Extrakorporale Befruchtung, Eizellen werden außerhalb des Körpers der Frau mit den Spermien des Mannes zusammen gebracht.

Insemination
Samenspende vom Ehemann/Lebenspartner (homologe Insemination) bzw. einem nicht mit der die Schwangerschaft wünschenden Frau verheirateten Mann, der auch nicht der Lebenspartner ist (heterologe Insemination).

Bei der sog. **assistierten Reproduktion** handelt es sich um ein besonderes Verfahren im Sinne des § 13 der (Muster-)Berufsordnung in der Fassung von 2006 (MBÖ-Ä). Empfehlungen zur Indikationsstellung und Ausführung durch die Ärztekammer sind zwingend zu beachten (§ 13 Abs 1 MBO-Ä). Unter dem Begriff »assistierte Reproduktion« versteht man die ärztliche Hilfe zur Erfüllung des Kinderwunsches eines Paares durch medizinische Techniken, wenn nicht zu erwarten ist, dass dieser Wunsch auf natürlichem Weg erfüllt werden kann.

Die **Richtlinien der Bundesärztekammer** legen medizinische und rechtliche Voraussetzungen für eine assistierte Reproduktion fest. Aufklärung und Einwilligung müssen schriftlich fixiert werden. Zum Inhalt der Aufklärung des Paares gehört insbesondere das erhöhte Risiko einer Mehrlingsgeburt (Drillinge), da maximal 3 Eizellen befruchtet und 3 Embryonen gleichzeitig auf die Mutter übertragen werden dürfen (nach noch geltendem § 1 Abs.1 Nr. 3 Embryonenschutzgesetz). Eine Mehrlingsreduktion mittels sog. Fetozid fällt rechtlich als Tötung einzelner Embryonen ohne gleichzeitige völlige Beendigung der Schwangerschaft unter den Anwendungsbereich der §§ 218 ff. StGB.

19.10.2 Präimplantationsdiagnostik

Die sog. Präimplantationsdiagnostik als ein »genetisches Screening« (Gen-Check) soll in Deutschland vom Gesetzgeber geregelt werden.

Präimplantationsdiagnostik

Diagnostische Maßnahmen zur Untersuchung von Zellen des Embryos nach künstlicher Befruchtung und vor Implantation des Embryos in die Gebärmutter, also vor dem intrauterinen Embryotransfer

---

Die Implantation des künstlich gezeugten Embryos wird bei der Präimplantationsdiagnostik möglicherweise davon abhängig gemacht, ob eine Erkrankung genetisch nachweisbar ist oder nicht. Untersucht werden Zellen vom Embryo jenseits des Acht-Zell-Stadiums unter der Annahme, diese Zellen seien dann nicht mehr totipotent, ihre Entnahme sei daher nicht mehr nach § 8 Embryonenschutzgesetz unzulässig. Argumentiert wird auch, der Gesetzgeber könne nicht den Embryo nach künstlicher Befruchtung in vitro (im Reagenzglas) besser schützen als den Embryo in der Gebärmutter, wo bis zur 12. Schwangerschaftswoche ein straffreier Schwangerschaftsabbruch möglich ist. Die Präimplantationsdiagnostik kann verhindern, dass Embryonen mit einer genetisch determinierten schweren Erkrankung – soweit diese genetisch diagnostizierbar ist – überhaupt implantiert werden. Allgemeine Ablehnung findet die Präimplantationsdiagnostik allein zur Geschlechts- und/oder Vaterschaftsfeststellung.

In Deutschland hat der Bundesgesetzgeber den Weg für eine kontrollierte Präimplantationsdiagnostik eröffnet. Am 01.02.1014 trat eine entsprechende Verordnung in Kraft, die jedoch einen erheblichen Teil der zu treffenden Regelungen den Bundesländern überlässt, sodass die Entwicklung weiterhin abzuwarten ist.

19.10.3 Pränataldiagnostik

Nach erfolgter Implantation eines in vitro erzeugten Embryos oder bei einer Schwangerschaft via naturalis dient die Pränataldiagnostik dem möglichst frühzeitigen Nachweis von Erkrankungen des ungeborenen Kindes. Nach der früheren embryopathischen Indikation war ein Schwangerschaftsabbruch bis zur 22. Schwangerschaftswoche post conceptionem straffrei. Seit dem 01.10.1995 gibt es eine medizinisch-soziale Indikation zum Schwangerschaftsabbruch ohne Fristsetzung. Das heißt, nach pränataldiagnostischer Feststellung einer schwerwiegenden genetischen Erkrankung ist ein Schwangerschaftsabbruch rechtlich noch bis zum Ende der Schwangerschaft möglich (sog. Spätabbruch). Das bedeutet aber auch, dass als Folge eines Abbruchs grundsätzlich lebensfähige Feten zur Welt kommen können. Diese sind nach derzeitiger Rechtslage ab dem Einsetzen der Eröffnungswehen zur Geburt strafrechtlich geschützt, können also auch Opfer eines Tötungsdeliktes sein. In Einzelfällen wurde in der Vergangenheit Ärzten vorgeworfen, sie hätten nach einem geplanten Schwangerschaftsabbruch das Leben des wider Erwarten nicht verstorbenen Kindes nicht gerettet, obwohl die medizinischen Möglichkeiten bestanden.

Nach geltendem Recht wird das ungeborene Leben bis zum Einsetzen der Eröffnungswehen strafrechtlich lediglich von den §§ 218 ff. geschützt. Bis zu diesem Zeitpunkt – bei der Sectio caesarea bis zum Ansetzen des Skalpells – kommt eine Verurteilung wegen Totschlags oder Mordes nicht in Betracht. Rechtsfähigkeit im Sinne des Zivilrechts beginnt mit der Vollendung der Geburt, beim Kaiserschnitt mit der Entnahme des Kindes aus der Gebärmutter.

19.10.4   Schwangerschaftsabbruch

Nach der Neuregelung des Schwangerschaftsabbruches in den §§ 218 ff StGB ist ein Schwangerschaftsabbruch grundsätzlich strafbar, es sei denn, es liegen die in § 218 a StGB genannten Voraussetzungen vor. Ein Schwangerschaftsabbruch ist erst dann gegeben, wenn die Schwangerschaft nach Nidation des befruchteten Eies in die Gebärmutterschleimhaut abgebrochen wird (§ 218 Abs. 1 StGB). Maßnahmen, die darauf zielen schon die Implantation bzw. Nidation zu verhindern, sind zulässig (z. B. Intrauterinpessar, Spirale, Pille danach, orale Kontrazeptiva etc.). Die sogenannte Abtreibungspille RU 486 bewirkt einen Schwangerschaftsabbruch nach Nidation des befruchteten Eies, erfüllt also den Tatbestand des § 218 StGB. Die übrigen Paragraphen des Strafgesetzbuches schützen den Menschen erst ab Beginn der Geburt (Einsetzen der Eröffnungswehen). Daher ist eine Körperverletzung am Embryo bzw. Feten (z. B. durch Tabak, Alkoholkonsum der Schwangeren, durch Treten gegen den Bauch einer Schwangeren), auch wenn dies zum Tode des Ungeborenen führt, keine strafbare Körperverletzung am Feten und kann nicht als Totschlag oder Mord verfolgt werden.

Die Voraussetzungen unter denen ein Schwangerschaftsabbruch straflos bleibt sind in § 218 a StGB angegeben. Unterschieden wird der indikationslose Schwangerschaftsabbruch von einem Abbruch aus medizinisch-sozialer und aus kriminologischer Indikation. Eine Schwangerschaft darf nicht ohne zutreffende ärztliche Feststellung abgebrochen werden (§ 218 b StGB). Der § 218 c StGB regelt bestimmte Anforderungen an den Arzt. Insbesondere gilt, dass ein Schwangerschaftsabbruch nur nach vorheriger Beratung der Schwangeren durchgeführt werden darf.

Indikationsloser Schwangerschaftsabbruch (§ 218a Abs.1 StGB) Gemäß § 218 a Abs. 1 StGB ist der Schwangerschaftsabbruch unter folgenden Voraussetzungen straflos:

- die Schwangere verlangt den Eingriff
- seit der Empfängnis sind nicht mehr als 12 Wochen vergangen
- die Schwangere hat sich mindestens 3 Tage vor dem Eingriff gemäß § 219 StGB beraten lassen
- der Abbruch wird von einem Arzt vorgenommen.

Medizinisch-soziale Indikation (§ 218a Abs.2 StGB) Ebenfalls in § 218 a StGB ist geregelt, dass der mit Einwilligung der Schwangeren vorgenommene Schwangerschaftsabbruch zulässig ist bei schwerwiegenden Gefahren für die körperliche oder seelische Gesundheit der Schwangeren. Die frühere embryopathische (noch früher: eugenische) Indikation wurde gestrichen. Dies geschah auch, um den Eindruck zu vermeiden, eine erwartete Behinderung des Kindes sei ein Rechtfertigungsgrund für einen Schwangerschaftsabbruch. Der Wegfall der embryopathischen Indikation hat jedoch dazu geführt, dass nach vorangegangener Pränataldiagnostik mit Nachweis einer genetischen Auffälligkeit Schwangerschaftsabbrüche auch jenseits der 12. Schwangerschaftswoche zulässig sind. Der Wortlaut des § 218 a Abs. 2 StGB gibt keine Zeitgrenze vor. Deshalb sind sog. Spätabbrüche rechtlich bis zum Beginn der Geburt erlaubt.

Kriminologische Indikation (218a Abs.3 StGB) Der § 218 a Abs. 3 StGB regelt, dass der mit Einwilligung der Schwangeren vorgenommene Schwangerschaftsabbruch nicht rechtswidrig ist, wenn die Schwangerschaft Folge eines Sexualdeliktes nach den §§ 176–179 StGB ist und seit der Empfängnis nicht mehr als 12 Wochen vergangen sind. Die Entscheidung über das Vorliegen einer kriminologischen Indikation erfolgt »nach ärztlicher Erkenntnis«. Damit der Arzt die entsprechende Kenntnis gewinnen kann, muss die betroffene Schwangere entsprechende Informationen plausibel angeben. Derartige Angaben bzw. Anhaltspunkte für eine vorangegangene Vergewaltigung sollten sorgfältig dokumentiert werden, ebenso wie weitere auf eine Straftat zu beziehende Verletzungen. Handelt es sich bei der Schwangeren um ein Kind (<14 Jahre), ist rechtlich ohnehin vom Vorliegen einer Straftat auszugehen. Bei Anhaltspunkten für einen auch zukünftig anzunehmenden sexuellen Missbrauch des Kindes darf die ärztliche Schweigepflicht gebrochen werden. Bei Schwangeren <14 Jahren und bei sonstigen minderjährigen Schwangeren sollten entsprechende Nachfragen erfolgen.

Schwangerschaftsabbruch nach Beratung Eine Straflosigkeit der Schwangeren bei Abbruch bis zur 22. Schwangerschaftswoche besteht (nur) nach Beratung gemäß § 218a Abs. 4 StGB. Eine fahrlässige Herbeiführung des Schwangerschaftsabbruchs steht nicht unter Strafe. Gemäß § 218 ff. StGB kann nur bestraft werden, wer vorsätzlich handelt. Die Schwangere selbst (und nur diese) bleibt straffrei, wenn der Schwangerschaftsabbruch nach Beratung (§ 219 StGB) von einem Arzt vorgenommen worden ist und seit der Empfängnis nicht mehr als 22 Wochen verstrichen sind. Zusätzlich muss sich die Schwangere zur Zeit des Eingriffs in besonderer Bedrängnis befunden haben.

Schwangerschaftskonfliktberatung (§ 219 StGB)
Die in jedem Fall obligatorische Beratung der Schwangeren gemäß § 219 StGB muss zielgerichtet dem Schutz des ungeborenen Lebens dienen und die Schwangere zum Austragen der Schwangerschaft ermutigen. Die letzte Entscheidung verbleibt aber bei der Schwangeren. Ebenso wie die Werbung für einen Schwangerschaftsabbruch unter Strafe gestellt ist, ist auch das Inverkehrbringen von Mitteln zum Schwangerschaftsabbruch strafbar (§§ 219a, 219 b StGB). Die Kosten für Leistungen, die sich für den aus medizinischer Sicht normal verlaufenden Schwangerschaftsabbruch ergeben und zu dessen Durchführung im Regelfall notwendig sind, müssen von der Frau getragen werden. Bei schwieriger wirtschaftlicher Lage haben Frauen Anspruch auf Leistung nach dem Gesetz zur Hilfe für Frauen bei Schwangerschaftsabbrüchen in besonderen Fällen, insbesondere bei sozialer Bedürftigkeit. Der Schwangerschaftsabbruch darf frühestens 3 Tage nach der Beratung gemäß § 219 StGB vorgenommen werden. Gemäß Standesrecht kann jedoch kein Arzt verpflichtet werden, einen Schwangerschaftsabbruch durchzuführen.

19.11 Medizinrechtliche und medizinethische Probleme am Lebensende

Fallbeispiel
Frau Z., 70 Jahre, erlitt Anfang September 1990 einen Herzstillstand und blieb nach erfolgloser Reanimation irreversibel schwerst hirngeschädigt. Seit Oktober 1990 wurde Frau Z. von Dr. O. betreut. Wegen der Schluckunfähigkeit der Patientin wurde sie auf Anordnung von Dr. O über eine Magensonde künstlich ernährt. Seit Ende 1990 war Frau Z. nicht mehr ansprechbar. Auf optische, akustische und sonstige Reize reagierte sie mit Gesichtszuckungen und Knurren, sie konnte nicht gehen oder stehen. Anzeichen für Schmerzempfindungen gab es nicht. 1993 wandte sich Dr. O. an den Sohn S.,

▼

der zum Betreuer seiner Mutter bestellt worden war mit dem Wirkungskreis »Zuführung zu ärztlicher Behandlung«. Dr. O. schlug, da eine Besserung des Zustandes der Z. nicht zu erwarten sei, eine Einstellung der Ernährung mit der Sonde vor und die Beschränkung auf die Gabe von Tee, um dadurch den Zustand der Frau Z. zu beenden. Der Sohn S. teilte Dr. O mit, ihm gegenüber habe Frau Z. vor ca. 8 Jahren anlässlich einer Fernsehsendung über einen Pflegefall mit Gliederversteifung und Wundliegen geäußert, »so wolle sie nicht enden«. Dr. O. und Sohn S. trugen ohne Absprache mit dem Pflegepersonal folgendes in das Verordnungsblatt ein: »Im Einvernehmen mit Herrn Doktor O. möchte ich, dass meine Mutter Frau Z. ab sofort nur noch mit Tee ernährt wird…«. Die Eintragung wurde von Dr. O. und Sohn S. unterschrieben. Der Pflegedienstleiter verständigte daraufhin am 17.03.1993 das Vormundschaftsgericht, welches die Genehmigung zu dem geplanten Vorgehen im Wege einer einstweiligen Anordnung versagte. Frau Z. starb am 28.12.1993 an einem Lungenödem (BGH NJW 1995, 204 – Fall LG Kempten, Sachverhalt gekürzt).

Bei der Sterbehilfeproblematik werden mehrere Fallkonstellationen unterschieden, zu denen es jeweils Entscheidungen der Gerichte gibt. Diese werden ergänzt durch Grundsätze der Bundesärztekammer zur ärztlichen Sterbebegleitung und Leitlinien insbesondere der Deutschen Gesellschaft für Anästhesiologie und Intensivmedizin.

19.11.1 Sterbehilfe

Die unterschiedlichen Formen der Sterbehilfe sind abzugrenzen von Fällen der Nichtverhinderung eines Suizids und von der in Deutschland straflosen Beihilfe zum Suizid.

Aktive, passive und indirekte Sterbehilfe

Aktive Sterbehilfe (Euthanasie)
Absichtliches und aktives Eingreifen zur baldigen Herbeiführung des Todes auf ausdrücklichen Wunsch des Betroffenen.

Passive Sterbehilfe
Verzicht auf weitere Behandlung bei Sterbenden oder auch die Beendigung von ärztlichen Maßnahmen, die den Sterbeprozess verlängern würden. Palliative Maßnahmen müssen selbstverständlich erfolgen.

▼

> **Indirekte Sterbehilfe**
> Inkaufnahme einer Vorverlegung des Todeszeit-
> punktes als unbeabsichtigte Nebenwirkung einer
> sinnvollen palliativ-medizinischen Maßnahme,
> insbesondere der Schmerztherapie. Entscheidend
> ist die primäre Absicht, das Leiden des Patienten
> zu lindern.

Die aktive Sterbehilfe ist in Deutschland als Tötung auf Verlangen strafbar gemäß § 216 StGB. Der Bundesgerichtshof hat in seiner Entscheidung zum Kemptener Fall (siehe Fallbeispiel) das Erfordernis eines *irreversiblen* Sterbeprozesses im Grundsatz aufgegeben und den zum Tode führenden Abbruch ärztlicher Maßnahmen auch dann zugelassen, wenn der Patient ohne einen solchen Abbruch noch Monate oder Jahre unter intensiv-medizinischer Betreuung leben könnte. Entscheidend sei der Wille des Patienten. Dieser Wille des Patienten müsse, da der Patient selbst nicht befragt werden könne, von ärztlicher Seite ermittelt werden. In einzelnen Fällen ersuchen schwerkranke, entscheidungsfähige Patienten um ärztliche Hilfe zum Suizid. Ein derartiger Fall von nicht strafbarer ärztlicher Beihilfe zur Selbsttötung wurde im Jahre 1988 vom OLG München entschieden (Fall Hackethal). Der Chirurg Hackethal hatte der Tumorpatientin, einem früheren Versprechen folgend, Kaliumzyanid gegeben. Die Einnahme selbst erfolgte durch die Patientin, d. h. sie behielt, juristisch ausgedrückt, bis zuletzt die Herrschaft über das Tatgeschehen, insofern war kein Fall strafbarer Tötung auf Verlangen gegeben.

19.11.2 Patientenverfügung

In der Befürchtung, am Ende des Lebens werde von den Ärzten mit dem Patienten eine intensiv-medizinische Therapie der Lebenserhaltung um jeden Preis betrieben, hat in den letzten Jahren die Diskussion um die Errichtung einer sog. Patientenverfügung eingesetzt. Darin kann und soll der Patient zu einem Zeitpunkt, in dem er entscheidungsfähig ist, für den Fall einer schweren Erkrankung und der eigenen Entscheidungsunfähigkeit festlegen, welche ärztlichen Maßnahmen zulässig sein sollen und welche nicht. Eine Patientenverfügung dokumentiert somit den Willen des Patienten und hat für die behandelnden Ärzte eine sehr hohe Bindungswirkung.

In der Sterbehilfediskussion wird daraufhin gewiesen, dass die Möglichkeiten der modernen Palliativmedizin verstärkt zum Einsatz kommen müssten.

19.12 Rechtsfragen in der Psychiatrie

Zu unterscheiden ist die Zwangsunterbringung eines Patienten nach den **Unterbringungsgesetzen der Bundesländer** von der **Unterbringung gemäß Betreuungsrecht**. Bei einer Reihe von psychiatrischen Krankheiten kommt eine zwangsweise Unterbringung in Betracht, insbesondere bei Psychosen bzw. Schizophrenien.

> ❯ Eine Unterbringung im Sinne der Unterbringungsgesetze bzw. Psychisch-Kranken-Gesetze der Bundesländer liegt dann vor, wenn eine Person gegen ihren Willen oder den ihres gesetzlichen Vertreters (Eltern, Betreuer) oder im Zustand der Willenlosigkeit in den abgeschlossenen Teil eines Krankenhauses eingewiesen wird.

Die Entscheidung über eine zwangsweise Unterbringung als eine freiheitsentziehende Maßnahme steht gemäß Art. 104 Abs. 2 GG allein dem Richter zu. Neben der relativ häufigen zwangsweisen Unterbringung aufgrund einer psychiatrischen Erkrankung gibt es weitere Rechtsgrundlagen für die Unterbringung eines Menschen bzw. Patienten in einem Krankenhaus bzw. für eine Freiheitsentziehung.

Zu den gesetzlichen Regelungen, die das Nähere der Unterbringung festlegen, gehören die Unterbringungsgesetze der Bundesländer. Entscheidend ist, ob als Einweisungsgrund eine **akute Fremd- oder Eigengefährdung** des Patienten gegeben ist. Das Procedere der Zwangseinweisung und Zwangsbehandlung sowie die zugehörige Dokumentation sind detailliert in den Unterbringungsgesetzen der Bundesländer geregelt. Betroffen sind von einer Zwangsunterbringung auch uneinsichtige Patienten, von denen eine Gefahr ausgeht, z. B. solche mit einer offenen Lungentuberkulose. Hinzu kommen Patienten, die unter eine gesetzliche Betreuung gestellt wurden, weil sie nicht (mehr) in der Lage waren, ihre Angelegenheiten allein zu regeln.

19.12.1 Unterbringung gemäß Unterbringungsgesetz des Bundeslandes (Psychisch-Kranken-Gesetz: PsychKG)

An die zwangsweise Unterbringung in einem Krankenhaus schließen sich weitere Fragen an. Insbesondere muss die Zulässigkeit weiterer Zwangsmaßnahmen geregelt sein. Die Unterbringungsgesetze der Bundesländer verlangen für eine Zwangsunterbringung eine

- unmittelbar bevorstehende oder
- zwar unvorhersehbare aber wegen besonderer Umstände jederzeit zu erwartende,
- nicht anders abwendbare erhebliche Eigengefährdung oder
- erhebliche Fremdgefährdung aufgrund des Vorliegens einer psychischen Erkrankung.

Zu den in Betracht kommenden **psychischen Erkrankungen** gehört eine **Abhängigkeitserkrankung** (Suchtkrankheit) von vergleichbarer Schwere mit einer **Psychose**, aber auch eine behandlungsbedürftige Psychose, eine andere behandlungsbedürftige psychische Störung von mit einer Psychose vergleichbarer Stärke. Die verlangte erhebliche Eigengefährdung oder erhebliche Fremdgefährdung wird gelegentlich gleichgesetzt mit einer krankheitsbedingten Gefahr für die öffentliche Sicherheit oder Ordnung, die nicht anders abgewendet werden kann als durch eine Unterbringung. Bei nicht mehr entscheidungsfähigen Patienten ist zu prüfen, ob früher einmal eine Betreuungsvollmacht oder eine Betreuungsverfügung ausgestellt wurde.

> **Betreuungsvollmacht und -verfügung**
>
> **Betreuungsvollmacht**
> Der Patient selbst hat eine Person seines Vertrauens bevollmächtigt.
>
> **Betreuungsverfügung**
> Der Patient fordert das Betreuungs- bzw. Vormundschaftsgericht auf, eine bestimmte Person zum gesetzlichen Betreuer zu bestellen.

Die Betreuungsvollmacht bzw. Betreuungsverfügung muss in einem Zustand der unbeeinträchtigten Einsichts- und Willensbildungsfähigkeit abgefasst worden sein.

19.12.2 Zivilrechtliche Unterbringung von Patienten gemäß Betreuungsrecht des BGB

Die Zahl betreuter Menschen nimmt seit Jahren kontinuierlich zu. Standen 1991 ca. 250.000 Menschen in Deutschland unter Vormundschaft und Pflegschaft, waren es im Jahre 2002 bereits mehr als 1.000.000 Menschen. Circa 60 % der Betreuer stammen aus dem Kreise der Familie des Betreuten. Seit dem 01.01.1992 ist das im Bürgerlichen Gesetzbuch (BGB) in den §§ 1896–1908i BGB verankerte und zwischenzeitlich novellierte Betreuungsgesetz (BTG) in Kraft. Dieses

verfolgt das Ziel, Rechte Betroffener nur im Rahmen des Notwendigen einzuschränken. Dabei werden verschiedene Bereiche unterschieden:

- Vermögensvorsorge, Regelung finanzieller Fragen
- Bestimmung des Aufenthaltes
- ärztliche Behandlung
- Kontakt zu Behörden
- Sterilisation

Die Voraussetzungen einer Betreuung sind in § 1896 Abs. 1, 1a und 2 BGB geregelt. Ohne eine psychische Krankheit oder eine Behinderung (körperlich, geistig, seelisch) kommt eine Betreuung nicht in Betracht. Hat ein Patient eine Vorsorgevollmacht nach § 1896 Abs. 2 Satz 2 BGB erteilt, die sich auf seine ärztliche Behandlung und sein Selbstbestimmungsrecht erstreckt, so wirken Willenserklärungen des Bevollmächtigten unmittelbar für den Patienten und sind für den Arzt rechtlich verbindlich. Dann muss der Arzt den Bevollmächtigten über die Erkrankung, den Zustand des Patienten und die Prognose aufklären. Der Bevollmächtigte hat, ebenso wie ein Betreuer, dem Willen des Patienten vorrangig Geltung zu verschaffen. Eine Betreuung muss erforderlich und notwendig sein. Solange »andere Hilfen« ohne Bestellung eines gesetzlichen Betreuers möglich sind, haben diese Vorrang.

19.13 Spezielle Fragen des Medizinrechts

Zahlreiche weitere medizinrechtliche Fragen ergeben sich z. B. im Zusammenhang mit der Organ- und Gewebetransplantation sowie bei ärztlichen Maßnahmen wie die Sterilisation und Kastration. Hinzu kommen Regelungen im Transsexuellengesetz.

19.13.1 Transplantation von Organen und Geweben

Nach jahrelangen Diskussionen regelt nunmehr das 1997 beschlossene Gesetz über die Spende, Entnahme und Übertragung von Organen und Geweben, das **Transplantationsgesetz (TPG),** die Organ- und Gewebeentnahme bei toten und lebenden Organspendern. Ausdrücklich verboten ist der Handel mit menschlichen Organen. Das Transplantationsgesetz gilt nicht für Gewebe, die innerhalb ein und desselben chirurgischen Eingriffs einer Person entnommen werden, um auf diese rückübertragen zu werden. Das TPG gilt auch nicht für Blut und Blutbestandteile (siehe dazu das Transfusionsgesetz: TFG)

Im Sinne des Transplantationsgesetzes sind Organe, mit Ausnahme der Haut, alle aus verschiedenen Geweben bestehenden Teile des menschlichen Körpers, die in Bezug auf Struktur, Blutgefäßversorgung und Fähigkeit zum Vollzug physiologischer Funktionen eine funktionale Einheit bilden, einschließlich der Organteile und einzelnen Gewebe eines Organs, die zum gleichen Zweck wie das ganze Organ im menschlichen Körper verwendet werden können. Ausgenommen sind solche Gewebe, die zur Herstellung von Arzneimitteln für neuartige Therapien im Sinne des § 4 Abs. 9 AMG bestimmt sind. Grundsätzlich wird die Organentnahme von (hirn)toten Organspendern von der sog. Lebendspende unterschieden.

Mittlerweile wurde das TPG novelliert, und es wurde u. a. der Inhalt der Aufklärung naher Angehöriger bei einer geplanten Organtransplantation präzisiert, Entnahmekrankenhäuser müssen nunmehr Transplantationsbeauftragte bestellen, die Kontrollmechanismen wurden ergänzt und die versicherungsrechtliche Absicherung von Lebendspendern verbessert.

19.13.2   Entnahme von Organen und Geweben von toten Spendern

Nach dem derzeitigen Stand der medizinischen Wissenschaft wird davon ausgegangen, dass mit dem Eintritt des (Gesamt-)Hirntodes der Mensch als Person irreversibel gestorben ist, auch wenn Vitalfunktionen seines Körpers noch künstlich aufrecht erhalten werden können. Der **Hirntod** dokumentiert sich danach u. a. durch das **Erlöschen jeglicher messbarer Aktivität im Elektroenzephalogramm** (EEG) (vgl. ▶ Tab. 2.3). Ein entsprechendes Protokoll zur Feststellung des Hirntodes ist zu erstellen. Dabei gilt:

Hirntod ist der Zustand des irreversiblen Erloschenseins der Gesamtfunktion des Großhirns, des Kleinhirns und des Hirnstamms bei einer durch kontrollierte Beatmung noch aufrechterhaltenen Herz-Kreislauf-Funktion. Der Hirntod ist der Tod des Menschen. Die zu verlangenden Voraussetzungen zur Feststellung des Hirntodes umfassen eine akute schwere oder primäre oder sekundäre Hirnschädigung sowie einen Ausschluss von Intoxikation, neuromuskulärer Blockade, Unterkühlung, Kreislaufschock, metabolischem oder endokrinem Koma. Klinisch besteht beim Hirntod eine tiefe Bewusstlosigkeit, Lichtstarre beider mittel- bis maximal erweiterter Pupillen, wobei keine Wirkung eines Mydriatikums vorliegen darf, Fehlen der Hirnstammreflexe (Kornealreflex, okulozephaler Reflex, Schmerzreaktion im Trigeminusbereich, Pha-

ryngealreflex) bei gleichzeitigem Ausfall der Spontanatmung. Die klinische Beobachtungszeit zur Feststellung des Hirntodes kann sich reduzieren durch ergänzende Befunde wie ein Nulllinien-EEG, dem Erlöschen der evozierten Potenziale sowie dem Nachweis eines zerebralen Zirkulationsstillstandes. In der Praxis erfolgt die Feststellung des Hirntodes nur bei wenigen Patienten unter intensivmedizinischen Bedingungen zum Zwecke der Organ- bzw. Gewebetransplantation.

> ❯ **Die Feststellung des Hirntodes muss nach der Richtlinie der Bundesärztekammer grundsätzlich durch 2 Ärzte erfolgen. Diese müssen bei einer geplanten Explantation für Transplantationszwecke unabhängig vom Transplantationsteam sein.**

Ist der Hirntod dokumentiert, u. a. durch den Nachweis des Erlöschens jeglicher messbarer Aktivität im EEG, dann ist ein entsprechendes Protokoll zur Feststellung des Hirntodes zu erstellen.

Gemäß § 3 Abs. 3 TPG sind die nächsten Angehörigen des Organspenders über die beabsichtigte Organentnahme zu informieren, es ist ein dokumentiertes Informationsgespräch zu führen. Häufig fehlt eine Erklärung des hirntoten potenziellen Organspenders, insbesondere wurde kein Organspendeausweis ausgefüllt. Deshalb haben die nächsten Angehörigen zu entscheiden, sie sollen dies unter Berücksichtigung des Willens des Verstorbenen tun. Die Rangfolge der zur Entscheidung befugten Angehörigen ist im TPG geregelt. Gemäß § 4 Abs. 2 TPG steht dem nächsten Angehörigen jedoch eine volljährige Person gleich, die dem möglichen Organ- oder Gewebespender bis zu seinem Tode in besonderer persönlicher Verbundenheit offenkundig nahegestanden hat. Gemeint sind damit nichteheliche und bis zu einem gewissen Grad gefestigte Beziehungen, auch Beziehungen homosexueller Paare. Für die Organ- bzw. Gewebeentnahme bei toten Organ- bzw. Gewebespendern bedarf es entweder der zu Lebzeiten erfolgten Einwilligung des Spenders selbst oder der Zustimmung durch die Hinterbliebenen (erweiterte Zustimmungslösung).

19.13.3   Entnahme von Organen und Geweben bei lebenden Spendern

Eine Lebendorganspende ist zulässig zum Zwecke der Übertragung auf Verwandte 1. oder 2. Grades, unter Ehegatten und eingetragenen Lebenspartnern, Verlobten und anderen Personen die dem Spender in besonderer persönlicher Verbundenheit offenkundig nahestehen (§ 8 Abs. 1 TPG). Die anonyme Lebendspende ist nach dem Transplantationsgesetz in Deutschland nicht zulässig, dies auch wegen der Gefahr eines verbotenen Organhandels. Krankenkassen müssen die Kosten für eine Transplantation eines im Ausland gekauften »Organs« nicht übernehmen.

In der **aktuellen Fassung** enthält das TPG weitere **Regelungen**, z. B. zur **Entnahme von Knochenmark bei minderjährigen Personen**, zur **Entnahme von Organen und Geweben zur Rückübertragung** und zu besonderen **Pflichten von Gewebeeinrichtungen**. Die derzeit geltende Regelung, wonach bei fehlender Erklärung des potenziellen (hirntoten) Organspenders die Einwilligung der nächsten Angehörigen einzuholen ist, entspricht einer sog. erweiterten Zustimmungslösung. Da der Mangel an geeigneten Organ- und Gewebespenden unverändert groß ist, wurde in jüngerer Zeit verstärkt diskutiert, die erweiterte Zustimmungslösung zu ersetzen durch eine erweiterte Widerspruchslösung. Danach wären bei fehlender Willenserklärung des Organspenders die Hinterbliebenen lediglich über die geplante Organ- bzw. Gewebeexplantation zu informieren und könnten innerhalb einer vorgegebenen Widerspruchsfrist der Explantation widersprechen. Bei ausbleibendem Widerspruch seitens der nächsten Angehörigen dürfte dann explantiert werden.

19.13.4 Sterilisationen

Die Sterilisation, insbesondere als Unterbrechung der Durchgängigkeit der Eileiter bei der Frau (Tubensterilisation) bzw. der Samenleiter beim Mann (Vasektomie), ist ein weltweit verbreiteter Eingriff, primär zum Zwecke der Familienplanung. Als Fallkonstellationen können folgende Gruppen unterschieden werden:
- Sterilisation einwilligungsfähiger Erwachsener (Regelfall)
- Sterilisation einwilligungsfähiger Minderjähriger
- Sterilisation einwilligungsunfähiger Erwachsener
- Sterilisation einwilligungsunfähiger Minderjähriger

Bei der Sterilisation handelt es sich weder um eine dringliche noch um eine medizinisch gebotene Maßnahme sondern um einen sogenannten »elektiven Eingriff«. Über einen solchen Eingriff muss umfassend und rechtzeitig aufgeklärt werden. Als Maßnahme der Familienplanung ist die Sterilisation bei einem einwilligungsfähigen Erwachsenen im Regelfall problemlos durchführbar. Bei nicht einwilligungsfähigen Erwachsenen muss eine Betreuung eingerichtet und sodann

ein besonderer Betreuer bestellt werden. Dieser besondere Betreuer darf mit den übrigen Betreuungsaufgaben nicht befasst sein und kann unter den im Gesetz in § 1905 BGB geregelten Voraussetzungen in eine Sterilisation einwilligen. Das Betreuungsgericht muss die Einwilligung jedoch genehmigen, nach Eintritt der Wirksamkeit der Genehmigung darf der Eingriff frühestens nach Ablauf von 2 Wochen vorgenommen werden. Sterilisationen Minderjähriger sind ausnahmslos verboten.

19.13.5 Kastration

Gemäß § 1 des Gesetzes über die freiwillige Kastration und andere Behandlungsmethoden bedeutet Kastration:

> … eine gegen die Auswirkungen eines abnormen Geschlechtstriebes gerichtete Behandlung, durch welche die Keimdrüsen eines Mannes absichtlich entfernt oder dauernd funktionsunfähig gemacht werden.

Nach § 2 des Kastrationsgesetzes (KastrG) ist eine Kastration durch einen Arzt nicht als Körperverletzung strafbar, wenn
- der Betroffene einwilligt,
- die Behandlung nach den Erkenntnissen der medizinischen Wissenschaft angezeigt ist, um bei dem Betroffenen schwerwiegende Krankheiten, seelische Störungen oder Leiden, die mit seinem abnormen Geschlechtstrieb zusammenhängen, zu verhüten, zu heilen oder zu lindern,
- der Betroffene das 25. Lebensjahr vollendet hat,
- für ihn körperlich oder seelisch durch die Kastration keine Nachteile zu erwarten sind, die zu dem mit der Behandlung angestrebten Erfolg außer Verhältnis stehen und
- die Behandlung nach den Erkenntnissen der medizinischen Wissenschaft vorgenommen wird.

Mit Einwilligung des Betroffenen lässt das Kastrationsgesetz in § 2 Abs. 2 KastrG eine Kastration bei über 25-jährigen Männern auch zu, wenn ansonsten die Begehung von Straftaten, insbesondere von Sexual-, Kapital- und Körperverletzungsdelikten zu erwarten ist oder dieser Gefahr begegnet werden soll. Ist der Patient einwilligungsunfähig, muss er trotzdem im Rahmen des Möglichen aufgeklärt werden, an seiner Stelle muss dann ein bestellter Betreuer in den Eingriff einwilligen. Auch dies geht jedoch nur, wenn die Bestätigung einer Gutachterstelle vorliegt, das die gesetzlichen Voraussetzungen eingehalten wurden (§ 5 KastrG). Die zwangsweise Kastration ist in Deutschland verboten.

19.13.6 Regelungen im Transsexuellengesetz (TSG)

Fallbeispiel

Ein 14-Jähriger äußerte nach Angaben seines Hausarztes schon mit 3 oder 4 Jahren vehement, ein Mädchen zu sein. Seit dem 13. Lebensjahr erhielt der Patient weibliche Sexualhormone. Der Teenager forderte eine weitergehende Geschlechtsumwandlung. Daher wurde eine spezielle Ethikkommission gebildet. Darin saßen ein Richter, ein Geistlicher und verschiedene Ärzte. Dieses Gremium befand, die Behandlung des Jungen solle stattfinden dürfen, die Einwilligung der Eltern habe vorgelegen. Der behandelnde Arzt äußerte: »Wenn Sie den Patienten erleben, haben Sie nicht den geringsten Zweifel, dass es sich um ein ganz normales Mädchen handelt.« Eine Operation ist rechtlich allerdings erst ab dem vollendeten 18. Lebensjahr möglich.

Das Gesetz über die Änderung der Vornamen und die Feststellung der Geschlechtszugehörigkeit in besonderen Fällen (Transsexuellengesetz) regelt Fragen zur Transsexualität.

> **Transsexualität**
>
> Sie ist gegeben, wenn die körperlich klar zuordbare Geschlechtlichkeit einerseits und die subjektiv empfundene Geschlechtlichkeit andererseits auseinanderfallen.

Das am 01.01.1981 in Kraft getretene Transsexuellengesetz unterscheidet eine »kleine Lösung« und eine »große Lösung«:

Kleine Lösung Änderung des Vornamens; ein entsprechender Antrag kann mit Erreichen der Volljährigkeit gestellt werden, auch wenn das TSG verlangt, dass der Antragssteller das 25. Lebensjahr vollendet hat.

Große Lösung Änderung der rechtlichen Geschlechtszugehörigkeit unter folgenden Voraussetzungen:
- Antrag auf gerichtliche Feststellung, dass die betroffene Person dem anderen Geschlecht zugehörig ist (die vom Gesetzgeber vorgesehene Altersgrenze von 25 J. ist verfassungswidrig; Bundesverfassungsgericht NJW 1982, 2061).

- dauernde Fortpflanzungsunfähigkeit
- operative Veränderung der äußeren Geschlechtsorgane, Annäherung an das andere Geschlecht (beim Mann: Kastration, Penisamputation, Anlage einer Vagina. Bei der Frau: Brustamputation, Entfernung von Eierstöcken und Gebärmutter, Anlage eines künstlichen Penis). Eine zusätzliche Genehmigung gemäß KastrG ist nicht erforderlich.

Beide Lösungen verlangen jeweils die Stellungnahme von zwei Gutachtern, die psychiatrisch und sexualmedizinisch, gynäkologisch und urologisch tätig sein sollen. Die operative Entfernung von Hoden und Ovarien aus therapeutischen Gründen, z. B. wegen eines malignen Tumors, ist medizinisch indiziert und fällt nicht unter das Kastrationsgesetz.

19.13.7 Versicherungsmedizin

Fallbeispiel

Ein 54-jähriger Dachdecker stürzt vom Dach und zieht sich eine Oberschenkel- und Beckenringfraktur zu. Nach der Primärversorgung und der Rehabilitation kann er seine Arbeit wieder aufnehmen. Etwa 9 Monate später wird der Patient tot in seinem Garten gefunden. Der Leichenschauarzt gibt in der Todesbescheinigung bzw. in dem Leichenschauschein einen natürlichen Tod an und verweist auf Adipositas, eine bekannte Hyperlipidämie und die Tatsache, dass der Mann früher einmal starker Raucher war. Er äußert den Verdacht auf einen Myokardinfarkt. Da die Hinterbliebenen einen Zusammenhang mit dem Arbeitsunfall vermuten, veranlasst die zuständige Berufsgenossenschaft (BG) eine Obduktion. Bei der Obduktion fand sich eine tiefe Oberschenkelvenenthrombose in Höhe der bei dem Arbeitsunfall erlittenen Oberschenkelfraktur mit davon ausgehender fulminanter Lungenthrombembolie. Rechtlich gilt nunmehr: Da der Arbeitsunfall während der versicherten Tätigkeit erfolgte, ist die haftungsbegründende Kausalität zu bejahen. Für die haftungsausfüllende Kausalität gilt: Der Arbeitsunfall hatte zur Oberschenkelfraktur geführt. Die dabei zugezogenen Verletzungen auch der tiefen Oberschenkelvenen haben das Auftreten einer Beinvenenthrombose in Höhe der Oberschenkelfraktur begünstigt. Davon ausgehend war es zu einer fulminanten Lungenthrombembolie mit akutem Rechtsherzversagen gekommen. Es liegt ein nichtnatürlicher Tod vor.

Gesundheitliche Risiken werden von gesetzlichen und privaten Versicherungen abgesichert, v. a. von den

Kranken- und den Unfallversicherungen. Leistungen im Krankheitsfall können erfolgen durch gesetzliche und/oder private Versicherungen. Rechtsgrundlage ist bei der gesetzlichen Krankenversicherung (GKV) das Sozialgesetzbuch (SGB), welches z. B. Leistungsansprüche und Mitwirkungspflichten des Versicherten regelt. Bei privaten Krankenversicherungen ist der Versicherungsvertrag entscheidend. Bei privaten Unfallversicherungen gelten die allgemeinen Unfallversicherungsbedingungen (AUB). Träger der gesetzlichen Unfallversicherung sind u. a. die Berufsgenossenschaften. Im Falle von Pflegebedürftigkeit kommen Leistungen aus der Pflegeversicherung in Betracht.

Bei den gesetzlichen Krankenversicherungen (GKV) sind die Details im SGB V geregelt. Für die gesetzliche Krankenversicherung gilt gem. § 12 Abs. 1 SGB V:

» Die Leistungen der gesetzlichen Krankenkassen müssen ausreichend, wirtschaftlich und zweckmäßig sein und sie dürfen das Maß des Notwendigen nicht überschreiten.

Aufgabe der gesetzlichen Krankenversicherung ist es, die Gesundheit der Versicherten zu erhalten, wiederherzustellen oder ihren Gesundheitszustand zu verbessern (§ 1 S. 1 SGB V).

19.13.8 Unfallversicherungsrecht

Bei **Arbeitsunfällen** wird die **gesetzliche Unfallversicherung (GUV)** leistungspflichtig. Dies gilt auch bei einer Berufskrankheit im Sinne der **Berufskrankheitenverordnung (BKV)**.

> **Berufskrankheit**
>
> Krankheit, die der Versicherte infolge einer den Versicherungsschutz nach §§ 2, 3 oder 6 SGB VII begründeten Tätigkeit erleidet.

Im SGB VII ist eine namentliche **Meldepflicht von Berufskrankheiten** verankert. Besteht der Verdacht auf das Vorliegen einer Berufskrankheit, obwohl diese noch nicht in der Berufskrankheitenverordnung gelistet ist, so ist auch dies zu melden. Die in der Berufskrankheitenverordnung gelisteten Krankheiten sind meldepflichtig auch gegen den Willen des Patienten. Abzugrenzen von der Berufskrankheit ist der Arbeitsunfall.

> **Arbeitsunfall**
>
> Ein von außen wirkendes, zeitlich begrenztes, körperlich schädigendes Ereignis, das mit der versicherten Tätigkeit in einem ursächlichen Zusammenhang steht und eine Gesundheitsbeschädigung bewirkt.

Den Arbeitsunfällen zugerechnet werden die **Wegeunfälle** bzw. Verkehrsunfälle im Rahmen der versicherten Tätigkeit (direkter Weg vom und zum Arbeitsplatz).

Voraussetzung für einen Leistungsanspruch des Versicherten ist, dass sich der Unfall während der versicherten Tätigkeit ereignet hat. Außerdem ist ein kausaler Zusammenhang zwischen dem Unfallereignis und dem eingetretenen gesundheitlichen Schaden bei dem Versicherten erforderlich. Dies führt zu der Unterscheidung in eine **haftungsbegründende Kausalität** (Ursächlichkeit der versicherten Tätigkeit für das Schadensereignis) und eine **haftungsausfüllende Kausalität** (Zusammenhang zwischen dem Schadensereignis und dem gesundheitlichen Schaden).

Häufig muss durch ein ärztliches **Sachverständigengutachten** die Frage der haftungsausfüllenden Kausalität geklärt werden. Derartige Gutachten werden von explizit beauftragten medizinischen Sachverständigen erstellt und sollen Wahrscheinlichkeitsangaben enthalten hinsichtlich des bestehenden Kausalzusammenhangs. Dabei haben sich in der Praxis der Sachverständigentätigkeit folgende Formulierungen bewährt:

- mit an Sicherheit grenzender Wahrscheinlichkeit: mehr als 99,73 % bzw. 99,8 % (wird im Strafrecht verlangt, es darf keinen vernünftig begründbaren Zweifel an der Kausalität geben)
- sehr wahrscheinlich bzw. mit hoher Wahrscheinlichkeit: zu mehr als 90 %
- wahrscheinlich bzw. mit Wahrscheinlichkeit: mehr als 50 %, es spricht mehr für als gegen einen kausalen Zusammenhang
- nicht entscheidbar: die Aspekte für und gegen einen kausalen Zusammenhang lassen keine Wahrscheinlichkeitsaussage zu
- wenig wahrscheinlich bzw. unwahrscheinlich: weniger als 50 %, d. h. es sprechen mehr Aspekte gegen einen kausalen Zusammenhang
- sehr unwahrscheinlich: weniger als 10 %, wenn auch nicht ganz auszuschließen
- mit an Sicherheit grenzender Wahrscheinlichkeit ausgeschlossen: mit weniger als 2 % ist ein kausaler Zusammenhang praktisch ausgeschlossen und nur noch theoretisch denkbar

Bei der gutachterlichen Beurteilung für die gesetzliche und private Unfallversicherung spielen vorbestehende Erkrankungen häufig eine Rolle. Es ist Aufgabe des Gutachters, zu entscheiden, welche Aspekte wesentlich sind (Theorie der wesentlichen Bedingungen) und welche Aspekte eine vollkommen untergeordnete Rolle spielen. In der gesetzlichen Unfallversicherung (GUV) gilt die **Lehre von der wesentlichen Bedingung** als Ursache im Rechtssinne. Danach sind Ursachen nur diejenigen Bedingungen, die im Verhältnis zu anderen Bedingungen wegen ihrer besonderen Beziehung zum Eintritt des Erfolgs wesentlich mitgewirkt haben. Es reicht in der GUV aus, wenn im Falle mehrerer Ursachen die versicherte Tätigkeit als wesentliche Bedingung im Rechtssinne und damit als erhebliche Mitursache einzuordnen ist. Anders wäre dies bei der Einordnung als sog. Gelegenheitsursache. Bei einer **Gelegenheitsursache** ist eine unfallunabhängige Vorschädigung gegeben, die für sich allein den konkreten Schadensfall auch durch Belastungen des unversicherten Alltagslebens etwa zur gleichen Zeit hätte herbeiführen können.

19.13.9   Krankenversicherung

Aufgabe der gesetzlichen Krankenversicherung (GKV) ist es, die Gesundheit der Versicherten zu erhalten, wieder herzustellen oder ihren Gesundheitszustand zu verbessern (§ 1 Satz 1 SGB V). Die von der Krankenversicherung finanzierte ärztliche Behandlung umfasst auch Tätigkeiten zur Verhütung, Früherkennung und Behandlung von Krankheiten (§ 28 Abs. 1 SGB V).

Haben die Krankenkassen Zweifel am Vorliegen der Voraussetzungen einer Leistungspflicht, so können sie sich vom Medizinischen Dienst der Krankenkassen (MDK) beraten lassen, dort auch ggf. ein Gutachten anfordern. Der MDK ist ebenfalls gutachterlich tätig, v. a. im Rahmen der Pflegeversicherung, insbesondere zur Festlegung der jeweiligen Pflegestufe im Einzelfall. Der MDK überprüft aber auch z. B. Arbeitsunfähigkeitsbescheinigungen auf Anforderung der Krankenkassen (§ 275 Abs. 1 Nr. 3b SGBIV). Dies geschieht z. B., wenn die Arbeitsunfähigkeit des Patienten von einem Arzt festgestellt worden ist, der durch die Häufigkeit der von ihm ausgestellten Bescheinigungen über Arbeitsunfähigkeit auffällig geworden ist.

19.13.10   Der Arzt als Sachverständiger

Ein Sachverständiger wird von einer Behörde bzw. einem Gericht benannt, um medizinische Sachverhalte zu beurteilen. Auch eine Beauftragung als sog. Privatsachverständiger ist möglich. Die Tätigkeit des Sachverständigen ist in den Prozessordnungen (Strafprozessordnung und Zivilprozessordnung) geregelt. Ein Sachverständiger kann, anders als ein sog. sachverständiger Zeuge, ausgewechselt werden. Der **sachverständige Zeuge** berichtet lediglich, was er aufgrund seiner besonderen beruflichen Sachkunde persönlich wahrgenommen hat. Der sachverständige Zeuge kann ebenso wie ein Sachverständiger vereidigt werden.

Aufgabe des **Sachverständigen** ist es, als Gehilfe des Gerichts tätig zu werden und dem Gericht eine eigenständige Wertung zu ermöglichen. Zwar gibt es zunächst keine allgemeine Pflicht zur Übernahme eines Gutachtensauftrages als Sachverständiger, im Einzelfall ist jedoch ein Gutachten zu erstellen, wenn:

- eine arbeitsrechtliche Pflicht zur Gutachtenerstattung festgeschrieben wurde
- Vorschriften des **Verwaltungsverfahrensgesetzes** und des SGB X dies vorsehen
- sich die Pflicht zur Gutachtenerstattung als vertragliche Nebenpflicht aus dem Arzt-Patienten-Vertrag ergibt
- ein Gericht oder die Staatsanwaltschaft die Ernennung zum Sachverständigen ausgesprochen hat (§ 161a Strafprozessordnung)

Im Regelfall gibt es aber z. B. weder eine standes- noch eine arbeitsrechtliche Verpflichtung zur Blutentnahme für behördliche Zwecke, etwa für eine Blutalkoholbestimmung nach einer möglichen Trunkenheitsfahrt. Ärztliche Gutachten, Atteste und Zeugnisse, z. B. auch Arbeitszeugnisse, sind nach § 25 der (Muster-)Berufsordnung für die deutschen Ärzte (MBO-Ä 2006) in angemessener Frist zu erstellen.

> **Attest**
>
> Ärztliches Zeugnis, welches das Ergebnis einer ärztlichen Untersuchung festhält und in einem meist vorgefertigten Formular die wesentlichen Informationen enthält.

Ein kurzes Attest benennt üblicherweise Zweck und Empfänger und nennt die erforderlichen Daten. Als Beweismittel vor Gericht müssen Atteste jedoch ausführlicher sein: mitgeteilte Anamnese, medizinische

Befunde und Verletzungen, geschilderte Beschwerden müssen berücksichtigt werden, was regelmäßig ein ausführliches Gutachten erfordert.

Gutachten

Sind ausführliche Stellungnahmen, basierend auf ärztlichen Befunden und mit einer wissenschaftlich begründeten Interpretation bzw. Beurteilung.

Sog. Gefälligkeitsatteste dürfen nicht ausgestellt werden. Dies ist ebenso strafbar wie das Ausstellen unrichtiger Gesundheitszeugnisse. Für fehlerhafte Gutachten haftet der gerichtliche Sachverständige.

Serviceteil

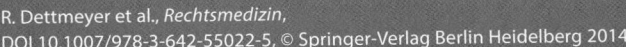

R. Dettmeyer et al., *Rechtsmedizin*,
DOI 10.1007/978-3-642-55022-5, © Springer-Verlag Berlin Heidelberg 2014

Weiterführende Literatur
(Auswahl in alphabetischer Reihenfolge)

Brinkmann B, Madea B (Hrsg.) (2003) Handbuch Gerichtliche Medizin, Band I und II. Springer, Berlin Heidelberg New York

Brinkmann B, Raem AM (2007) Leichenschau. Leitlinien zur Qualitätssicherung. Deutsche Krankenhaus Verlagsgesellschaft mbH, Düsseldorf

Dettmeyer RB, Verhoff MA, Schütz HF (2014) Forensic Medicine. Springer, Berlin Heidelberg

Dettmeyer RB (2006) Medizin & Recht. 2. Aufl. Springer, Berlin Heidelberg New York

Dettmeyer RB (2011) Forensic Histopathology. Springer, Berlin Heidelberg

Grassberger M, Türk EE, Yen K (2013) Klinisch-forensische Medizin. Interdisziplinärer Praxisleitfaden für Ärzte, Pflegekräfte, Juristen und Betreuer von Gewaltopfern. Springer, Wien New York

Grassberger M, Schmid H (2009) Todesermittlung. Springer, Wien New York

Herrmann B, Dettmeyer R, Banaschak S, Thyen U (2010) Kindesmisshandlung. Medizinische Diagnostik, Intervention und rechtliche Grundlagen. 2. Aufl. Springer, Berlin Heidelberg New York

Madea B (Hrsg.) (2006) Die Ärztliche Leichenschau. Rechtsgrundlagen, praktische Durchführung, Problemlösungen. 2. Aufl. Springer, Berlin Heidelberg New York

Madea B (Hrsg.) (2006) Praxis Rechtsmedizin, 2. Aufl. Springer, Berlin Heidelberg New York

Madea B, Dettmeyer R (Hrsg.) (2007) Medizinschadensfälle und Patientensicherheit. Häufigkeit – Begutachtung – Prophylaxe. Deutscher Ärzte-Verlag, Köln

Madea B, Mußhoff F, Berghaus G (Hrsg.) (2007) Verkehrsmedizin. Fahreignung, Fahrsicherheit, Unfallrekonstruktion. Deutscher Ärzte-Verlag, Köln

Oehmichen M, Auer RN, König HG (2009) Forensic Neuropathology and Associated Neurology. Springer, Berlin Heidelberg New York

Rötzscher K (2000) Forensische Zahnmedizin. Springer, Berlin Heidelberg New York

Verhoff MA (2008) Forensische Osteologie. Lehmanns Media, Berlin

Stichwortverzeichnis

Printing and Binding: Stürtz GmbH, Würzburg